国家卫生健康委员会"十四五"规划教材

全国高等中医药教育教材

供中医学、针灸推拿学、中西医临床医学、护理学等专业用

免疫学基础与病原生物学

第3版

中醫

U0292264

主　编　程　纯　郝　钰

副主编　马　萍　卢芳国　万红娇　邝枣园　韩晓伟

编　委　(按姓氏笔画排序)

万红娇（江西中医药大学）　　　李　欣（长春中医药大学）

马　萍（成都中医药大学）　　　李士根（济宁医学院）

王　倩（湖北中医药大学）　　　李波清（滨州医学院）

支　绛（浙江中医药大学）　　　张丹丹（黑龙江中医药大学佳木斯学院）

石新丽（河北中医学院）　　　　张颖颖（山东中医药大学）

卢芳国（湖南中医药大学）　　　郝　钰（北京中医药大学）

史丽云（南京中医药大学）　　　施京红（陕西中医药大学）

包丽丽（内蒙古医科大学）　　　秦元华（大连医科大学）

邝枣园（广州中医药大学）　　　梁裕芬（广西中医药大学）

刘　芬（福建中医药大学）　　　彭桂英（北京中医药大学）

刘　琪（山西中医药大学）　　　韩晓伟（辽宁中医药大学）

羊忠山（云南中医药大学）　　　程　纯（南京中医药大学）

江　华（河南中医药大学）　　　蔡文辉（黑龙江中医药大学）

李　丹（天津中医药大学）

秘　书　张军峰　彭桂英（兼）

人民卫生出版社

·北京·

图书在版编目（CIP）数据

免疫学基础与病原生物学 / 程纯，郝钰主编 . —3
版 . —北京：人民卫生出版社，2021.8 (2023.11重印)
　ISBN 978-7-117-31590-6

　Ⅰ.①免⋯　Ⅱ.①程⋯②郝⋯　Ⅲ.①医药学 —免疫
学 —中医学院 —教材②病原微生物 —中医学院 —教材
Ⅳ.①R392②R37

　中国版本图书馆 CIP 数据核字（2021）第 153169 号

人卫智网	www.ipmph.com	医学教育、学术、考试、健康， 购书智慧智能综合服务平台
人卫官网	www.pmph.com	人卫官方资讯发布平台

免疫学基础与病原生物学
Mianyixue Jichu yu Bingyuan Shengwuxue
第 3 版

主　　编：程 纯 郝 钰
出版发行：人民卫生出版社（中继线 010-59780011）
地　　址：北京市朝阳区潘家园南里 19 号
邮　　编：100021
E - mail：pmph @ pmph.com
购书热线：010-59787592　010-59787584　010-65264830
印　　刷：三河市君旺印务有限公司
经　　销：新华书店
开　　本：850×1168　1/16　印张：21　插页：2
字　　数：550 千字
版　　次：2012 年 6 月第 1 版　　2021 年 8 月第 3 版
印　　次：2023 年 11 月第 5 次印刷
标准书号：ISBN 978-7-117-31590-6
定　　价：79.00 元

打击盗版举报电话：010-59787491　E-mail: WQ @ pmph.com
质量问题联系电话：010-59787234　E-mail: zhiliang @ pmph.com

◇◇◇ 修 订 说 明 ◇◇◇

为了更好地贯彻落实《中医药发展战略规划纲要(2016—2030年)》《中共中央国务院关于促进中医药传承创新发展的意见》《教育部 国家卫生健康委 国家中医药管理局关于深化医教协同进一步推动中医药教育改革与高质量发展的实施意见》《关于加快中医药特色发展的若干政策措施》和新时代全国高等学校本科教育工作会议精神,做好第四轮全国高等中医药教育教材建设工作,人民卫生出版社在教育部、国家卫生健康委员会、国家中医药管理局的领导下,在上一轮教材建设的基础上,组织和规划了全国高等中医药教育本科国家卫生健康委员会"十四五"规划教材的编写和修订工作。

为做好新一轮教材的出版工作,人民卫生出版社在教育部高等学校中医学类专业教学指导委员会、中药学类专业教学指导委员会和第三届全国高等中医药教育教材建设指导委员会的大力支持下,先后成立了第四届全国高等中医药教育教材建设指导委员会和相应的教材评审委员会,以指导和组织教材的遴选、评审和修订工作,确保教材编写质量。

根据"十四五"期间高等中医药教育教学改革和高等中医药人才培养目标,在上述工作的基础上,人民卫生出版社规划、确定了第一批中医学、针灸推拿学、中医骨伤科学、中药学、护理学5个专业100种国家卫生健康委员会"十四五"规划教材。教材主编、副主编和编委的遴选按照公开、公平、公正的原则进行。在全国50余所高等院校2 400余位专家和学者申报的基础上,2 000余位申报者经教材建设指导委员会、教材评审委员会审定批准,聘任为主编、副主编、编委。

本套教材的主要特色如下:

1. **立德树人,思政教育** 坚持以文化人,以文载道,以德育人,以德为先。将立德树人深化到各学科、各领域,加强学生理想信念教育,厚植爱国主义情怀,把社会主义核心价值观融入教育教学全过程。根据不同专业人才培养特点和专业能力素质要求,科学合理地设计思政教育内容。教材中有机融入中医药文化元素和思想政治教育元素,形成专业课教学与思政理论教育、课程思政与专业思政紧密结合的教材建设格局。

2. **准确定位,联系实际** 教材的深度和广度符合各专业教学大纲的要求和特定学制、特定对象、特定层次的培养目标,紧扣教学活动和知识结构。以解决目前各院校教材使用中的突出问题为出发点和落脚点,对人才培养体系、课程体系、教材体系进行充分调研和论证,使之更加符合教改实际、适应中医药人才培养要求和社会需求。

3. **夯实基础,整体优化** 以科学严谨的治学态度,对教材体系进行科学设计、整体优化,体现中医药基本理论、基本知识、基本思维、基本技能;教材编写综合考虑学科的分化、交叉,既充分体现不同学科自身特点,又注意各学科之间有机衔接;确保理论体系完善,知识点结合完备,内容精练、完整,概念准确,切合教学实际。

4. **注重衔接,合理区分** 严格界定本科教材与职业教育教材、研究生教材、毕业后教育教材的知识范畴,认真总结、详细讨论现阶段中医药本科各课程的知识和理论框架,使其在教材中得以凸显,既要相互联系,又要在编写思路、框架设计、内容取舍等方面有一定的区分度。

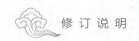

5. **体现传承,突出特色** 本套教材是培养复合型、创新型中医药人才的重要工具,是中医药文明传承的重要载体。传统的中医药文化是国家软实力的重要体现。因此,教材必须遵循中医药传承发展规律,既要反映原汁原味的中医药知识,培养学生的中医思维,又要使学生中西医学融会贯通,既要传承经典,又要创新发挥,体现新版教材"传承精华、守正创新"的特点。

6. **与时俱进,纸数融合** 本套教材新增中医抗疫知识,培养学生的探索精神、创新精神,强化中医药防疫人才培养。同时,教材编写充分体现与时代融合、与现代科技融合、与现代医学融合的特色和理念,将移动互联、网络增值、慕课、翻转课堂等新的教学理念和教学技术、学习方式融入教材建设之中。书中设有随文二维码,通过扫码,学生可对教材的数字增值服务内容进行自主学习。

7. **创新形式,提高效用** 教材在形式上仍将传承上版模块化编写的设计思路,图文并茂、版式精美;内容方面注重提高效用,同时应用问题导入、案例教学、探究教学等教材编写理念,以提高学生的学习兴趣和学习效果。

8. **突出实用,注重技能** 增设技能教材、实验实训内容及相关栏目,适当增加实践教学学时数,增强学生综合运用所学知识的能力和动手能力,体现医学生早临床、多临床、反复临床的特点,使学生好学、临床好用、教师好教。

9. **立足精品,树立标准** 始终坚持具有中国特色的教材建设机制和模式,编委会精心编写,出版社精心审校,全程全员坚持质量控制体系,把打造精品教材作为崇高的历史使命,严把各个环节质量关,力保教材的精品属性,使精品和金课互相促进,通过教材建设推动和深化高等中医药教育教学改革,力争打造国内外高等中医药教育标准化教材。

10. **三点兼顾,有机结合** 以基本知识点作为主体内容,适度增加新进展、新技术、新方法,并与相关部门制订的职业技能鉴定规范和国家执业医师(药师)资格考试有效衔接,使知识点、创新点、执业点三点结合;紧密联系临床和科研实际情况,避免理论与实践脱节、教学与临床脱节。

本轮教材的修订编写,教育部、国家卫生健康委员会、国家中医药管理局有关领导和教育部高等学校中医学类专业教学指导委员会、中药学类专业教学指导委员会等相关专家给予了大力支持和指导,得到了全国各医药卫生院校和部分医院、科研机构领导、专家和教师的积极支持和参与,在此,对有关单位和个人表示衷心的感谢!希望各院校在教学使用中,以及在探索课程体系、课程标准和教材建设与改革的进程中,及时提出宝贵意见或建议,以便不断修订和完善,为下一轮教材的修订工作奠定坚实的基础。

人民卫生出版社

2021 年 3 月

◇◇◇ 前　言 ◇◇◇

　　为适应我国高等中医药教育高质量内涵发展的新时代要求，来自全国25所高等医药院校教学经验丰富的教授和骨干教师对《免疫学基础与病原生物学》(第2版)进行了修订，努力使内容结构更趋于科学、合理，反映学科的最新进展，适应教学新要求。

　　《免疫学基础与病原生物学》(第3版)修订的总体原则是：①继续坚持"三基"(基本理论、基本知识、基本技能)、"五性"(思想性、科学性、先进性、启发性、适用性)以及"三特定"(特定的对象、特定的要求、特定的限制)的原则，融入中医药特色；②纸质和数字资源创新融合，为学生提供充足的学习空间；③注重基础，兼顾新进展，继续强化内容的严谨性与逻辑性、学科的整体性及与新进展的协调性。

　　本版教材修订主要体现在：①教材必要模块，精简学习目标，学习小结调整为文字形式，增加思政元素，力求可读性强、重点突出。②教材选设模块，保留知识链接，增加知识拓展。③增加数字资源，如PPT课件、扫一扫测一测、拓展阅读等。④调整教材内容，将免疫细胞分为固有免疫细胞、抗原提呈细胞和适应性免疫细胞；变更细菌学和病毒学内容顺序；将医学节肢动物、常见致病节肢动物合并为医学节肢动物。此外，本教材编委会增加了非中医药院校编委，使教材编写具有更广泛的权威性、代表性。

　　本教材主要供高等院校中医学、针灸推拿学、中西医临床医学、护理学等专业本科学生使用，也可作为其他相关专业本科生的教材以及研究生、临床医生的参考用书。

　　本教材的修订出版，得到了人民卫生出版社有限公司、参编院校领导和同行专家的支持与帮助，特别是关洪全教授、罗晶教授对前版教材编写付出的大量心血，张军峰、彭桂英秘书负责完成了统稿，在此一并表示衷心感谢！

　　限于我们的学术水平、编写能力以及学科发展的日新月异，编写内容难免存在疏漏不足之处，恳请读者批评指正。衷心希望各院校广大师生在教学实践中，不断总结经验，给本版教材提出宝贵意见，以利于今后不断完善与提高。

编者

2021年3月

◇◇◇ 目　　录 ◇◇◇

第一篇　免疫学基础

第二篇　病原生物学

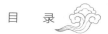

第一篇

免疫学基础

◆◆◆ 第一章 ◆◆◆

免疫学概述

> **学习目标**
>
> 通过本章的学习,掌握免疫概念和免疫应答的类型,熟悉免疫系统的组成和功能,了解免疫学发展简史。

免疫学在 20 世纪后半叶确立后飞速发展,与细胞生物学、分子生物学和遗传学等进行学科交叉渗透,已经成为生命科学的前沿学科和现代医学的支撑学科之一。医学免疫学主要研究人体免疫系统的结构和功能、免疫与健康和疾病的关系、免疫学理论和技术在疾病预防、诊断和治疗中的应用等。医学免疫学与传统医药学关系密切,是中医药学及其相关专业学生必修的专业基础课程之一。

第一节 免疫的概念和类型

免疫的英文"immunity"源于拉丁文"immunitas",意为免除劳役和税赋,引入医学领域则寓意机体对感染性疾病具有抵抗力。随着对免疫现象认识的深入,免疫的概念、内涵及范畴也发生了巨大的变革。

一、免疫的概念

早期"免疫"概念源自人类与疾病抗争的经验。早在 2000 多年前,人们就已发现,患过某种传染病的康复者不再患同样的传染病,即对该病产生了抵抗力,并启发古代医者开始探索以此进行防治疾病。在我国历史上曾有许多重大意义的尝试,开创了免疫接种的先河,如晋代葛洪所著《肘后备急方》中就记载了有关狂犬病防治的"杀所咬犬,取脑傅之,后不复发",11 世纪则有吸入天花痂粉预防天花的记载,到 16 世纪我国已广泛接种人痘苗预防天花,并通过中东传入西方国家。18 世纪末,英国医生 Jenner 观察到感染牛痘的挤奶女工不患天花的现象,发明了种牛痘苗预防天花(图 1-1),开启了人类主动免疫预防传染病的先河。

随着病原微生物的发现及其与疾病关系的确认,人们开始有意识地制备疫苗,使机体产生针对病原生物的抵御能力,这就是人们对免疫的传统认识。随着免疫病理性损伤、机体对移植物(血型抗原和组织器官)的排斥反应和自身免疫耐受现象的发现,人们开始认识到免疫不仅是机体的抗感染作用,而且形成了免疫区分"自己"与"非己",排斥"非己"(应答)和维护"自己"(耐受)的观念。其中,"非己"是指免疫识别并排斥的物质,"自己"是指免疫识别并耐受的物质。免疫的现代概念是机体识别"自己"与"非己",对"自己"产生免疫耐受,对"非己"产生免疫应答并清除"非己"的生理功能。

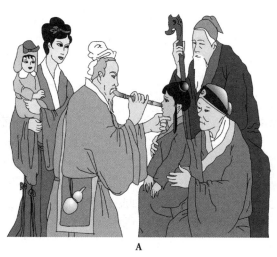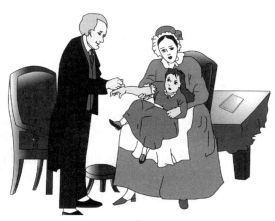

图 1-1　种痘预防天花

A. 中国古代种人痘　B. 英国人 Jenner 种牛痘

思政元素

人痘法预防天花

天花是一种由天花病毒（smallpox virus）引起的烈性传染病，传染性极强，正常人一旦接触患者，均会感染发病。天花的病死率极高，被称为"死神的忠实帮凶"。患病后即使侥幸存活，也会在脸上留下满布的凹陷性瘢痕（俗称麻点）。史册多次记载了天花大规模流行时的悲惨情景。大约在 3 世纪魏晋时期，天花从南亚、东南亚传入我国。晋代葛洪的《肘后备急方》称天花为"虏疮"，隋代巢元方《诸病源候论》称其为"豌豆疮（痘疮）"，明代以后则称之为"痘症"。明清时期，儿科疾病以天花最为猖獗，痘疹类传染病成为儿科医家研究和防治的重点。

大约在 11 世纪的宋代，我国开始用人痘接种法预防天花；到 16 世纪的明代，人痘接种已经得到广泛的应用。痘苗从"时苗"（天花患者现取痂）发展到"种苗"（接种发出来的痘作为种苗）、"熟苗"（反复接种传代六七代后毒力大大减低），并提到痘苗保存环境要阴凉、干净、密闭。在 18 世纪的清代，人痘接种法经中东地区传到欧洲，对接种牛痘苗预防天花的发明有启迪作用。因此，我国人痘接种法预防天花开创了人工免疫预防之先河，为人类预防烈性传染病的发展贡献了"中国智慧"。

二、免疫应答的类型

免疫应答（immune response）是指免疫系统识别和清除"非己"物质的整个过程。根据应答效应的差异，免疫应答分为固有免疫（innate immunity）和适应性免疫（adaptive immunity）两大类型。

（一）固有免疫

固有免疫亦称先天性免疫（congenital immunity），是生物在长期进化中逐渐形成的抵御病原体入侵的第一道防御机制。固有免疫能迅即发挥防御作用，主要特点是：①防御谱宽：

通过模式识别受体(pattern recognition receptor,PRR)或类似功能的受体结合结构保守的、特定的病原体相关分子模式(pathogen associated molecular pattern,PAMP),对拥有相同 PAMP 的多种病原体发挥广泛的防御作用;②无记忆性:应答模式和强度不随接触病原体的次数而改变。

(二)适应性免疫

适应性免疫亦称获得性免疫(acquired immunity),指体内 T、B 淋巴细胞受到"非己"抗原性物质刺激后,活化、增殖、分化为效应细胞,产生一系列生物学效应(如清除抗原)的全过程。适应性免疫需经复杂的应答过程才能发挥作用,主要特点是:①特异性:T/B 淋巴细胞具有单一特异性的抗原识别受体(TCR/BCR),可对特定抗原表位进行精细的识别,激活增殖后形成的效应物也仅针对该抗原发挥免疫效应;②记忆性:T/B 淋巴细胞在应答过程中产生记忆细胞,可在再次接触相同抗原时,产生比初次应答更快速、强烈的免疫效应。

根据应答效应产物与作用机制的差异,可分为 T 细胞介导的细胞免疫和 B 细胞介导的体液免疫。前者以 T 细胞分化形成的效应 T 细胞主导,特异性细胞毒作用是最具特征性的效应;后者为 B 细胞分化成浆细胞、分泌产生的特异性抗体主导,抗体通过特异性结合抗原,从而形成一系列生物学效应。

固有免疫和适应性免疫的效应机制不同,通常相辅相成、共同发挥作用,高效并特异性地处理各种"非己"异物。

第二节 免疫系统的组成与功能

免疫系统是机体执行免疫功能的物质基础。免疫系统各组分彼此依存,协调一致发挥免疫反应和免疫调节等功能,与神经-内分泌系统形成调节网络,共同维持机体内环境的相对稳定。

一、免疫系统的组成

免疫系统包括免疫器官和组织、免疫细胞和免疫分子,根据其主要参与的免疫应答类型可人为分成固有免疫系统和适应性免疫系统。

(一)固有免疫系统的构成

固有免疫系统包括屏障系统、固有免疫细胞和分子。

1. 屏障系统 屏障系统(barrier system)主要包括机体特定部位的组织结构及其特有的物理、化学、生物学因素构成的防御结构。人体重要的屏障系统有:①皮肤黏膜屏障:健康完整的皮肤和黏膜构成阻挡微生物的机械屏障;皮肤和黏膜的分泌物有多种杀菌/抑菌物质,如汗腺分泌的乳酸、皮脂腺分泌的不饱和脂肪酸、胃液中的胃酸以及呼吸道、消化道和泌尿生殖道所分泌黏液中的溶菌酶、抗菌肽等,形成化学屏障;定植在皮肤黏膜的正常微生物群可阻止某些致病菌的入侵和感染,形成微生物屏障。②血脑屏障、胎盘屏障:阻止病原菌进入神经系统或胎儿体内。

2. 固有免疫细胞 涉及体内多种免疫细胞,如单核/巨噬细胞、树突状细胞、中性粒细胞、固有淋巴细胞(自然杀伤细胞、NK T 细胞、γδT 细胞、B1 细胞)及粒细胞、肥大细胞等。它们都具有识别谱宽泛的 PRR 或类似功能的受体,识别和结合对应分子组分而活化,并通过吞噬、胞内杀菌机制以及细胞毒作用等方式清除病原体以及自身死亡细胞。

3. 固有免疫分子 包括表达于免疫细胞膜表面的膜分子和存在于体液中的可溶性分

子。前者主要表达于细胞膜上的受体分子,如模式识别受体、补体受体、细胞因子受体等;后者主要存在于体液中的可直接抑杀病原体或以介导炎症等方式参与清除病原体的分泌蛋白,如补体系统、细胞因子、凝集素、C 反应蛋白等,以及具有溶解、杀伤和抑制病原体作用的溶菌酶、防御素、乙型溶素等碱性多肽与蛋白。

（二）适应性免疫系统的构成

适应性免疫系统包括免疫器官、免疫细胞和免疫分子。

1. 免疫器官　免疫器官分为中枢免疫器官和外周免疫器官。中枢免疫器官包括骨髓、胸腺、腔上囊(禽类),是免疫细胞发生、分化、发育和成熟的场所;外周免疫器官和组织包括淋巴结、脾和黏膜/皮肤相关淋巴组织,是成熟免疫细胞定居的部位,也是适应性免疫应答发生的主要场所。

2. 免疫细胞　免疫细胞是免疫应答的主要执行者。适应性免疫细胞主体是在胸腺分化成熟的 T 淋巴细胞和在骨髓(或禽类腔上囊)分化成熟的 B 淋巴细胞。其发挥功能需抗原提呈细胞(树突状细胞、单核/巨噬细胞等)辅助才能启动,发挥效应也常依赖固有免疫细胞、分子的参与。

3. 免疫分子　免疫分子主要分为表达于免疫细胞膜表面的膜分子和存在于体液中的可溶性分子。前者包括 T、B 细胞膜表面的抗原受体(TCR、BCR)、CD 分子、黏附分子、主要组织相容性复合体编码分子和各类受体分子(如补体受体、细胞因子受体)等;后者如抗体和细胞因子等。

固有免疫和适应性免疫是有序发生的,相辅相成。固有免疫启动适应性免疫,适应性免疫效应依赖固有免疫细胞和分子的参与,以彻底清除入侵的病原体。

二、免疫系统的功能

免疫系统的功能是识别和清除外来入侵抗原及体内突变或衰老细胞,并维持机体内环境稳定。根据作用对象及机制特点,免疫功能可以归纳为免疫防御(immune defense)、免疫自稳(immune homeostasis)和免疫监视(immune surveillance)三大功能。

（一）免疫防御

免疫防御是指机体防止外来病原体的入侵、清除已入侵病原体(如细菌、病毒等)及其他有害物质(如外毒素等)的能力。免疫防御功能不仅表现为抗感染作用,也表现为移植排斥反应。免疫防御功能过低或缺失,可发生反复感染或免疫缺陷病;免疫防御应答过强或持续时间过长,可导致机体组织损伤或功能异常,如超敏反应。

（二）免疫自稳

免疫自稳是指机体识别和清除损伤、衰老和死亡的细胞以及通过免疫耐受和免疫调节维持内环境稳定的能力。此功能异常可导致自身免疫病发生。

（三）免疫监视

免疫监视是指机体杀伤和清除体内异常突变细胞和病毒感染细胞的能力。机体借此发现和抑制体内肿瘤的生长与发展或清除病毒。此功能异常则机体易罹患肿瘤或病毒持续感染。

第三节　免疫学研究的历程

免疫学是人类在防治疾病过程中逐步发展起来的,通常将 1796 年 Jenner 利用牛痘接种成功预防天花视为里程碑式标志。牛痘苗的发明不仅激发了当时学界对免疫的研究兴趣，而且最终使人类免除了天花的灾难（1980 年，世界卫生组织宣布"天花在全球绝迹"）。种痘（vaccination）被作为预防接种的科学术语，疫苗（vaccine）一词也源于此。其后 200 余年来，免疫学经历了阶段性的迅猛发展，不仅形成一个独立的学科，而且成为现代生命科学的前沿。

一、经典免疫学时期

自 19 世纪中叶开始，随着微生物检测、培养、分离等技术的发展，科学家们先后发现了多种病原菌。法国科学家 Pasteur 首先研制出鸡霍乱、炭疽和狂犬病的疫苗，并证明接种疫苗后可预防相应的传染病；人工主动免疫预防疾病从此得到迅速发展和广泛应用。俄国生物学家 Metchnikoff 发现吞噬细胞可吞噬微生物，揭示了机体存在固有防御（免疫）机制，并于 1883 年提出了细胞免疫假说。1890 年，von Behring 和 Kitasato 发现疫苗接种个体血清中存在结合相应病原菌的物质（抗体），研制出白喉抗毒素并用其治疗白喉患者，拉开了适应性免疫应答研究序幕，同时也兴起了体液免疫的研究。1894 年，Bordet 发现了补体。1898 年，Ehrlich 提出了抗体形成的侧链学说，成为免疫化学研究的先驱。19 世纪末，对机体免疫机制的一系列认识以及不同学派（如体液免疫学派和细胞免疫学派）的出现和争论，极大地推动了免疫学的发展并扩大了其研究领域。法国生理学家 Charles Richet 在过继血清疗法和过敏反应研究方面作出了重要贡献。免疫学有关技术也相继问世，如 1900 年前后建立了多种基于抗原与抗体特异性结合特点的传染病经典血清学诊断方法。

二、近代和现代免疫学时期

进入 20 世纪中叶，免疫学开始突破抗感染免疫的束缚，人们对其认识逐步趋向全面。1945 年，Owen 发现了异卵双生牛天然免疫耐受现象，此后免疫耐受以及免疫自身识别作为免疫识别的基础逐渐被明确。1955 年，Jerne 提出天然抗体选择学说，并以此为基础于 1974 年最终完成建立了免疫网络学说。1957 年，由 Burnet 提出了克隆选择学说（clonal selection theory），初步奠定了免疫区分"自己"与"非己"的理论基础。20 世纪 60 年代，胸腺和骨髓的中枢免疫器官地位被揭示，明确了 T 细胞和 B 细胞及其主导的效应（细胞免疫和体液免疫），发现两者之间的联系与协同作用，并逐步证实 T 细胞和 B 细胞各自存在不同的亚群。随后，70 年代发现自然杀伤细胞（NK 细胞），90 年代又发现调节性 T 细胞等。

20 世纪 70 年代，分子生物学技术的介入，进一步推动了免疫学的快速发展，人们对免疫应答的认识已深入到分子和基因水平。在明确抗体结构（1959 年）基础上，日本分子生物学家 Tonegawa 于 1978 年揭示了抗体多样性的机制；1984 年，Mark Davis 和 Chien Saito 等成功克隆了 T 细胞受体的基因。免疫识别及免疫细胞相互作用的分子基础与机制，以及免疫细胞发育、分化、活化与信号转导的机制等也得到了逐步阐明，如 Doherty 和 Zinkernagel 发现并明确 T 细胞识别抗原有 MHC 限制性，Steinman 发现并证实树突状细胞在启动适应性免疫中的关键作用，Beutler 和 Hoffmann 揭示了固有免疫重要受体（Toll 样受体）与功能，Janeway 提出了固有免疫的模式识别理论等。Allison 和 Tasuku 发现了 T 细胞的负调节分子，为肿瘤的免疫治疗开辟了新途径。在免疫学研究历程中，技术与方法学的研究亦不断深入，发展并形成了诸如放射免疫分析、单克隆抗体制备等多项在医学和生物学领域影响深远的生物技术，新型疫苗的研究也带来了丰硕的成果。

免疫学理论、技术以及方法在疾病诊断、防治等方面已得到了广泛应用，在保障人类健康工作中发挥着重要作用,如通过人群的广泛疫苗接种预防多种传染病的流行,通过免疫干预治疗肿瘤、自身免疫病、移植排斥反应等多种临床疑难病症等。

很多学者为免疫学的发展作出重要贡献,迄今已有 20 余位科学家 16 次由于免疫学理论或相关应用的研究成果卓著而获得诺贝尔生理学或医学奖(表 1-1)。

表 1-1 与免疫相关的诺贝尔生理学或医学奖

获奖时间	获奖者	国籍	获奖成就
1901 年	Emil von Behring	德国	发现抗体及建立血清疗法
1908 年	Paul Ehrlich	德国	抗体形成侧链学说
	Elie Metchnikoff	俄国	细胞吞噬作用,免疫细胞学说
1913 年	Charles Richet	法国	过敏反应
1919 年	Jules Bordet	比利时	补体及补体结合反应
1930 年	Karl Landsteiner	美国	人红细胞血型抗原
1947 年	Elvin Kabat	美国	从血清中分离免疫球蛋白
1957 年	Daniel Bordet	比利时	抗组胺药物治疗超敏反应
1960 年	F. M. Burnet	澳大利亚	克隆选择学说
	Peter B. Medawar	英国	获得性免疫耐受
1972 年	Rodney Porter	美国	抗体化学结构
	Gerald M. Edelman	英国	免疫球蛋白轻重双体结构
1977 年	Rosalyn Yalow	美国	建立放射免疫分析技术
1980 年	Baruj Bencerraf	美国	免疫应答基因
	Jean Dausset	法国	人 HLA
	George Snell	美国	小鼠 H-2
1984 年	Cesar Milstein	英国	单克隆抗体技术及 Ig 遗传学研究
	Georges F. Kohler	德国	单克隆抗体技术
	Niels Jerne	丹麦	天然选择学说、免疫网络学说
1987 年	Susumn Tonegawa	日本	抗体基因及抗体多样性遗传学基础
1996 年	Peter Doherty	澳大利亚	T 细胞识别病毒感染细胞依赖 MHC 分子
	Rolf Zinkernagel	瑞士	
2011 年	Bruce A. Beutler	美国	Toll 样受体
	Jules A. Hoffmann	法国	Toll 样受体
	Ralph M. Steinman	加拿大	树突状细胞生物学功能
2018 年	James P. Allison	美国	阻断 CTLA-4 的癌症疗法
	Tasuku Honjo	日本	免疫反应的负调节因子 PD-1

第四节　中医药与免疫

中医药与免疫学之间存在着广泛的联系,在中医药理论和疾病防治实践中,蕴藏着丰富的免疫学思想和方法。

1. 阴阳学说与免疫　中医认为,人是阴阳对立统一的整体。阴阳对立制约、互根互用、相互调节,取得动态平衡,从而使机体的生理功能保持正常状态。很多研究表明,免疫应属人体阴阳平衡范畴中的重要组成部分,免疫系统内部存在细胞、分子的正调节(阳)和负调节(阴),既互相促进,又互相制约,维持平衡和稳定;若阴阳失衡,则免疫失调,可导致一些免疫相关疾病的发生。

2. 正邪学说与免疫　中医的正气简称"正",是人体各种生理功能的总称,包括自我调节能力、适应环境能力、抗邪防病能力和康复自愈能力等。现代研究表明,中医的正气包括人体免疫系统的免疫防御、免疫自稳和免疫监视三大功能。中医的邪气简称"邪",泛指各种致病因素(包括病原生物),有内邪与外邪之分。"正气存内,邪不可干",正气的抗邪防病能力与免疫防御功能类似;自我调节能力与免疫自稳功能类似;正气的协调脏腑经络气血能力则与免疫监视功能类似,可防止痰积血瘀,以免发生"积聚癥瘕"(肿瘤)等。

3. 气血津液学说与免疫　中医的"气"是构成人体及维持生命活动的最基本物质。元气为人体生长发育之根本,如果元气衰少,会影响到免疫器官的发育。营气可化生血液,在血和津液中含有诸多免疫细胞和免疫分子,各自发挥重要的免疫作用,所以气虚、血虚等多种虚证患者的免疫功能常常降低,也有某些实证患者表现为免疫功能紊乱。

4. 藏象学说与免疫　藏象学说是中医学理论体系中极其重要的组成部分,心、肝、脾、肺、肾为五脏,胃、胆、三焦、膀胱、大肠、小肠为六腑。中医脏腑的名称与现代解剖学器官名称虽然相同,但生理、病理含义却不完全相同。大量研究资料表明,藏象学说与免疫的关系十分密切,如五脏的生理功能包括现代诸多免疫功能,也与免疫系统的发育、成熟相关;五脏的生理功能异常,某些免疫功能也发生变化,特别是肺、脾、肾与机体免疫功能的关系最为密切。

5. 体质学说与免疫　中医体质学说十分重视正常人体的差异性,认为疾病的发生发展、证候表现及临床治疗均与人的个体体质有关,并从不同角度将人分为不同的体质类型。现代研究表明,有些体质类型人的某些免疫功能与他人常有差别,对抗原刺激的反应性也不尽相同。如特禀质容易发生过敏反应。

6. 中药与免疫　中药作为中医的重要组成部分,对机体免疫功能具有重要的调节作用。临床及实验研究已证明很多方剂、单味中药或中药的某些组分具有免疫调节作用,某些有免疫增强作用,如大多数补益类中药;某些有免疫抑制作用,如大多数清热解毒类中药;有的则有双向调节作用,在不同的条件下,针对不同的对象,可显示免疫促进作用或免疫抑制作用。

7. 针灸与免疫　针灸具有调和气血、平衡阴阳、疏通经络的作用。大量研究表明,针灸作为中医学"内病外治"的治疗手段,通过神经 - 内分泌 - 免疫网络,由经络之气激发与调动产生"自稳调节"等针灸效应,从而达到调节机体的特异和非特性免疫功能的目的。

学习小结

　　免疫学是生命科学和现代医学的前沿热点。免疫系统是执行免疫功能的生理系统,包括免疫器官、免疫细胞和免疫分子。免疫功能包括免疫防御、免疫自稳和免疫监视。免疫应答可分为固有免疫和适应性免疫,适应性免疫分为细胞免疫和体液免疫。中医药理论和临床中蕴含丰富的免疫学思想和方法,免疫学研究的重大科研成果,为中医药的科学内涵研究提供了新的思路和方法。

（程 纯　郝 钰）

复习思考题

1. 固有免疫和适应性免疫有何不同?
2. 是否在任何情况下,增强机体免疫功能都是有益的?

扫一扫
测一测

◆◆◆ **第二章** ◆◆◆

抗 原

学习目标

通过本章的学习,掌握抗原的概念、性质及种类;熟悉抗原表位的概念、类型及其在抗原特异性中的意义,共同抗原与交叉反应的概念,影响抗原免疫原性的因素;了解非特异性免疫刺激剂的种类和医学意义。

抗原(antigen,Ag)是指能与 T 细胞受体(TCR)、B 细胞受体(BCR)结合,刺激机体免疫系统产生特异性免疫应答,并与相应的免疫应答产物(效应 T 细胞 / 记忆性 T 细胞或抗体)发生特异性结合而发挥免疫效应的物质。抗原可以来自外界或自身。机体免疫细胞识别的抗原主要是蛋白质,也可以识别多糖和核酸等。此外,超抗原、丝裂原、佐剂等可非特异性激活 T、B 细胞。

第一节　抗原的性质

一、抗原的基本特性

抗原一般具有 2 种基本特性:①免疫原性(immunogenicity),指抗原能够刺激机体产生抗体或效应 T 细胞 / 记忆性 T 细胞的能力;②免疫反应性(immunoreactivity),指抗原与相应的抗体或效应 T 细胞 / 记忆性 T 细胞发生特异性结合的能力。凡具备上述 2 种特性的物质为完全抗原(complete antigen),如大多数的蛋白质分子;仅具备免疫反应性而不具有免疫原性的物质称为半抗原(hapten)或不完全抗原(incomplete antigen),多数为简单的分子量小于 4kDa 的物质。半抗原若与载体(carrier)结合可成为完全抗原。

二、抗原的异物性

抗原的异物性(foreignness)是决定抗原免疫原性的首要条件。其主要基于特异性免疫细胞在发育中对"自己"成分形成了耐受,故而只能对在胚胎期未与淋巴细胞充分接触过的抗原物质应答。一般而言,抗原为非己物质,抗原来源与宿主亲缘关系越远,异物性越强,免疫原性越强;反之,与宿主亲缘关系越近,异物性越弱,免疫原性越弱。如鸭卵蛋白对鸡是弱抗原,而对哺乳动物则是强抗原;猩猩的组织成分对人是弱抗原,而病原生物对人多为强抗原。

某些处于免疫隔离状态的机体自身成分,如晶状体蛋白、脑组织等,因某些原因暴露,可被机体免疫系统视为"异物",会诱导机体产生抗体或效应 T 细胞 / 记忆性 T 细胞,这是机体自身免疫病发生的重要原因之一。

三、抗原的特异性

抗原的特异性（antigenic specificity）是指抗原诱导机体产生特异性免疫应答并与免疫应答产物（抗体或效应 T 细胞 / 记忆性 T 细胞）专一结合的性质。例如：接种白喉类毒素仅能诱导机体产生针对该毒素的抗体，而此抗体仅能与白喉毒素结合，不能与破伤风毒素结合。特异性既体现在免疫原性的特异性，又体现在免疫反应性的特异性，是适应性免疫应答的重要特点，也是免疫学防治与诊断的理论依据。抗原特异性的结构基础在于抗原表位。

（一）抗原表位

1. 抗原表位的概念 一般来说，抗原上仅部分区域与抗体或淋巴细胞的 TCR/BCR 结合，这种结合具有空间互补性。因此，抗原表位（epitope）是指抗原分子中能与淋巴细胞抗原受体或抗体特异性结合的特殊化学基团，又称抗原决定簇（antigenic determinant）。抗原表位决定抗原的特异性，它既是被免疫细胞识别的结构，也是决定免疫反应具有特异性的结构基础，约由 5~17 个氨基酸残基组成，也可由 5~7 个多糖残基或核苷酸组成。表位结构与构象的细小差异均影响抗原的特异性，如将间位氨苯磺酸与载体结合为完全抗原后免疫动物，诱导机体产生相应抗体，该抗体仅能与对应的半抗原发生强烈结合，对结构相似的半抗原仅呈弱或无反应（表 2-1）；抗间位氨苯甲酸的抗体仅能与间位氨苯甲酸发生强烈反应，而与邻位和对位氨苯甲酸仅起中等或弱反应（表 2-2）。

表 2-1 化学基团的性质对抗原表位特异性的影响

抗下列半抗原 - 载体的免疫血清（抗体）	抗原表位中化学基团的组成		
	间位氨苯甲酸 NH_2 COOH	间位氨苯磺酸 NH_2 SO_3H	间位氨苯砷酸 NH_2 AsO_3H_2
间位氨苯磺酸 - 载体	+/–	+++	+

表 2-2 化学基团的位置对抗原表位特异性的影响

抗下列半抗原 - 载体的免疫血清（抗体）	抗原表位中化学基团的位置		
	邻位氨苯甲酸 NH_2 COOH	间位氨苯甲酸 NH_2 COOH	对位氨苯甲酸 NH_2 COOH
间位氨苯甲酸 - 载体	++	+++	+/–

抗原分子上能与抗体结合的表位数量称为抗原结合价（antigenic valence）。每一种半抗原相当于一个表位，完全抗原一般呈多价，可与多个抗体分子结合。

2. 抗原表位的类型 根据表位的结构或识别特点，可以对抗原表位进行分类：①功能性表位和隐蔽性表位：前者位于抗原分子表面，易被相应的淋巴细胞识别，具有易接近性,可直接诱导免疫应答;后者位于抗原分子内部,无直接诱导免疫应答的功能。通过理化因素处理抗原,可使其结构发生改变,隐蔽性表位可暴露成为新的有功能的表位。②连续表位(continuous epitope)和不连续表位(discontinuous epitope):连续表位主要由连续性、线性排列的氨基酸残基构成,又称线性表位(linear epitope)、顺序表位(sequence epitope);不连续表位由序列上不连续排列、空间上形成特定构象的氨基酸残基构成,又称构象表位(conformational epitope)(图2-1)。③ T细胞表位和B细胞表位:T、B细胞识别的表位不同,分别称为T细胞表位和B细胞表位。T细胞表位为可提呈的多肽(8~17个氨基酸残基),结构上为连续表位,可存在于抗原分子的任何部位;B细胞表位可为多肽(5~15个氨基酸残基)或多糖、核苷酸等非蛋白物质,结构上多为不连续表位,通常位于抗原分子表面,可不经抗原提呈细胞加工和提呈而直接被B细胞识别。

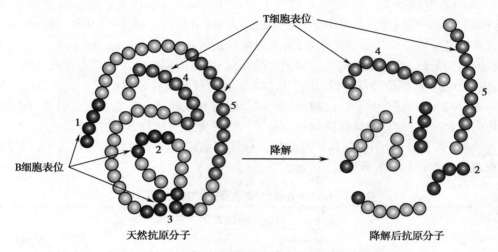

图 2-1 抗原分子中连续表位和不连续表位示意图

1、2、4、5 为连续表位,3 为不连续表位

(二) 共同抗原表位与交叉反应

一个抗原分子可有多种不同的抗原表位,一种表位决定一种特异性,可诱生对应的抗体或效应 / 记忆淋巴细胞。天然抗原物质由不同分子组成,而同一分子又可带有多种不同的抗原表位,故不同抗原可含相同或相似的抗原表位,称为共同抗原表位。抗体或效应 / 记忆淋巴细胞可与具有共同表位的不同抗原发生反应,称为交叉反应(cross reaction)。例如,甲、乙两菌间含有共同抗原表位(A 表位),由甲菌刺激机体产生的 A 抗体可与乙菌中的 A 表位结合,此即为交叉反应。

具有共同抗原表位的不同抗原称为共同抗原(common antigen)或交叉反应性抗原(cross reacting antigen)。临床上,常利用交叉反应检测某些病原体感染,如诊断立克次体感染时,因立克次体不能在人工培养基上生长,不易获得其抗原成分,可用与立克次体有共同抗原的变形杆菌代替,检测血清中相应抗体。

第二节 影响抗原免疫原性的因素

抗原诱导机体产生抗体或效应 T 细胞 / 记忆性 T 细胞,受抗原自身性质、产生抗体或效应 / 记忆淋巴细胞的宿主因素以及抗原与宿主之间的关系等因素影响。

一、抗原分子的理化性质

具有免疫原性的抗原,通常为分子量大、结构复杂的有机化合物。

1. 化学组成　天然抗原多为某些大分子有机物。蛋白质类物质多具有较强的免疫原性;多糖、多肽具有一定的免疫原性;核酸免疫原性弱;脂类一般难以诱导免疫应答。

2. 分子量　具有免疫原性的物质,分子量一般在 10kDa 以上,小于 10kDa 时免疫原性较弱,低于 4kDa 则几乎无免疫原性。通常分子量越大,则免疫原性越强,因为分子量越大,抗原表位越多,对淋巴细胞的刺激作用越强。

3. 结构的复杂性　抗原的免疫原性与抗原分子结构的复杂性密切相关。例如:单一氨基酸或单糖组成的聚合物,其分子量足够大且有异物性,但由于结构简单,其免疫原性仍较弱,如明胶的分子量高达 100kDa,但免疫原性弱或缺乏,因其仅由直链氨基酸组成,在体内易降解成低分子量物质。由不同氨基酸或单糖构成的聚合物,一般比同种多聚物具有更好的免疫原性。若抗原分子中含有特殊的化学基团(如芳香族氨基酸),则其免疫原性较强,如胰岛素分子量仅 5.7kDa,因其序列中含芳香族氨基酸,仍具有较强的免疫原性。

4. 抗原表位的易接近性　易接近性(accessibility)指抗原表位与相应淋巴细胞表面的抗原受体接近的难易程度。如抗原表位中氨基酸残基在侧链的位置不同,可影响抗原受体与抗原表位接近,从而影响抗原的免疫原性(图 2-2)。

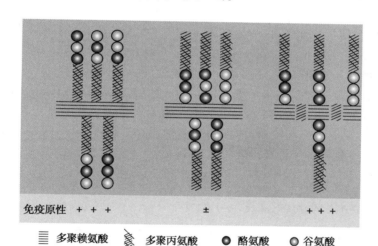

图 2-2　抗原氨基酸残基的位置和间距与免疫原性的关系

5. 物理状态　化学性质相同的抗原可因其物理状态不同而呈现不同的免疫原性。一般颗粒性抗原的免疫原性强于可溶性抗原,聚合状态的蛋白质较其单体免疫原性强。因此,可将免疫原性弱的抗原吸附于某些大颗粒物质表面,以增强其免疫原性。

二、宿主方面的因素

机体对抗原的应答能力受遗传背景,特别是主要组织相容性复合体(MHC)的控制。不同个体遗传基因不同,对同一抗原能否发生免疫应答及应答的程度也不同。例如多糖抗原对人和小鼠具有免疫原性,而对豚鼠则无免疫原性。年龄、性别与健康状态也可影响免疫系统对抗原的应答能力,如针对同样的抗原,青壮年动物比幼年、老年动物具有更强的免疫应答;新生动物或婴儿对多糖类抗原不应答,易发生细菌感染;营养不良、感染、应激刺激或免疫抑制剂的应用等能使免疫系统对抗原应答的强度减弱或消失。

三、抗原进入机体的途径

抗原进入机体的途径也会影响机体产生免疫应答的强度。同一抗原经不同途径所诱导的免疫应答有所不同，由强到弱依次为：皮内注射→皮下注射→肌内注射→腹腔注射（仅限于动物）→静脉注射。通常蛋白质抗原口服经消化道降解会导致其免疫原性丧失。

由于抗原的免疫原性受上述诸多因素的影响，因此，在设计及应用疫苗时应充分考虑个体的遗传背景、生理状态、剂量及接种途径等因素。

第三节　抗原的种类

抗原的分类方法较多，如按其性质可分为完全抗原与半抗原，而按其结构、功能与来源等划分常见以下分类。

一、按抗原诱生抗体时对 T 细胞的依赖性分类

1. T 细胞依赖性抗原　T 细胞依赖性抗原（T-dependent antigen，TD-Ag）亦称胸腺依赖性抗原（thymus dependent antigen），是指有赖于 T 细胞辅助才能刺激 B 细胞产生抗体的抗原。绝大多数蛋白质抗原属于 TD-Ag，如病原微生物、血细胞、血清蛋白等。其特点是：结构复杂，表位种类多，既含有 B 细胞表位，又含有 T 细胞表位；可诱导 B 细胞产生抗体并发生类别转换，主要为 IgG 类抗体；还可诱导细胞免疫，且形成免疫记忆。

2. 非 T 细胞依赖性抗原　非 T 细胞依赖性抗原（T-independent antigen，TI-Ag）亦称非胸腺依赖性抗原（thymus independent antigen），是指无须 T 细胞辅助即能刺激 B 细胞产生抗体的抗原。TI-Ag 主要为多糖抗原，如细菌脂多糖、肺炎球菌荚膜多糖等。其特点是：结构简单，表位种类单一且含多个重复排列的 B 细胞表位，可单独激活 B 细胞；仅能诱导 B 细胞产生 IgM 类抗体，不能发生类别转换；一般不诱导细胞免疫，且无免疫记忆。

二、按抗原与机体的亲缘关系分类

1. 异种抗原　异种抗原（xenoantigen）是指对于宿主而言，来自于其他物种的抗原。病原生物及其代谢产物、植物蛋白、用于治疗的动物免疫血清及异种器官移植物等，对人类而言均为异种抗原。临床上用于治疗的动物免疫血清（如马抗蛇毒抗血清）具有两重性：一方面是抗体，能中和毒素的毒性；另一方面对人体来说是异种抗原，刺激机体产生抗马血清抗体，反复使用可能引起超敏反应。

2. 同种异型抗原　同种异型抗原（allogenic antigen）又称同种异体抗原，指同一种属不同个体所具有的特异性抗原。人类的血型抗原（ABO 血型、Rh 血型）和人类白细胞抗原（HLA）都是重要的同种异型抗原。HLA 是人体最复杂的同种异型抗原，如 HLA 不相匹配，可导致同种移植排斥反应。

3. 自身抗原　自身抗原（autoantigen）是指能诱导宿主自身产生特异性免疫应答的自身成分。通常情况下，机体对自身正常组织细胞或自身成分不会产生免疫应答，即处于自身耐受。机体某些在胚胎期从未与自身淋巴细胞接触过的自身成分（如晶状体蛋白、脑组织等），在正常情况下处于免疫隔离状态，因此不会诱导免疫应答，称为隐蔽性自身抗原。在某些情况下，隐蔽的自身抗原被释放出来，可诱导机体对其产生自身免疫应答。此外，处于免疫耐

受的自身成分也可因感染、药物、烧伤、电离辐射等因素的作用发生改变或被修饰,形成新的抗原表位,称为修饰性自身抗原,也能诱导机体产生自身免疫应答。

4. 异嗜性抗原 异嗜性抗原(heterophilic antigen)是指一类无种属特异性,存在于人、动物、植物、微生物之间的共同抗原,最初由 Forssman 发现,又称 Forssman 抗原。异嗜性抗原参与某些自身免疫病的发生,如 A 群溶血性链球菌表面成分(M 蛋白)与人肾小球基膜及心肌组织间具有共同抗原,故溶血性链球菌感染机体所产生的抗体可与肾、心组织发生交叉反应,导致肾小球肾炎或心肌炎;O14 型大肠埃希菌的脂多糖与人结肠黏膜具有共同抗原,可导致溃疡性结肠炎。

三、其他分类

根据抗原的形成过程及提呈途径,分为内源性抗原和外源性抗原;根据抗原诱导机体所致的免疫效应,分为移植抗原、肿瘤抗原、变应原(或过敏原)及耐受原等;根据抗原来源或产生的方式,分为天然抗原、人工合成抗原;根据抗原的理化性质,分为颗粒性抗原、可溶性抗原、蛋白质抗原、多糖抗原等。

第四节 非特异性免疫刺激剂

抗原分子的特定抗原表位与 T/B 细胞表面抗原受体(TCR/BCR)特异性结合,活化单个淋巴细胞克隆,所以抗原是特异性的免疫刺激剂;某些物质可多克隆激活淋巴细胞,且不受TCR/BCR 的特异性限制,称为非特异性免疫刺激剂,如超抗原、丝裂原、佐剂等。

一、超抗原

1. 超抗原的概念 超抗原(superantigen,SAg)是指一类只需极低浓度(1~10ng/ml)即能激活大量(2%~20%)T 细胞克隆或 B 细胞克隆、产生极强免疫效应的物质。SAg 因远超普通抗原(只能激活机体总 T 细胞克隆数的百万分之一至万分之一)的多克隆激活能力而得名。

目前,已知的 SAg 主要是细菌的毒性代谢产物。激活 T 细胞的 SAg 有金黄色葡萄球菌肠毒素 A~E(Staphylococcus aureus enterotoxin A~E,SEA~SEE)、表皮剥脱毒素(exfoliatin,EXT)、小肠结肠耶氏菌膜蛋白及小鼠逆转录病毒的蛋白产物等。激活 B 细胞的 SAg 有金黄色葡萄球菌 A 蛋白(staphylococcal protein A,SPA)、人类免疫缺陷病毒(human immunodeficiency virus,HIV)表面的 gp120 等。

2. 超抗原的作用特点

(1)激活 T 细胞的作用特点:SAg 无须抗原加工与提呈而以完整蛋白形式激活多个 T 细胞克隆(图 2-3);SAg 一端与 TCRβ 链 V 区的外侧结合,另一端与抗原提呈细胞表面 MHC Ⅱ类分子非多态区外侧结合;其诱导 T 细胞活化不涉及 TCR 的特异性识别,作用也无MHC 限制性;形成的效应并非针对超抗原自身,而是通过产生大量的细胞因子参与病理生理过程。

(2)激活 B 细胞的作用特点:可直接结合某些特定BCR 的重链可变区(V_H),通过激活相关的 B 细胞而产

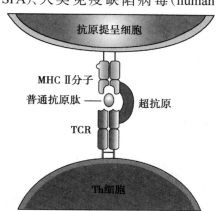

图 2-3 超抗原激活 T 细胞的作用模式

生大量的非特异性抗体。

3. 超抗原的生物学意义　SAg 可大量激活 T 细胞并诱导产生促炎性细胞因子,引起毒性休克综合征、多器官功能衰竭等严重临床疾病;SAg 可激活体内的自身反应性 T 细胞,诱导自身免疫病;大量 T 细胞受 SAg 刺激可过度激活而被耗竭,引发 T 细胞数量减少,从而导致微生物感染后的免疫抑制。

二、丝裂原

丝裂原(mitogen)亦称促有丝分裂原,是一类可非特异性地促使细胞发生有丝分裂进而增殖的物质。丝裂原为非特异性淋巴细胞多克隆激活物。常用激活 T 细胞的丝裂原有伴刀豆球蛋白 A(concanavalin A,ConA)及植物凝集素(phytohemagglutinin,PHA),二者均为植物蛋白提取成分;激活 B 细胞的丝裂原有金黄色葡萄球菌 A 蛋白(SPA)和脂多糖(LPS);美洲商陆丝裂原(pokeweed mitogen,PWM)是 T、B 细胞的丝裂原。

T、B 细胞受丝裂原刺激可进入细胞周期、进行有丝分裂产生增殖反应,这种多克隆激活特性被广泛应用于体外测定淋巴细胞的活性,从而评估机体的免疫功能状态。

三、佐剂

预先或与抗原同时注入机体,能增强机体对该抗原的免疫应答或改变免疫应答类型的物质称为佐剂(adjuvant),又称免疫佐剂(immunoadjuvant)。佐剂常用于制备动物抗血清和预防接种,也可用于抗肿瘤和抗感染的辅助治疗。

1. 佐剂的种类　佐剂的种类很多,主要包括:①生物性佐剂:如卡介苗、短小棒状杆菌、脂多糖、热激蛋白及细胞因子等。②化合物佐剂:有些是无机物,如氢氧化铝、明矾等;有些是低分子有机物,如矿物油、羊毛脂、胞壁酰二肽(MDP)、多肌胞苷酸[poly(I):poly(C)]、脂质体等。

常用于制备动物抗血清的佐剂是弗氏佐剂(Freund adjuvant)。弗氏佐剂分为弗氏不完全佐剂(Freund's incomplete adjuvant,FIA)和弗氏完全佐剂(Freund's complete adjuvant,FCA)。FIA 是羊毛脂与液状石蜡的混合物,可增强抗原的免疫原性;在 FIA 中加入卡介苗或灭活的结核杆菌,即成为 FCA。FCA 不仅能增强免疫原性,也可改变免疫应答的类型。FCA 作用较强,在注射局部易形成肉芽肿和持续性溃疡,常用于动物实验。可用于人体的佐剂有氢氧化铝、明矾、多肌胞苷酸等。

2. 佐剂的作用机制　主要为:①改变抗原的物理性状,延长抗原在体内存留的时间,从而更有效地刺激机体免疫系统;②刺激单核/巨噬细胞,并增强其对抗原的处理和提呈能力;③非特异性刺激淋巴细胞增殖分化,从而增强免疫应答的效应。

学习小结

抗原是指能与 B 细胞受体(BCR)、T 细胞受体(TCR)结合,刺激机体免疫系统产生特异性免疫应答,并与相应的免疫应答产物(抗体或效应 T 细胞/记忆性 T 细胞)发生特异性结合而发挥免疫效应的物质。完全抗原具有免疫原性和免疫反应性,半抗原具有免疫反应性而无免疫原性,半抗原结合载体可成为完全抗原。抗原表位是抗原分子中能与 TCR/BCR 或抗体特异性结合的特殊化学基团,是决定抗原特异性的结构基础。抗原交叉反应证明抗原-抗体反应的特异性由抗原表位决定,免疫识别和免疫反应的基本单位是抗原表位。

笔记栏

天然抗原由多表位构成,这些表位根据结构分为不连续表位和连续表位,根据识别细胞分为 T 细胞表位和 B 细胞表位。抗原的免疫原性受抗原理化性质、进入途径、宿主因素影响。

抗原分类标准复杂多样,根据抗原诱生抗体时对 T 细胞的依赖性分为 TD-Ag 和 TI-Ag,根据抗原的来源分为内源性抗原和外源性抗原,根据抗原与机体的亲缘关系分为异种抗原、同种异型抗原、自身抗原和异嗜性抗原。非特异性免疫刺激剂可非特异性激活多克隆淋巴细胞,主要有超抗原、丝裂原、佐剂等。

（刘 琪）

复习思考题

1. 决定抗原特异性的结构基础是什么？抗原特异性与交叉反应是矛盾的吗？如何理解两者的关系？

2. 疫苗的本质是抗原。请从免疫学角度考虑,疫苗应符合哪些基本要求？

扫一扫
测一测

第三章

免疫器官与组织

学习目标

通过本章的学习,掌握中枢免疫器官和外周免疫器官的组成和功能;熟悉各免疫器官的功能特点,淋巴细胞归巢与再循环;了解各免疫器官的结构,黏膜相关淋巴组织的分布与功能。

免疫器官与组织按功能分为中枢免疫器官和外周免疫器官与组织,前者主要有骨髓和胸腺,后者主要有淋巴结、脾、黏膜相关淋巴组织等。中枢免疫器官和外周免疫器官及组织通过血液循环及淋巴循环互相联系。

第一节　中枢免疫器官

中枢免疫器官是免疫细胞发生、分化、发育和成熟的场所。人类和其他哺乳动物的中枢免疫器官包括骨髓和胸腺。

一、骨髓

骨髓(bone marrow)是造血器官,是各类血细胞和免疫细胞的发源地,也是人和其他哺乳动物 B 细胞发育成熟的场所。

（一）骨髓的结构

骨髓位于骨髓腔内,分为红骨髓和黄骨髓。红骨髓由造血组织和血窦构成,具有活跃的造血功能。造血组织由基质细胞和造血细胞构成。基质细胞主要包含网状细胞、成纤维细胞、巨噬细胞、血管内皮细胞、脂肪细胞等,这些细胞与其分泌的多种细胞因子为造血细胞的分化发育提供了微环境。造血干细胞依赖于此环境分化发育。

（二）骨髓的功能

1. 各类血细胞和免疫细胞发生的场所　骨髓造血干细胞(hematopoietic stem cell,HSC)是具有高度自我更新能力和多能分化潜能的造血前体细胞,体内血细胞均由其分化而来。在骨髓微环境中,HSC 可分化为髓样干细胞和淋巴样干细胞。髓样干细胞进一步分化形成粒细胞、单核细胞、肥大细胞、红细胞、血小板和部分树突状细胞;淋巴样干细胞分化为淋巴细胞(T 细胞、B 细胞、NK 细胞)的前体细胞和部分树突状细胞。

2. B 细胞和 NK 细胞分化成熟的场所　骨髓中分化发育的淋巴细胞前体细胞,一部分经血流进入胸腺,发育为成熟的 T 细胞;另一部分则在骨髓内继续分化为成熟的 B 细胞或 NK 细胞。成熟的 B 细胞和 NK 细胞进入血液循环,最终定居在外周免疫器官和组织。

3. 抗体产生的重要场所 记忆 B 细胞在外周免疫器官受抗原再次刺激而被活化,经淋巴液和血液迁移至骨髓,在此分化为长寿浆细胞,持久地产生大量抗体,是血清抗体的主要来源。

二、胸腺

胸腺(thymus)是 T 细胞分化、发育、成熟的场所。胸腺的大小和结构随年龄不同而有明显变化。新生期胸腺重量约 15~20g,至青春期可达 30~40g,其后随年龄增长而逐渐萎缩。老年期的胸腺明显缩小,大部分被脂肪组织取代,功能衰退。

（一）胸腺的结构和细胞组成

胸腺表面有一层结缔组织被膜,被膜深入胸腺实质将其分隔成若干胸腺小叶。小叶的外层为皮质(cortex),内层为髓质(medulla),皮质与髓质交界处含大量血管(图 3-1)。

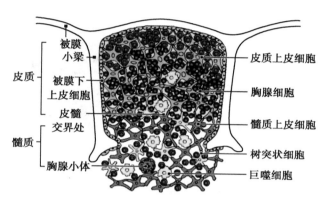

图 3-1 胸腺结构示意图

胸腺的细胞组成有胸腺细胞和胸腺基质细胞(thymus stromal cell,TSC)。胸腺细胞即处于不同分化发育阶段的 T 细胞。源于骨髓的 T 细胞前体经血管进入胸腺皮质,向髓质迁移并逐渐分化成熟,故皮质内胸腺细胞为未成熟 T 细胞,髓质内胸腺细胞大多为成熟 T 细胞。胸腺基质细胞主要包括胸腺上皮细胞、巨噬细胞(macrophage,MΦ)和树突状细胞(dendritic cell,DC)等。胸腺上皮细胞分布于整个胸腺实质,位于皮质浅区内的也称抚育细胞(nurse cell),可产生某些激素和细胞因子促进胸腺细胞的分化发育;MΦ 和DC 主要分布于髓质;正常发育的胸腺在髓质可见胸腺小体,又称哈索尔小体(Hassall's corpuscle)。

胸腺基质细胞、细胞外基质、胸腺激素和细胞因子等构成胸腺微环境,为 T 细胞的分化成熟提供必要的条件。

（二）胸腺的功能

1. T 细胞分化、成熟的场所 胸腺是 T 细胞发育的主要场所。在胸腺微环境作用下,来自骨髓的 T 细胞前体迁移至胸腺成为胸腺细胞,经过阳性选择和阴性选择(详见第五章),95% 以上发生凋亡,仅不足 5% 胸腺细胞分化为成熟 T 细胞(表达功能性 TCR、获得 MHC限制性和自身耐受性),进入外周血,最终定居在外周免疫器官。

2. 免疫调节功能 胸腺基质细胞可产生多种肽类激素和细胞因子,不仅促进胸腺细胞的分化成熟,而且对外周免疫器官和免疫细胞也有调节作用。

知识链接

迪格奥尔格综合征

迪格奥尔格综合征(DiGeorge syndrome)亦称"第三、四咽囊综合征""无胸腺症",是因妊娠早期胚胎第三、四咽囊发育障碍,导致源于第三、四咽囊的胸腺、甲状旁腺、主动脉弓发育异常和面部器官畸形,病因尚不明确。由于胸腺发育不全,患者 T 细胞重度减少,B 细胞和抗体水平正常或偏低,易被胞内寄生病原体感染。若不慎接种卡介苗、麻疹等减毒活疫苗,可造成全身感染甚至死亡。

3. 自身免疫耐受的建立与维持　胸腺通过对胸腺细胞的阴性选择等,建立了自身耐受及维持免疫自稳。如果胸腺功能障碍不能清除自身反应性 T 细胞克隆,则可导致自身免疫病的发生。

第二节　外周免疫器官与组织

外周免疫器官与组织是成熟 T 细胞、B 细胞等免疫细胞定居的场所,也是适应性免疫应答发生的主要场所,包括淋巴结、脾和黏膜相关淋巴组织等。

一、淋巴结

淋巴结(lymph node)广泛分布于全身非黏膜部位的淋巴通道上,有 500~600 个。

(一)淋巴结的结构

淋巴结表面覆盖有致密的结缔组织被膜,被膜深入实质形成小梁。淋巴结的实质分为皮质和髓质两部分(图 3-2)。

1. 皮质　位于被膜下,与免疫应答关系最为密切,分为浅皮质区和深皮质区。浅皮质区是 B 细胞定居的场所,又称为非胸腺依赖区(thymus independent area)。浅皮质区内大量 B 细胞聚集形成淋巴滤泡。未受抗原刺激的淋巴滤泡,其内无生发中心,主要含成熟的初始 B 细胞,称为初级淋巴滤泡(primary lymphoid follicle);受抗原刺激的淋巴滤泡,出现生发中心(germinal center,GC),含大量增殖分化的 B 淋巴细胞,称为次级淋巴滤泡(secondary lymphoid follicle)。B 细胞在生发中心分化为浆细胞和记忆 B 细胞。深皮质区位于浅皮质区和髓质之间,又称为副皮质区,是 T 细胞(主要是 CD4+T 细胞)定居的场所,也称胸腺依赖区(thymus dependent area)。树突状细胞在这两个区域中都存在,在滤泡中的称为滤泡树突状细胞,在深皮质区的称为并指状树突细胞。深皮质区内有许多毛细血管后微静脉,也称高内皮细胞小静脉(high endothelial venule,HEV),随血液循环而来的淋巴细胞由此部位进入淋巴结,故 HEV 在淋巴细胞再循环中起重要作用。

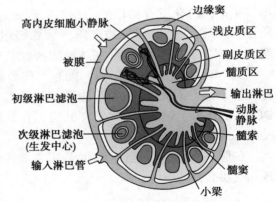

图 3-2　淋巴结结构示意图

2. 髓质　由髓索和髓窦组成。髓索内主要为 B 细胞和浆细胞,也含有部分 T 细胞及 MΦ;髓窦内富含 MΦ,有较强的捕捉、清除病原体的作用。

（二）淋巴结的功能

1. T 细胞、B 细胞定居的场所　淋巴结是成熟 T 细胞和 B 细胞的主要定居场所。其中,T 细胞约占淋巴细胞总数的 75%,B 细胞约占 25%。

2. 适应性免疫应答发生的场所　淋巴结是对组织来源的抗原产生应答的主要场所。周围组织中的抗原提呈细胞携带摄取的抗原进入淋巴结,或在淋巴结中的抗原提呈细胞捕获随淋巴液引流而来的游离抗原,并将抗原加工、处理后提呈给 CD4⁺T 细胞,在抗原提呈细胞与 T 细胞或 T、B 细胞相互作用后,T 细胞或 B 细胞活化、增殖并分化为效应 T 细胞或浆细胞,产生细胞免疫或体液免疫应答。

3. 参与淋巴细胞再循环　深皮质区的 HEV 在淋巴细胞再循环中起重要作用,血液循环中的淋巴细胞穿过 HEV 进入淋巴结实质,然后经输出淋巴管汇入胸导管,再经左锁骨下静脉回到血液循环。

4. 过滤作用　侵入机体的病原微生物及毒素等随组织淋巴液缓慢进入局部引流淋巴结,被 MΦ 吞噬或通过其他机制清除,从而发挥过滤淋巴液、防止病原体扩散的作用。

二、脾

脾（spleen）是人体最大的免疫器官,位于血液循环的通路上。

（一）脾的结构

脾表面覆盖致密的结缔组织被膜,被膜下为脾实质,可分为白髓（white pulp）和红髓（red pulp）两部分,两者交界处称为边缘区（marginal zone）（图 3-3）。

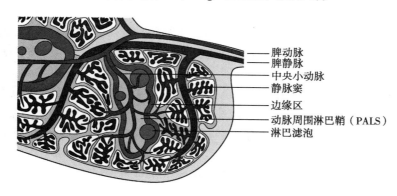

脾动脉
脾静脉
中央小动脉
静脉窦
边缘区
动脉周围淋巴鞘（PALS）
淋巴滤泡

图 3-3　脾结构示意图

1. 白髓　白髓是淋巴细胞聚集区,包括动脉周围淋巴鞘（periarterial lymphatic sheath, PALS）和淋巴滤泡。围绕在中央动脉周围的一层弥散淋巴组织称动脉周围淋巴鞘,是 T 细胞聚集区。淋巴滤泡也称为脾小结,是 B 细胞聚集区。

2. 红髓　红髓分布于白髓周围,由脾索和脾窦构成。脾索在血窦之间相互连接成网,索内含有 B 细胞、浆细胞、MΦ 和 DC,是脾滤过血液的主要场所;脾窦内是循环中的血液。

3. 边缘区　边缘区是血液及淋巴细胞进出的重要通道。血液循环中的 T、B 细胞进脾白髓时都要通过边缘区。

（二）脾的功能

1. 免疫细胞定居的场所　脾是成熟淋巴细胞定居的场所。B 细胞约占脾中淋巴细胞总数的 60%,T 细胞约占 40%。

2. 适应性免疫应答发生的场所　脾是对血源性抗原产生免疫应答的主要场所。抗原经血液循环进入脾,刺激 T、B 细胞活化、增殖,分化为效应 T 细胞和浆细胞,后者分泌抗体,从而发挥免疫效应。

3. 合成生物活性物质　脾可合成和分泌某些生物活性物质,如补体、干扰素等。

4. 过滤作用　脾可清除血液中的病原体、衰老死亡的自身血细胞及免疫复合物等,从而使血液得到过滤净化。

三、黏膜相关淋巴组织

黏膜相关淋巴组织(mucosa-associated lymphoid tissue,MALT)也称黏膜免疫系统(mucosal immune system,MIS),主要指胃肠道、呼吸道及泌尿生殖道黏膜固有层和上皮细胞下散在的淋巴组织,以及器官化的带有生发中心的淋巴组织,如扁桃体、小肠派尔集合淋巴结及阑尾等。

黏膜是病原体等从外界侵入机体的主要途径。人体黏膜表面积约 $400m^2$,机体近 50% 的淋巴组织分布于黏膜系统,因此,MALT 是机体重要的防御屏障。

(一) MALT 的组成

MALT 主要包括防御经肠道入侵病原体感染的肠相关淋巴组织、防御经空气传播病原体感染的鼻相关淋巴组织和支气管相关淋巴组织。

肠相关淋巴组织(gut-associated lymphoid tissue,GALT)包括派尔集合淋巴结、孤立淋巴滤泡、阑尾等器官化的淋巴组织和肠道上皮细胞间淋巴细胞、固有层淋巴细胞(主要为效应 T 细胞和分泌抗体的浆细胞)等弥散的淋巴细胞。前者是黏膜免疫应答发生的部位,T、B 细胞在此识别抗原并增殖、分化为效应细胞;后者所在部位为黏膜免疫应答的效应部位。

(二) MALT 的功能

1. 黏膜局部免疫应答发生的场所　当病原体突破黏膜屏障进入机体后,黏膜固有层的 MΦ、DC 等固有免疫细胞,迅速发生固有免疫应答,引起局部炎症反应,并启动黏膜局部适应性免疫应答,最终清除病原体。

2. 产生分泌型 IgA　产生分泌型 IgA(SIgA)的浆细胞主要分布于 MALT。以消化道黏膜为例,经口服的抗原被转运进入派尔集合淋巴结后,诱导 B 细胞应答,使之分化为浆细胞,并产生大量 SIgA,经黏膜上皮细胞分泌至黏膜表面,在防御黏膜局部病原生物感染中发挥重要作用。

3. 对共生菌和食物低应答或免疫耐受　在肠道寄生着上千种非致病微生物(大部分是细菌),称为共生菌。正常情况下,这些共生菌对机体有益而无害。黏膜免疫系统可区分有害病原体抗原及共生菌和食物来源的无害抗原,对前者发生有效应答,对后者产生低应答或耐受。

第三节　淋巴细胞归巢与再循环

血液中的淋巴细胞选择性趋向迁移并定居于外周免疫器官的特定区域或特定组织的过程称为淋巴细胞归巢(lymphocyte homing)。例如,产生 SIgA 的 B 细胞可定向分布于 MALT。

淋巴细胞再循环(lymphocyte recirculation)是指成熟的淋巴细胞在血液、淋巴液、淋巴器官和组织间周而复始循环的过程。参与再循环的淋巴细胞 80% 以上是 T 细胞,其次是 B

细胞。定居在外周免疫器官（以淋巴结为例）的淋巴细胞，由输出淋巴管经淋巴干、胸导管或右淋巴导管进入血液循环，经血液循环到达外周免疫器官后，穿越 HEV，重新分布于全身淋巴器官和组织，如此反复（图 3-4）。

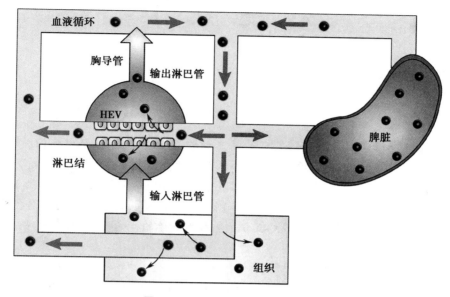

图 3-4　淋巴细胞再循环模式图

淋巴细胞归巢与再循环的意义在于：①使淋巴细胞在全身合理分布，有助于增强机体免疫功能；②增加淋巴细胞接触抗原的机会，扩大了免疫识别；③使全身免疫器官组织成为一个有机联系的整体，并将免疫信息传递给全身各处的淋巴细胞和其他免疫细胞。淋巴细胞再循环是维持机体正常免疫应答并发挥免疫功能的必要条件。

学习小结

免疫器官分为中枢免疫器官和外周免疫器官与组织。中枢免疫器官包括骨髓和胸腺，是免疫细胞发生、分化、发育和成熟的场所。骨髓既是各种血细胞和免疫细胞的发源地，也是 B 细胞分化成熟的场所。胸腺是 T 细胞分化成熟的场所。外周免疫器官与组织包括淋巴结、脾和黏膜相关淋巴组织，是成熟的 T 细胞、B 细胞等免疫细胞定居的场所，也是发生免疫应答的部位。成熟淋巴细胞可通过淋巴细胞再循环运行于全身，并选择性归巢到特定部位，以增强机体的免疫应答和免疫效应。

（刘　芬）

复习思考题

1. 中枢免疫器官和外周免疫器官有何区别和联系？
2. 脾切除患者容易发生什么疾病？为何感染部位的引流淋巴结常有肿大？
3. 淋巴细胞再循环在哪里发生？其生物学意义是什么？

扫一扫
测一测

◆◆◆　第四章　◆◆◆

免 疫 分 子

学习目标

　　通过本章的学习,掌握抗体的概念、基本结构及功能,熟悉 5 类抗体的特点、单克隆抗体的概念,了解人工制备抗体;掌握补体系统的概念和生物学作用,熟悉补体激活 3 条途径的激活物,了解补体激活过程;掌握 MHC 的概念和基因结构,熟悉 MHC 分子的结构、分布和免疫学功能,了解 HLA 与临床医学;掌握细胞因子的概念、分类,熟悉其共同特性和生物学作用;掌握 CD 分子和黏附分子的概念,了解其免疫学功能。

　　免疫分子是指介导免疫细胞对抗原及非特异性免疫刺激剂的识别、清除及免疫细胞间相互作用和信息传递的一类分子,是免疫应答发生发展的重要基础。这些分子可以表达在细胞表面,也可以游离于体液中。本章主要介绍抗体、补体系统、MHC 分子、细胞因子、CD 分子和黏附分子等。

第一节　抗　　体

　　抗体(antibody,Ab)是介导体液免疫的重要效应分子,是 B 细胞接受抗原刺激后分化为浆细胞,由浆细胞合成分泌的球蛋白,主要存在于血清等体液中,通过与相应的抗原发生特异性结合,发挥体液免疫功能。具有抗体活性或化学结构与抗体相似的球蛋白,被统一命名为免疫球蛋白(immunoglobulin,Ig)。免疫球蛋白是由 Edelman 和 Porter 最先破译结构的免疫分子,有分泌型 Ig(secretory Ig,sIg)和膜型 Ig(membrane Ig,mIg)2 种存在形式。前者主要为抗体,存在于血液和组织液中;后者存在于 B 细胞表面,构成 B 细胞抗原受体(B cell receptor,BCR)。

一、抗体的结构

（一）抗体的基本结构

　　抗体单体分子由 4 条多肽链构成,包括 2 条相同的重链(heavy chain,H 链)和 2 条相同的轻链(light chain,L 链),相邻肽链之间由二硫键相连,单体分子呈“Y”字形(图 4-1)。

　　1. 重链和轻链

　　(1)重链:重链的分子量约为 50~75kDa,由 450~550 个氨基酸残基组成。根据重链恒定区氨基酸的组成和排列顺序不同,可将其分为 5 类:μ 链、γ 链、α 链、δ 链和 ε 链。不同的重链与轻链组成的抗体分子,分别被称为 IgM、IgG、IgA、IgD 和 IgE。同一类抗体中,根据其重链氨基酸组成和二硫键的数目、位置的不同,又可分为不同亚类。如 IgG 可分为 IgG1~IgG4

四个亚类,IgA 可分为 IgA1 和 IgA2 两个亚类,IgM、IgD 和 IgE 尚未发现亚类。

(2)轻链:轻链的分子量约 25kDa,由 214 个氨基酸残基构成。轻链分为 κ 链和 λ 链,据此可将抗体分为 2 型,即 κ 型和 λ 型(根据其恒定区某些氨基酸的差异,还可分为 λ1、λ2、λ3 和 λ4 四个亚型)。

2. 可变区与恒定区 通过分析抗体的氨基酸序列,发现重链和轻链靠近 N 端约 110 个氨基酸的序列变化很大,其他部分氨基酸序列则相对恒定。轻链氨基端(N 端)的 1/2 与重链氨基端的 1/4 或 1/5,其氨基酸序列变化较大,称为可变区(variable region,V 区);轻链羧基端(C 端)的 1/2 及重链羧基端的 3/4 或 4/5,由于氨基酸序列相对恒定,称为恒定区(constant region,C 区)。H 链和 L 链的 V 区内各有 3 个区域的氨基酸组成和序列变化频率极高,称为高变区(hypervariable region,HVR)。X 射线晶体衍射图显示,该区域形成与抗原表位互补的空间构象,故也称互补决定区(complementarity determining region,CDR),分别称CDR1(HVR1)、CDR2(HVR2)和 CDR3(HVR3)。H 链和 L 链的 V 区中共 6 个 CDR 共同组成抗体的抗原结合部位。可变区中 HVR 以外的其他部位称为框架区(framework region,FR),结构相对稳定,又称骨架区。轻链和重链各有 4 个框架区,以 FR1、FR2、FR3 和 FR4 表示。

3. 铰链区 铰链区(hinge region)位于 CH1 和 CH2 之间,即 2 条重链二硫键的连接处。该区富含脯氨酸,具有弹性,易伸展弯曲,能改变 2 个 Y 形臂之间的距离,使抗体两臂同时结合 2 个不同距离的抗原表位。此外,铰链区易被木瓜蛋白酶(papain)及胃蛋白酶(pepsin)水解,产生不同的水解片段。不同类及亚类抗体的铰链区不尽相同,如 IgG1、IgG2、IgG4 和 IgA 的铰链区较短,IgG3 和 IgD 的铰链区较长,IgM 和 IgE 无铰链区。

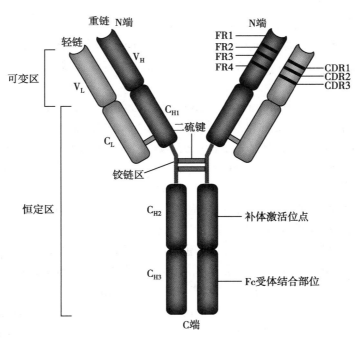

图 4-1 抗体分子结构模式图

(二)抗体的结构域

用 X 射线衍射法观察抗体,发现在 H 链和 L 链的结构上有 100~110 个氨基酸残基由链内二硫键连接形成的一个具有特定功能的超二级结构,称为结构域(domain)。每个结构域各自具有特定的功能,也称功能区。轻链有 V_L 和 C_L 2 个功能区。不同种类 Ig 的重链的功能区可不同,IgG、IgA 和 IgD 的重链各有 4 个功能区,即 V_H、C_H1、C_H2 和 C_H3;IgM 和 IgE 的重链较长,各有 5 个功能区,即 V_H、C_H1、C_H2、C_H3 和 C_H4。以 IgG 为例,V_H 和 V_L 可特异性识别和结合相应抗原;C_H1 和 C_L 具有部分同种异型的遗传标志;C_H2 具有补体 C1q 结合位点(IgM 为 C_H3);C_H2~C_H3 是与细胞表面对应 Fc 受体结合的区域,并可介导 IgG 通过胎盘。

(三) 抗体的辅助成分

除轻链和重链组成基本结构外,某些类别的抗体还含有其他辅助成分,如连接链和分泌片(图 4-2)。

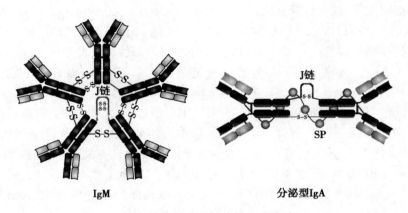

图 4-2　抗体分子的 J 链和分泌片

1. **连接链**　连接链(joining chain,J 链)是一条由 124 个氨基酸组成,富含半胱氨酸的多肽链,由浆细胞合成,主要功能是将单体抗体分子连接为多聚体。IgA 由 2 个单体通过 J 链相互连接形成二聚体;IgM 由 5 个单体和 J 链通过二硫键连接形成五聚体。IgG、IgD 和 IgE 为单体,无 J 链。

2. **分泌片**　分泌片(secretory piece,SP)又称分泌成分(secretory component,SC),是由黏膜上皮细胞合成并分泌的,以非共价形式与 IgA 二聚体结合,使其成为分泌型 IgA(secretory IgA,SIgA)。SP 系二聚体 IgA 在通过黏膜上皮细胞时获得。其作用是:使 IgA 分泌至黏膜表面;保护分泌型 IgA 铰链区免受蛋白水解酶降解。

(四) 抗体分子的水解片段

抗体分子肽链某些部分易被蛋白酶水解为各种片段(图 4-3),可用于研究免疫球蛋白的结构和功能,分离和纯化抗体的特定功能片段。常用的酶有木瓜蛋白酶和胃蛋白酶 2 种。

1. **木瓜蛋白酶水解片段**　此酶作用于抗体的铰链区二硫键所连接的 2 条重链的近 N 端。以 IgG 为例,将 IgG 裂解为 2 个完全相同的抗原结合片段(fragment of antigen binding,Fab fragment,简称 Fab 片段)和一个可结晶片段(fragment crystallizable,Fc fragment,简称 Fc 片段)。Fab 片段可与抗原结合,为单价抗原结合片段;Fc 片段不能结合抗原,但保留了抗体分子重链原有的抗原性质和生物学活性,可以结合补体或细胞表面的 Fc 受体(Fc receptor,FcR)。

2. **胃蛋白酶水解片段**　该酶作用于 IgG 铰链区二硫键所连接的 2 条重链的近 C 端,将抗体水解为 1 个大片段 F(ab')$_2$ 和一些无活性小片段 pFc'。F(ab')$_2$ 片段为双价,可同时与 2 个抗原表位结合。

26

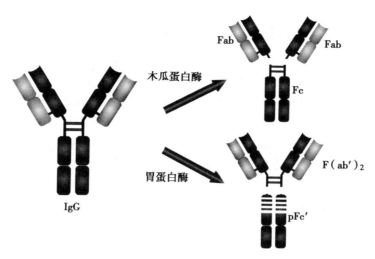

图 4-3 抗体分子的水解片段

二、抗体的功能

抗体具有多种重要的生物学功能,均与其结构密切相关。如抗体的 Fab 片段具有识别和结合抗原的活性,可介导中和作用;Fc 片段则能固定补体、结合细胞,从而激活补体系统,活化带有相应抗体受体(FcR)的细胞。只有在结合抗原后,抗体才能引发分子和细胞的效应。

1. 中和作用 通过抗体 Fab 片段与抗原表位的空间互补结合,封阻了抗原的生物学活性部位,而使抗原的毒害作用不能发生,如阻止毒素和病原体对宿主细胞的吸附、结合和破坏,从而中和毒素、中和病毒和阻抑细菌黏附。能够形成封阻效应的抗体称为中和抗体。

2. 激活补体系统 IgG(包括 IgG1~IgG3)和 IgM 类抗体与相应抗原特异性结合后,可导致 Ig Fc 片段上的补体结合位点暴露出来,与补体 C1q 结合,从而激活补体经典途径,产生多种效应功能。IgA、IgE 和 IgG4 的聚合物可激活补体旁路途径。

3. 调理作用 IgG 的 Fab 片段与细菌等颗粒性物质的抗原表位结合,其 Fc 片段可与巨噬细胞、中性粒细胞表面相应的 Fc 受体(FcγR)结合,通过抗体的 Fab 片段与 Fc 片段的桥联作用,促进吞噬细胞吞噬功能,此即抗体的调理作用。

4. 抗体依赖细胞介导的细胞毒作用(antibody-dependent cell-mediated cytotoxicity,ADCC) 当 IgG 与具有相应抗原的靶细胞结合后,其 Fc 片段可与效应细胞(如 NK 细胞)的 Fc 受体(FcγR)结合,促使 NK 细胞释放穿孔素、颗粒酶等细胞毒物质,导致靶细胞死亡。

5. 介导Ⅰ型超敏反应 IgE 的 Fc 片段可与肥大细胞和嗜碱性粒细胞表面的 Fc 受体(FcεR Ⅰ)结合,促使上述细胞致敏。若相同变应原再次进入机体,可与致敏细胞表面特异性 IgE 结合,使致敏细胞释放生物活性介质,引起Ⅰ型超敏反应。

6. 穿过胎盘和黏膜 IgG 的 Fc 片段和胎盘母体一侧滋养层细胞膜表面的 Fc 受体结合,使 IgG 转移到滋养层细胞内,并外排进入胎儿血液循环,在胎儿及新生儿期抗感染免疫中发挥重要的作用。IgA 二聚体与呼吸道、消化道黏膜上皮细胞的多聚 Ig 受体结合,被转运至黏膜表面形成 SIgA。

7. 免疫调节作用 游离抗体还可以通过其 Fc 片段,结合至 T、B 细胞表面的各类 Fc 受体,反馈性调节 T、B 细胞的活化。

三、各类抗体的特性及生物学功能

1. IgG 占血清总 Ig 的 75%~80%,以单体形式存在,分子量约 165kDa。人 IgG 有 4 个亚类,即 IgG1、IgG2、IgG3、IgG4。IgG 主要由脾和淋巴结中的浆细胞合成,是再次免疫应答时产生的主要抗体。IgG 半衰期约 23 天,是 Ig 中半衰期最长的,故临床应用时,以相隔 2~3 周注射 1 次为宜。IgG 在体内含量高,分布广,大多数抗菌、抗病毒、抗毒素抗体都属于 IgG 类抗体,具有较强的中和作用、调理作用,并可介导 ADCC,是主要的抗感染抗体。在人类,IgG 是唯一能通过胎盘的抗体,对新生儿抵抗感染起重要作用。个体出生后 3 个月开始合成 IgG,5 岁左右接近成人水平。许多自身抗体(如抗核抗体、抗线粒体抗体)以及引起 III 型超敏反应的免疫复合物中的抗体大多也是 IgG 类。

2. IgM 占血清总 Ig 的 5%~10%。IgM 为五聚体,是分子量(约 900kDa)最大的 Ig,又称巨球蛋白(macroglobulin),一般不能通过血管壁,主要存在于血液中。在生物进化中,IgM 是最早出现的抗体;在人类个体发育过程中,IgM 也是出现最早的抗体。在胚胎发育晚期,胎儿即能产生 IgM,由于母体 IgM 不能通过胎盘,如新生儿脐血中出现针对某种病原微生物的 IgM,则表明胚胎期有相应的病原微生物感染,即宫内感染。IgM 半衰期短,仅 10 天,而且在感染的早期即已产生,所以检测个体特异性 IgM 抗体水平可用于传染病的早期诊断。IgM 激活补体的能力很强,通过激活补体来杀死病原微生物。天然血型抗体属 IgM,所以输入血型不符的血液将引起严重的血管内溶血反应。膜表面 IgM(mIgM)是 B 细胞受体(BCR)的主要成分,只表达 mIgM 是未成熟 B 细胞的标志。

3. IgA IgA 有 2 种存在形式,即血清型和分泌型。血清型 IgA 占血清总 Ig 的 10%~15%,以单体为主,分子量为 160kDa。分泌型 IgA(SIgA)是由呼吸道、消化道和泌尿生殖道等处黏膜固有层中的浆细胞合成,其在浆细胞内已由 J 链连接成二聚体,通过黏膜或浆膜上皮细胞向外分泌时,与黏膜上皮细胞所产生的分泌片连接成完整的 SIgA,释放到分泌液中。SIgA 主要存在于唾液、泪液、初乳、胃肠液和支气管的分泌液中,通过与病原体(细菌、病毒等)结合,阻抑病原体黏附到细胞表面,发挥黏膜局部免疫作用。IgA 不能通过胎盘,出生后 4~6 个月血中才出现。新生儿可从母乳中获得 SIgA,防止胃肠道感染。新生儿易患呼吸道、胃肠道感染可能与 SIgA 合成不足有关。

4. IgD 分为血清型和膜型,在血清中含量不足总 Ig 的 1%。IgD 为单体,分子量约 184kDa,血中半衰期为 2.8 天。IgD 铰链区较长,易被蛋白酶水解。血清 IgD 功能尚不清楚。膜表面 IgD(mIgD)参与构成 BCR。B 细胞在分化过程中,细胞膜上先出现 mIgM,然后出现抗原结合特异性相同的 mIgD。mIgD 是成熟 B 细胞的标志,当 B 细胞接受抗原刺激活化或成为记忆 B 细胞时,其 mIgD 逐渐消失。

5. IgE 分子量为 160kDa,正常人血清中含量极少,仅占血清总 Ig 的 0.002%,在个体发育过程中合成较晚。IgE 主要由鼻咽部、扁桃体、支气管、胃肠道等黏膜固有层的浆细胞产生。IgE 为亲细胞抗体,其 Fc 片段易与组织中的肥大细胞或血液中的嗜碱性粒细胞膜上的 Fc 受体(FcεR I)结合,介导 I 型超敏反应。此外,IgE 还与机体抗寄生虫感染有关。

四、人工制备抗体

以人工方法制备的抗体称人工抗体。目前,人工制备的抗体主要有 3 种类型,即多克隆抗体、单克隆抗体和基因工程抗体。

1. 多克隆抗体 天然抗原通常含有多个表位,每一表位均可刺激机体的一个特异性 B 细胞克隆产生一种特异性抗体。传统制备抗体的方法(使用包含多种抗原表位的抗原免疫动物)获取的动物免疫血清实际上是多种抗体的混合物,称为多克隆抗体(polyclonal antibody,pAb)。多克隆抗体的优点是易制备,具有多种作用;缺点是特异性不高,易发生交叉反应,不易大量制备。因此,其应用受到一定限制。

2. 单克隆抗体   单克隆抗体(monoclonal antibody,mAb)是由识别同一抗原表位的单一 B 细胞克隆产生的同源抗体。一种 mAb 的免疫球蛋白氨基酸序列完全相同,其抗原特异性和与相应抗原结合的亲和性也完全相同。mAb 系应用 Kohler 和 Milstein 创立的杂交瘤技术制备而得,具有纯度高、特异性强、效价高、可大量生产等优点,已被广泛应用于生物医学多个领域。

📖 知识链接

单克隆抗体制备技术

用抗原免疫动物(常用小鼠),待动物血清产生高滴度特异性抗体时,取其脾细胞(含能分泌特异性抗体的 B 细胞)与能无限增殖的骨髓瘤细胞在聚乙二醇(PEG)作用下进行细胞融合。加入 HAT 选择培养基后,未融合的骨髓瘤细胞和 B 细胞死亡,融合的细胞可在 HAT 选择培养基中存活和增殖。融合形成的杂交细胞系称为杂交瘤(hybridoma),既有骨髓瘤细胞大量扩增和永生的特性,又有免疫 B 细胞合成和分泌特异性抗体的能力。应用有限稀释法等技术,从杂交瘤细胞中筛选出能分泌特异性抗体的细胞并将其克隆化,在体外培养或小鼠腹腔接种,即可大量制备 mAb。

---

3. 基因工程抗体   是指经 DNA 重组技术,在基因水平上对抗体分子进行切割、拼接或修饰,重新组装成新型的抗体分子,又称重组抗体。其制备原理是从 B 细胞获得编码抗体的基因,或以聚合酶链反应(PCR)技术扩增基因片段,经体外 DNA 重组后,转化受体细胞,使其表达特定抗体。目前,应用 DNA 重组技术已制备出多种基因工程抗体,如嵌合抗体(chimeric antibody)、人源化抗体(humanized antibody)、双特异性抗体(bispecific antibody)、单链抗体、小分子抗体等。其中,以嵌合抗体的研究较多,也较成熟;单链抗体及小分子抗体虽具有结构简单、分子小等优点,但其临床应用的前景尚待证实。基因工程抗体既保留了单克隆抗体均一性及特异性高的优点,又可赋予其一些新功能或减免不良反应,有极广阔的发展与应用前景。

第二节 补体系统

补体(complement,C)全称补体系统(complement system),是广泛存在于人和脊椎动物血清、组织液和细胞膜表面具有多种调控机制的蛋白质酶促反应系统,由 30 余种可溶性蛋白和膜结合蛋白组成,激活后具有多种生物学功能。

一、补体系统的组成与命名

(一)补体系统的组成

补体系统的组成按其功能可以分为补体固有成分、补体受体和补体调节蛋白 3 类。

1. 补体固有成分   指存在于体液中,参与补体激活级联反应的成分。包括:①经典途径的 C1（C1q、C1r、C1s）、C4 和 C2；②凝集素途径的甘露糖结合凝集素（MBL）、纤胶凝蛋白、甘露糖结合凝集素相关丝氨酸蛋白酶（MASP）；③旁路途径的 B 因子和 D 因子；④补体激活途径共同成分 C3，以及共同末端通路的 C5、C6、C7、C8 和 C9。

2. 补体调节蛋白　是指存在于血清中和细胞膜表面，通过调节补体激活途径中关键酶而调控补体活化强度和范围的蛋白分子。包括血浆中的备解素（又称 P 因子）、C1 抑制物（C1 inhibitor，C1 INH）、S 蛋白、H 因子、I 因子、C4 结合蛋白（C4bp）、Sp40/40 等；存在于细胞膜表面的膜辅因子蛋白（membrane cofactor protein，MCP）、衰变加速因子（decay accelerating factor，DAF）、膜反应溶解抑制因子（CD59）等。

3. 补体受体　补体受体（complement receptor，CR）是指存在于不同细胞表面，能与补体片段相结合，介导多种生物效应的受体分子。包括 CR1~CR5、C3aR、C4aR、C5aR 及 H 因子受体（HR）等。

（二）补体系统的命名原则

补体系统的命名较为复杂，有如下规律：①参与补体经典途径的固有成分按发现的先后依次命名为 C1、C2、C3、…、C9，其中 C1 由 C1q、C1r、C1s 等 3 种亚单位组成；②补体旁路途径成分以英文大写字母加因子表示，如 B 因子、D 因子、P 因子等；③按补体调节蛋白的功能命名，如 C1 抑制物、促衰变因子、C4 结合蛋白等；④补体活化后的裂解片段以该成分后面附加小写英文字母表示，如 C4a、C4b 等，其中 a 片段为游离于体液中的小片段，b 片段为有结合性的大片段（C2 例外，C2a 为大片段，C2b 为小片段），有的 b 片段还可进一步裂解，如 C3b 可裂解成 C3c、C3d 等；⑤以在其符号上画一横线表示具有酶活性的成分或复合物，如 $\overline{C1}$、$\overline{C3bBb}$；⑥灭活的补体片段在其符号前加英文字母 i 表示，如 iC3b。

（三）补体的生物合成与理化性质

补体在人类胚胎发育早期即可合成，通常在出生后 3~6 个月可达到成人水平。体内多种组织细胞都能合成补体，出生后肝细胞和巨噬细胞是产生补体的主要细胞，约 90% 血浆补体成分由肝合成。此外，其他多种细胞（如内皮细胞、淋巴细胞、肾上皮细胞等）也能合成某些补体成分。在感染、组织损伤的急性期，局部组织和血清补体水平升高。

血清中补体含量相对稳定，约占血清总蛋白的 5%~6%，其成分均为糖蛋白，大多为 β 球蛋白，少数为 α 球蛋白或 γ 球蛋白，各成分中 C3 含量最高。补体性质极不稳定，许多理化因素能使补体失活，如加热（56℃）30 分钟即可灭活，室温下很快丧失活性，故补体应保存在 −20℃ 以下或冷冻干燥保存。紫外线照射、振荡、乙醇溶液或酸碱处理均可使补体丧失活性。

二、补体的激活

生理情况下，血清中补体成分多以无活性的酶前体形式存在。只有当激活物存在时，补体各成分才可依次被激活形成一系列级联酶促反应，最终出现溶细胞等效应。目前，研究发现，补体的激活主要有 3 条途径（图 4-4）：经典途径（classical pathway，CP）、凝集素途径（lectin pathway，LP）和旁路途径（alternative pathway）。这 3 条途径有共同的终末反应过程。

（一）补体活化的经典途径

经典途径是以抗原抗体复合物为激活物的补体系统激活途径。因其发现最早，故称经典途径。

1. 激活物与激活条件　抗原抗体结合形成的免疫复合物（immune complex，IC）是经典途径的主要激活物。经典途径由抗原抗体复合物结合 C1 而启动。人类不同 Ig 活化 C1q 的能力由高到低依次为 IgM>IgG3>IgG1>IgG2。每一个 C1q 分子必须同时与免疫复合物中

2 个以上抗体分子的补体结合位点结合后才能活化,如 IgM 的 C_H3 区或 IgG1、IgG2、IgG3 的 C_H2 区。IgM 分子为五聚体,因此单个 IgM 分子即可激活 C1q;而 IgG 是单体,需要相邻 2 个或多个 IgG 分子与 C1q 分子桥联,才能活化 C1q。

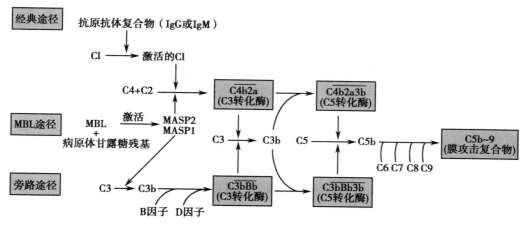

图 4-4　补体的 3 条激活途径

2. 活化过程　参与经典途径的固有成分包括 C1(C1q、C1r、C1s)、C2、C3、C4、C5~C9。整个激活过程分为 3 个阶段。

(1)识别阶段:即 C1 识别免疫复合物进而活化的阶段。C1 是由 1 个 C1q、2 个 C1r 和 2 个 C1s 结合而成的大分子复合物。C1q 为六聚体,有 6 个球形头部。当 C1q 头部与免疫复合物中 2 个以上 IgM 或 IgG 的 Fc 片段结合后,C1q 的分子构象发生改变,导致 C1r 活化,活化的 C1r 使 C1s 活化,$\overline{C1s}$ 具有丝氨酸蛋白酶活性,能依次裂解 C4 与 C2。

(2)活化阶段:即形成 C3 转化酶和 C5 转化酶的阶段。在 Mg^{2+} 存在的情况下,$\overline{C1s}$ 可裂解 C4 产生 C4a 和 C4b,小片段 C4a 释放入液相,大片段 C4b(仅 5% 左右)结合至与 IC 或抗体所结合的细胞或颗粒表面,而大部分未结合的 C4b 在液相中很快被灭活。C2 与固相的 C4b 有较高的亲和力,在 Mg^{2+} 存在下,能与 C4b 形成复合物,继而被 $\overline{C1s}$ 裂解,所产生的小片段 C2b 游离于液相,大片段 C2a 可与 C4b 形成稳定的 $\overline{C4b2a}$ 复合物,即 C3 转化酶。C3 的裂解是补体活化级联反应中的枢纽性步骤。C3 可与 $\overline{C4b2a}$ 中 C4b 结合,其中 C2a 可水解 C3 形成 C3a 和 C3b,前者释放入液相,约 10% 的 C3b 分子可与细胞表面的 $\overline{C4b2a}$ 结合,形成 $\overline{C4b2a3b}$ 复合物,即 C5 转化酶。

(3)膜攻击阶段:是补体激活过程中的最终阶段,可导致某些病原体和细胞裂解破坏。C5 转化酶将 C5 裂解成 C5a 和 C5b。C5a 释放入液相,C5b 仍结合在细胞表面,并依次与 C6、C7 结合,所形成的 C5b67 复合物已经开始插入细胞膜脂质双层。结合在膜上的 C5b67 可与 C8 结合,形成 C5b678。C5b678 可与 12~15 个 C9 分子(poly-C9)联结成 C5b6789n,即攻膜复合物(membrane attack complex,MAC)。MAC 在细胞膜上形成内径约 10nm 的亲水性通道,能使可溶性小分子、离子及水分子自由通过细胞膜,但蛋白质等大分子不能通过,导致胞内渗透压降低,细胞膨胀而被溶解。此外,末端补体成分插入胞膜,可使致死量钙离子被动地向胞内弥散,亦导致细胞死亡。膜攻击阶段为 3 条激活途径具有的共同末端通路。

(二)补体活化的凝集素途径

凝集素途径又称甘露糖结合凝集素途径(mannosebinding lectin pathway,MBL pathway),是指血浆中甘露糖结合凝集素(mannose-binding lectin,MBL)及纤胶凝蛋白(ficolin,FCN)与病原微生物表面甘露糖或 N- 氨基半乳糖残基等结合后,使补体固有成分发生酶促级联反应的补体活化途径。

1. 激活物 含有 N- 氨基半乳糖或甘露糖基等特殊糖结构的病原微生物为凝集素途径的主要激活物。

2. 活化过程 在病原微生物感染的早期,由单核 - 巨噬细胞产生的白细胞介素 -1(IL-1)、白细胞介素 -6(IL-6)和肿瘤坏死因子 -α(TNF-α),可导致机体发生急性期反应,诱导肝细胞合成 MBL 及 FCN,使其血清水平明显升高。MBL 或 FCN 作为可溶性模式识别分子,可识别病原体表面的特殊糖结构,活化甘露糖结合凝集素相关丝氨酸蛋白酶(MBL-associated serine protease,MASP)。MASP 有 2 类,其中 MASP-2 具有与活化的 C1s 相同的生物学活性,可裂解 C4 和 C2 分子,形成 C3 转化酶,其后的反应过程与经典途径相同;MASP-1 可裂解 C3 生成 C3b,参与并强化旁路途径。

（三）补体活化的旁路途径

旁路途径曾称替代途径,其不依赖于抗体,而由微生物或外源异物直接激活 C3,在 B 因子、D 因子和 P 因子参与下,形成 C3 转化酶和 C5 转化酶,启动级联酶促反应。

1. 激活物 某些细菌、真菌、原虫、被病毒感染的细胞、脂多糖、酵母多糖、葡聚糖、凝聚的 IgG4 和 IgA 及其他哺乳动物细胞,均可为补体活化级联反应提供接触表面,成为旁路途径的"激活物",从而直接活化旁路途径。

2. 活化过程 C3 是启动旁路途径并参与后续级联反应的关键分子。正常人体中存在 C3 分子的自发活化和降解,可不断产生低水平的 C3b。自发产生的 C3b 绝大多数在液相中快速灭活,少数结合在自身细胞表面,它们通常会很快被调节蛋白(如 H 因子、I 因子等)灭活。当旁路途径激活物存在时,提供了保护性微环境,结合于"激活物"表面的 C3b,可与 B 因子结合,在 Mg^{2+} 存在下,结合的 B 因子被 D 因子裂解为 Ba 和 Bb,C3b 与 Bb 结合形成 $C3b\overline{Bb}$,并在 P 因子的参与下进一步稳定,成为旁路途径中的 C3 转化酶。$C3b\overline{Bb}$ 可以大量裂解 C3,其中的 Bb 片段具有丝氨酸蛋白酶活性,可催化产生更多的 C3b 分子,后者再参与旁路途径,形成更多的 C3 转化酶,从而形成正反馈放大机制。C3b 与 $C3b\overline{Bb}$ 结合形成 C3bBb3b,即旁路途径的 C5 转化酶,其后的末端通路与经典途径相同。

正常情况下,补体的 3 条激活途径及共同末端效应均处于严密的调控之中,从而限制其过度活化,以免引起免疫病理损伤。补体系统的调控机制有:①补体激活的自身调控:补体激活过程中产生的裂解片段极不稳定,易于衰变,成为补体激活级联反应的重要自限性因素;②补体调节蛋白的调控:体内存在多种可溶性和膜结合性的补体调节因子,针对补体活化过程的关键环节(如 C3 转化酶、C5 转化酶、MAC 的形成)进行调控,维持补体活化与抑制的平衡。

三、补体的生物学作用

补体激活的共同末端效应是形成攻膜复合物(MAC),导致细胞溶解;同时,补体激活过程中产生多种活性片段,可介导多种生物学作用。补体不仅参与固有免疫的防御反应,也参与适应性免疫应答及其效应。

（一）补体介导的细胞毒作用

补体系统被激活后,可在靶细胞表面形成 MAC,构成穿膜的亲水性通道,破坏局部磷脂双层,导致靶细胞的溶解,即发挥补体参与的细胞毒作用——补体依赖的细胞毒性(complement dependent cytotoxicity,CDC)。CDC 包括溶解红细胞、血小板、被病毒感染的有核细胞以及革兰氏阴性菌等,其中溶解细菌是机体抗微生物感染的重要防御机制。在某些情况下,可因自身抗体激活补体而导致自身细胞的溶解,因此这也是自身免疫损伤的机制。

（二）调理作用

补体激活过程中产生的 C3b、C4b 和 iC3b 均是重要的调理素，它们附着于细菌或其他颗粒性物质表面，通过与中性粒细胞或巨噬细胞表面的相应受体结合，从而促进吞噬细胞对其吞噬，此为补体的调理作用。该作用是机体抵御全身性细菌和真菌感染的主要机制之一。C3 缺乏患者易感染各种胞外菌。

（三）清除免疫复合物作用

循环免疫复合物激活补体后产生的 C3b 可与免疫复合物（IC）中的抗体结合，IC 借助 C3b 与表达 CR1 的血细胞结合，并通过血流运送到肝和脾被巨噬细胞吞噬、清除，此作用被称为免疫黏附（immune adherence）。由于表达 CR1 的红细胞数量巨大，故红细胞是参与机体清除 IC 的主要细胞。体内中等分子量的 IC 沉积在血管壁，可通过激活补体而造成周围组织损伤。

（四）炎症介质作用

补体活化过程中可产生多种具有炎症介质作用的活性片段，如 C3a、C5a、C2b、C4a 均有炎症介质作用。其中，C5a、C3a 和 C4a 又称过敏毒素，当其与肥大细胞或嗜碱性粒细胞表面的相应受体结合后，激发细胞脱颗粒，释放组胺等血管活性介质，引起毛细血管扩张、血管通透性增加、平滑肌收缩等。此外，C5a 还是中性粒细胞趋化因子；C2b 具有激肽样作用，可引发炎症反应。

（五）免疫调节作用

补体成分通过与细胞膜 CR 的结合，可与多种免疫细胞相互作用，对免疫细胞和免疫应答进行调节。例如，C3 可参与抗原提呈细胞（APC）捕捉、固定抗原的过程，间接增强抗原提呈作用；补体活化后形成的 C3d，可通过参与 BCR 共受体复合物而辅助激活 B 细胞；C3b 与 B 细胞表面 C3bR 结合，可促进 B 细胞增殖分化为浆细胞。

第三节　主要组织相容性复合体及其编码分子

20 世纪初发现，同一种属的不同个体间进行组织移植时会发生排斥反应。其后证明，移植排斥现象本质上是一种免疫反应，由细胞表面的同种异型抗原所诱导；进一步研究发现，其在移植排斥反应中起决定作用，是一个复杂的抗原系统，称为主要组织相容性抗原。

主要组织相容性复合体（major histocompatibility complex，MHC）是一组位于同一染色体上、与免疫应答密切相关、决定移植组织是否相容的紧密连锁基因群。MHC 普遍存在于哺乳动物中，某些动物 MHC 有传统名称。如小鼠的 MHC 称 H-2 基因复合体；而人类的有关抗原首先在白细胞发现，称为人类白细胞抗原（human leucocyte antigen，HLA），因此人类 MHC 又称 HLA 复合体。随着免疫学研究的深入，MHC（编码）分子控制免疫应答、影响 T 细胞发育分化、制约其识别和发挥效应等更重要的免疫生物学作用被逐步揭示，故用"组织相容性"来为这一基因系统定名并不妥切，但因习惯、尊重历史而沿用至今。

一、HLA 复合体的结构与遗传特征

（一）HLA 复合体的定位与组成

HLA 复合体位于人第 6 号染色体短臂 6p21.31 上，全长约为 3 600Kb，共有 224 个基因座位，其中 128 个为能表达蛋白质分子的功能性基因。根据其在染色体上的分布以及所编码 HLA 分子的功能特点，将 HLA 基因分为 Ⅰ 类、Ⅱ 类和 Ⅲ 类基因（图 4-5）。

人类HLA复合体（第6号染色体）：

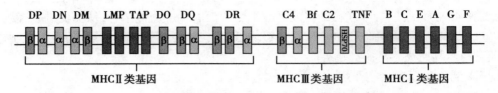

图 4-5　人类 HLA 复合体结构简化示意图

1. **HLA Ⅰ类基因区**　HLA Ⅰ类基因区在 HLA 复合体中位于远离着丝点的一端,主要编码经典和非经典 HLA Ⅰ类分子及一些相关产物。经典 HLA Ⅰ类基因包括 A、B、C 3 个基因座位,显示极为丰富的多态性,编码 HLA Ⅰ类分子异二聚体重链(α 链)。非经典 HLA Ⅰ类基因包括 E、F、G、H 等基因座位,不显示或仅显示有限的多态性。其编码产物表达不广泛,有的功能已有所阐明,如 HLA-G、HLA-E 可抑制 NK 细胞活化、参与维持母胎免疫耐受。

2. **HLA Ⅱ类基因区**　HLA Ⅱ类基因区在 HLA 复合体中位于近着丝点一端,结构较为复杂。经典 HLA Ⅱ类基因,由 DP、DQ、DR 3 个亚区组成,每一亚区包括 A 和 B 2 种功能基因座位,显示极为丰富的多态性。A、B 基因座位分别编码分子量相近的 α 链和 β 链,形成 HLA Ⅱ类分子的异二聚体。HLA Ⅱ类基因有 DM、DO、TAP 等非多态性基因,其编码的分子主要参与抗原加工处理过程。

3. **HLA Ⅲ类基因区**　HLA Ⅲ类基因位于 HLA Ⅰ 和 HLA Ⅱ 类基因之间,包括补体(如 C2、C4A、C4B、Bf)、肿瘤坏死因子及热激蛋白等的基因,主要编码产生体液性免疫分子。

除经典 HLA Ⅰ类和 HLA Ⅱ类基因外的其他 HLA 基因统称为免疫功能相关基因。

（二）HLA 复合体的遗传特征

1. **单体型遗传**　单体型(haplotype)指染色体上紧密连锁的 HLA 各基因座位的组合。HLA 复合体是染色体上紧密连锁的基因群,因此呈单体型遗传。HLA 复合体的这种遗传规律,使子代的 HLA 基因型中,一个单体型来自父亲,另一个单体型来自于母亲。同胞之间 2 个 HLA 单体型完全相同与完全不相同的概率均为 25%,一个单体型相同的概率为 50%,亲代与子代之间必然有一个单体型是相同的。

2. **高度多态性**　多态性(polymorphism)是指群体中同一基因座位上存在多个等位基因(allele)的现象。HLA 复合体是迄今已知人体多态性程度最高的基因系统。同一基因座位的不同等位基因系列,称为复等位基因(multiple allele)。HLA 复合体每个基因座位均存在多个复等位基因,目前已发现 HLA 各基因座位共有 28 938 多个等位基因,其中等位基因数最多的座位是 HLA-B(截至 2020 年 12 月已记录的有 7 754 个)。HLA 多态性形成的原因是:①复等位基因众多:人类在进化过程中,为适应多变的生存环境,某些相关基因不断发生变异,形成多种复等位基因,HLA 高度多态性是长期自然选择的结果;②共显性(codominance)表达:一对等位基因均能编码并表达,称为共显性。HLA 复合体中每一等位基因均为显性,都可将其编码产物表达在细胞表面,从而大大增加了人群中 HLA 单体型的组合方式,导致了 HLA 表型广泛的群体多态性。

3. **连锁不平衡**　连锁不平衡(linkage disequilibrium)是指分属于 2 个或 2 个以上基因座位上的等位基因,同时出现在同一染色体上的概率与预期的随机频率之间存在明显差异的现象。例如:我国北方汉族人中 HLA-DRB1*09 :01(代表Ⅱ类基因 DRB1 座位第 901 号等位基因)和 HLA-DQB1*07 :01 的频率分别是 15.6% 和 21.9%,按随机分配的规律,这 2

个等位基因同时出现在一条染色体上的预期概率为 2 个频率的乘积(0.156×0.219=0.034),即 3.4%,然而实际测得两者同时出现的频率是 11.3%,为理论值的 3.3 倍,即存在 HLA 复合体连锁不平衡现象。

二、HLA 分子的结构与分布

人类 MHC 分子一般只是指经典 HLA 基因编码产物,简称 HLA 分子。经典的 HLA Ⅰ类和 HLA Ⅱ类分子在结构、组织分布和功能上各有特点,主要功能是提呈抗原肽并决定组织器官移植的成败。

(一)HLA Ⅰ类分子的结构和分布

1. HLA Ⅰ类分子的结构　HLA Ⅰ类分子是由 1 条重链(α 链)和 1 条轻链(β 链)以非共价键连接组成的异二聚体。α 链是经典 HLA Ⅰ类基因编码的产物,分子量约为 45kDa,属跨膜糖蛋白。β 链又称 β_2 微球蛋白(β_2-microglobulin,β_2-m),是人第 15 号染色体相应基因编码的产物,分子量约 12kDa(图 4-6)。

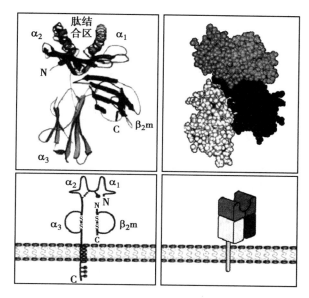

图 4-6　HLA Ⅰ类分子的结构

HLA Ⅰ类分子可分为 4 个区:①肽结合区:该区由 α_1 和 α_2 功能区组成,其氨基酸顺序变化较大,是决定 HLA Ⅰ类分子多态性的部位,也是与抗原肽结合的部位。②Ig 样区:该区由重链 α_3 和 β_2-m 构成,均具有 Ig 恒定区样结构。α_3 是 T 细胞 CD8 分子与Ⅰ类分子识别结合的部位。β_2-m 无多态性,非共价附着于 α_3 功能区,有助于Ⅰ类分子的表达和维持其天然构型的稳定性。③跨膜区:由重链 25 个氨基酸残基组成,穿过细胞膜的脂质双层。④胞浆区:重链羧基端约 30 个氨基酸位于胞浆中,可能参与跨膜信号的传递。

X 射线晶体衍射图显示,Ⅰ类分子顶部 α_1 和 α_2 区组成的抗原肽结合区呈凹槽状结构,α_1 和 α_2 区各含 4 条 β 片层和 1 个 α 螺旋,呈对称排列而连接成一个凹槽,β 片层组成槽底,其两侧由 α 螺旋组成。抗原结合槽两端闭合,可容纳 8~10 个氨基酸残基组成的短肽(图 4-6)。

2. HLA Ⅰ类分子的分布　广泛表达于体内各种有核细胞、血小板及网织红细胞表面;肌肉、神经组织细胞表达较少;成熟的红细胞和滋养层细胞表面不表达。

（二）HLA Ⅱ类分子的结构和分布

1. HLA Ⅱ类分子的结构　HLA Ⅱ类分子是由 1 条 35kDa 的 α 链和 1 条 28kDa 的 β 链以非共价键连接组成的异二聚体。α 链和 β 链均是 HLA Ⅱ类基因编码的产物，基本结构相似，其胞外区都有 2 个功能区，分别称为 α_1、α_2 和 β_1、β_2（图 4-7）。

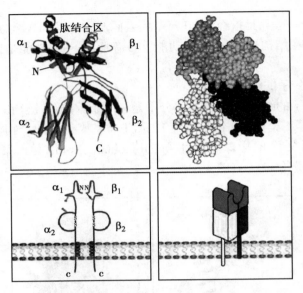

图 4-7　HLA Ⅱ类分子的结构

HLA Ⅱ类分子也可分为 4 个区：①肽结合区：由 α_1 和 β_1 构成，是与抗原肽结合的部位，该区决定 HLA Ⅱ类分子的多态性。② Ig 样区：由 α_2 和 β_2 组成。β_2 是 T 细胞 CD4 分子识别结合的部位。③跨膜区：2 条肽链各有 25 个氨基酸残基穿过细胞膜脂质双层。④胞浆区：2 条肽链羧基端各有 10~15 个氨基酸残基位于胞浆中，可能参与跨膜信号传递。

X 射线晶体衍射图显示，α_1 和 β_1 区各自盘绕成 2 个 α 螺旋和 8 条平行 β 片层的一半（图 4-7），形成两端开放的抗原结合槽，其中可容纳较长的多肽（约 13~17 个氨基酸）。

2. HLA Ⅱ类分子的分布　HLA Ⅱ类分子主要表达于 B 细胞、单核 / 巨噬细胞、树突状细胞等抗原提呈细胞和活化的 T 细胞表面，内皮细胞和精子细胞表面有少量表达。

（三）MHC 分子与抗原肽的相互作用

MHC 分子通过肽结合区与抗原肽非共价结合。MHC 分子结合抗原肽是锚定抗原肽的某些氨基酸残基，而不是所有氨基酸残基（图 4-8），所以特定的 MHC 分子结合抗原肽具有选择性，但非专一性，能结合具有相同锚定残基的一群抗原肽，即一种 MHC 分子可提呈多种抗原肽，保证带有特定 MHC 等位基因的个体对抗原应答的多样性。

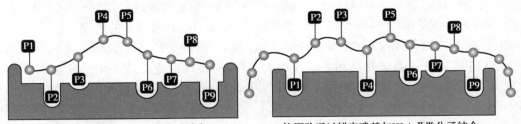

抗原肽通过锚定残基与HLA Ⅰ类分子结合　　　抗原肽通过锚定残基与HLA Ⅱ类分子结合

图 4-8　MHC 分子结合抗原肽的模式示意图

三、MHC 分子的免疫学功能

（一）参与抗原的加工与提呈

MHC 分子的肽结合区与抗原肽非共价结合,形成抗原肽 -MHC 分子复合物,提呈给 T 细胞供 TCR 识别,诱导适应性免疫应答。TCR 识别抗原提呈细胞（APC）上抗原肽的同时还须识别与抗原肽结合成复合物的自身 MHC 分子,此现象称为 MHC 限制性。$CD4^+$T 细胞与 APC 相互作用受 MHC Ⅱ类分子限制;$CD8^+$T 细胞与靶细胞的相互作用受 MHC Ⅰ类分子的限制。

（二）参与免疫应答的遗传控制

机体对特定抗原物质是否产生免疫应答以及应答的强弱是受遗传控制的。控制免疫应答的免疫调节基因位于经典 MHC Ⅱ类基因区,而经典 MHC Ⅰ类基因也参与对某些免疫应答的遗传控制。

MHC 具有高度多态性,不同个体携带的 MHC 型别不同,其抗原结合凹槽的结构及与抗原肽锚定残基的亲和力不同,由此可影响 APC 对特定抗原的提呈以及个体对某些抗原的免疫应答能力,从而表现出特定 HLA 基因的个体与某些免疫性疾病有较密切的关联,这可能与免疫调节基因对免疫应答的控制有关。

（三）参与 T 细胞在胸腺中的分化成熟过程

在 T 细胞发育中,未成熟的 T 细胞通过识别位于胸腺基质细胞表面的 MHC Ⅰ、Ⅱ类分子及与自身抗原肽结合形成的复合物,经历阳性选择和阴性选择,发育为成熟的 T 细胞（见第五章）。

（四）参与调控自然杀伤细胞

MHC Ⅰ类分子可以与 NK 细胞表面所表达的杀伤细胞抑制性受体（KIR）结合,启动抑制性信号,从而使 NK 细胞不杀伤自身正常组织细胞（均表达 MHC Ⅰ类分子）。因病毒感染或细胞突变导致细胞表面 MHC Ⅰ类分子表达减少、缺失或结构改变时,NK 细胞的杀伤活性不被抑制而发挥清除这些异常细胞的作用。

四、HLA 与临床医学

（一）HLA 与器官移植

器官移植的成败主要取决于供、受者间的组织相容性,其中 HLA 等位基因的匹配程度起关键作用。因此,器官移植需确定供受者间的组织相容性,涉及 HLA 分型和交叉配型。DNA 分型技术的普及、生物信息学技术的应用、无亲缘关系个体骨髓库和脐血库的建立,都推进了 HLA 相匹配的供受者选择。测定血清中可溶性 HLA 分子的含量,有助于监测移植物的排斥危象。

（二）HLA 异常表达与疾病的相关性

1. HLA Ⅰ类分子表达异常　对于 HLA Ⅰ类分子表达缺失或减少的肿瘤细胞,细胞毒性 T 细胞（CTL）不能有效地识别和攻击它们,导致针对肿瘤的免疫监视功能降低。

2. HLA Ⅱ类分子表达异常　某些器官特异性自身免疫病的靶细胞异常表达 HLA Ⅱ类分子,如胰岛素依赖型糖尿病患者的胰岛 β 细胞、乳糜泻患者的肠道细胞、萎缩性胃炎患者的胃壁细胞等异常表达 HLA Ⅱ类分子,从而可能将自身抗原提呈给自身反应性 T 细胞,发生针对相应靶器官的自身免疫应答,产生自身免疫病。

（三）HLA 与疾病的关联

携带特定 HLA 基因的个体,易患某种疾病称为阳性关联;如对某种疾病有较强的抵抗力则称为阴性关联。某些疾病与 HLA 的 1 种或几种抗原相关(表 4-1),常见的多为自身免疫病,最典型的例子是约 90% 的强直性脊柱炎患者携带 HLA-B27,而正常人群携带者仅 9% 左右,由此可确定强直性脊柱炎和 HLA-B27 属阳性关联。特定疾病与 HLA 抗原型别的关联可通过相对风险率(relative risk,RR)进行评估,计算公式为:$RR=(P^+ \times C^-)/(P^- \times C^+)$。式中 P^+ 代表携带某型 HLA 抗原的患者数;C^- 代表不携带此抗原的对照组人数;P^- 代表不携带此抗原的患者数;C^+ 代表携带此抗原的对照组人数。即 RR 表示携带某种 HLA 抗原型别的个体与无此种抗原的个体患某种疾病的危险性的比值。RR>1,提示该病与某种 HLA 抗原型别有关联,RR 值越大,则表示携带此抗原者患该疾病的危险性越大;如果 RR<1,提示携带此抗原者对该疾病有抵抗性。

表 4-1 HLA 和疾病的相关性

疾病	HLA 型别	相对风险率(RR)
强直性脊柱炎	B27	87.4
急性虹膜睫状体炎	B27	10.4
银屑病(牛皮癣)	Cw6	13.3
多发性硬化	DR2	4.1
乳糜泻	DR3	10.3
系统性红斑狼疮	DR3	5.8
类风湿关节炎	DR4	4.2
寻常型天疱疮	DR4	14.4
胰岛素依赖型糖尿病	DR3	3.3
	DR4	6.4
慢性甲状腺炎(桥本甲状腺炎)	DR5	3.2

(四)HLA 与输血反应

多次接受输血的患者体内可产生抗 HLA 抗体,导致因白细胞或血小板受到破坏而引起的输血反应。因此从理论上讲,对多次接受输血的患者应尽量选择 HLA 相同的供血者。

(五)HLA 与亲子鉴定和个体识别

由于 HLA 复合体具有高度多态性以及单体型遗传的特点,无关个体间 HLA 表型完全相同的概率极低,使 HLA 分型成为鉴定亲子关系和进行个体识别的重要手段,在法医学上已被广泛应用。

第四节 其他免疫分子

一、细胞因子

细胞因子(cytokine,CK)是指多种细胞受到刺激后合成分泌的,通过与细胞表面相应受体结合而发挥多种生物学效应的一大类小分子蛋白质,是机体内细胞间信号传递的重要介质。在此主要介绍与免疫应答及调节密切相关的细胞因子。

(一)细胞因子的分类

细胞因子依其结构和生物学作用可分为白细胞介素、干扰素、集落刺激因子、肿瘤坏死因子超家族、趋化因子和生长因子六大类。

1. 白细胞介素　白细胞介素(interleukin,IL)最初是指由白细胞产生并能介导白细胞之间相互作用的细胞因子。虽然后来发现其来源和作用不局限于白细胞,但这一名称仍被沿用。目前报道的白细胞介素已有 38 种(IL-1~IL-38)。常见白细胞介素的种类和主要功能见表 4-2。

表 4-2　常见白细胞介素的种类和主要功能

名称	主要产生细胞	主要功能
IL-1	单核/巨噬细胞、树突状细胞、内皮细胞	参与 T 细胞、NK 细胞和巨噬细胞活化,诱导急性期反应蛋白和发热
IL-2	活化 T 细胞(主要为 Th1 细胞)	刺激 T 细胞生长和分化,激活 NK 细胞和巨噬细胞,促进 CTL 功能
IL-4	Th2 细胞、嗜碱性粒细胞、NK T 细胞	刺激 B 细胞增殖,参与 Th2 细胞分化,促进嗜酸性粒细胞、嗜碱性粒细胞和肥大细胞发育,促进 IgE 生成
IL-6	单核/巨噬细胞、Th2 细胞、内皮细胞、成纤维细胞	刺激 T 细胞、B 细胞生长和分化,促进 CTL 功能,诱导急性期反应蛋白
IL-7	骨髓和胸腺的基质细胞	参与早期造血,支持 B 细胞、T 细胞和 NK 细胞存活和发育
IL-9	T 细胞	刺激活化 T 细胞生长,促进肥大细胞增殖,刺激造血
IL-10	Th2 细胞、单核细胞、肥大细胞	抑制活化的单核细胞产生细胞因子,抑制 Th1 细胞因子的产生,促进 B 细胞增殖
IL-12	树突状细胞、巨噬细胞、B 细胞	激活 NK 细胞,诱导 Th1 细胞分化
IL-13	T 细胞(主要为 Th2 细胞)	激活 B 细胞的生长和分化,促进 IgE 生成,抑制 Th1 细胞的活性,抑制巨噬细胞产生炎性细胞因子
IL-15	单核/巨噬细胞、树突状细胞、基质细胞	刺激 T 细胞生长,促进 NK 细胞分化
IL-17	Th17 细胞	诱导多种细胞产生炎性细胞因子、趋化因子,以及粒细胞集落刺激因子(G-CSF)、粒细胞-巨噬细胞集落刺激因子(GM-CSF)的产生

2. 干扰素　干扰素(interferon,IFN)是最先发现的细胞因子,因具有干扰病毒感染和复制的作用而得名。按来源和理化性质不同,可分为Ⅰ型、Ⅱ型和Ⅲ型。Ⅰ型干扰素主要包括 IFN-α 和 IFN-β,主要由病毒感染的细胞、浆细胞样树突状细胞(PDC)产生;Ⅱ型干扰素即 IFN-γ,主要由活化 T 细胞和 NK 细胞产生;Ⅲ型干扰素包括 IFN-λ1(IL-29)、IFN-λ2(IL-28a) 和 IFN-λ3(IL-28b),主要由树突状细胞产生。不同 IFN 的生物活性相似,具有抗病毒、抗肿瘤和免疫调节作用。目前,已发现 10 余种干扰素家族的细胞因子。

3. 肿瘤坏死因子超家族　肿瘤坏死因子(tumor necrosis factor,TNF)因最初发现其能引起肿瘤的出血坏死而得名,分为 TNF-α 和 TNF-β 两种。① TNF-α:主要由单核/巨噬细胞产生,此外,激活的 T 细胞、NK 细胞、肥大细胞等也可产生;② TNF-β 又称淋巴毒素(lymphtoxin,LT),主要由抗原激活的 T 细胞、NK 细胞等产生。TNF 超家族目前已经发现 TRAIL、FasL、CD40L 等 30 余种细胞因子。它们具有调节免疫应答、杀伤靶细胞、诱导细胞凋亡和介导炎症反应等重要作用。

4. 集落刺激因子　集落刺激因子(colony stimulating factor,CSF)是一组能够刺激多能造血干细胞及不同发育分化阶段的造血祖细胞增殖分化,并在半固体培养基中形成相应细胞集落的细胞因子。CSF 包括巨噬细胞集落刺激因子(macrophage colony-stimulating

笔记栏

factor,M-CSF)、粒细胞集落刺激因子(granulocyte colony-stimulating factor,G-CSF)、粒细胞 - 巨噬细胞集落刺激因子(granulocyte-macrophage colony-stimulating factor,GM-CSF)、干细胞因子(stem cell factor,SCF)、红细胞生成素(erythropoietin,EPO)及白细胞介素 -3〔IL-3,又称多集落刺激因子(multi-colony stimulating factor,multi-CSF)〕等(表 4-3)。

表 4-3 集落刺激因子的来源和主要功能

名称	主要来源	主要功能
IL-3	T 细胞	刺激骨髓造血干细胞发育分化,参与早期造血
IL-5	Th2 细胞、肥大细胞	参与 B 细胞分化和嗜酸性粒细胞的生成,促进 IgA 的生成
GM-CSF	巨噬细胞、T 细胞	刺激髓样单核细胞特别是树突状细胞的生长和分化,激活巨噬细胞
G-CSF	成纤维细胞、单核 / 巨噬细胞、骨髓基质细胞	刺激中性粒细胞的发育和分化,激活中性粒细胞
M-CSF	单个核吞噬细胞、内皮细胞、T 细胞、成纤维细胞	刺激骨髓单核细胞前体细胞的分化成熟,激活单核 / 巨噬细胞
SCF	基质细胞、成纤维细胞、内皮细胞、胚胎组织细胞	促进造血干细胞和祖细胞分化,促进肥大细胞存活、增殖和分化
EPO	肝、肾、平滑肌细胞	刺激红细胞前体细胞的分化成熟

5. 趋化因子家族 趋化因子(chemokine)是一类结构相似,对免疫细胞具有趋化作用的细胞因子。目前,已发现的趋化因子有 50 余种,分子量约 8~10kD。此家族蛋白氨基酸序列多样,有较大同源性,它们在氨基端均含有特征性半胱氨酸。根据半胱氨酸的排列方式,可将趋化因子分为 4 个亚家族:① C 亚家族,其氨基端只有 1 个半胱氨酸(Cys),属 γ 亚家族,如淋巴细胞趋化蛋白因子,对 T 细胞、NK 细胞和树突状细胞有趋化作用;② CC 亚家族,其氨基端以 Cys-Cys 方式排列,属 β 亚家族,如单核细胞趋化蛋白 -1(monocyte chemotactic protein-1,MCP-1),对单核细胞、T 细胞等有趋化和激活作用;③ CXC 亚家族,其氨基端有 2 个半胱氨酸按 Cys-X-Cys(半胱氨酸 - 任意 1 个氨基酸 - 半胱氨酸)方式排列,属 α 亚家族,如 IL-8(CXCL8),可趋化多形核白细胞到达急性炎症部位;④ CX3C 亚家族,其氨基端以 Cys-X-X-X-Cys 方式排列,如分形趋化因子(fractalkine),对单核细胞、T 细胞有趋化作用。

6. 生长因子 生长因子(growth factor,GF)是一类可促进相应细胞生长和分化的细胞因子。生长因子主要包括转化生长因子 -β(transforming growth factor-β,TGF-β)、表皮生长因子(epidermal growth factor,EGF)、血管内皮细胞生长因子(vascular endothelial growth factor,VEGF)、成纤维细胞生长因子(fibroblast growth factor,FGF)、神经生长因子(nerve growth factor,NGF)、血小板生长因子(platelet derived growth factor,PDGF)等。其中,TGF-β 主要由 T 细胞和巨噬细胞产生,是重要的免疫抑制细胞因子,在促进细胞外基质生长和损伤修复等方面也有重要作用。

(二) 细胞因子的共同特性

绝大多数细胞因子是低分子量(8~30kD)的蛋白或糖蛋白,以单体、二聚体或三聚体的可溶性蛋白形式分布于体液和组织间质中;有些 CK 超家族成员(如 TNF 等)也可以跨膜分子形式表达于某些细胞膜表面。从生物学效应分析,各类细胞因子虽然功能各异,但其作用仍存在许多共同特征。

1. 作用方式 细胞因子可以自分泌(autocrine)、旁分泌(paracrine)和内分泌(endocrine)

的方式发挥作用(图 4-9)。作用于产生细胞本身者称自分泌效应;作用于产生细胞的邻近细胞者称旁分泌效应;少数细胞因子在高浓度时通过循环系统作用于远端靶细胞,称为内分泌效应。

2. 生物学效应的复杂性

(1)重叠性:指几种不同的细胞因子可作用于同一种靶细胞,产生相同或相似的生物学效应,如 IL-4、IL-5 和 IL-6 等都可促进 B 细胞分化。

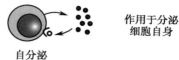

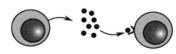

(2)高效性和多效性:细胞因子与膜受体有极高亲和力,极微量(pmol/L)细胞因子即可对靶细胞产生显著的生物学作用,即为高效性。多效性是指一种细胞因子可作用于多种细胞产生多种生物学效应,如 IFN-γ 可使有核细胞 MHC Ⅰ 类分子表达增多,并可活化巨噬细胞,还可抑制 Th2 细胞。

(3)拮抗性和协同性:拮抗性表现为一种细胞因子可抑制其他细胞因子的功能,如 IL-4 抑制 IFN-γ 诱导 Th0 细胞向 Th1 细胞分化。协同性则表

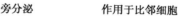

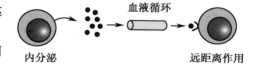

图 4-9 细胞因子的作用方式

现为一种细胞因子可增强另一细胞因子功能,如 IL-3 可协同多种集落刺激因子刺激造血干细胞分化成熟。

(4)网络性:细胞因子主要以网络形式发挥作用。一种细胞因子往往不是单独发挥作用,而是与其他细胞因子互相联系而发挥综合作用,表现为相互诱生,功能上可表现为叠加、协同或拮抗效应。细胞因子还可与激素、神经肽、神经递质共同组成复杂的细胞间信号分子系统,参与机体各系统间的调控。

(三)细胞因子受体

依其存在形式的不同,细胞因子受体(cytokine receptor,CKR)可分为膜型和可溶型。①膜型细胞因子受体(membrane binding CKR,mCKR):CKR 的主要存在形式,是一种跨膜蛋白,由胞外区、跨膜区和胞浆区组成,细胞因子与其膜型受体结合,介导细胞信号转导的启动。②可溶性细胞因子受体(soluble cytokine receptor,sCKR):CKR 的一种特殊形式,游离于血液或组织液,氨基酸序列与 mCKR 胞外区同源,缺少跨膜区和胞浆区,与相应细胞因子结合力一般比 mCKR 低。sCKR 的主要作用是转运 CK 和调节 CK 的生物学作用(多表现为与膜受体竞争结合 CK,从而抑制 CK 的功能)。近年来,可溶性细胞因子受体的水平变化与某些疾病的关系日益受到重视,可用于某些疾病的辅助诊断、预后判定及治疗。例如应用 sTNFR 可减轻 TNF 在类风湿关节炎中介导的病理损害。

(四)细胞因子的生物学作用

1. 刺激造血并参与免疫细胞的发育与分化 IL-3、GM-CSF、M-CSF、G-CSF、EPO 等细胞因子是构成中枢免疫器官局部微环境的重要免疫分子,可调控多能造血干细胞分化为不同谱系的成熟血细胞,并影响淋巴细胞的分化、发育。如 IL-3 和 SCF 等主要作用于多能造血干细胞以及多种定向的祖细胞,GM-CSF 可作用于髓样细胞前体以及多种髓样谱系细胞,促进粒细胞和单核/巨噬细胞的分化发育;IL-7 等细胞因子则参与 B 细胞的分化以及胸腺中未成熟 T 细胞的分化与发育。

2. 参与免疫应答和免疫调节 细胞因子是免疫细胞间的信号分子,不同种类细胞因子在免疫应答的不同阶段分别发挥促进或抑制作用。如 IFN-γ 对 APC 表达 MHC Ⅱ 类分子有上调作用,促进 APC 对抗原的提呈作用;IL-10 则减少 MHC Ⅱ 类分子表达,从而抑制巨噬

细胞的抗原提呈功能。IL-12 和 IFN-γ 促进 Th1 细胞分化,增强细胞免疫应答;IL-4、IL-5 和 IL-6 等促进 Th2 细胞分化,从而促进 B 细胞活化增殖和分化为抗体产生细胞。TGF-β 表现为抑制作用,可以抑制造血干细胞及 T 细胞、B 细胞的增殖。

3. 参与炎症反应　IL-1、IL-6、TNF、IFN 和 IL-8 等可参与炎症反应,既可促进炎性细胞渗出与趋化、激活炎性细胞发挥免疫效应,又可参与炎性病理性损害。如趋化性细胞因子可促进炎症细胞向炎症部位移动和聚集;IL-1、TNF-α、IFN-γ 等可激活单核 / 巨噬细胞、中性粒细胞等,增强其吞噬和杀伤功能;IL-1、IL-6、TNF 也是内源性致热原,可作用于体温调节中枢,引起发热反应。病原体感染等因素作用下,体内可短期大量分泌多种细胞因子,引起全身炎症反应综合征,严重者可引发多器官功能障碍综合征,这一现象被称为细胞因子风暴(cytokine storm)。细胞因子风暴被认为可能是新型冠状病毒肺炎由轻症向重症和危重症转换的一个重要节点,同时也是造成重症和危重症患者死亡的原因之一。

4. 其他作用　一些细胞因子有抗病毒、抗肿瘤作用,如 IFN-α/β 是重要的抗病毒 CK,能刺激细胞合成抗病毒蛋白,干扰病毒复制;TNF 可直接杀伤靶细胞(肿瘤细胞或病毒感染细胞等)或诱导肿瘤细胞的凋亡。IL-12 和 IL-15 可增强 NK 细胞活性,促进靶细胞表达 MHC Ⅰ类分子,增强 CTL 活性。IL-2 可使活化的 T 细胞激活诱导凋亡,从而限制免疫应答的强度,这种 IL-2 依赖性诱导活化细胞凋亡的机制如果受损则易发生自身免疫性疾病。此外,某些细胞因子在组织损伤的修复中具有重要意义,如 VEGF 可促进血管和淋巴管生成;FGF 可促进多种细胞增殖,有利于慢性软组织溃疡的愈合;TGF-β 可通过刺激成纤维细胞和成骨细胞,促进损伤组织的修复;EGF 可促进上皮细胞、成纤维细胞和内皮细胞增殖,促进皮肤溃疡和伤口的愈合。

二、白细胞分化抗原

免疫应答过程有赖于免疫细胞间的相互作用,细胞膜分子则是免疫细胞之间相互作用的物质基础。免疫细胞表面的白细胞分化抗原与免疫细胞的发育、分化及功能密切相关。

(一) 白细胞分化抗原和 CD 分子的概念

1. 白细胞分化抗原的概念　人白细胞分化抗原(human leukocyte differentiation antigen,HLDA)主要是指造血干细胞在分化成熟为不同谱系(lineage)以及分化的不同阶段和活化过程中,出现或消失的细胞表面标记。多数白细胞分化抗原属于跨膜蛋白,由胞外区、跨膜区和胞浆区三部分组成;有些白细胞分化抗原是以糖基磷脂酰肌醇连接方式"锚定"在细胞膜上;少数白细胞分化抗原是碳水化合物。

2. CD 分子的概念　应用以单克隆抗体鉴定为主的方法,将来自不同实验室的单克隆抗体所识别的同一分化抗原归为一个分化群(cluster of differentiation,CD),并以此代替分化抗原以往的命名,即 CD 分子是位于细胞膜表面的一类分化抗原的总称。目前,已命名的人类 CD 分子有 371 种。CD 分子分布甚广,不仅表达于白细胞表面,也存在于红细胞系、巨核细胞 / 血小板系以及某些非造血细胞表面(如血管内皮细胞、成纤维细胞、上皮细胞、神经内分泌细胞等),大致可划分为 14 个组。

(二) CD 分子的免疫学功能

CD 分子具有广泛的生物学功能,不仅在免疫应答的各阶段发挥重要作用,而且参与细胞的分化、发育和成熟。本节仅介绍 CD 分子的免疫学作用。

1. 参与抗原加工和提呈　目前已知的参与抗原加工和提呈的 CD 分子主要是 CD1 分子。CD1 分子的结构与 MHC Ⅰ类分子类似,但已知其处理抗原的方式却与 MHC Ⅱ类分子相似,主要提呈脂类抗原(如病原微生物某些成分),介导抗感染免疫。

2. 参与免疫细胞的抗原识别和活化

(1)参与 T 细胞的抗原识别和活化:T 细胞对抗原的识别和自身的活化依赖于 T 细胞与 APC、T 细胞与靶细胞间的直接接触和信息传递。T 细胞表面膜分子是 T 细胞与其他细胞间沟通的物质基础。与 T 细胞抗原识别和活化相关的 CD 分子主要包括 CD3、CD4、CD8、CD28、CD152、CD2 等(表 4-4)。

表 4-4 与 T 细胞抗原识别和活化有关的 CD 分子

CD 分子	主要表达细胞	功能
CD2	T 细胞,NK 细胞	与 LFA-3(CD58)和 CD48 结合,参与 T 细胞活化,参与细胞黏附
CD3	T 细胞	TCR/CD3 复合体,T 细胞信号转导
CD4	T 细胞	与 MHC Ⅱ类分子结合,信号传导,HIV 受体
CD8	T 细胞	与 MHC Ⅰ类分子结合,信号传导
CD28	T 细胞	与配体 CD80 和 CD86 结合,提供 T 细胞协同刺激信号
CD45	白细胞	蛋白酪氨酸磷酸酶,调节信号转导,在 TCR 介导的细胞活化中有重要作用
CD58	广泛分布于造血和非造血细胞	即 LFA-3,CD2 配体,参与细胞黏附
CD80/86	活化 B、T 细胞,Mφ	CD28 的配体,提供 T 细胞协同刺激信号;CD152 的配体,抑制 T 细胞过度活化

(2)参与 B 细胞的抗原识别和活化:B 细胞是另一类重要的免疫活性细胞。大多数 B 细胞活化需要 T 细胞的辅助,依赖于 B 细胞与 T 细胞间的接触和信息传递。参与 B 细胞抗原识别和活化的主要 CD 分子包括 CD79a/CD79b、CD19/CD21/CD81、CD40、CD80/CD86 等(表 4-5)。

表 4-5 与 B 细胞识别抗原与活化有关的 CD 分子

CD 分子	主要表达细胞	功能
CD79a(Igα)	成熟 B 细胞	BCR 复合物组成成分,参与信号传导
CD79b(Igβ)	成熟 B 细胞	BCR 复合物组成成分,参与信号传导
CD19	前 B 细胞、成熟 B 细胞	与 CD21、CD81 组成复合物,调节 B 细胞发育、活化和分化
CD20	前 B 细胞、成熟 B 细胞	Ca^{2+} 通道,调节 B 细胞活化和增殖
CD21	成熟 B 细胞	C3d、C3dg、iC3b 及 EB 病毒(EBV)的受体,调节 B 细胞发育、活化和分化
CD22	成熟 B 细胞	与 CD45RO、CD75 结合,介导 B-B、T-B 细胞相互作用,调节 B 细胞活化
CD40	成熟 B 细胞	与 CD154(CD40L)结合,促进 B 细胞活化、分化和记忆细胞产生,介导 T-B 细胞相互作用
CD45	成熟 B 细胞	蛋白酪氨酸磷酸酶,调节信号转导,在 BCR 介导的细胞活化中有重要作用

3. 参与免疫效应

(1)属于 CD 分子的免疫球蛋白 Fc 受体:体内多种细胞能表达不同类或亚类 Ig 的 Fc 受体,Ig 通过其 Fc 片段与 Fc 受体结合,可发挥多种重要的生理功能或参与免疫损伤过程。

属于 CD 分子的免疫球蛋白 Fc 受体有 FcγR、FcαR 和 FcεR。① FcγR：分为 FcγR Ⅰ、Ⅱ、Ⅲ 3 种，分别为 CD64、CD32 和 CD16。其中 FcγR Ⅰ 是高亲和力 IgG Fc 受体，可介导 ADCC、调理作用，并可促进吞噬细胞释放 IL-1、IL-6、TNF 等炎性细胞因子；FcγR Ⅱ 和 FcγR Ⅲ 均是低亲和力 IgG Fc 受体，其中 FcγR Ⅱ 介导中性粒细胞和单核细胞的吞噬作用和呼吸暴发，与 IgG 通过胎盘有关，而 FcγR Ⅲ 主要介导 ADCC。② FcαR：为 CD89，是中等亲和力 IgA Fc 受体，介导吞噬细胞的吞噬作用、超氧负离子产生、释放炎症介质及发挥抗体依赖细胞介导的细胞毒作用（ADCC）。③ FcεR：分为 Ⅰ 和 Ⅱ 2 类，其中 FcεR Ⅱ 为 CD23，而 FcεR Ⅰ 尚无 CD 编号。FcγR Ⅰ 是高亲和力 IgE Fc 受体，介导 Ⅰ 型超敏反应；FcεR Ⅱ 是低亲和力 IgE Fc 受体，可调节 B 细胞生成 IgE。

（2）细胞凋亡相关的 CD 分子：CD95（Fas）属肿瘤坏死因子受体超家族，其胞浆区含 60~70 个氨基酸的保守序列，与细胞凋亡有关，称为死亡结构域（death domain，DD）。Fas 表达在多种细胞表面，与活化的 T 细胞表面的 CD178（FasL）结合后，可启动致死性信号转导，最终导致表达 Fas 的靶细胞凋亡。此作用在细胞毒效应、免疫调节等方面起重要作用。

三、黏附分子

（一）黏附分子的概念与分类

1. 黏附分子的概念　黏附分子（adhesion molecule，AM）是介导细胞与细胞间或细胞与细胞外基质间相互接触和结合的分子，多以跨膜糖蛋白形式存在于细胞表面，亦可形成可溶性分子。它们以配体 - 受体相结合的形式发挥生物学作用，是机体内细胞间信号传递的主要方式之一。黏附分子具有广泛的生物学功能，尤其是在免疫生物学方面具有重要作用。大多数作为膜分子的黏附分子亦属于 CD 分子。

2. 黏附分子的分类　按黏附分子的结构特点，可将其分为整合素家族、选择素家族、免疫球蛋白超家族、黏蛋白样家族、钙黏着蛋白家族，此外还有一些尚未归类的黏附分子。

（1）整合素家族：整合素家族（integrin family）是一组细胞表面糖蛋白受体，主要介导细胞与细胞外基质的黏附，使细胞得以附着形成整体而得名。整合素由 α、β 亚单位经非共价键连接组成异源二聚体。整合素家族中至少有 18 种 α 链和 8 种 β 链，依 β 链可将整合素家族分为 8 个组（β1~β8 组）。整合素具有多种生物学作用，如参与免疫细胞间的黏附，介导白细胞与血管内皮细胞的黏附，调节机体生长、发育，参与伤口修复及血栓形成等（表 4-6）。

表 4-6　整合素家族某些成员分布、配体和功能（举例）

分组	名称	分布	配体	主要功能
β1组	VLA-4	淋巴细胞、胸腺细胞、单核细胞、嗜酸性粒细胞	FN、VCAM-1、MAdCAM-1	参与免疫细胞黏附，为 T 细胞活化提供协同刺激信号
β2组	LFA-1	淋巴细胞、髓样细胞	ICAM-1、ICAM-2、ICAM-3	参与淋巴细胞再循环和炎症，为 T 细胞活化提供协同刺激信号
	Mac-1	髓样细胞、淋巴细胞	iC3b、Fg、ICAM-1	参与免疫细胞黏附、炎症和调理吞噬
β3组	gp Ⅱb Ⅲa	血小板、内皮细胞、巨核细胞	Fg、FN、vWF、TSP	血小板活化和凝集

注：Fg：血纤蛋白原；FN：纤连蛋白；VCAM-1：血管细胞黏附分子 -1；MadCAM-1：黏膜地址素细胞黏附分子；ICAM-1：细胞间黏附分子 -1；TSP：血小板反应蛋白；VLA：迟现抗原；vWF：冯·维勒布兰德因子。

（2）免疫球蛋白超家族：免疫球蛋白超家族（immunoglobulin superfamily，IgSF）具有与Ig相似的结构特征，即具有1个或多个IgV样或C样结构域，其氨基酸组成也与Ig有一定同源性。属于IgSF成员的黏附分子种类繁多，分布广泛，通常可作为整合素家族、其他IgSF成员或其他结构膜分子的配体，参与多种免疫细胞间的黏附，并为免疫细胞提供活化和抑制信号。免疫球蛋白超家族成员主要有抗原特异性受体（TCR和BCR）、MHC Ⅰ类分子、MHC Ⅱ类分子、LFA-2（CD2）、LFA-3（CD58）、CD4、CD8、CD28、B7-1（CD80）、B7-2（CD86）、CTLA-4（CD152）、PD1（CD279）、细胞间黏附分子1~3（ICAM-1~ICAM-3）、血管细胞黏附分子-1（VCAM-1）、黏膜地址素细胞黏附分子（MadCAM-1）、血小板内皮细胞黏附分子-1（PECAM-1，CD31）、神经细胞黏附分子（NCAM，CD56）、免疫球蛋白超家族NK细胞受体（IgSF-NKR）等，在本书相应章节中加以介绍。

（3）选择素家族：选择素（selectin）主要表达于白细胞、活化的血管内皮细胞和血小板表面，在白细胞与内皮细胞黏附、炎症发生以及淋巴细胞归巢中发挥重要作用。选择素家族包括白细胞选择素（leukocyte-selectin，L-选择素）、血小板选择素（platelet-selectin，P-选择素）和内皮细胞选择素（endothelium-selectin，E-选择素）。选择素家族的成员、分布、配体和主要功能见表4-7。

表4-7 选择素家族的成员、分布、配体和功能

选择素	分布	配体	主要功能
L-选择素	白细胞，活化后下调	CD15s（sLe^x）、外周淋巴结HEV上CD34、GlyCAM-1	介导白细胞与内皮细胞黏附、参与炎症；淋巴细胞归巢
P-选择素	血小板、巨核细胞、活化内皮细胞	CD15s（sLe^x）、CD15、PSGL-1	介导白细胞与内皮细胞黏附、参与炎症
E-选择素	活化内皮细胞	CD15s（sLe^x）、CLA、PSGL-1、ESL-1	介导白细胞与内皮细胞黏附、参与炎症

注：CLA：皮肤淋巴细胞相关抗原；ESL-1：E-选择素配体-1蛋白；PSGL-1：P-选择素糖蛋白配体-1；SLe^x：唾液酸化的路易斯寡糖x；GlyCAM-1：糖基化依赖的细胞黏附分子-1。

（4）黏蛋白样家族：黏蛋白样家族（mucin-like family）为一组富含丝氨酸和苏氨酸的糖蛋白。黏蛋白样家族包括CD34、糖基化依赖的细胞黏附分子-1（GlyCAM-1）和P-选择素糖蛋白配体-1（PSGL-1）3类。它们的胞外区均可为选择素提供唾液酸化的糖基配位，可与选择素结合。CD34主要分布于造血干细胞和某些淋巴结的内皮细胞表面，为L-选择素的配体，参与调控早期造血和淋巴细胞归巢；GlyCAM-1表达于某些淋巴结的内皮细胞表面，亦为L-选择素的配体；PSGL-1主要分布于中性粒细胞（PMN）表面，为E-选择素和P-选择素的配体，介导PMN向炎症部位迁移。

（5）钙黏着蛋白家族：钙黏着蛋白又称钙黏素（cadherin），其家族是一类钙离子依赖的黏附分子。多数钙黏素胞外区结构相似，主要含Ca$^+$结合位点和配体的部位，可介导相同分子的黏附，即同型黏附作用。钙黏素至少已有20多个成员，其中上皮、神经、胚胎相关钙黏素在调节胚胎形态发育、实体组织形成与维持中具有重要作用。另外，肿瘤细胞的钙黏素表达改变与肿瘤细胞浸润和转移有关。

（6）未归类的黏附分子：除了上述5类黏附分子外，还有一些黏附分子目前尚未归类，如CD44、CD36等。CD44分布广泛，其配体为透明质酸、纤连蛋白以及黏膜地址素等。CD44可介导白细胞与内皮细胞、基质细胞和细胞外基质的黏附，并作为淋巴细胞归巢受体，参与淋巴细胞归巢和炎症反应。

（二）黏附分子的免疫学功能

1. 参与免疫细胞的发育和分化 胸腺细胞的发育成熟依赖于胸腺基质细胞及其分泌的细胞因子形成的微环境。胸腺细胞表面 CD4、CD8 等分子分别与胸腺基质细胞表面 MHC Ⅱ类、MHC Ⅰ类等分子间的相互作用对胸腺细胞的发育成熟起到了重要作用。

2. 参与免疫应答 在免疫应答中，Th-APC、Th-B 细胞、CTL- 靶细胞之间的相互作用，有赖于多种黏附分子通过配体 - 受体的结合（如 CD4-MHC Ⅱ类分子、CD8-MHC Ⅰ类分子、CD28-CD80/CD86、CD40-CD40L 等），在细胞间形成免疫突触，黏附分子的相互作用有利于免疫细胞间紧密接触，并为 Th 细胞、B 细胞和细胞毒性 T 细胞的识别和活化提供辅助信号和共刺激信号（见第六章）。

3. 介导炎症反应 黏附分子是炎症过程中白细胞穿越血管内皮细胞，向炎症部位定向游走的分子基础。白细胞通过与血管内皮细胞所表达的黏附分子结合和相互作用而穿出血管壁。以中性粒细胞为例，在炎症发生的初期，中性粒细胞表面唾液酸化的路易丝寡糖 x（sLe^x，CD15s）与炎症部位内皮细胞所表达的 E- 选择素相互作用，介导了中性粒细胞在血管内壁的滚动和结合；随后，中性粒细胞 IL-8 受体结合内皮细胞表面的膜型 IL-8，刺激细胞表面 LFA-1 和 Mac-1 等整合素分子表达上调和活化，并与内皮细胞表面由促炎因子促进表达的 ICAM-1 结合，使中性粒细胞在局部停留并进一步穿出血管壁向炎症部位迁移（图 4-10）。炎症过程中细胞因子对黏附分子的表达有调节作用。

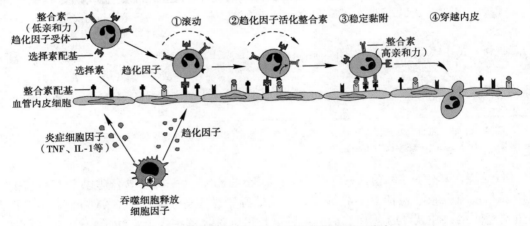

图 4-10 黏附分子介导中性粒细胞黏附和渗出

4. 参与淋巴细胞归巢 淋巴细胞归巢是淋巴细胞的定向游动，其分子基础是称之为淋巴细胞归巢受体（lymphocyte homing receptor，LHR）的黏附分子与血管内皮细胞上相应地址素（addressin）黏附分子相互作用。参与淋巴细胞归巢的 LHR 包括 LFA-1、L- 选择素、CD44 等，地址素如外周淋巴结血管地址素（PNAd）、黏膜地址素细胞黏附分子（MadCAM-1）、ICAM-1、ICAM-2 等。有关现象包括：①淋巴干细胞向中枢淋巴器官归巢；②成熟淋巴细胞向外周淋巴器官归巢；③淋巴细胞向炎症部位迁移；④淋巴细胞再循环。

5. 参与细胞内信号转导 细胞间或细胞与基质间黏附分子相互作用并不仅限于细胞的黏附和附着，还参与细胞传导信号。多种黏附分子的胞内段带有与细胞信号转导相关的功能性基团，如 CD95 分子（Fas）带有死亡结构域，参与凋亡信号的转导。某些黏附分子也可间接参与信号转导，如 CD4/CD8 胞内区结合有蛋白酪氨酸激酶，其与相应配体结合后，可促使有关分子簇化，引发相关蛋白酪氨酸激酶激活，启动信号转导。

学习小结

抗体是抗原进入机体后诱导 B 细胞增殖分化为浆细胞所产生的介导体液免疫的重要效应分子,由 4 条多肽链构成,单体分子呈"Y"字形,分为可变区(含高变区)、恒定区和铰链区。根据重链恒定区的结构不同,抗体可分为 5 类:IgM、IgG、IgA、IgD 和 IgE。抗体的结构与功能相关,可变区结合抗原表位发挥中和作用,恒定区通过激活补体、结合 Fc 受体(调理作用、ADCC、介导 I 型超敏反应)和穿过胎盘和黏膜发挥作用。人工制备抗体包括多克隆抗体、单克隆抗体和基因工程抗体,广泛应用于科学研究、临床诊断和治疗。

补体系统包括 30 多种成分,分为固有成分、补体受体和补体调节蛋白。根据起始分子不同分为经典途径(C1)、凝集素途径(MBL)和旁路途径(C3),通过共同终末反应形成具有溶细胞作用的攻膜复合物(MAC),引起靶细胞的溶解。补体的生物学作用包括调理作用、清除免疫复合物作用、炎症介质作用、免疫调节作用。补体系统执行固有免疫,通过辅助抗体溶解细胞参与适应性免疫应答效应。

人类的主要组织相容性复合体(MHC)被称为 HLA 复合体,是个体间免疫应答能力和对疾病易感性出现差异的主要免疫遗传学因素。人类 HLA 基因结构包括经典 I 类(A、B、C)、经典 II 类(DP、DQ、DR)和免疫功能相关基因,具有单体型遗传、高度多态性、连锁不平衡等遗传特征。HLA 的生物学功能主要包括抗原的加工和提呈、参与免疫应答的遗传控制、参与 T 细胞分化成熟、参与调控自然杀伤细胞。HLA 的多态性决定了器官移植的成败,并与某些临床疾病密切相关。

细胞因子可分为白细胞介素(IL)、集落刺激因子(CSF)、干扰素(IFN)、肿瘤坏死因子(TNF)、生长因子和趋化因子六大类,可刺激造血并参与免疫细胞的发育与分化、参与免疫应答和免疫调节、参与炎症反应等。白细胞分化抗原和黏附分子是重要的免疫细胞表面功能分子,可参与抗原加工和提呈、免疫细胞的抗原识别和活化及其他多种免疫效应。黏附分子包括整合素家族、免疫球蛋白超家族、选择素家族、黏蛋白样家族、钙黏着蛋白家族等,广泛参与免疫细胞发育和分化、免疫应答过程,介导炎症反应并参与淋巴细胞归巢和细胞内信号转导等生理和病理过程。

（施京红　张颖颖）

复习思考题

1. 请结合抗体结构特点,分析抗体的作用。

2. 查阅文献,了解"细胞因子风暴"与病毒感染的关系。

3. 结合第六章免疫应答,思考各种免疫分子在免疫应答中的角色和作用。

扫一扫
测一测

第五章

免 疫 细 胞

学习目标

通过本章的学习,掌握固有免疫细胞和适应性免疫细胞的组成,单核 / 巨噬细胞、树突状细胞及 NK 细胞的主要表面分子和免疫学功能,抗原提呈细胞的概念和组成,T、B 细胞的表面分子、亚群和功能;熟悉 T 细胞的分化发育,粒细胞和肥大细胞的免疫学功能;了解免疫细胞的来源,B 细胞的分化发育。

免疫细胞通常指参与免疫应答或与免疫应答有关的细胞。本章按各类细胞在参与免疫活动中的作用不同,将其分为固有免疫细胞和适应性免疫细胞 2 类,前者主要包括单核 / 巨噬细胞、树突状细胞、固有淋巴样细胞(NK 细胞、ILC1、ILC2、ILC3)、固有样淋巴细胞(NK T 细胞、γδT 细胞、B1 细胞)、中性粒细胞、嗜酸性粒细胞、嗜碱性粒细胞、肥大细胞等;后者为介导适应性免疫应答的细胞,即 T 细胞和 B 细胞。其中 T、B 细胞的表面有特异性抗原受体,识别抗原后可发生克隆增殖、分化,故也称抗原特异性淋巴细胞或免疫活性细胞(immune competent cell,ICC)。

第一节　免疫细胞的分化和发育

骨髓多能造血干细胞(HSC)可分化为各类血细胞 / 免疫细胞,具有自我更新和发育分化 2 种潜能。HSC 主要表达 CD34 和 CD117,不表达各种成熟血细胞谱系相关的表面标志。在骨髓微环境中,HSC 可分化出髓样干细胞和淋巴样干细胞。髓样干细胞可进一步分化为巨核 / 成红祖细胞和粒 / 单核祖细胞 2 个群体,前者最终分化为血小板和红细胞,后者最终分化为中性粒细胞、嗜酸性粒细胞、嗜碱性粒细胞、单核细胞和肥大细胞等。淋巴样干细胞可分化为始祖 T 细胞、始祖 B 细胞和始祖 NK 细胞,并分别在胸腺(T 细胞)和骨髓(B 细胞和 NK 细胞)中发育成熟释放入血。树突状细胞既可来源于髓样干细胞,也可来源于淋巴样干细胞(图 5-1)。

一、髓系免疫细胞

髓系免疫细胞来自于髓样干细胞,包括单核 / 巨噬细胞、中性粒细胞、嗜酸性粒细胞、嗜碱性粒细胞、肥大细胞、红细胞及树突状细胞。

（一）单核 / 巨噬细胞的分化和发育

单核 / 巨噬细胞来源于骨髓的髓样干细胞,经单核母细胞、前单核细胞分化为成熟的单核细胞;其表面表达模式识别受体、MHC Ⅱ类分子等多种受体和膜分子。单核细胞离开骨髓进入血液,在血液中仅存留 12~24 小时,再进入肝、脾、淋巴结及结缔组织等器官组织中,并进一步分化为巨噬细胞(MΦ),其寿命可达数月以上。组织中的巨噬细胞因所在器官不同及形态上呈现的差异而具有不同名称,如肝中的库普弗细胞(Kupffer cell)、肺泡中的尘细胞(dust cell)、骨组织中的破骨细胞和神经组织中的小胶质细胞等。

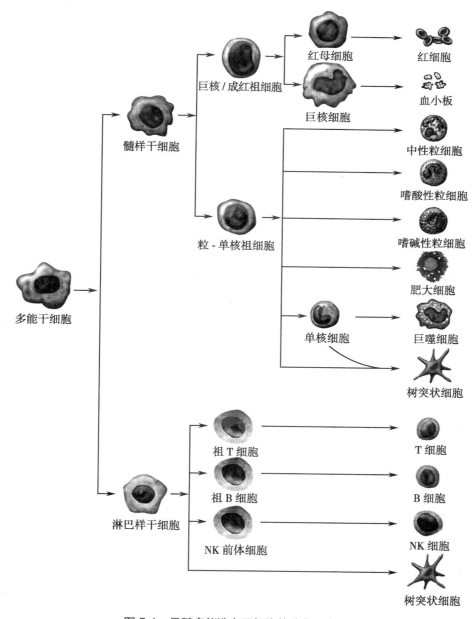

图 5-1 骨髓多能造血干细胞的分化示意图

(二)粒细胞的分化和发育

粒细胞来自于粒 - 单祖细胞,依据其形态和胞质颗粒染色的不同分为中性粒细胞、嗜酸性粒细胞、嗜碱性粒细胞 3 类。在骨髓微环境下,在粒细胞集落刺激因子的作用下分化出中性粒细胞,从骨髓释放入血,存活期 2~3 天。粒 - 单祖细胞在 GM-CSF、IL-3、IL-5、TGF-β 等细胞因子的作用下分化为嗜酸性粒细胞或嗜碱性粒细胞,发育成熟,释放进入血液。

（三）肥大细胞的分化和发育

肥大细胞源于髓样干细胞,但从骨髓中释放的肥大细胞并未成熟,需要迁移到组织中进一步分化发育为成熟的肥大细胞。成熟的肥大细胞表面表达 C3a/C5aR 和高亲和力 IgE FcR 等多种受体,胞质中具有含多种活性介质的粗大颗粒。

（四）红细胞和血小板的分化和发育

髓样干细胞首先分化为巨核 / 成红祖细胞,其在红细胞生成素(EPO)和干细胞因子(SCF)的作用下经历原红细胞、早幼红细胞、中幼红细胞、晚幼红细胞,脱去胞核形成网织红细胞,进入血液最终发育为成熟的红细胞;或在血小板生成素(TPO)和其他细胞因子(如 IL-6、IL-11 等)的作用下形成巨核细胞,胞膜凹陷,分离脱落,释放进入血液循环成为血小板。成熟的红细胞和血小板表面表达 C3bR(CR1)。

二、淋巴系免疫细胞

淋巴样干细胞来自骨髓多能干细胞。由淋巴样干细胞分化的免疫细胞主要包括 T 细胞、B 细胞、NK 细胞和树突状细胞。

（一）T 淋巴细胞的分化和发育

T 淋巴细胞(T lymphocyte)简称 T 细胞,源于骨髓的淋巴样干细胞,在胸腺中发育成熟。

在骨髓中形成的始祖 T 细胞随血液循环到达胸腺。胸腺是 T 细胞发育成熟的中枢免疫器官。胸腺微环境为 T 细胞发育分化提供了条件。T 细胞在发育分化过程中,其表型发生一系列变化。根据细胞表型的变化,可将 T 细胞发育分成 3 个阶段:①双阴性期:初期 T 细胞不表达 CD4 和 CD8 分子,故称为 CD4CD8 双阴性 T 细胞(CD4CD8 double-negative T cell),又称 DN 细胞。DN 细胞不表达 TCR 和 CD3 分子,也不具有抗原识别能力。②双阳性期:DN 细胞经 TCRα 和 TCRβ 基因重排,形成 TCR,同时 CD4 和 CD8 分子基因活化并表达,形成 CD4CD8 双阳性 T 细胞(CD4CD8 double-positive T cell),又称 DP 细胞。③单阳性期:DP 细胞经阳性选择和阴性选择过程,分化发育为 $CD4^+CD8^-$ 或 $CD8^+CD4^-$ T 细胞,称为单阳性 T 细胞(single positive T cell),又称 SP 细胞。SP 细胞继续发育为成熟 T 细胞。

1. T 细胞受体(TCR)的发育　　大多数成熟 T 细胞(95% 以上)的 TCR 分子是由 α 和 β 2 条肽链组成的异二聚体,编码人 TCR α 链和 β 链的基因分别定位于第 14 号和第 7 号染色体。β 链的基因重排与表达是这类 T 细胞发育过程中的关键所在,不成功则走向凋亡。成功表达 β 链可诱导、促进 TCRα 链前体 pTα(gp33)和 CD3 的表达,并组成细胞表面的前受体(pTCR)。其后,在增殖基础上,配合 CD8 与 CD4 表达,促进 α 链基因重排与表达,pTα 表达关闭,最后细胞表达功能性的 αβTCR。TCR 的发育过程中,TCR 的基因重排使 TCR 具有高度的多样性,而一条染色体 TCR 基因的成功重排可抑制另一条染色体 TCR 的重排,称为等位基因排斥(allelic exclusion)现象,故每个 T 细胞克隆仅表达 1 种特异性 TCR。

2. T 细胞发育的阳性和阴性选择　　DP 细胞须经历阳性选择和阴性选择,获得识别抗原的 MHC 限制性和自身耐受性,才能迁出胸腺并移居于外周免疫器官。

(1) 阳性选择(positive selection):DP 细胞以功能性 TCR 配合 CD4 或 CD8 与胸腺皮质上皮细胞表面的 MHC 分子相互结合,如果与自身抗原肽 -MHC Ⅰ类分子以适度亲和力结合,CD8 表达增高,而 CD4 表达降低并丢失,最终分化为 $CD8^+$T 细胞;如果与自身抗原肽 -MHC Ⅱ类分子以适度亲和力结合,则最终分化为 $CD4^+$T 细胞。若 DP 细胞和自身抗原肽 -MHC 分子不能结合或以高亲和力结合,则在胸腺皮质中发生细胞凋亡而被清除。阳性选择使 T 细胞获得了抗原识别的 MHC 限制性,发育为 SP 细胞(图 5-2)。

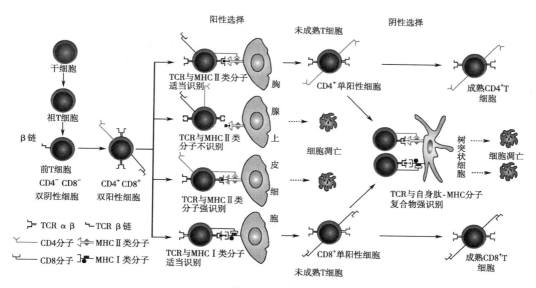

图 5-2 T 细胞在胸腺内的阳性选择和阴性选择示意图

(2)阴性选择(negative selection):经阳性选择后的 T 细胞,其 TCRαβ 若在胸腺皮质与髓质交界处及髓质区,能与树突状细胞、巨噬细胞表达的自身抗原肽 -MHC 分子复合物结合,则导致相应 T 细胞克隆凋亡,只有不能结合或结合亲和力很低的胸腺细胞才能继续发育为成熟的 SP 细胞,此过程为 T 细胞发育的阴性选择。通过阴性选择,T 细胞获得了对自身抗原的耐受性(图 5-2)。

经过胸腺内的发育和选择后,仅少于 5% 的胸腺细胞在髓质区分化、发育为成熟 T 细胞,其特征为:①表达功能性 TCR;②CD4 或 CD8 单阳性细胞;③获得抗原识别的 MHC 限制性;④获得自身耐受性。成熟 T 细胞离开胸腺,进入外周免疫器官。

(二)B 细胞的分化和发育

B 淋巴细胞(B lymphocyte)简称 B 细胞,在骨髓中发育成熟。B 细胞源于骨髓的淋巴样干细胞,在骨髓基质细胞及其产生的细胞因子和黏附因子的抚育下经过祖 B 细胞、前 B 细胞、未成熟 B 细胞(表达完整 BCR,即 mIgM;不表达 mIgD),最后发育为成熟 B 细胞(同时表达 mIgM 和 mIgD),离开骨髓进入血液和外周淋巴组织。B 细胞在此发育成熟过程中主要经历 2 个重要事件——BCR 的发育和自身耐受的形成。

1. B 细胞受体(BCR)的发育 BCR 的发育过程中进行 BCR 的基因重排,使其具有高度的多样性。人类 Ig 重链基因群位于第 14 号染色体长臂上,可变区由 V、D 和 J 3 个基因片段所组成,恒定区由 C 基因片段编码。人类轻链 κ 基因和 λ 基因分别位于 2 号染色体短臂和 22 号染色体长臂上,其可变区由 V、J 2 个基因片段编码。重链、轻链每种基因分别由多个基因片段组成,如重链 V、D 和 J 分别拥有 45 个、23 个和 6 个基因片段,轻链 *Vκ*、*Jκ*、*Vλ* 和 *Jλ* 分别拥有 40 个、5 个、30 个和 4 个基因片段。在 B 细胞发育分化形成 BCR 的过程中,需要在重组酶的作用下,随机挑选重链、轻链的 1 个 V 片段、1 个 D 片段(轻链无 D 片段)和 1 个 J 片段重新排列在一起,组成一个 V(D)J 连接,形成具有抗原特异性的、完整的 BCR 编码基因。也正是由于 V、(D)、J 基因片段数量较大,以及组合与连接的多样性等原因,奠定了 BCR 抗原识别的多样性,使 B 细胞可识别自然界中种类繁多的抗原表位(图 5-3)。

2. B 细胞发育过程中的阴性和阳性选择 B 细胞的分化成熟与 T 细胞有一定相似性,也经历类似阴性和阳性选择的过程,其阴性选择在中枢免疫器官完成并获得中枢免疫耐受,但阳性选择在外周免疫器官生发中心完成,获得抗体亲和力的成熟。

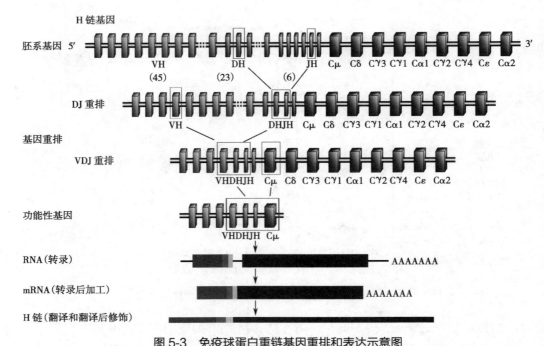

图 5-3　免疫球蛋白重链基因重排和表达示意图

重链胚系基因经过重排先形成 D-J 连接,然后发生 V-DJ 连接,编码功能性 V 区基因

(1)阴性选择:前 B 细胞在骨髓内分化为未成熟 B 细胞后,表面表达 mIgM,此时能识别自身抗原的 B 细胞克隆,若其 BCR(mIgM)与骨髓中出现的自身抗原发生结合,则导致细胞凋亡,由此清除自身反应性 B 细胞克隆,B 细胞获得自身耐受,类似 T 细胞成熟过程中的阴性选择。

(2)阳性选择:成熟 B 细胞离开骨髓进入外周免疫器官,在外周淋巴器官接受外来抗原刺激进入分化增殖状态,发生体细胞突变,主要集中于 V 区 CDR 部位的基因序列的点突变。大部分 B 细胞突变后不再与滤泡树突状细胞(FDC)表面的抗原结合,或亲和力下降,而发生凋亡;少部分 B 细胞经突变后,其 BCR 能更有效地与抗原结合,并通过细胞表面表达 CD40 与活化的滤泡辅助性 T 细胞(Tfh)表面 CD40L 结合使自身免于凋亡,可继续增殖分化为浆细胞,此过程即为阳性选择。经阳性选择的细胞克隆或分化为分泌高亲和力抗体的长寿命浆细胞迁移至骨髓,或分化为记忆 B 细胞定居外周免疫器官。

(三)自然杀伤细胞的分化和发育

自然杀伤细胞(natural killer cell,NK cell)简称 NK 细胞,源于淋巴样干细胞,属于固有淋巴样细胞。在骨髓微环境和细胞因子的作用下,经历原 NK 细胞、前 NK 细胞、未成熟 NK 细胞,最终发育分化为成熟的 NK 细胞,释放进入血液。成熟的 NK 细胞主要分布于骨髓、外周血、肝、脾、肺和外周淋巴结;表面表达多种杀伤细胞激活性受体(KAR)、杀伤细胞抑制性受体(KIR)及 IgG Fc 受体等。

三、谱系交叉的免疫细胞

树突状细胞(dendritic cell,DC)来源复杂,部分来自于髓样干细胞,部分来自于淋巴样干细胞。在未受到抗原刺激时,DC 处于未成熟状态,高表达多种模式识别受体(TLR2、TLR4、TLR5 等),摄取和加工抗原能力较强,而抗原提呈能力较弱。未成熟 DC 在摄取抗原后离开炎症病灶开始迁移,在通过淋巴管或血液循环迁移到外周淋巴器官的过程中,树突状细胞逐渐成熟,开始高表达 MHC Ⅱ 类分子和共刺激分子,具备高效抗原提呈和启动适应性免疫应答能力,这个阶段的 DC 也称成熟 DC。

第二节 固有免疫细胞

随着免疫学研究的深入,特别是固有免疫的研究,对固有免疫细胞的家族成员有了新的认识,除传统上的单核 / 巨噬细胞、树突状细胞、NK 细胞、粒细胞与肥大细胞外,众多学者倾向于将识别谱较窄、交叉面较宽的 γδT 细胞、B1 细胞和 NK T 细胞也列入固有免疫细胞家族。近年来,又发现了固有淋巴样细胞(ILC)。

一、单核 / 巨噬细胞

单核 / 巨噬细胞(monocyte/macrophage)由血液中单核细胞和组织器官中巨噬细胞所组成,表达特征性表面标志 CD14 分子,并表达模式识别受体、MHC Ⅱ/Ⅰ类分子等多种类型的受体 / 膜分子,胞质中富含溶酶体颗粒。单核 / 巨噬细胞具有很强的变形运动、吞噬杀伤和抗原提呈能力,在固有免疫和适应性免疫应答中均具有重要作用。此外,活化的 T 细胞产生的 Th1 型细胞因子可激活单核 / 巨噬细胞,而显著增强其杀伤和清除病原微生物的功能,参与适应性细胞免疫的效应阶段。单核细胞分化为巨噬细胞后,形态和功能均发生较大变化,细胞体积增大,表面受体表达增多,功能更为复杂。

(一)单核 / 巨噬细胞表面受体

单核 / 巨噬细胞可表达多种受体:

1. 模式识别受体　如 Toll 样受体、甘露糖受体、清道夫受体等,通过这些受体,单核 / 巨噬细胞可识别病原体相关分子模式(PAMP)或损伤相关分子模式(DAMP),产生固有免疫应答,有效地吞噬、杀伤、清除病原微生物及体内出现的衰老损伤、坏死、凋亡细胞。

2. 调理性受体　如 IgG Fc 受体、C3b/C4b 受体,可在抗体或补体的作用下促进和激活单核 / 巨噬细胞的吞噬活性。

3. 细胞因子受体　如 MCP-1R、M-CSFR、GM-CSFR 等,在相应细胞因子的作用下,单核 / 巨噬细胞趋化到炎症病灶处,活化并完成吞噬、杀伤消化、清除病原体的免疫作用。

(二)单核 / 巨噬细胞的免疫学功能

单核 / 巨噬细胞具有重要的生物学作用,不仅参与固有免疫,而且也是适应性免疫应答中的一类重要细胞。

1. 吞噬杀伤病原体　单核 / 巨噬细胞的胞质溶酶体中含有氧依赖和非氧依赖 2 种杀菌系统及多种水解酶。当病原微生物侵入机体后,在激发适应性免疫应答以前即可被单核 / 巨噬细胞吞噬、消化清除,这是机体固有免疫防御机制的重要环节。

2. 清除损伤、衰老细胞及肿瘤细胞　单核 / 巨噬细胞可清除损伤、变性和衰老细胞;在 Th1 细胞的作用及 LPS 或 IFN-γ 等细胞因子的刺激下活化,可有效杀伤胞内寄生菌和肿瘤细胞;可通过 ADCC 杀伤病毒感染细胞和肿瘤细胞,故单核 / 吞噬细胞又被称为机体的清道夫(详见第六章)。

3. 抗原提呈　巨噬细胞可经吞噬、胞饮或受体介导的胞吞作用等方式摄取抗原,将抗原加工处理,在 IFN-γ 等细胞因子作用下,巨噬细胞表达 MHC Ⅱ/Ⅰ类分子和共刺激分子的水平显著提高,将处理的抗原以抗原肽 -MHC 分子复合物的形式提呈给效应 T 细胞 / 记忆性 T 细胞,发挥专职性 APC 的作用。

4. 免疫调节　活化的巨噬细胞可以分泌多种细胞因子参与免疫调节。如分泌的 IL-1、

IFN-γ 可以上调 APC 表达 MHC 分子,TNF-α 可促进细胞毒性 T 细胞的活化和分化,IL-12、IL-18 可激活 NK 细胞,IL-10 可抑制单核 / 巨噬细胞和 NK 细胞的过度激活等。

二、树突状细胞

1973 年,Steinman 和 Cohn 在小鼠脾内发现具有树枝状突起的独特形态的细胞,并将其命名为树突状细胞(dendritic cell,DC)。DC 的主要功能是高效摄取、加工和提呈抗原,启动适应性免疫,是机体功能最强的抗原提呈细胞。目前已了解到 DC 在免疫细胞的分化成熟、抗原特异性识别、适应性免疫应答启动、免疫记忆维持等方面起着关键作用。

(一) 树突状细胞的亚群及其膜分子

DC 依据其抗原摄取和提呈能力的不同分为未成熟 DC 和成熟 DC 2 个细胞表型,其细胞表面膜分子也不相同:①未成熟 DC 高表达 PRR、IgG Fc 受体、C3b 受体和趋化因子受体,低表达 MHC Ⅱ类分子和共刺激分子,具有强的摄取、加工处理抗原的能力,但提呈抗原能力弱;②成熟 DC 是皮肤、黏膜等组织器官中未成熟 DC 在摄取抗原后开始分化成熟,其MHC Ⅱ类分子、共刺激分子和黏附分子等与刺激 T 细胞活化有关的膜分子表达显著提高,而与其摄取抗原有关的 PRR、IgG Fc 受体和 C3b 受体等表达显著减弱。正常情况下,绝大多数 DC 为非成熟 DC。

(二) 树突状细胞的免疫学功能

1. 抗原提呈和免疫激活作用 DC 通过胞饮、吞噬、受体介导的内吞等方式有效摄取抗原,并进行加工处理,形成抗原肽 -MHC Ⅱ类分子复合物。DC 将抗原肽提呈给相应的 CD4⁺T 细胞,产生 T 细胞第一活化信号;此外,成熟 DC 还可以通过其高表达的 CD80、CD86 等共刺激分子,为 T 细胞活化提供第二活化信号。DC 是专职性 APC 中唯一能直接激活初始 T 细胞的 APC。

2. 参与中枢和外周免疫耐受的诱导与维持 胸腺 DC 参与 T 细胞的阴性选择过程,通过删除自身反应性 T 细胞克隆参与中枢免疫耐受的诱导。未成熟 DC 不表达共刺激分子,可诱导 T 细胞失能;还可诱生调节性 T 细胞而抑制效应 T 细胞的活化与增殖,参与外周免疫耐受的诱导和维持。

3. 免疫调节作用 DC 能分泌多种细胞因子和趋化因子,通过直接或间接作用的方式,调节其他免疫细胞的分化、发育及活化等功能。

三、参与固有免疫的淋巴细胞

包括 NK 细胞、NK T 细胞、γδT 细胞、B1 细胞和 ILC 细胞等。

(一) NK 细胞

NK 细胞是一群缺乏特异性抗原识别受体的淋巴细胞,因其具有细胞毒效应,无须抗原致敏就能自发地杀伤靶细胞而得名。NK 细胞与 T、B 细胞不同,不表达 TCR、BCR 及 CD4 和 CD8 分子。目前,将 CD3⁻CD56⁺CD16⁺ 作为人类 NK 细胞的标志。

1. NK 细胞的表面受体 NK 细胞表达多种膜受体,包括:①自然杀伤细胞受体(natural killer cell receptor,NKR);② IgG Fc 受体(FcγRⅢ,CD16);③多种趋化和活化相关的细胞因子受体等。NK 细胞通过其表面受体与相应配体结合发挥趋化、激活 / 抑制效应,或调节其杀伤活性。

NKR 已发现十几种,按胞外区结构特征可区分为免疫球蛋白样受体(immunoglobulin-like receptor)和凝集素样受体(lectin-like receptor);按配体不同可区分为识别 MHC Ⅰ类分子和识别非 MHC Ⅰ类分子的受体。习惯上多根据功能分为 2 类:①杀伤细胞激活性受体

(killer activation receptor,KAR):可激活 NK 细胞杀伤作用,其胞内段带有免疫受体酪氨酸激活模体(ITAM,又称免疫受体酪氨酸激活基序)。天然细胞毒性受体(natural cytotoxicity receptor,NCR)家族是重要的 KAR,它们与靶细胞表面相应配体结合,使胞内段的 ITAM 磷酸化,启动激活信号,产生杀伤效应。②杀伤细胞抑制性受体(killer inhibitory receptor,KIR):能抑制 NK 细胞杀伤作用,其胞内段带有免疫受体酪氨酸抑制模体(ITIM,又称免疫受体酪氨酸抑制基序)。KIR 与靶细胞表面自身 MHC I 类分子结合,使 ITIM 磷酸化,启动杀伤抑制信号,阻断杀伤信号的传递。

📖 **知识链接**

活化性受体和抑制性受体

活化性受体与抑制性受体双重调节机制是机体调控免疫应答的普遍方式。活化性受体分子胞内段带有免疫受体酪氨酸激活模体(immunoreceptor tyrosine-based activation motif,ITAM),其典型基本结构为 YxxL/V(Y 为酪氨酸,L/V 为亮氨酸/缬氨酸,x 代表任意氨基酸)。在受到刺激时,募集活化蛋白酪氨酸激酶(PTK),使 YxxL/V 中的酪氨酸发生磷酸化,借此可结合带 SH_2 结构域的下游激酶(如 PTK)分子或连接蛋白,形成级联反应,进行活化信号的转导。

抑制性受体分子胞内段带有免疫受体酪氨酸抑制模体(immunoreceptor tyrosine-based inhibitory motif,ITIM),其典型基本结构为 I/Vx YxxL(I 为异亮氨酸)。ITIM 中供 SH_2 识别的 YxxL 虽然可与 ITAM 中的 YxxL 相同,但其酪氨酸残基一侧相隔 1 个氨基酸处为异亮氨酸或缬氨酸等疏水性氨基酸,这仅能募集并活化带有 SH_2 结构域的蛋白酪氨酸磷酸酶(PTP)。活化的 PTP 能够使磷酸化酪氨酸残基脱磷酸化,因此阻断了由 PTK 参与的激活信号转导通路,发挥负向调节作用。

宿主组织细胞表面均表达自身 MHC I 类分子,正常情况下 KIR 介导的抑制性作用占主导地位,表现为 NK 细胞失活,对自身组织细胞产生耐受;病毒感染细胞和肿瘤细胞表面 MHC I 类分子表达减少、缺失或结构发生改变,KIR 的识别受阻,有利于 NK 细胞对靶细胞的杀伤效应(图 5-4)。此即 NK 细胞识别假说——"丧失自我"学说。NKG2D 和 NCR 都属于 KAR,前者可与乳腺癌、结肠癌、肺癌等上皮肿瘤细胞表面高表达的 MHC I 类链相关的 A/B 分子(MIC A/B)结合,后者则与肿瘤细胞、病毒感染细胞以及多种病原体表面配体(已了解到的有关配体复杂、多样)结合;从而启动 NK 细胞的杀伤活性。

2. NK 细胞杀伤靶细胞的机制 NK 细胞通过上述杀伤细胞激活性受体或 IgG Fc 受体与相应配体结合活化后,主要通过以下途径杀伤靶细胞:①穿孔素/颗粒酶途径:穿孔素可在靶细胞膜上形成多聚穿孔素"孔道",颗粒酶通过"孔道"进入细胞内激活凋亡相关的酶系诱导靶细胞凋亡;②Fas 与 FasL 途径:活化的 NK 细胞可高表达 FasL,与靶细胞表面的相应受体 Fas 结合后导致靶细胞凋亡;③TNF-α/TNF-α 受体途径:TNF-α 与靶细胞表面 TNF-α 受体结合,导致胞浆内的死亡结构域(DD)集聚成簇,诱导细胞发生凋亡;④通过 ADCC 杀伤靶细胞(见第四章)。

3. NK 细胞的功能 NK 细胞主要通过其细胞毒作用及分泌细胞因子发挥生物学效应。①抗感染作用:NK 细胞在早期抗感染中发挥重要作用。在病毒感染后 2~3 天,NK 细胞聚集到感染灶,经细胞因子活化后,溶解破坏感染细胞;同时,NK 细胞分泌细胞因子,通过干扰病毒复制和活化吞噬细胞,扩大和增强机体抗感染免疫能力。②抗肿瘤作用:NK 细胞可通过多种途径杀伤肿瘤细胞,无须抗原预先刺激,是机体抗肿瘤的第一线细胞。③免疫调节作用:NK 细胞通过分泌 IFN-γ、IL-2 和 TNF 等细胞因子发挥免疫调节作用,增强机体早期抗感染效应和免疫监视功能。

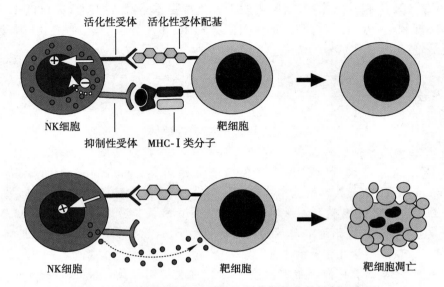

图 5-4 NK 细胞通过 KAR/KIR 杀伤靶细胞的机制示意图

(二) NK T 细胞

NK T 细胞即自然杀伤 T 细胞(natural killer T cell),是既表达 NK 细胞表面标志 CD56 也表达 T 细胞表面标志 TCRαβ-CD3 复合体的一类 T 细胞亚群。NK T 细胞具有固有免疫细胞的特征:①表面的 TCRαβ 较外周血中 T 细胞表面的 TCR 密度低、且缺乏多样性;②不能识别 MHC 分子提呈的抗原肽,仅接受靶细胞 CD1 分子提呈的磷脂和糖脂类抗原,从而直接活化、迅速产生应答;③活化的 NK T 细胞通过穿孔素/颗粒酶和 Fas/FasL 途径导致病毒感染细胞或肿瘤细胞凋亡,也可通过分泌 IL-4、IFN-γ 等细胞因子参与免疫调节;④不形成免疫记忆。NK T 细胞主要分布在骨髓、肝和胸腺,少量存在于淋巴结、脾和血液,在机体抗病毒感染和抗肿瘤免疫中发挥重要作用。

(三) γδT 细胞

γδT 细胞的 TCR 由 γ 和 δ 链组成,缺乏多样性,其 TCR 不接受 MHC 分子提呈的抗原肽,可直接识别:①肿瘤细胞表面 MIC A/B 分子;②细胞表面表达的病毒蛋白;③感染细胞表达的热激蛋白;④CD1 分子提呈的磷脂和糖脂类抗原。活化的 γδT 细胞通过释放穿孔素/颗粒酶、TNF-β 及通过 Fas/FasL 途径导致病毒感染细胞或肿瘤细胞凋亡;也可通过分泌 IL-17、IFN-γ 和 TNF-α 等细胞因子介导炎症反应,参与免疫调节。γδT 细胞是早期抗感染、抗肿瘤免疫的主要效应细胞,属于固有免疫应答细胞,不形成免疫记忆。

(四) B1 细胞

B1 细胞由胎肝和成人骨髓产生,具有自我更新能力,表达 CD5 分子和 BCR(mIgM),其 BCR 缺乏多样性,可直接生成和分泌能结合细菌表面多糖类和某些抗原的天然抗体。接受抗原刺激后,B1 细胞所产生的应答表现出如下特征:①在 48 小时内即可产生以 IgM 为主、具有泛特异性的低亲和力抗体;②不发生 Ig 类别转换;③不形成免疫记忆。由于 B1 细胞在 B2 细胞产生抗体之前发挥效应,产生的抗体具有多反应性,所以在机体抗感染早期及维护自身免疫稳定方面具有重要作用。

(五) 固有淋巴样细胞

固有淋巴样细胞 (innate lymphoid cell, ILC) 是近年发现并新定义的一类细胞,包括 ILC1、ILC2 和 ILC3 三个亚群。NK 细胞也归属于固有淋巴样细胞。ILC 不表达特异性 / 泛特异性抗原受体,其活化不依赖于对抗原的识别。ILC 通过表面受体接受病原体感染后免疫细胞或组织细胞分泌的细胞因子刺激而激活,并通过分泌不同的细胞因子参与机体抗感染免疫、过敏性炎症反应、组织修复等过程。

四、粒细胞和肥大细胞

(一) 粒细胞

粒细胞包括中性粒细胞、嗜酸性粒细胞和嗜碱性粒细胞 3 类。

1. 中性粒细胞 中性粒细胞 (neutrophil) 占血液白细胞总数的 60%~70%,血液中存活期为 2~3 天。中性粒细胞表面具有模式识别受体 (甘露糖受体、清道夫受体和 Toll 样受体)、趋化因子受体 (IL-8R、C5aR)、调理性受体 (IgG FcR、C3bR) 等多种膜分子。胞质颗粒中富含髓过氧化物酶、酸性 / 碱性磷酸酶、溶菌酶等多种具有杀伤、消化作用的酶类;具有巨噬细胞的氧依赖和非氧依赖 2 个杀菌系统及其不具备的髓过氧化物酶 (myeloperoxidase, MPO) 杀菌系统。中性粒细胞有很强的趋化运动和吞噬杀菌能力,并可通过 ADCC 杀伤病原体感染的组织细胞。

2. 嗜酸性粒细胞 嗜酸性粒细胞 (eosinophil) 在外周血中含量较少,占白细胞总数的 1%~3%。嗜酸性粒细胞表面表达嗜酸性粒细胞趋化因子受体 (ECFR)、IL-3R、IL-5R 和血小板活化因子受体等。嗜酸性粒细胞具有一定的吞噬、杀菌能力,活化后可释放其胞浆内嗜酸性颗粒。嗜酸性颗粒内主要有碱性蛋白、嗜酸性粒细胞过氧化物酶、嗜酸性粒细胞阳性离子蛋白、芳基硫酸酯酶等,并可通过脱颗粒释放组胺酶、白三烯、前列腺素 D_2 等炎症介质。嗜酸性粒细胞主要分布于呼吸道、消化道和泌尿生殖道黏膜上皮结缔组织中,参与抗寄生虫感染免疫、免疫调节和超敏反应。

3. 嗜碱性粒细胞 嗜碱性粒细胞 (basophil) 主要存在于血液中,占白细胞总数的 0.2%。嗜碱性粒细胞表面表达趋化性受体 (IL-8R、MCP-1R) 和高亲和力 IgE Fc 受体,胞浆中含有大量嗜碱性颗粒,无吞噬功能。在炎症发生过程中或变应原与致敏嗜碱性粒细胞表面 IgE 结合后,可使其脱颗粒,释放组胺、5- 羟色胺、嗜酸性粒细胞趋化因子 (eosinophil chemotactic factor, ECF) 及白三烯、前列腺素 D_2、血小板活化因子等一系列新合成的炎症介质,参与炎症反应、抗寄生虫感染免疫和 I 型超敏反应。

(二) 肥大细胞

肥大细胞 (mast cell) 主要分布于皮肤、呼吸道、胃肠道、泌尿生殖道及各器官结缔组织中,其表面具有模式识别受体 (如 TLR)、过敏毒素 C3a/C5a 受体和高亲和力 IgE Fc 受体,胞浆中含有大量嗜碱性颗粒。肥大细胞无吞噬和杀伤病原体的功能,但可通过上述受体与相应配体结合而被激活,脱颗粒释放一系列炎症介质 (如组胺、5- 羟色胺、白三烯、前列腺素 D_2 等) 和细胞因子 (IL-1、IL-4、IL-8、TNF 等),引起炎症反应,参与抗感染免疫和 I 型超敏反应。

第三节 抗原提呈细胞

抗原提呈细胞 (antigen-presenting cell, APC) 是指能够摄取、加工抗原,并将抗原肽提呈给 T 细胞的一类免疫细胞,在机体的免疫识别、免疫应答与免疫调节中具有重要作用。根据其表面 MHC Ⅱ类分子表达和功能的差异,可将 APC 分为两大类。

1. 专职性 APC　专职性 APC(professional APC)包括树突状细胞、巨噬细胞和 B 细胞,可组成型表达 MHC Ⅱ类分子和 T 细胞活化的共刺激分子;具有较强的摄取、加工处理及提呈抗原的能力,通过 MHC Ⅱ类分子结合抗原肽并提呈给 CD4$^+$T 细胞,进一步促进其活化。

2. 非专职性 APC　非专职性 APC(non-professional APC)主要包括内皮细胞、成纤维细胞、上皮细胞等。在正常条件下不表达 MHC Ⅱ类分子,但在炎症过程中或 IFN-γ 等细胞因子的作用下,也可表达 MHC Ⅱ类分子并处理和提呈抗原。

表达 MHC Ⅰ类分子的细胞均能将内源性蛋白抗原加工为抗原肽 -MHC Ⅰ类分子复合物,提呈给 CD8$^+$T 细胞而被其识别和杀伤,通常将此类细胞称为靶细胞,属于广义的 APC。

第四节　适应性免疫细胞

适应性免疫细胞是指表面具有高度抗原特异性的抗原识别受体(TCR/BCR),介导适应性免疫应答的一类细胞,主要包括 T 淋巴细胞(简称 T 细胞)和 B 淋巴细胞(简称 B 细胞)2 类。

一、T 细胞

T 细胞表面具有 TCR-CD3 复合体、CD4/CD8 分子、共刺激分子及细胞因子受体等多种特征性表面膜分子。根据 T 细胞表面膜分子及其功能的不同,T 细胞分为若干个亚群,介导、辅助或调节免疫应答,相互协同完成免疫功能以维护机体生理平衡。

(一) T 细胞的表面分子

T 细胞表面分子是 T 细胞识别抗原、与其他免疫细胞相互作用以及接受信号刺激并产生应答的物质基础,也是鉴别和分离 T 细胞的重要依据。

1. TCR-CD3 复合体　TCR-CD3 是由 T 细胞受体(T cell receptor, TCR)与 CD3 分子以非共价键结合形成的一个稳定的功能复合体(图 5-5)。TCR 特异性识别抗原产生的信号借助 CD3 分子转导进入细胞内。

TCR 为 T 细胞特异性识别抗原的受体,是由 2 条肽链以二硫键连接形成的异二聚体。除少数 T 细胞(约占 5%)的 TCR 分子由 γ 和 δ 链组成外,大多数 T 细胞的 TCR 分子都由 α 和 β 2 条肽链组成。2 条肽链都有胞外区、跨膜区及胞浆区。胞外区包括可变区(V 区)及恒定区(C 区)。TCR 基因重排后的组合可形成约 10^{16} 种不同特异性的 TCR 分子,可识别环境中多种多样的抗原。TCR 不能直接识别抗原表位,仅能识别 APC 或靶细胞表面与 MHC 分子结合的抗原肽(pMHC),这也是 T 细胞与 B 细胞识别抗原的主要不同之处。

CD3 表达于所有成熟 T 细胞表面,是由 γ、δ、ε、ζ 和 η 5 种肽链两两结合组成的二聚体分子,由胞外区、跨膜区和胞浆区组成。胞浆区含

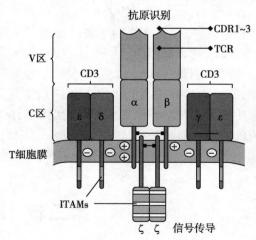

图 5-5　TCR-CD3 复合体示意图

有免疫受体酪氨酸激活模体(ITAM)。ITAM 的酪氨酸磷酸化可活化相关激酶,传导细胞活化信号。CD3 具有稳定 TCR 结构和传递抗原识别信号的作用,但并不参与抗原识别过程。

2. 共受体　CD4 和 CD8 都是 TCR 的共受体(co-receptor),但分别表达在不同的 T 细胞亚群上。CD4 分子是一种单链糖蛋白,其胞外区有 4 个 Ig 样结构域,远端的 2 个结构域能与 MHC II 类分子的 β_2 结构域结合;CD8 分子是由 α 和 β 肽链组成的异二聚体,其 α 和 β 肽链的胞外区各含 1 个 Ig 样结构域,能与 MHC I 类分子的 α_3 结构域结合。CD4 和 CD8 分子可增强 T 细胞与 APC 或靶细胞之间的作用,并促进 CD3 的 ITAM 酪氨酸磷酸化,参与活化信号的转导。CD4 也是人类免疫缺陷病毒(HIV)gp120 的受体。

3. 共刺激分子　T 细胞的活化需要双信号刺激,不仅需要由 TCR-CD3 复合分子提供的起始信号(第一活化信号),还必须有共刺激信号(costimulatory signal)(第二活化信号)。T 细胞膜上有多种分子与共刺激信号的产生有关,如 CD28、LFA-2 及 CD2 分子等,这些分子被称为共刺激分子。

(1)CD28:可表达于 90%CD4$^+$T 细胞及 50%CD8$^+$T 细胞。它是二硫键连接的同源二聚体分子,属 Ig 超家族。在抗原诱导的 T 细胞活化中,CD28 与 CD80(B7-1)、CD86(B7-1)结合,为 T 细胞提供活化的第二信号,刺激 T 细胞合成 IL-2,并促进 T 细胞的增殖和分化。

(2)CD154:即 CD40 配体(CD40L),主要表达于活化的 T 细胞。与 B 细胞表面相应受体 CD40 结合,可调节 B 细胞的活化,产生双向效应:一方面为 B 细胞活化提供共刺激信号,另一方面可通过增强作为 APC 的 B 细胞上 B7 分子表达及分泌 T 细胞分化相关的细胞因子而进一步促进 T 细胞的活化。

(3)CD2:又称淋巴细胞功能相关抗原 2(LFA-2),表达于 95% 成熟 T 细胞,其配体为 APC 或靶细胞上的 CD58 分子。CD2 与相应配体的相互作用可加强 T 细胞与 APC 或靶细胞间的黏附,为 T 细胞提供协同刺激作用,促进 T 细胞活化。

4. 负调节分子　负调节分子在限制过度应答及某些免疫现象中有重要作用,其中最重要的是细胞毒性 T 细胞活化抗原 -4(CTL activation antigen-4,CTLA-4)和程序性细胞死亡蛋白 -1(programmed cell death 1,PD-1)。CTLA-4 即 CD152,其结构上和 CD28 分子高度同源,是由 2 条肽链经二硫键连接的同源二聚体,主要表达于活化的 CD4$^+$T 细胞及 CD8$^+$T 细胞,配体也是 B7 分子(CD80/CD86),但是其亲和力显著高于 CD28 与 B7 的亲和力。与 CD28 的作用相反,因 CTLA-4 的胞浆区有免疫受体酪氨酸抑制模体(ITIM),CTLA-4 与 B7 分子结合,可向活化的 T 细胞传递抑制信号,下调或终止 T 细胞活化,限制免疫应答启动阶段的强度,避免失控。PD-1 即 CD279,也是带胞浆区 ITIM 的一种免疫球蛋白超家族跨膜糖蛋白,可被诱导性地表达在活化的 T 细胞、B 细胞、NK 细胞、单核细胞和树突状细胞等表面,其配体 PD-L1(CD274)和 PD-L2(CD273)也属 B7 家族。二者结合对活化的细胞产生抑制作用,在免疫应答过程中发挥限制作用。机体不少细胞(包括肿瘤细胞)表达 PD-L,因此 PD-1 也在使自身细胞及肿瘤细胞免受免疫攻击中起着重要的作用。此外,细胞毒性 T 细胞(CTL)也表达类似 NK 细胞的抑制性受体(KIR)。

5. 细胞因子受体　多种细胞因子通过与 T 细胞表面相应受体(IL-1R、IL-2R、IL-4R、IL-6R 及 IL-7R 等)结合而参与调节 T 细胞活化、增殖和分化。静止和活化的 T 细胞表面细胞因子受体的种类、密度及亲和力差别很大。例如:静止 T 细胞仅表达低亲和力的 IL-2R,而活化 T 细胞可表达高亲和力 IL-2R,因此激活的 T 细胞能接受较低水平 IL-2 的刺激而增殖。

6. 丝裂原结合分子　常用的诱导 T 细胞发生增殖的丝裂原有伴刀豆球蛋白 A

（ConA）、植物凝集素（PHA）和美洲商陆丝裂原（PWM）。这些丝裂原可与 T 细胞膜表面的丝裂原结合分子结合，刺激 T 淋巴细胞增殖。此外，T 细胞膜上可表达特定类型的 Fc 受体、补体受体和 MHC Ⅰ 类分子，活化的 T 细胞还可表达 MHC Ⅱ 类分子。除上述与免疫活动有关的膜分子外，T 细胞表面还具有多种内分泌激素、神经递质和神经肽等的受体，与机体神经 - 内分泌 - 免疫网络调节有关。

（二）T 细胞亚群与功能

T 细胞是高度异质性的群体。按其表面表达的膜分子类型及生物学作用的差别，T 细胞可划分为不同类别和亚群（subpopulation）。①根据在应答过程所处阶段和状态的不同分为初始 T 细胞（naive T cell）、效应 T 细胞（effector T cell，Teff）和记忆性 T 细胞（memory T cell，Tm cell）；②根据 TCR 类型不同分为 αβT 细胞和 γδT 细胞；③根据是否表达 CD4 或 CD8 分子分为 CD4⁺细胞和 CD8⁺T 细胞；④根据功能不同分为辅助性 T 细胞（helper T cell，Th cell）、细胞毒性 T 细胞（cytotoxic T cell，CTL 或 Tc cell）和调节性 T 细胞（regulatory T cell，Treg）等。

1. 初始 T 细胞、效应 T 细胞和记忆性 T 细胞

（1）初始 T 细胞：是指从未接受过抗原刺激的成熟 T 细胞。T 细胞发育成熟后离开胸腺，迁移到外周淋巴组织或器官，在没有接触到任何抗原刺激时处于相对静止状态，表达 CD45RA 和高水平的 L- 选择素（CD62L），参与淋巴细胞再循环。初始 T 细胞在外周免疫器官内接受抗原刺激而活化，并最终分化为效应 T 细胞和记忆性 T 细胞。

（2）效应 T 细胞：为由初始 T 细胞分化而来的具有免疫效应功能的 T 细胞，表达高水平、高亲和力 IL-2 受体，还表达黏附分子（整合素和 CD44）和 CD45RO。效应 T 细胞与初始 T 细胞不同，不再循环至淋巴结，而是向外周炎症组织迁移。

（3）记忆性 T 细胞：可由效应 T 细胞分化而来，也可由初始 T 细胞受抗原刺激后分化而来，是维持机体免疫记忆的细胞，可存活数年甚至几十年。记忆性 T 细胞可再次接受相同抗原刺激后迅速活化，并分化为效应 T 细胞。记忆性 T 细胞表达 CD45RO 和 CD44，参与淋巴细胞再循环。在缺乏抗原等刺激的情况下，记忆性 T 细胞可以长期存活，通过自发增殖维持在一定水平。

2. αβT 细胞和 γδT 细胞　根据表达的 TCR 类型，T 细胞可分为 TCRαβT 细胞和 TCRγδT 细胞，分别简称 αβT 细胞及 γδT 细胞。在外周血中，αβT 细胞占成熟 T 细胞的 95% 以上，主要为 CD4⁺或 CD8⁺单阳性，即一般所说的 T 细胞，是适应性免疫应答的主要细胞。γδT 细胞主要分布在皮肤和黏膜上皮层中，表型多为 CD4⁻CD8⁻，部分细胞可为 CD8⁺单阳性。γδT 细胞发挥固有免疫功能。

3. CD4⁺T 细胞和 CD8⁺T 细胞　根据 T 细胞表面 CD 分子表型的不同，可将成熟的 T 细胞分为 CD4⁺T 细胞和 CD8⁺T 细胞。CD4⁺细胞识别由 13~17 个氨基酸残基组成的外源性抗原肽，其识别、活化过程受 MHC Ⅱ 类分子的限制，活化后分化的效应细胞主要为辅助性 T 细胞；而 CD8⁺T 细胞识别由 8~10 个氨基酸残基组成的内源性抗原肽，受 MHC Ⅰ 类分子的限制，活化后分化的效应细胞主要为细胞毒性 T 细胞，具有细胞毒作用，可特异性杀伤靶细胞。

4. 辅助性 T 细胞（Th 细胞）、细胞毒性 T 细胞（CTL）和调节性 T 细胞（Treg）

（1）Th 细胞：多为 CD4⁺T 细胞。未受抗原刺激的初始 CD4⁺T 细胞为 Th0 细胞，在不同抗原刺激下及不同细胞因子的作用下，Th0 细胞向不同的 Th 细胞亚群分化。① Th1 细胞：分泌 IFN-γ、IL-2 和 TNF-α/β 等类型的细胞因子，激活巨噬细胞，辅助 CTL 的活化和增殖，增强 NK 细胞的杀伤活性，发挥细胞免疫效应；所分泌的某些细胞因子可抑制 Th2 细胞的

活化及其生物学效应。②Th2 细胞：分泌 IL-4、IL-5、IL-13 和 IL-10 等类型的细胞因子，辅助 B 细胞增殖并产生不同类别的抗体；所分泌的某些细胞因子可抑制 Th1 细胞的活化及效应作用。③Th17 细胞：以分泌 IL-17、IL-21、IL-22 等细胞因子为特征，可刺激多种细胞产生 IL-6、IL-1、TNF、GM-CSF 等前炎症因子，在炎症形成过程中起主导作用。其增殖依赖于巨噬细胞所分泌的 IL-23，但受 Th1、Th2 型细胞因子的抑制。④Tfh：滤泡辅助性 T 细胞（follicular helper T cell, Tfh）是一种存在于外周免疫器官淋巴滤泡的 CD4$^+$T 细胞，其分泌的 IL-21 在促进 B 细胞分化为浆细胞、产生抗体和 Ig 类别转换中发挥作用，是辅助 B 细胞应答的关键细胞。⑤Th9 细胞：以分泌 IL-9 为特征，在过敏性疾病、抗寄生虫感染和自身免疫病中发挥重要作用。⑥Th22 细胞：是一群以 IL-17A$^-$IL-22$^+$IFNγ$^-$ 为特征的 CD4$^+$T 细胞，表达趋化因子受体 CCR4、CCR6 和 CCR10，通过分泌 IL-22、IL-13 和 TNF-α 参与上皮细胞的生理功能和炎性病理过程。

（2）CTL：多为 CD8$^+$T 细胞，经抗原受体介导产生特异性细胞毒作用，其机制为：①分泌穿孔素（perforin）及颗粒酶（granzyme）介导靶细胞裂解或凋亡；②分泌 TNF-α 与靶细胞表面的 TNF 受体（TNFR）结合，启动靶细胞凋亡；③通过高表达 FasL 导致 Fas 阳性的靶细胞凋亡。

（3）Treg：通常所称 Treg 是指 CD4$^+$CD25$^+$Foxp3$^+$ 的 T 细胞，具有抑制性免疫调节功能。在胸腺形成的称为天然调节性 T 细胞（nTreg），在自身免疫耐受中起重要作用；外周由初始 T 细胞分化形成的称为诱导性调节性 T 细胞（iTreg），可抑制性调节其他效应 T 细胞的活化与增殖。其调节机制主要与细胞间直接接触、分泌抑制性细胞因子、诱导 T 细胞表面负调节分子表达及调控 APC 作用有关。

二、B 细胞

B 细胞表达 BCR-CD79a/b 复合体、共受体、共刺激分子、MHC Ⅱ/Ⅰ类分子及细胞因子受体等多种细胞表面膜分子。

（一）B 细胞的表面分子

B 细胞表面的膜分子，也是 B 细胞的标志性分子。这些分子在 B 细胞识别抗原、活化增殖、分化及产生抗体等方面有重要作用。

1. BCR-CD79a/b 复合体　BCR-CD79a/b 复合体是由 B 细胞受体（BCR）与 CD79a/b（Igα/Igβ）分子两部分组成（图 5-6）。

（1）BCR：即膜表面免疫球蛋白（surface membrane immunoglobulin, mIg），为单体，胞外 V 区能特异性结合抗原表位，但胞质区很短，不能传递抗原刺激信号到细胞内。不同发育分化阶段的 B 细胞，构成 BCR 的 mIg 类别各异，未成熟 B 细胞表达 mIgM，成熟 B 细胞同时表达 mIgM 和 mIgD，活化和记忆 B 细胞 mIgD 表达消失。BCR 具有高度的多样性，可直接识别具有天然构象的抗原分子。

（2）CD79a/b：也称 Igα（CD79a）、Igβ（CD79b）。两者形成二聚体，其胞浆区含有 ITAM，可将 BCR 胞外 V 区结合抗原的刺激信号传递到细胞内，为 B 细胞提供第一活化信号。

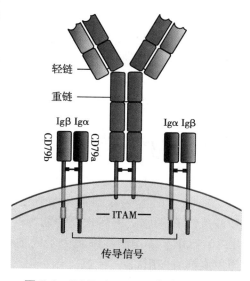

图 5-6　BCR-CD79a/b 复合体示意图

2. 共受体 CD19、CD21 和 CD81 以非共价键形成复合体,称为 B 细胞共受体。CD19 是一种跨膜蛋白,其胞浆区可传导活化信号;CD21 是补体 C3d 受体(CR2),也是 EB 病毒的受体,可显著增强 BCR 识别抗原的信号传导,促进 B 细胞活化。

3. 共刺激分子 B 细胞表面的共刺激分子为 B 细胞和 T 细胞活化提供必要的第二信号,主要包括:

(1)CD40:是 B 细胞表面最重要的共刺激分子,其配体为表达于活化 T 细胞表面的 CD154(CD40L)。Th 细胞活化后,CD40L 表达上调,与 CD40 相互作用,提供 B 细胞活化的第二信号。

(2)CD80/CD86:高表达在活化的 B 细胞表面,是 T 细胞 CD28 和 CD152 的配体,B7 分子(CD80/CD86)与 CD28 相互作用,为 T 细胞的活化提供第二信号;B7 分子(CD80/CD86)与 CD152 相互作用,则可抑制 T 细胞活化。

4. 负调节分子

(1)CD22:胞内段含有 ITIM,B 细胞活化导致 ITIM 磷酸化,可对 B 细胞活化产生负调节作用。

(2)CD32(FcγⅡB):为一种 IgG Fc 受体,胞内段含有 ITIM,其作用是介导抑制信号,进而抑制 B 细胞的分化和抗体生成。

(3)CD279(PD-1):活化 B 细胞表达,结合配体后抑制 B 细胞增殖和分化,参与免疫耐受;CD279 缺陷可出现狼疮样病变及血清 Ig 增多。

5. 细胞因子受体 B 细胞表面表达 IL-1R、IL-2R、IL-4R、IL-5R、IL-6R、IL-7R 及 IFN-γR 等多种细胞因子受体,与相应细胞因子结合而参与或调节 B 细胞活化、增殖和分化。

6. 丝裂原结合分子 B 细胞表面具有多种丝裂原结合分子,可以与相应丝裂原结合,激活 B 细胞,使其增殖分化为淋巴母细胞。常见的 B 细胞丝裂原有美洲商陆丝裂原(PWM)、脂多糖(LPS)、金黄色葡萄球菌 A 蛋白(SPA)等。

7. MHC 分子 成熟 B 细胞可表达高密度的 MHC Ⅰ类和 MHC Ⅱ类分子。在发育前期,B 细胞已表达 MHC Ⅱ类分子,活化后表达明显增多。它的主要作用是提呈抗原肽,与 T 细胞 TCR 结合,为 T 细胞提供第一活化信号。活化的 Th 细胞表达 CD40L 等共刺激分子,与 B 细胞表面 CD40 等共刺激分子结合使得 B 细胞获得第二活化信号。

此外,B 细胞还表达补体受体 CR1、CR2 及 FcαR 等免疫球蛋白的 Fc 受体。

(二)B 细胞亚群及其功能

1. B1 细胞和 B2 细胞 根据 B 细胞是否表达 CD5 分子,通常把 B 细胞分为 B1 细胞(CD5+,主要参与固有免疫)和 B2 细胞(CD5-,主要参与适应性免疫)。B2 细胞的主要功能为:①产生抗体:B2 细胞主要识别蛋白质抗原,是参与 B 细胞介导的适应性免疫应答的主要细胞。B2 细胞受特异性抗原刺激后,需在 T 细胞的辅助下,大量增殖,形成生发中心,并经历类别转换、体细胞高频突变和亲和力成熟,最终分化为浆细胞,产生高亲和性抗体。②提呈抗原:B2 细胞是专职 APC,具有抗原提呈功能,可借其 BCR 结合特异性抗原表位,经抗原内化、加工和处理,以抗原肽-MHC 分子复合物形式提呈给效应 T 细胞/记忆性 T 细胞。③分泌细胞因子:活化的 B 细胞还可产生多种细胞因子,参与免疫调节、炎症反应等过程。

2. 抗体产生性 B 细胞和调节性 B 细胞 根据生物学功能可分为抗体产生性 B 细胞和调节性 B 细胞。前者主要功能为产生抗体、提呈抗原和分泌细胞因子等;后者通过产生 IL-10、TGF-β 等抑制性细胞因子或细胞膜分子来间接或直接抑制其他免疫细胞的功能,发挥免疫调节作用。

3. 初始 B 细胞、效应 B 细胞(浆细胞)和记忆 B 细胞 根据激活状态可分为初始 B 细胞、效应 B 细胞(浆细胞)和记忆 B 细胞。初始 B 细胞,即未经抗原激活的 B 细胞,经抗原激活分化为浆细胞并产生抗体参与免疫应答。受抗原刺激的 B 细胞除分化成浆细胞外,尚有部分分化为记忆 B 细胞(memory B cell,Bm cell),大部分 Bm 细胞进入血液参与再循环。Bm 细胞不产生 Ig,但再次与同一抗原相遇时可迅速活化,产生大量抗原特异性 Ig。

学习小结

　　免疫细胞分为固有免疫细胞和适应性免疫细胞。固有免疫细胞主要包括单核/巨噬细胞、树突状细胞、固有淋巴样细胞(NK 细胞、ILC1、ILC2、ILC3)、固有样淋巴细胞(NK T 细胞、γδT 细胞、B1 细胞)、中性粒细胞、嗜酸性粒细胞、嗜碱性粒细胞、肥大细胞等。适应性免疫细胞包括 T 细胞和 B 细胞。抗原提呈细胞(APC)是连接固有免疫和适应性免疫的重要细胞,专职 APC 包括单核/巨噬细胞、树突状细胞和 B 细胞。

　　T 细胞表面重要的膜分子包括 TCR-CD3 复合物、CD4 和 CD8、CD28、CD154、CD2、CTLA-4、PD-1 等多种受体。根据功能不同,T 细胞可分为 CD4⁺辅助性 T 细胞(Th 细胞)、CD8⁺细胞毒性 T 细胞(CTL)和调节性 T 细胞(Treg)。Th1 细胞分泌 IL-2、IFN-γ、TNF-α 等细胞因子介导细胞免疫应答,Th2 细胞分泌 IL-4、IL-5 等细胞因子辅助体液免疫。

　　B 细胞表面重要的膜分子包括 BCR-CD79a/b 复合物、CD40、CD80/86、CD22、FcγR Ⅱ、CD19/CD21/CD81/CD225 以及多种受体。根据 CD5 的表达,B 细胞可分为 B1 细胞和 B2 细胞;根据功能,B 细胞分为初始 B 细胞、浆细胞和记忆 B 细胞。

(邝枣园　史丽云)

复习思考题

　　1. 请列举 T、B 淋巴细胞的主要表面分子,并试述这些表面分子在 T、B 细胞免疫应答中的作用。

　　2. 试述 T、B 淋巴细胞之间及 T、B 淋巴细胞与其他免疫细胞之间的联系。

扫一扫
测一测

PPT 课件

◇◇◇ **第六章** ◇◇◇

免 疫 应 答

📝 **学习目标**

通过本章的学习,掌握固有免疫应答与适应性免疫应答的特点,固有免疫应答的机制及效应,T 细胞介导的细胞免疫应答的机制及效应,B 细胞对 TD-Ag 的应答机制及效应,初次应答与再次应答的规律;了解免疫调节的主要方式。

免疫应答(immune response)是机体免疫系统对外源性及内源性危险信号刺激所形成的一种反应,包括识别和清除"非己"物质的全过程。此过程多数情况下对人体有免疫保护作用,如抗感染、抗肿瘤等;但也可能给机体造成免疫损伤,参与超敏反应、自身免疫病、移植排斥等的发生发展。免疫应答的类型分为固有免疫应答(innate immune response)和适应性免疫应答(adaptive immune response)。两种应答的特点见表 6-1。

表 6-1 固有免疫应答与适应性免疫应答的比较

	固有免疫应答	适应性免疫应答
参与的主要细胞组分	树突状细胞、巨噬细胞、中性粒细胞、肥大细胞、嗜酸性粒细胞、NK 细胞、NK T 细胞、γδT 细胞、B1 细胞、ILC、上皮细胞等	αβT 细胞、B2 细胞
参与的主要效应分子	补体系统、细胞因子、抗菌肽、溶菌酶、乙型溶素等	免疫球蛋白(抗体)
识别对象	PAMP、DAMP	抗原表位
识别受体	PRR	BCR、TCR
效应方式	吞噬细胞接触病原体及其产物后,PRR 与 PAMP/DAMP 结合后,促进调理作用;补体系统发挥溶解细胞作用;干扰素分泌细胞所产生的抗病毒作用	T 细胞介导的特异性细胞毒作用与炎症(细胞免疫),B 细胞介导的抗体所表现的各类生物学效应(体液免疫)
免疫记忆	无	有

第一节 固有免疫应答

固有免疫应答是生物体在长期种系进化过程中逐渐形成的一系列天然防御机制。固有免疫系统由屏障系统、固有免疫细胞和固有免疫分子构成。病原体突破皮肤黏膜等屏障系统入侵机体是固有免疫应答启动的因素,这种应答以分子模式为主要识别对象,由胚系基因编码的受体感知并引发直接清除作用。此清除作用时相快,非高度特异性,不形成免疫记忆,也不产生免疫耐受。

一、固有免疫应答的特征

1. 识别对象 固有免疫应答中被识别的对象主要是对机体构成"危险"的分子模式,包括外源性危险信号病原体相关分子模式(pathogen associated molecular pattern,PAMP)和内源性危险信号损伤相关分子模式(damage associated molecular pattern,DAMP)。PAMP通常是病原微生物共有的、相对保守的,且对病原体生存和致病必要的结构。主要包括 G⁻菌的脂多糖(LPS)、G⁺菌的磷壁酸和肽聚糖、某些病毒和真菌成分及细菌 DNA、病毒双链RNA 等。PAMP 仅来源于病原体,是机体固有免疫区分"自己"与"非己"的重要结构。DAMP 多为机体组织细胞损伤时产生的物质或表达严重过量的自身物质,如热激蛋白(heat shock protein,HSP)、高速泳动族蛋白 B1(high mobility group box 1 protein,HMGB1)、透明质酸、尿酸结晶、凋亡细胞表面的磷脂酰丝氨酸等。

2. 识别受体 识别受体是一类能够直接识别病原体及其产物或宿主损伤、衰老、凋亡细胞某些共有模式分子(PAMP/DAMP)的受体,称为模式识别受体(PRR)。此类受体由胚系基因编码,其多样性有限,同一类型固有免疫细胞均表达相同的 PRR。PRR 有位于固有免疫细胞质膜(细胞膜或内体膜)上的,也有分布在细胞质或体液中的(表 6-2)。膜型 PRR主要包括 Toll 样受体(Toll-like receptor,TLR)、甘露糖受体和清道夫受体,介导细胞吞噬、活化、分泌细胞因子;胞质型 PRR 主要包括视黄酸诱导基因Ⅰ样受体(retinoic acid-inducible gene Ⅰ-like receptor,RLR)和 NOD 样受体(nucleotide-binding oligomerization domain-like receptor,NLR),主要介导细胞活化、分泌细胞因子;分泌型 PRR 主要包括 MBL 和 C 反应蛋白等急性期蛋白,可活化补体等。

表 6-2 主要的模式识别受体及其识别的模式分子(举例)

模式识别受体(PRR)		模式分子(PAMP/DAMP)	生物学活性
分泌型 PRR	C 反应蛋白(CRP)	细菌细胞壁的磷酰胆碱	激活补体、调理作用
	甘露糖结合凝集素(MBL)	病原体表面的甘露糖/岩藻糖残基	MBL 途径激活补体、调理作用
内吞型 PRR	甘露糖受体(MR)	细菌或真菌细胞壁的甘露糖/岩藻糖残基	吞噬作用
	清道夫受体(SR)	G⁺菌磷壁酸、G⁻菌 LPS、衰老/凋亡细胞表面磷脂酰丝氨酸	吞噬作用、清除 LPS
信号转导型 PRR	位于细胞膜上	TLR2 同源二聚体 TLR2/TLR1 异二聚体 TLR2/TLR6 异二聚体	G⁺菌肽聚糖/磷壁酸、细菌或支原体脂蛋白/脂肽、酵母菌的酵母多糖、分枝杆菌细胞壁组分等	激活 NF-κB 信号通路、促进黏附分子和炎性细胞因子生成
		TLR4 同源二聚体	G⁻菌 LPS	同上
		TLR5 同源二聚体	G⁻菌鞭毛蛋白	同上
	位于细胞器膜上	TLR3 同源二聚体	病毒双链 RNA(dsRNA)	同上
		TLR7 或 TLR8 同源二聚体	病毒单链 RNA(ssRNA)	同上
		TLR9 同源二聚体	细菌或病毒非甲基化 CpG DNA	诱导 Th1 型细胞因子,促进 NK 细胞毒效应

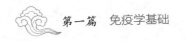

续表

模式识别受体（PRR）		模式分子（PAMP/DAMP）	生物学活性
信号转导型PRR	位于细胞质中　NOD样受体（NLR）	G⁺/G⁻菌及分枝杆菌产物、ATP、β-淀粉蛋白、尿酸结晶等	激活核因子κB（NF-κB）和胱天蛋白酶-1（caspase-1），诱导IL-1β、IL-18等细胞因子产生，激发炎症反应
	RIG样受体（RLR）	病毒双链RNA（dsRNA）	激活IRF和NF-κB，诱导IFN-α/β和IL-1，发挥抗病毒效应

3. 效应方式　固有免疫细胞通过PRR直接识别结合PAMP和DAMP而被激活，并在不需扩增的情况下迅速产生免疫效应。不产生记忆细胞，因而再次感染相同病原体时的应答在速度与强度上与初次应答无差别。

二、固有免疫应答机制

健康完整的皮肤黏膜及其附属成分组成的物理、化学和微生物屏障是阻挡和抵御病原生物入侵的第一道防线（见第一章）。当病原体突破皮肤黏膜等屏障系统侵入机体则启动固有免疫应答，由固有免疫分子和固有免疫细胞产生效应。

按效应产物类型可分为免疫效应分子的作用及固有免疫细胞的作用。

（一）即时性免疫效应分子的作用

1. 补体　补体系统是参与固有免疫应答的最重要的免疫效应分子。感染早期，补体经旁路途径和凝集素途径活化，产生溶菌效应；补体活化产生多种活性片段，发挥趋化（C3a、C5a、C567）、调理（C3b、C4b）、免疫黏附（C3b）及促炎症（C3a、C5a）等效应（见第四章）。

2. 细胞因子　免疫细胞和非免疫细胞（如感染的组织细胞）经刺激后产生多种细胞因子发挥免疫效应。如：Ⅰ型IFN干扰病毒蛋白合成，抑制病毒的复制扩散；IL-1、IL-6、TNF-α等促进炎症反应有利于抗感染；IFN-γ、IL-12可激活巨噬细胞（MΦ）和NK细胞，发挥抗感染及抗肿瘤作用。

3. 急性期蛋白　当病原体感染或组织损伤时，巨噬细胞（MΦ）产生的细胞因子IL-1、IL-6、TNF-α诱导肝细胞产生急性期蛋白，如C反应蛋白、甘露糖结合凝集素等，它们作为固有免疫应答中的分泌型PRR识别PAMP/DAMP，进而活化补体或介导MΦ的调理吞噬效应。

4. 其他体液因子　①溶菌酶（lysozyme）：为不耐热碱性蛋白，主要来源于吞噬细胞，广泛存在于体液、外分泌液和吞噬细胞的溶酶体中，通过破坏G⁺菌细胞壁的肽聚糖使细菌溶解死亡。②防御素（defensin）：由一组耐受蛋白酶的分子组成，是多种抗菌性多肽中最重要者，对细菌、真菌和囊膜病毒均有广谱的直接杀伤作用。人类及哺乳动物有2种防御素，即α-防御素和β-防御素。

（二）免疫效应细胞的作用

1. 吞噬细胞　包括中性粒细胞和单核/巨噬细胞，是固有免疫系统的主要效应细胞，表型未成熟的DC也具有吞噬作用。中性粒细胞存在于外周血，寿命短、更新快、数量多；单核/巨噬细胞包括血液中的单核细胞和分布于不同组织中、命名各异的巨噬细胞（MΦ），寿命长、形体大、富含细胞器。吞噬细胞表达多种与吞噬相关的受体，如甘露糖受体、清道夫受体、Fc受体、补体受体等，能与病原体或被覆了抗体或补体的病原体结合，病原体经内化被摄入细胞内，形成吞噬体，进而与胞质中的溶酶体（lysosome）融合成为吞噬溶酶体

（phagolysosome）。在吞噬溶酶体内,病原体通过氧依赖途径和非氧依赖途径被杀死。①氧依赖途径是以胞内呼吸暴发产生的多种反应性氧中间产物(如过氧化氢、单态氧、超氧阴离子等)和反应性氮中间产物(如一氧化氮等)发挥杀菌作用;②非氧依赖途径是不需要氧分子参与的杀菌系统,包括酸性环境、溶菌酶、防御素以及多种水解酶的杀菌作用。被吞入和杀死的细菌,在溶酶体内多种水解酶(如蛋白酶、核酸酶、脂酶和磷酸酶等)的作用下,可被进一步降解和消化。

此外,MΦ 作为抗原提呈细胞,又可提呈抗原,活化效应 T 淋巴细胞。

单核/巨噬细胞还可以通过胞质膜上的 TLR、细胞质中的 NLR 和 RLR 识别 PAMP 和 DAMP,形成炎性体(inflammasome),启动胞内信号转导,激活转录因子核因子 κB(NF-κB)、AP-1 等,诱导产生多种炎性细胞因子。最主要的炎性细胞因子是 TNF-α、IL-1 和 IL-6。介导炎症反应的机制包括:①使局部血流加快,血管内皮细胞黏附分子表达增多,血管的通透性增加,从而促进参与防御的白细胞、血浆蛋白(含补体、抗体)及体液渗出;②促进血管内皮细胞表达促凝血蛋白,形成局部小血管凝血,阻止病原体扩散;③诱导肝合成多种急性期蛋白(如 MBL、CRP),激活补体,促进吞噬细胞的吞噬功能;④作为内源性致热原,导致体温升高,有效抑制病原体的增殖,并促进抗原提呈;⑤诱导树突状细胞向淋巴结迁移和成熟,启动适应性免疫应答。吞噬细胞中树突状细胞在吞噬过程中通过对抗原的加工处理,提呈抗原,从而启动适应性免疫应答。巨噬细胞在吞噬过程中的抗原提呈作用有助于对胞内病原体的清除。

2. 类浆细胞树突状细胞(pDC) 病毒感染过程中,pDC 通过细胞内病毒感受器(某些 TLR 和 RLR)识别病毒核酸而活化,并产生 I 型 IFN。 I 型 IFN 是一组介导早期抗病毒反应的细胞因子,主要包括 IFN-α 和 IFN-β。几乎所有的细胞都可产生 I 型 IFN,但 pDC 产生 I 型 IFN 的产量约为其他细胞的 1 000 倍以上。

3. 参与固有免疫的淋巴细胞 主要通过细胞毒作用发挥效应,并释放细胞因子参与免疫调节。

(1)NK 细胞:直接杀伤靶细胞(如肿瘤细胞、病毒感染的细胞)。活化的 NK 细胞分泌 IFN-γ、TNF-α 等多种细胞因子,协助固有免疫应答和适应性免疫应答过程中其他免疫细胞对病原体的清除。

(2)NK T 细胞:受 CD1d 分子提呈的脂质、糖脂和某些肽类抗原激活,通过分泌穿孔素/颗粒酶或 Fas/FasL 途径杀伤靶细胞;通过分泌细胞因子调节免疫应答,参与炎症反应,具有抗感染、抗肿瘤作用。

(3)γδT 细胞:由 TCR 识别的脂类抗原、某些多肽抗原或磷酸化配体激活,通过细胞毒作用及分泌细胞因子发挥效应,效应方式类似 NK 细胞、NK T 细胞。

(4)ILC 细胞:ILC1、ILC2、ILC3 活化后,通过分泌不同类型的细胞因子直接或间接杀伤胞内病原菌,发挥抗寄生虫、抗胞外细菌和抗真菌作用。

(5)B1 细胞:由 BCR 识别的 TI-Ag 激活,其中 TI-1 型抗原(如脂多糖)可结合 B 细胞表面丝裂原结合蛋白,并提供抗原表位与 BCR 结合,进而激活 B1 细胞。TI-2 型抗原(如荚膜多糖)依赖多个重复表位同时与多个 BCR 结合,使 BCR 发生交联,直接活化 B1 细胞。活化的 B1 细胞分泌抗体,然而,B1 细胞的 Ig 型别转换有限、抗体识别谱宽泛、亲和力较弱,主要结合细菌表面的多糖抗原。

4. 肥大细胞 肥大细胞通过细胞表面的模式识别受体、补体 C3a 和 C5a 受体等识别相应配体(病原体或其产物的 PAMP、C3a 和 C5a 等),发生活化,通过脱颗粒释放胞内的炎症介质和促炎性细胞因子,引发炎症反应,在抗感染和免疫调节中发挥重要作用。

固有免疫应答是机体抵御微生物侵袭的第一道防线,并参与适应性免疫应答的启动,影响适应性免疫应答的强度、类型和效应等。同时,固有免疫在肿瘤、移植排斥和炎性疾病等免疫病理过程中也发挥重要作用。

第二节　适应性免疫应答

适应性免疫应答是机体受抗原刺激后,抗原特异性淋巴细胞识别抗原,发生活化、增殖、分化,进而产生清除抗原的生物学效应的全过程。相对于固有免疫应答,适应性免疫应答启动较迟缓,具有高度的特异性,可形成免疫记忆,可产生免疫耐受。

一、适应性免疫应答的特征

1. 识别对象　参与适应性免疫应答的 T、B 淋巴细胞识别的主要对象是抗原。自然界中抗原结构具有巨大的多样性,个体中能识别这些抗原结构的 T、B 淋巴细胞受体同样具有多样性,单一个体通常可识别多达 10^9 种不同的抗原结构。T、B 细胞受体识别的是抗原分子中决定抗原特异性的特殊化学基团,即抗原表位(见第二章)。APC 捕获抗原并将蛋白质降解为多肽,其中的抗原肽段装载至 MHC Ⅰ类分子或 MHC Ⅱ类分子的抗原结合槽中,通过高尔基体转运至 APC 的表面,供 CD8$^+$T 细胞或 CD4$^+$T 细胞识别。

2. 识别受体　T、B 淋巴细胞均表达抗原受体(TCR/BCR)。TCR/BCR 经体细胞基因重排而具有高度的多样性。其中,BCR 可选择性识别天然抗原表面存在的对应表位;TCR 则选择性识别由 APC 提呈的各类抗原肽与 MHC 分子结合形成的复合物(pMHC)。

3. 效应方式　T 细胞或 B 细胞经抗原刺激后,须经历活化、增殖和分化,方可形成效应细胞和效应分子,产生清除抗原的效应。因此,适应性免疫应答过程可划分为 3 个阶段,即抗原识别阶段、细胞活化增殖分化阶段和抗原清除阶段。其效应形式为由 T 细胞介导的特异性细胞毒作用(或炎症)和由 B 细胞分泌的抗体所表现的各类生物学效应。

当抗原被清除以后,适应性免疫应答的结局与转归是:一方面 T/B 细胞应答水平下降,恢复到静息或自身稳定状态;另一方面是在 T/B 细胞增殖分化阶段产生的记忆性 T/B 细胞以长寿、功能静息的状态长久存活,介导和加强再次免疫应答。

二、适应性免疫应答机制

根据参与适应性免疫应答的主体细胞不同,分为 T 细胞介导的免疫应答(细胞免疫)和 B 细胞介导的免疫应答(体液免疫)2 种类型。

(一) T 细胞介导的免疫应答

T 细胞介导的免疫应答过程包括 T 细胞对抗原的识别,T 细胞活化、增殖、分化为效应 T 细胞,执行细胞免疫应答效应。

1. T 细胞对抗原的识别阶段　T 细胞对抗原的识别过程受到严格限制,其抗原受体只能识别经抗原提呈细胞加工处理后的抗原肽 -MHC 复合物(peptide-MHC complex,pMHC)。

(1)抗原的加工提呈:这一过程在固有免疫应答阶段完成。根据 APC 处理和提呈的抗原来源的不同,可将抗原分为外源性抗原和内源性抗原 2 类。外源性抗原指通过吞噬或吞饮等方式被 APC 从细胞外摄入的抗原,如胞外寄生菌等;内源性抗原指存在于 APC 及宿主细胞质中的抗原,如病毒蛋白、肿瘤抗原等。外源性抗原和内源性抗原经不同的途径被加工提呈。

1）外源性抗原的加工处理与提呈途径（MHC Ⅱ类分子途径）：APC 通过胞吞作用或胞饮作用摄入细胞外部抗原，形成内体（endosome）或吞噬体，与溶酶体融合后，抗原被降解成含 13~17 个氨基酸的抗原肽。同时 MHC Ⅱ类分子 α 链和 β 链在内质网合成，与 Ia 相关恒定链（Ii 链）结合形成九聚体（αβIi）₃复合物，经高尔基体形成转运泡与含抗原肽的内体/溶酶体融合，Ii 链被部分降解，仅剩一小段Ⅱ类分子相关恒定链肽段（class Ⅱ-associated invariant chain peptide，CLIP）仍占据 MHC Ⅱ类分子的抗原结合槽。抗原肽在 MHC-DM 分子（非经典 MHC Ⅱ类分子）的协助下置换 CLIP，与 MHC Ⅱ类分子结合形成稳定的复合物，运送至 APC 表面，供 CD4⁺T 细胞识别（图 6-1A）。

2）内源性抗原的加工处理与提呈途径（MHC Ⅰ类分子途径）：细胞胞质内合成的抗原（如病毒蛋白）在细胞质中与泛素（ubiquitin）结合，被解除折叠，以线形进入蛋白酶体（proteasome），并被分解成含 6~30 个氨基酸的多肽片段，其中含 8~12 个氨基酸的抗原肽与 TAP 结合被转运至内质网腔。同时，合成好的 MHC Ⅰ类分子重链（α 链）和 β₂ 微球蛋白（β₂-m）在伴随蛋白（钙联蛋白和 TAP 相关蛋白）的参与下组装为二聚体，与抗原肽结合，形成抗原肽-MHC Ⅰ类分子复合物，经高尔基体转运至靶细胞表面，供 CD8⁺T 细胞识别（图 6-1B）。

除以上 2 种主要的抗原加工和提呈途径外，还有交叉提呈途径和 CD1 分子提呈途径。交叉提呈途径是指 APC 将外源性抗原通过 MHC Ⅰ类分子途径提呈给 CD8⁺T 细胞，或将内源性抗原通过 MHC Ⅱ类分子途径提呈给 CD4⁺T 细胞。CD1 分子提呈途径是对脂类抗原的提呈途径。

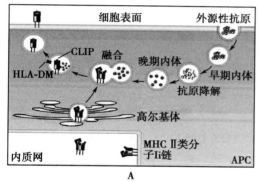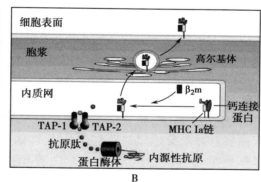

图 6-1 APC 对抗原的加工和提呈
A. 外源性抗原的加工提呈过程　B. 内源性抗原的加工提呈过程

（2）抗原识别：T 细胞对抗原肽的识别本质上是对 pMHC 的识别。T 细胞的 TCR 识别 APC 提呈的抗原肽时，必须同时识别与抗原肽形成复合物的自身 MHC 分子，即 T 细胞的双识别，称为主要组织相容性复合体限制性（MHC restriction），简称 MHC 限制性。这种识别经历 T 细胞与 APC 间的相互作用，最终形成免疫突触（图 6-2）而完成识别过程。从各组织器官摄取抗原并将其加工处理为抗原肽-MHC 复合物（pMHC）的 APC 迁移至外周免疫器官，与 T 细胞区的初始 T 细胞相遇，首先通过表面的黏附分子（LFA-1/ICAM-1、CD2/LFA-3 等）发生短暂、可逆性的结合，有利于 TCR 从 APC 表面的 pMHC 中筛选特异性抗原肽。当某种 T 细胞识别了 APC 细胞膜上表达的特异性 pMHC 时，T 细胞与 APC 发生特异性结合，TCR-CD3 复合体向细胞内导入的信号可诱导黏附分子变构，进一步增强黏附分子间亲和力，并通过细胞骨架运动促使膜分子重新分布，T 细胞与 APC 的接触面围绕着 TCR-pMHC

分子形成免疫突触(immunological synapse,IS)。TCR-pMHC、共受体(CD4/CD8)、共刺激分子(CD28-B7)位于突触中心,外周环形分布黏附分子(如 LFA-1/ICAM-1 等)。此结构有助于增强 TCR 与 pMHC 相互作用的亲和力,从而促进 T 细胞的活化。

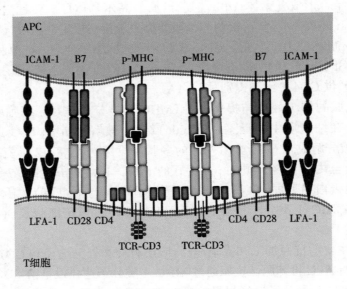

图 6-2　免疫突触

2. T 细胞的活化、增殖和分化阶段　通常情况下,体内表达某一特异性 TCR 的 T 细胞克隆数仅占总 T 细胞库的 $10^{-5}\sim10^{-4}$。特异性 T 细胞只有被抗原激活后,通过克隆扩增而产生大量效应细胞,才能有效发挥作用。T 细胞完全活化有赖于双信号和细胞因子。

(1)T 细胞的活化

1)CD4$^+$T 细胞的活化:初始 CD4$^+$T 细胞的活化必须由 DC 为其提呈抗原。TCR 特异性识别 APC 提呈的 pMHC,由此产生活化的第一信号。第一信号经 CD3 转导入胞内,共受体 CD4 分子与 MHC Ⅱ类分子 β 链 β$_2$ 区结合,参与第一信号的启动和转导。APC 和 T 细胞表面多对黏附分子即共刺激分子结合,如 B7/CD28、ICAM-1/LFA-1、LFA-3/CD2 等,共同为 T 细胞活化提供第二信号。T 细胞的 CD28 与 APC 表达的 B7 是最重要的一对共刺激分子,其主要作用是增强 T 细胞的 IL-2 基因转录和稳定 IL-2 mRNA。T 细胞识别抗原后,如果没有共刺激分子提供第二信号,则呈无能状态(anergy)或凋亡(图 6-3)。除上述双信号外,T 细胞充分活化还有赖于多种细胞因子参与,如 IL-1、IL-2、IL-4、IL-6、IL-10、IL-12 和 IFN-γ 等,其中 IL-2 信号在促进 T 细胞充分活化和增殖中最为关键。

2)CD8$^+$T 细胞的活化:初始 CD8$^+$T 细胞的活化同样也需要双信号,并且必须由 DC 提呈抗原。此外,效应 CD8$^+$T 细胞具有极大的破坏性,因此初始 CD8$^+$T 细胞活化需要比初始 CD4$^+$T 细胞更强的共刺激信号。初始 CD8$^+$T 细胞的激活主要有 2 种方式:① CD4$^+$Th 细胞非依赖性:当提呈内源性抗原的靶细胞本身就是专职性 APC 时(如病毒感染的 DC 等),DC 高表达共刺激分子,可直接提供第二信号,使初始 CD8$^+$T 细胞活化。② CD4$^+$Th 细胞依赖性:DC 捕获病毒感染细胞等靶细胞,经 MHC Ⅱ类分子提呈途径和交叉提呈途径对抗原进行加工处理,其表面表达抗原肽 -MHC Ⅱ类分子复合物和抗原肽 -MHC Ⅰ类分子复合物,分别被相应的效应 CD4$^+$T 细胞(Th 细胞)和初始 CD8$^+$T 细胞识别。DC 表达的 B7 分子刺激效应 CD4$^+$T 细胞活化、分泌 IL-2 和表达 CD40L。效应 CD4$^+$T 细胞产生的 IL-2 可作为生长因子直接促进 CD8$^+$T 细胞活化;CD40L 与 DC 表面 CD40 结合,传递信号促进 DC 表达大量的 B7 等共刺激分子,为初始 CD8$^+$T 细胞提供足够的共刺激信号(图 6-4)。

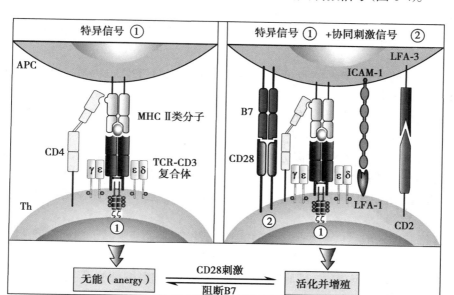

图 6-3　T 细胞活化的双信号

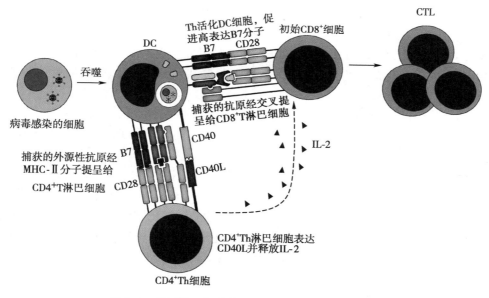

图 6-4　CD4$^+$Th 细胞辅助初始 CD8$^+$T 细胞的活化

(2)T 细胞的增殖和分化:T 细胞活化后迅速进入分裂周期,在数天内 T 细胞克隆扩增 1 000 倍以上。T 细胞增殖过程有多种细胞因子参与,其中最重要的是 IL-2。激活的 T 细胞可表达大量高亲和力 IL-2R,并分泌 IL-2,经自分泌及旁分泌作用,诱导 T 细胞增殖和分化。T 细胞大量增殖后,部分分化为效应 T 细胞,部分分化为记忆性 T 细胞。CD4$^+$ 细胞经历短暂的 Th0 细胞阶段后,在周围环境细胞因子调控下,可分化为 Th1 细胞、Th2 细胞、Th17 细胞等不同亚群。CD8$^+$T 细胞则分化为具有细胞毒作用的 CTL。记忆性 T 细胞寿命长,可在体内长期存在。当再次遇到相同抗原时,记忆性 T 细胞迅速激活,产生更为强烈、有效的再次应答。记忆细胞是预防接种及机体抵抗病原微生物再感染的细胞学基础。

3. 抗原清除阶段　T 细胞介导的抗原清除效应有 2 种基本形式：一种是 CD4⁺T 细胞介导的效应，另一种是 CD8⁺T 细胞介导的效应。

(1) CD4⁺T 细胞介导的效应：效应 CD4⁺Th 细胞通过分泌的多种细胞因子及表达相关膜分子发挥免疫效应。

1) Th1 细胞的效应：Th1 细胞可分泌 IFN-γ、IL-2、IL-3、TNF-β、GM-CSF 等细胞因子并表达 CD40L，发挥多种免疫作用。①激活巨噬细胞：IFN-γ 能使感染胞内病原体（如分枝杆菌、原虫、真菌）的巨噬细胞活化，增强其杀伤病原体和提呈抗原的能力。Th1 细胞表面 CD40L 与巨噬细胞表面 CD40 结合，向巨噬细胞发出活化信号，诱导其活化。②诱生并募集巨噬细胞：IL-3 和 GM-CSF 可促进骨髓造血干细胞分化为巨噬细胞，TNF-α/β、MCP-1 能募集巨噬细胞至感染病灶发挥作用。③放大细胞免疫效应：IL-2 等细胞因子能促进 Th1 细胞、CTL 等增殖，从而放大其免疫效应。此外，TNF-β 还可活化中性粒细胞，促进其杀伤病原体。

2) Th2 细胞的效应：①通过表达 CD40L 和分泌 IL-4 等细胞因子辅助 B 细胞产生抗体；②分泌的细胞因子可激活肥大细胞、嗜酸性粒细胞，参与超敏反应和抗寄生虫感染。

3) Th17 细胞的效应：Th17 细胞主要分泌 IL-17，刺激多种细胞产生 IL-6、IL-1、TNF-α、GM-CSF 和趋化因子等，可募集、激活和趋化中性粒细胞至感染部位，介导炎症反应并清除胞外细菌和真菌等病原体；IL-17 还可刺激上皮细胞等分泌防御素，在固有免疫中发挥重要作用。此外，Th17 细胞与某些自身免疫病的发生与发展有关。

(2) CD8⁺T 细胞介导的效应：CTL 能特异性杀伤靶细胞，一个 CTL 可循环往复、连续、高效地杀伤靶细胞。该杀伤过程包括：

1) 效 - 靶细胞结合：CTL 的 TCR 特异性识别靶细胞表面的 pMHC Ⅰ 类分子复合物，并在黏附分子对的高亲和力结合下，效 - 靶细胞紧密接触。CTL 对靶细胞的识别具有 MHC Ⅰ 类分子限制性。

2) CTL 极化：CTL- 靶细胞间形成免疫突触，CTL 内骨架系统（如肌动蛋白、微管）及胞浆颗粒均朝向与靶细胞结合部位分布，以保证 CTL 释放的效应分子定向作用于靶细胞。

3) 致死性攻击：CTL 主要通过以下途径导致靶细胞裂解和凋亡：①穿孔素 / 颗粒酶途径：CTL 释放胞质颗粒，其中穿孔素（perforin）可插入靶细胞膜中，聚合形成穿膜孔道，导致靶细胞在数分钟内裂解死亡；颗粒酶（granzyme）是一类丝氨酸蛋白酶，其经穿孔素在靶细胞膜上形成的孔道进入靶细胞，通过激活凋亡相关的酶诱导靶细胞凋亡。②死亡受体途径：CTL 活化后高表达 FasL，并分泌 TNF-α、TNF-β，它们分别与靶细胞表面相应的死亡受体（Fas、TNFR）结合，转导一系列死亡信号，引起 caspase 级联反应，导致靶细胞凋亡。CTL 杀死靶细胞后即与其分离，并再次攻击表达相同抗原的靶细胞。

(二) B 细胞介导的免疫应答

B 细胞介导的免疫应答是指 B2 细胞在抗原的刺激下活化、增殖，分化为浆细胞，合成并分泌抗体，通过抗体发挥免疫效应的过程。

1. B 细胞对抗原的识别阶段　B2 细胞的 BCR 可直接识别 TD-Ag 的天然表位，通过内化作用将抗原摄入并形成 pMHC Ⅱ 类分子复合物，提呈给抗原特异性 Th 细胞，由此获得 Th 细胞的辅助。

2. B 细胞的活化、增殖和分化阶段

(1) B 细胞的活化：B 细胞活化同样需要双信号，其充分活化和增殖也需要细胞因子参与。①B 细胞活化的第一信号：由 BCR 识别和结合特异性抗原表位产生，并由 Igα/Igβ 转入 B 细胞内。BCR 共受体复合物（CD21-CD19-CD81）使 B 细胞对抗原刺激的敏感性明显增强。②B 细胞活化的第二信号：由 Th 细胞提供。初始 Th 细胞特异性识别 DC 提呈的 pMHC Ⅱ类分子复合物而被激活，并增殖和分化为效应 Th 细胞。效应 Th 细胞识别并结合 B 细胞提呈的 pMHC Ⅱ类分子复合物后，表达的 CD40L 与 B 细胞表面的 CD40 结合，产生最强的共刺激信号。③除上述双信号外，此阶段还必须有 Th 细胞提供的 IL-2、IL-4 等多种细胞因子参与，B 细胞才能充分活化（图 6-5）。

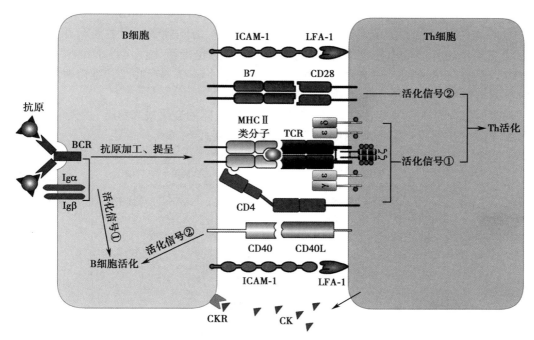

图 6-5 B 细胞与 Th 细胞之间的相互作用

（2）B 细胞的增殖与分化：活化的 B 细胞可表达多种细胞因子受体，在 Th 细胞分泌的相应细胞因子的作用下增殖分化。其中，IL-2、IL-4 和 IL-5 可促进 B 细胞增殖；IL-4、IL-5、IL-6 等可促进 B 细胞分化为浆细胞。B 细胞活化和增殖后，循 2 条途径分化：

1）迁移至淋巴组织的髓质，增殖、分化为浆细胞（多在 2 周内凋亡），其分泌的 IgM 抗体发挥即刻防御作用。

2）迁移至附近的初级淋巴滤泡，迅速增殖形成生发中心（次级淋巴滤泡）。活化的 B 细胞在生发中心经历：①体细胞高频突变：BCR 的 V 区基因发生高频率的突变，进一步增加 BCR 的多样性和分泌抗体的多样性；②抗体亲和力成熟：体细胞高频突变后少部分 B 细胞的 BCR 与抗原结合的亲和力提高，并继续存活，分化为产生高亲和力抗体的浆细胞和记忆 B 细胞；③抗体类别转换：抗体的 V 区不变（即结合抗原的特异性相同），但其重链的 C 区因基因发生重排而改变，因而 B 细胞分泌的抗体类别由 IgM 转换为 IgG、IgA 或 IgE。B 细胞在生发中心经历以上过程，最终分化为分泌各类高亲和力抗体的浆细胞及长寿命的记忆 B 细胞（memory B cell，Bm cell）。浆细胞迁移至骨髓，可高效率、长时间、持续性分泌高亲和力抗体；Bm 细胞多数进入淋巴细胞再循环，介导再次体液免疫应答。

3. 抗原清除阶段 B2 细胞的抗原清除效应主要通过其分泌的抗体实现。如抗体与相应抗原特异性结合，产生中和作用，或激活补体系统产生溶细胞效应和清除抗原抗体复合物作用；通过 IgG 的 Fc 片段与吞噬细胞（如单核 - 巨噬细胞、中性粒细胞）的 FcγR 结合产生免疫调理作用；与细胞毒细胞（如 NK 细胞、单核 - 巨噬细胞和中性粒细胞）的 FcγR 结合产生抗体依赖细胞介导的细胞毒作用（ADCC）等（参见第四章）。

（三）初次应答与再次应答

由于适应性免疫应答形成记忆性淋巴细胞，机体对再次进入的 TD-Ag 形成再次应答，与初次应答在诸多方面有不同的规律。

1. 初次应答　其特点为初始细胞活化的阈值较高，对双信号的要求较为严格，只有树突状细胞才能活化初始 T 细胞；细胞活化、增殖、分化的时间较长；抗体（或效应 T 细胞）的形成水平较低，亲和力较低，维持时间较短，产生的抗体类别主要是 IgM。

2. 再次应答　特点为记忆细胞活化的阈值较低，对协同刺激信号的要求并不严格，除树突状细胞外的其他抗原提呈细胞（巨噬细胞、B 细胞）也能活化记忆性 T 细胞；记忆细胞活化、增殖、分化迅速；抗体（或效应 T 细胞）的效应水平较高，亲和力高，维持时间较长，再次应答的抗体类别主要是 IgG。

初次应答与再次应答的这种差异，以体内特异性抗体的变化最为显著，故又称抗体产生的一般规律（图 6-6）。这一规律对临床开展免疫诊断、免疫预防具有指导意义。

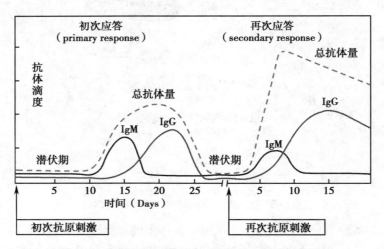

图 6-6　初次和再次体液免疫应答的抗体产生规律

第三节　免疫调节

免疫应答是一个非常复杂的生物学反应过程，适宜强度和时限的免疫应答维持机体内环境稳定，产生生理作用；过度的免疫应答可导致内环境稳定的失衡，产生病理作用。正常的免疫系统有感知自身应答的强度并进行调节的能力，通过感知免疫应答中免疫分子、免疫细胞克隆等的变化而进行反馈性调节，使之形成有利于机体稳态的适度应答。固有免疫应答过程较为简单，其调节主要是一些分子的直接效应，前面在介绍 NK 细胞和补体时已涉及。适应性免疫调节极为复杂，是由多系统、多细胞和多分子参与的免疫生物学过程，包括正、负调节，并贯穿免疫应答过程的始终。阐明适应性免疫调节机制可为采用免疫干预手段防治疾病提供依据。这里对目前已认识的一些因素或机制予以介绍。

一、免疫分子的调节

1. 抗原对免疫应答的调节　免疫应答的强度和维持时间取决于抗原的持续存在。抗原在体内分解、中和及消失，则免疫应答终止。抗原的性质、剂量及进入机体的途径直接影响免疫应答的类型、强度和维持时间。如：过高或过低剂量抗原刺激，易诱导免疫耐受；而中剂量的抗原刺激，则易诱发免疫应答。

2. 抗体和抗原抗体复合物对免疫应答的调节　抗体对特异性免疫应答具有负反馈调节功能。可能机制：①特异性抗体与抗原结合，阻断抗原与 B 细胞结合，并加速了抗原清除，使抗原对 B 细胞的激活减弱；②抗原抗体复合物通过抗原表位和抗体 Fc 片段分别与 B 细胞的 BCR 和 Fc 受体结合，使细胞表面的相应受体发生交联，引发抑制性信号，阻止 B 细胞的进一步活化和分化。

3. 补体对 B 细胞激活的调节　补体成分通过与细胞表面的补体受体结合而调节免疫应答。如由"C3d-CD21-CD19"启动 B 细胞活化的辅助性途径，可明显促进 B 细胞的活化。

4. 细胞因子的调节　细胞因子具有极为广泛的生物学作用，包括调节免疫细胞分化、发育、活化与效应。细胞因子在体内形成复杂的网络，精细、有效地调控免疫应答。

二、免疫细胞的调节

1. 免疫细胞直接参与的免疫调节作用

（1）Th1/Th2 细胞的调节作用：Th1 细胞和 Th2 细胞之间互为抑制，二者平衡是维持机体稳态的重要机制。任一亚群的比例过高或活性过强，均导致相应免疫应答及其效应呈优势，此为免疫偏离，可能导致机体免疫失衡和某些疾病发生。

（2）Treg 的调节作用：Treg 为具有负调节功能的 T 细胞亚群，可通过直接接触和分泌细胞因子抑制效应 T 细胞活化、增殖和效应，从而在维持免疫自稳中发挥重要作用。

（3）AICD 调节 T 细胞活化：活化的 T 细胞表面高表达 FasL，能使表达 Fas 的自身或邻近已发生克隆增殖的 T、B 细胞发生凋亡，称为活化诱导的细胞死亡（activation-induced cell death，AICD）。这一反馈机制可有效控制特异性 T、B 细胞克隆的扩增水平，并清除自身反应性淋巴细胞，在应答晚期及时终止免疫应答。

2. 免疫细胞表面受体的反馈调节　多种免疫细胞（T 细胞、B 细胞、NK 细胞、肥大细胞等）表面均表达激活性受体和抑制性受体，其胞内段分别含 ITAM 和 ITIM。相应受体与配体结合，导致 ITAM 或 ITIM 磷酸化，分别启动活化信号和抑制信号，激活或抑制相应免疫细胞的活性。以 T 细胞为例：CD28 和 CTLA-4 分别是 T 细胞启动活化的激活性受体和抑制性受体，作用截然相反，配体均是 APC 表面的 B7 分子。未活化 T 细胞的 TCR 与抗原肽 -MHC 复合物结合获得第一信号；T 细胞先期表达的 CD28 与 B7 结合获得第二信号，通过其胞内段的 ITAM 使 T 细胞活化。T 细胞活化后表达 CTLA-4，CTLA-4 与 CD28 竞争结合 B7，通过其胞内段的 ITIM，启动抑制信号，使激活的 T 细胞停止增殖，对 T 细胞应答产生负反馈调节（图 6-7）。PD-1（CD279）则是活化后 T 细胞表达的最重要抑制性受体。研究发现，应用抗体阻断 CD152 和 / 或 CD279 与配体的结合，在某些肿瘤的治疗中有明显的疗效。

三、神经 - 内分泌 - 免疫网络的调节

机体是一个有机的整体，免疫系统行使功能时，必然受到其他系统的影响和调节，其中神经、内分泌系统的调节作用最为重要。神经递质、内分泌激素与免疫细胞产生的细胞因子作为信息分子在神经 - 内分泌 - 免疫系统之间构成了调节性网络，在整体水平进行免疫应答的调节。

1. 神经、内分泌系统对免疫系统的调节　免疫细胞带有能接受各种激素信号的受体，其中皮质类固醇和雄激素等内分泌因子下调免疫反应（如应激性刺激可导致糖皮质激素增高，引起免疫功能降低），而雌激素、生长激素、甲状腺素、胰岛素等增强免疫应答。

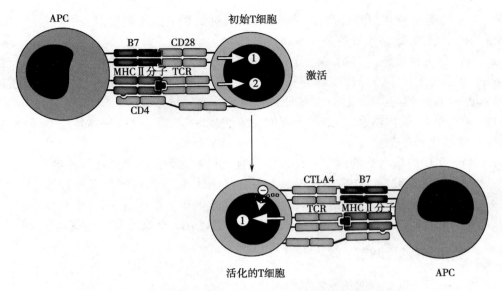

图 6-7 CD28/B7 和 CTLA-4/B7 介导的正负调节效应

2. 免疫系统对神经、内分泌系统的调节 免疫细胞产生的细胞因子可与神经内分泌系统组织细胞表达的相应受体结合,调节神经、内分泌系统。如 IL-2 可抑制乙酰胆碱的释放,TNF-α 促进星形胶质细胞表达脑啡肽,多种细胞因子可上调或下调激素合成。如 IL-1、IL-6 和 TNF-α 等细胞因子通过下丘脑 - 垂体 - 肾上腺轴,刺激皮质激素的合成,下调 Th1 细胞和巨噬细胞活性,下调细胞因子的表达,随之降低对皮质激素的合成刺激,从而解除对免疫细胞的抑制,维持机体内环境稳定。

神经 - 内分泌 - 免疫网络调节符合中医学整体观念,运用免疫调节的理论方法可以为中医学理法方药的现代研究提供思路和方法。

ER-6-1

"阴阳平衡"
与"免疫
调节"

学习小结

免疫应答类型分为固有免疫应答和适应性免疫应答。固有免疫应答通过模式识别受体(PRR)直接识别病原体相关分子模式(PAMP)或损伤相关分子模式(DAMP),固有免疫细胞和分子被激活,表现为即时性免疫效应分子(体液因子)的作用和免疫效应细胞(固有免疫细胞)的作用,具有应答快速、无克隆扩增和无免疫记忆的特点。适应性免疫应答通过 T、B 淋巴细胞表面的抗原受体(TCR/BCR)识别抗原分子,发生活化、增殖和分化,产生效应细胞和效应分子,进而清除抗原,具有启动较迟缓,高度特异性,可形成免疫记忆的特点。

适应性免疫应答分为 T 细胞介导的细胞免疫和 B 细胞介导的体液免疫。T 细胞的 TCR 识别 APC 提呈的 pMHC 产生活化的第一信号,APC 和 T 细胞表面的共刺激分子结合(主要有 B7-CD28)为 T 细胞活化提供第二信号,在双信号作用下 T 细胞活化,并增殖和分化为效应 T 细胞(Th 细胞和 CTL)及记忆性 T 细胞。Th 细胞通过不同亚群(Th1 细胞、Th2 细胞、Th17 细胞等)激活巨噬细胞或其他免疫细胞以清除抗原;CTL 杀伤病原体感染细胞和肿瘤细胞。B 细胞的 BCR 识别天然抗原,无须 APC 提呈和 MHC 限制,产生活化的第一信号,Th 细胞和 B 细胞间共刺激分子及细胞因子的作用向 B 细胞提供第二活化信号,在双信号作用下 B 细胞活化、增殖、分化为浆细胞和记忆 B 细胞,浆细胞分泌抗体发挥效应。

　　与初次应答相比,再次应答 T/B 细胞活化需要的抗原剂量较低,对协同刺激信号要求不严格,记忆细胞活化、增殖、分化迅速,抗体产生水平高,亲和力高,维持时间长,主要类别为 IgG。

　　免疫应答受到免疫分子、免疫细胞以及神经 - 内分泌 - 免疫调节网络的调控,形成有利于机体稳态的适度应答。中医学的理法方药蕴含了丰富的免疫调节的理论和方法。

（石新丽　史丽云）

复习思考题

1. T 细胞活化的双信号是什么?
2. 比较固有免疫应答与适应性免疫应答的异同。

扫一扫
测一测

◇◇◇　　　第七章　　　◇◇◇

免 疫 病 理

📝 **学习目标**

　　通过本章的学习,掌握超敏反应的概念和类型,Ⅰ型、Ⅱ型超敏反应的特点、发生机制及相关疾病;熟悉Ⅲ型、Ⅳ型超敏反应的发生机制及相关疾病;了解自身免疫病的基本知识。

　　机体免疫系统在正常情况下可维持高等脊椎动物内环境的稳定、防御病原生物的感染,如果功能异常则导致机体出现相关病症,如超敏反应和自身免疫病等。

第一节　超 敏 反 应

　　超敏反应(hypersensitivity)又称变态反应(allergy),是指机体再次或持续接触相同抗原所致的生理功能紊乱和 / 或组织细胞损伤为主的免疫应答。根据发生机制和临床特点,将超敏反应分为 4 型:Ⅰ型超敏反应(速发型)、Ⅱ型超敏反应(细胞毒型)、Ⅲ型超敏反应(免疫复合物型)、Ⅳ型超敏反应(迟发型)。其中,Ⅰ~Ⅲ型超敏反应均由抗体介导,Ⅳ型超敏反应由效应 T 细胞介导。

一、Ⅰ型超敏反应

　　Ⅰ型超敏反应又称过敏反应(anaphylaxis)或速发型超敏反应。主要由抗体 IgE 介导。主要特征是:①发生快;②多见生理功能紊乱,一般可逆;③具有明显的个体差异和遗传倾向。

　　(一) 主要参与成分

　　1. 变应原　临床常见的变应原(allergen)主要有:①吸入性变应原,如花粉、尘螨、真菌菌丝及孢子、动物皮毛等;②食入性变应原,如动物蛋白或部分肽类物质;③药物性变应原,如青霉素、磺胺、普鲁卡因和有机碘等,属小分子半抗原物质,进入机体后与某些蛋白结合形成完全抗原,成为变应原。

　　2. IgE　正常人血清中 IgE 含量极低(<50μg/ml)。在过敏反应的患者体内,IgE 可异常增高(可达 1 000μg/ml)。IgE 主要由黏膜下淋巴组织中的浆细胞分泌,通过其 Fc 片段与肥大细胞或嗜碱性粒细胞表面的 FcεRI 结合,使之致敏。

　　3. 主要细胞　Ⅰ型超敏反应的启动细胞主要是肥大细胞和嗜碱性粒细胞,两者均表达高亲和力的 FcεRI,胞质中均含有储存组胺、肝素、白三烯(leukotriene,LT)和嗜酸性粒细胞趋化因子等生物活性介质的嗜碱性颗粒,以脱颗粒方式引起炎症,并释放细胞因子。肥大细胞主要分泌 IL-4、IL-5 和 TNF-α;嗜碱性粒细胞主要合成 IL-4 和 IL-13。嗜酸性粒细胞也可参与,它诱导性表达 FcεRI,也可发生脱颗粒,释放与肥大细胞和嗜碱性粒细胞类似的生物活性介质;还可释放组胺酶等,灭活组胺和白三烯,起负调节作用。

4. 细胞因子　IL-4 和 IL-13 可诱导 B 细胞发生抗体类别转换产生 IgE,IL-4 可刺激肥大细胞增殖;IL-5 由 Th2 细胞和活化的肥大细胞产生,刺激嗜碱性粒细胞的生长和活化,以及活化嗜酸性粒细胞;IFN-γ 可抑制 IL-4 诱生 IgE 的作用。

已证实,Ⅰ型超敏反应为多基因遗传病,目前已知相关基因包括 HLA 等位基因、IL-4、IL-4R、IL-13 以及 FcεRI 基因等。

（二）发生机制

Ⅰ型超敏反应的发生过程可分为 3 个阶段:致敏阶段、发敏阶段和效应阶段(图 7-1)。

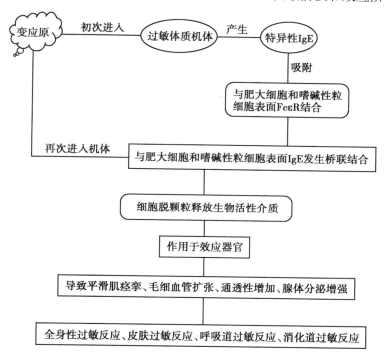

图 7-1　Ⅰ型超敏反应发生机制示意图

1. 致敏阶段　变应原进入机体后,选择性诱导特异性 B 细胞产生 IgE。IgE 与肥大细胞和嗜碱性粒细胞表面的 FcεRI 结合,使机体处于致敏状态。这种致敏状态可维持数月或数年,如长期不接触变应原,致敏状态可逐渐消失。

2. 发敏阶段　单个 IgE 结合 FcεRI 是不能激活细胞的,当相同的变应原再次进入致敏机体,相邻的 2 个或 2 个以上的 IgE 与肥大细胞或嗜碱性粒细胞表面的 FcεRI 结合,发生交联,方能启动激活信号,诱导已致敏的靶细胞脱颗粒,释放生物活性介质(图 7-2)。

3. 效应阶段　肥大细胞和嗜碱性粒细胞释放的生物活性介质作用于相应靶器官,引起局部或全身过敏反应。

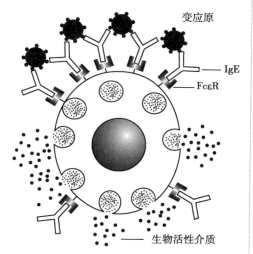

图 7-2　变应原结合致敏细胞表面 IgE 形成"桥联"使其活化脱颗粒

胞内的生物活性介质有 2 类：

(1) 预先存在的介质：①组胺，可使小静脉和毛细血管扩张、刺激平滑肌收缩、促进黏膜腺体分泌增强；②类胰蛋白酶(tryptase)，刺激邻近的肥大细胞释放介质，起到放大炎症效应的作用。

(2) 新合成的介质：①白三烯(LT)，刺激支气管平滑肌强烈持久地收缩，使血管扩张、通透性增强，黏膜腺体分泌增加；②前列腺素 D_2(PGD$_2$)，可使支气管平滑肌收缩，血管扩张、通透性增加；③血小板活化因子(PAF)，可凝集和活化血小板，使之释放血管活性胺类物质，增强 I 型超敏反应；④细胞因子 IL-4、IL-5、IL-6 及 IL-13 等，促进 Th2 细胞引导的体液免疫以及抗体类别转换生成 IgE，诱导嗜酸性粒细胞生成和活化。

根据效应发生的时相不同，I 型超敏反应可分为 2 种类型：①速发相反应(immediate phase reaction)，于再次接触相同变应原后十几分钟内发作、且迅速消退。主要是由组胺、前列腺素等引起的生理功能紊乱，严重时可引起过敏性休克，甚至死亡。②迟发相反应(late phase reaction)，于再次接触相同变应原 4~6 小时后发作并持续 24 小时以上。主要表现为以嗜酸性粒细胞、中性粒细胞、嗜碱性粒细胞等浸润为特征的炎症反应，可致组织损伤。

(三) 临床常见疾病

1. 全身过敏性反应　是最严重的一种过敏反应，可于再次接触变应原后几秒至几分钟内发生，以药物及血清过敏性休克最常见。

(1) 药物过敏性休克：以青霉素引起的过敏性休克最常见，使用头孢菌素、链霉素、普鲁卡因等也可发生，可由药物中含有的大分子杂质或产物发生降解引起。如青霉素降解产物青霉烯酸或青霉噻唑酸等半抗原在体内与组织蛋白结合成为完全抗原，诱导机体产生 IgE 而致敏；当机体再次接触青霉素时诱发过敏反应，重者引起过敏性休克甚至死亡。临床上，有少数人在初次注射青霉素时也可发生过敏性休克，可能与其接触过青霉素污染的器具或吸入青霉菌孢子而使机体致敏有关。

(2) 血清过敏性休克：临床上应用动物免疫血清(如破伤风抗毒素、白喉抗毒素)进行紧急预防和治疗时，某些患者由于曾经注射过相同的血清制剂已致敏，而发生过敏性休克，严重者可在短时间内死亡。

2. 局部过敏性反应

(1) 呼吸道过敏性反应：主要引起过敏性鼻炎和过敏性哮喘。常因吸入性变应原所引起，如花粉、尘螨、动物毛屑、真菌孢子等。过敏性哮喘分为速发相反应和迟发相反应 2 种类型。

(2) 消化道过敏性反应：主要引起过敏性胃肠炎，同时可伴有皮肤超敏反应(如荨麻疹)。少数人食入鱼、虾、蟹、蛋、奶等食物后，出现恶心、呕吐、腹痛和腹泻等消化道症状，严重者也可导致过敏性休克。此类患者胃肠道 SIgA 含量减少，局部黏膜免疫防御功能下降，伴有蛋白水解酶缺乏，无法彻底分解食物中的异种蛋白，蛋白通过黏膜吸收后诱发消化道过敏反应。近年研究发现，肠道菌群失调与消化道过敏发生有关，亦与呼吸道、皮肤的过敏反应发生有关。

(3) 皮肤过敏性反应：主要表现为荨麻疹、湿疹和血管神经性水肿。可由药物、食物、肠道寄生虫或冷热刺激等引起。皮肤可出现红斑、风团、水肿，引起瘙痒、疼痛等症状。

(四) 防治原则

1. 查明变应原，避免接触　避免与变应原接触是预防 I 型超敏反应最有效的方法。临床上，检测变应原最常用的方法是皮肤试验和血清特异性 IgE 检测。

2. 脱敏治疗　脱敏治疗是将变应原制成不同浓度的提取液，以逐渐递增剂量及浓度的方法进行反复注射,使致敏靶细胞逐渐脱去敏感状态或降低过敏反应临床症状的方法。

(1)异种免疫血清脱敏疗法:抗毒素皮试阳性但又必须使用者,可采用小剂量、短间隔(20~30分钟)、多次注射抗毒素以脱敏(一般3次),最后全量注射抗毒素。其机制是少量致敏靶细胞上IgE与少量变应原结合,分泌少量不足以引起临床症状的生物活性介质,多次注射使致敏靶细胞分批脱敏。

(2)特异性变应原脱敏疗法:对已查明而难以避免接触的变应原如植物花粉或尘螨等,可采用微量、间隔较长时间、多次反复皮下注射或舌下含服相应变应原进行脱敏治疗。这种治疗有时需要数月至数年。其机制与改变抗原的进入途径,诱导机体产生特异性IgG类封闭抗体与变应原结合,以阻断变应原与致敏靶细胞上的IgE结合等有关。

3. 药物治疗 应用药物干扰或阻断过敏反应发生的某些环节,可减轻或阻止过敏反应的发生。①抑制生物活性介质合成和释放,如色甘酸钠可稳定肥大细胞膜;②拮抗生物活性介质作用,如氯雷他定可与组胺竞争效应细胞上的组胺受体而发挥抗组胺作用;③改善效应器官反应性,如肾上腺素可以解除支气管平滑肌痉挛,促使外周毛细血管收缩、血压升高,在抢救过敏性休克时是必不可少的。

4. 免疫生物疗法 将变应原的基因与DNA载体重组制成DNA疫苗进行接种诱导Th1型应答;将具有佐剂作用的IL-12等分子与变应原共同使用,使Th2型应答向Th1型应答转换;用可溶性IL-4R与IL-4结合,降低Th2细胞的应答,减少IgE的产生;用人源化抗IgE单克隆抗体结合IgE。以上方法在动物实验和初步临床研究中取得了一定效果。

📖 知识链接

类过敏反应

类过敏反应(anaphylactoid reaction)是由非IgE依赖性的肥大细胞/嗜碱性粒细胞释放介质造成的类似过敏反应的一组临床症状。目前了解到可引起肥大细胞脱颗粒的原因很多,除过敏原通过偶联细胞表面IgE分子造成过敏反应外,较常见的因素有:①组胺释放因子,包括趋化细胞因子家族的成员(如MIP-1α),以及神经肽(如P物质);②过敏毒素,某些补体组分(如C3a、C5a)等;③药物作用,如阿片类麻醉剂(吗啡、可待因)、万古霉素、乙酰水杨酸(ASA)、非甾体类抗炎药等;④物理刺激,包括压力、冷、热、和阳光等;⑤其他,运动或情绪因素,有时还可见无明显诱因的"自发性"肥大细胞脱颗粒现象。类过敏反应的治疗主要为对症处理。

类过敏反应尚缺乏全面系统研究。近年来,由于新药增多、用药复杂化(如中西药混用注射)等,临床药物过敏反应有增多趋势,类过敏反应发生率远高于Ⅰ型超敏反应。研究发现,直接刺激脱颗粒的药物引发的类过敏反应多与嗜碱性粒细胞脱颗粒相关,且与药物剂量和注射速度有关;然而,非刺激脱颗粒的药物则主要激活补体,局麻药、鱼精蛋白等可激活旁路途径,右旋糖酐等可能通过聚集、沉积的免疫复合物激活补体经典途径,最终产生C3a、C5a等过敏毒素,刺激肥大细胞/碱性粒细胞脱颗粒而产生类过敏反应症状。

二、Ⅱ型超敏反应

Ⅱ型超敏反应又称细胞毒型或细胞溶解型超敏反应,是由IgG或IgM类抗体直接与体内靶细胞表面相应抗原结合,在补体、吞噬细胞和 NK 细胞参与作用下,引起以细胞溶解或组织损伤为主的超敏反应。

(一)主要参加成分

1. 靶细胞表面抗原 引起Ⅱ型超敏反应的靶细胞主要为正常的、改变的或被修饰的自身组织细胞。靶细胞表面抗原主要包括:①细胞固有抗原:如 ABO 血型抗原、Rh 抗原和 HLA 抗原;②某些共同抗原:如溶血性链球菌的某些成分与人的心肌细胞、心瓣膜、肾小球基底膜细胞间存在的共同抗原;③自身抗原:由感染和理化因素所致的改变的自身抗原;④吸附于细胞表面的外来抗原或半抗原:可结合于自身组织细胞表面,诱发针对该抗原的免疫应答。

2. 抗体 参与Ⅱ型超敏反应的抗体主要是 IgG(IgG1、IgG2、IgG3)和 IgM 类抗体,可与靶细胞表面抗原结合通过经典途径活化补体;IgG 的 Fc 片段也可结合效应细胞表面 Fc 受体,发挥调理吞噬作用或抗体依赖细胞介导的细胞毒作用(ADCC),溶解破坏靶细胞。

(二)发生机制

由靶细胞表面抗原诱导产生的抗体与靶细胞表面抗原结合,通过以下途径介导靶细胞溶解(图 7-3)。

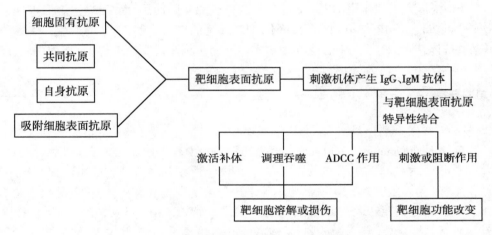

图 7-3 Ⅱ型超敏反应发生机制示意图

1. 激活补体 抗体与靶细胞表面抗原结合后,暴露补体 C1q 结合位点,通过经典途径激活补体产生 MAC,导致靶细胞溶解。补体裂解片段 C3b 等也可发挥补体的调理作用,促进吞噬细胞杀伤靶细胞。

2. 调理吞噬 抗体 IgG 与靶细胞特异性结合后,可通过 Fc 片段与效应细胞(巨噬细胞、中性粒细胞等)表面相应 FcR 结合,促进吞噬作用。

3. ADCC 抗体 IgG 与靶细胞特异性结合后,可通过 Fc 片段与效应细胞(NK 细胞、巨噬细胞等)的 FcγR 结合,促进 NK 细胞的杀伤作用。

此外,有些抗细胞表面受体的自身抗体与相应受体结合后不引起靶细胞溶解,而是导致细胞功能紊乱,表现为受体介导的对靶细胞的刺激或抑制作用。

(三)临床常见疾病

1. 输血反应 ABO 血型不符引起的输血反应最为多见。如 A 型供血者的血误输给 B 型受血者,由于 A 型血红细胞表面有 A 抗原,B 型血血清中有天然抗 A 抗体,两者结合后激活补体,使红细胞溶解损伤导致溶血反应。

2. 新生儿溶血症 多发生于母亲为 Rh$^-$,胎儿为 Rh$^+$。母亲由于输血、流产或分娩等原因接受 Rh⁺ 红细胞刺激后，产生抗 Rh 的 IgG 类抗体，此类抗体可通过胎盘。当体内产生 Rh 抗体的母亲妊娠或再次妊娠，且胎儿血型为 Rh⁺ 时，母体内的 Rh 抗体可通过胎盘进入胎儿体内，与胎儿红细胞结合并使之溶解破坏，引起流产、死胎或新生儿溶血症。如在初产分娩后 72 小时内注射抗 Rh 抗体，可及时清除进入母体的 Rh⁺ 红细胞，有效预防再次妊娠时发生新生儿溶血症。

3. **免疫性血细胞减少症** 某些病毒感染或服用甲基多巴等药物，可使红细胞膜表面成分发生改变，刺激机体产生抗红细胞自身抗体，而该抗体与红细胞发生特异性结合，可引起自身免疫性溶血性贫血。青霉素、磺胺等药物半抗原可与机体血细胞膜蛋白或血浆蛋白结合成为完全抗原，刺激机体产生抗药物抗原表位的特异性抗体。这种抗体与药物结合的红细胞、粒细胞或血小板作用，引起药物性溶血性贫血、粒细胞减少症或血小板减少性紫癜。

4. **肺出血 - 肾炎综合征** 本病又称古德帕斯丘综合征（Goodpasture 综合征）。病毒、有机溶剂、药物等使肺泡基底膜结构改变，诱导产生相应抗体，而该抗体不仅与肺泡壁基底膜结合，且与肾小球基底膜发生交叉反应，导致肺泡和肾小球基底膜损伤。临床以肺出血和进行性肾衰竭为主要特征。

5. **毒性弥漫性甲状腺肿** 本病又称格雷夫斯病（Graves 病），是一种特殊类型的 Ⅱ 型超敏反应，即抗体刺激型超敏反应。患者体内可产生针对甲状腺细胞表面促甲状腺素（thyroid stimulating hormone，TSH）受体的抗体，而该抗体作用于甲状腺细胞时，不是使靶细胞溶解，而是促使甲状腺细胞合成并分泌甲状腺激素，导致甲状腺功能亢进。

三、Ⅲ型超敏反应

Ⅲ型超敏反应又称免疫复合物型或血管炎型超敏反应，是指抗体与可溶性抗原结合形成的抗原抗体复合物（免疫复合物）未被及时清除，沉积于毛细血管基底膜，通过激活补体，并在血小板、中性粒细胞等参与下，引起以充血水肿、局部坏死以及以中性粒细胞浸润为主要特征的炎症反应和组织损伤。

（一）主要参与成分

参与Ⅲ型超敏反应的成分包括游离的可溶性抗原、IgG、IgM 类抗体、补体、中性粒细胞、肥大细胞、嗜碱性粒细胞和血小板等。

（二）发生机制

中等大小可溶性免疫复合物的形成和沉积是Ⅲ型超敏反应发生的基础（图 7-4）。

1. **可溶性免疫复合物的形成与沉积** 正常情况下，大分子的免疫复合物可以被机体的吞噬细胞清除；小分子的免疫复合物能通过肾小球的滤过作用得以清除；而中等大小的可溶性免疫复合物（约 19S）则无法及时排出体外，在血液循环中长期存在，可引起免疫复合物沉积。其原因主要有：①毛细血管通透性增加：免疫复合物可直接吸附血小板，使之活化释放血管活性胺类物质；或通过激活补体，产生 C3a、C5a 等过敏毒素样物质，使肥大细胞和嗜碱性粒细胞脱颗粒释放血管活性胺类物质，造成毛细血管通透性增加，间隙增大，免疫复合物易于沉积和嵌入。②局部解剖和血流动力学因素：免疫复合物长期在血液中存在，一旦流经血流缓慢、血流压力较高、毛细血管丰富而涡流较多的器官组织（如肾、关节滑膜、肺、皮肤等），则易于沉积并嵌入血管内皮细胞间隙中。

2. **沉积的免疫复合物引起炎症损伤** 免疫复合物引起的损伤主要是补体、中性粒细胞和血小板的作用。其损伤机制包括：①补体的作用：免疫复合物通过经典途径激活补体，产生 C3a、C5a、C567 等过敏毒素和趋化因子，使嗜碱性粒细胞和肥大细胞脱颗粒，释放组胺等炎症介质，造成毛细血管通透性增加，导致渗出和水肿；并吸引中性粒细胞在炎症部位聚集、浸润;攻膜复合物也可攻击组织细胞,引起损伤。②中性粒细胞的作用:中性粒细胞浸润是Ⅲ型超敏反应的主要病理特征。局部聚集的中性粒细胞在吞噬免疫复合物的过程中,释放蛋白水解酶、胶原酶、弹性纤维酶和碱性蛋白酶等,使血管基底膜和周围组织发生损伤。③血小板的作用:免疫复合物和补体C3b可使血小板活化,释放血管活性胺类物质,导致血管扩张、通透性增加,引起充血和水肿;同时血小板聚集,激活凝血机制,可在局部形成微血栓,造成局部组织缺血,进而出血,加重局部组织细胞的损伤。

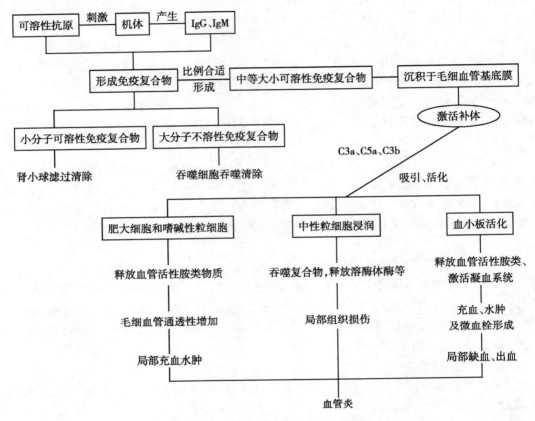

图 7-4 Ⅲ型超敏反应发生机制示意图

(三)临床常见疾病

1. 局部免疫复合物病 包括阿蒂斯反应(Arthus reaction)及类阿蒂斯反应。阿蒂斯反应又称实验性局部过敏反应,见于实验性局部Ⅲ型超敏反应,如家兔皮下多次注射马血清后,局部皮肤出现红肿、出血和坏死等症状。类阿蒂斯反应常见于局部反复注射某种药物后刺激机体产生的免疫复合物沉积于注射局部,引起类似阿蒂斯反应的表现,如胰岛素依赖型糖尿病患者反复注射胰岛素的局部组织损伤。

2. 全身免疫复合物病

(1)血清病:通常在初次大剂量抗毒素血清注射后出现。抗原一次性大量进入,诱发机体产生大量的抗体,两者结合形成中等大小的免疫复合物,沉积于全身各处血管,出现发热、皮疹、关节肿痛、肾炎、荨麻疹等症状。大多为自限性,即停用后可自然恢复。此外,临床上大剂量反复注射抗生素时也可能引起类似血清病样的反应,也称药物热。

(2)免疫复合物型肾小球肾炎:一般发生于乙型溶血性链球菌感染后2~3周,体内产生相应抗体,与链球菌可溶性抗原结合并沉积于肾小球基底膜,引起肾小球肾炎。免疫复合物

84

引起的肾炎也可由其他病原微生物如乙型肝炎病毒、肺炎链球菌等感染引起。

（3）类风湿关节炎：某些病原体或其代谢产物可使体内的 IgG 变性，刺激机体产生抗变性 IgG 的自身抗体（IgM），临床上称类风湿因子（rheumatoid factor，RF）。两者结合形成免疫复合物后，沉积于小关节滑膜，引起类风湿关节炎。

（4）系统性红斑狼疮：患者体内出现多种自身抗体，如抗核抗体（为抗各种核酸和核蛋白抗体的总称）。自身抗体与相应自身抗原结合形成免疫复合物，沉积于全身多处血管基底膜，导致组织损伤，表现为全身多器官病变。

四、Ⅳ型超敏反应

Ⅳ型超敏反应又称迟发型超敏反应（delayed type hypersensitivity，DTH），是指致敏 T 细胞再次接触相同抗原后，引起的以单个核细胞浸润和组织细胞损伤为主要特征的炎症反应。与前 3 型超敏反应不同，Ⅳ型超敏反应由特异性致敏的效应 T 细胞介导。主要特点是：①发生缓慢，一般于再次接触抗原 24~72 小时后发生；②抗体与补体不参与反应；③效应 T 细胞和吞噬细胞及其产生的细胞因子等引起组织损伤。

（一）主要参与成分

1. 抗原　引起Ⅳ型超敏反应的抗原主要是胞内寄生微生物和接触性抗原。前者包括胞内寄生菌、真菌、某些寄生虫和病毒；后者包括某些化学物质。

2. 免疫细胞　主要是 CD4$^+$Th1 细胞和 CD8$^+$CTL。巨噬细胞除作为专职 APC 外，也是参与Ⅳ型超敏反应的重要效应细胞。

（二）发生机制

抗原刺激 T 细胞活化后分化为效应 T 细胞（或称致敏 T 细胞），主要包括 CD4$^+$Th1 细胞和 CD8$^+$CTL（图 7-5）。

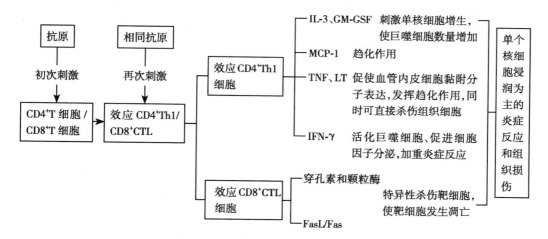

图 7-5　Ⅳ型超敏反应发生机制示意图

1. CD4$^+$Th1 细胞介导的炎症反应和组织损伤　CD4$^+$Th1 细胞识别抗原后活化，分泌多种细胞因子，发挥多种生物学作用：①IL-3 和 GM-CSF 可刺激单核细胞生成，增加巨噬细胞的数量。②TNF-α 和 TNF-β 可使局部血管内皮细胞黏附分子表达增加，MCP-1 可募集单个核细胞，促进巨噬细胞和淋巴细胞至抗原所在部位；还可直接攻击靶细胞及周围组织，引起局部组织损伤。③IFN-γ 可使巨噬细胞活化，进一步释放 IL-1、IL-6、IL-8 等加重炎症反应。Th1 细胞还可通过 FasL 杀伤表达 Fas 的靶细胞。

2. CD8$^+$CTL 介导的细胞毒作用　CD8$^+$CTL 与抗原结合后被活化，通过释放穿孔素和颗粒酶等损伤靶细胞以及诱导靶细胞凋亡;CTL 活化后高表达 FasL,并分泌 TNF,分别与靶细胞表面相应的 Fas、TNFR 结合,导致靶细胞凋亡。

（三）临床常见疾病

1. 感染性超敏反应　又称传染性超敏反应,是机体在受到某些胞内微生物感染过程中产生的以 T 细胞免疫为基础的Ⅳ型超敏反应。这类病原能长期存在于体内,与致敏 T 细胞接触,使其释放淋巴因子,活化巨噬细胞,清除被感染的宿主细胞,同时造成周围正常组织的损伤。

2. 接触性皮炎　接触性皮炎通常是由于接触小分子半抗原物质,如油漆、染料、农药、化妆品和某些药物等引起。小分子的半抗原与机体的蛋白质(如表皮细胞角质蛋白)结合形成完全抗原,经皮肤等处的树突状细胞(朗格汉斯细胞)摄取并加工处理后提呈给 T 细胞,诱发 T 细胞免疫应答。机体再次接触相同抗原后可发生接触性皮炎,导致局部皮肤出现红肿、皮疹、水疱等,严重者可出现剥脱性皮炎。

此外,Ⅳ型超敏反应也常见于急性移植排斥反应、甲状腺炎等的发生、发展中。

临床上,超敏反应性疾病的发生机制比较复杂,常可见 2 型或 3 型机制同时存在,以某一型为主或在疾病发展的不同阶段由不同型超敏反应引起。同一种抗原在不同条件下也可引起不同类型的超敏反应,如药物半抗原青霉素,可引起Ⅰ型过敏性休克;结合于血细胞表面可引起Ⅱ型的血细胞减少症;如与血清蛋白质结合可能出现Ⅲ型超敏反应;而青霉素外用还可引起Ⅳ型的接触性皮炎。

第二节　自身免疫病

自身免疫(autoimmunity)是机体免疫系统针对自身成分发生的免疫应答。在生理范围内对清除体内衰老损伤细胞、维持机体自身稳定和调节免疫应答等方面有重要意义。当自身免疫应答过度而持久并引起疾病状态时称为自身免疫病(autoimmune disease,AID)。

一、自身免疫病的共同特征与分类

（一）共同特征

AID 虽因累及的器官、组织不同,表现出多种临床症状,但大多 AID 存在着共同特征:①患者出现高水平自身抗体和 / 或自身反应性 T 细胞,且病理损伤是由自身抗体和 / 或自身反应性 T 细胞所介导;②病情的转归与免疫应答强度相关,使用免疫抑制剂治疗有一定疗效;③多数 AID 病情反复,呈慢性、迁延性过程;④患者以女性多见,发病率随年龄增长而升高,且具遗传倾向;⑤疾病有重叠现象,即一种 AID 可以同时伴发其他 AID。

（二）分类

AID 分为器官特异性自身免疫病(organ-specific autoimmune disease)与全身性自身免疫病。器官特异性自身免疫病是指患者的病变一般局限于某一特定器官,由针对特定器官靶抗原的自身免疫反应引起,如胰岛素依赖型糖尿病(IDDM)、桥本甲状腺炎等。此外,某些自身抗体可通过对靶器官过度刺激或抑制而引发器官特异性功能异常型 AID,如格雷夫斯病、重症肌无力。全身性自身免疫病也称系统性自身免疫病(systemic autoimmune disease),由针对多种器官和组织靶抗原的自身免疫应答所致。其自身抗原一般为多器官、组织的共有组分(如细胞核成分或线粒体等),病变可波及全身多种组织、器官,如系统性红斑狼疮(systemic lupus erythematosus,SLE)的损伤可遍及皮肤、肾、关节等多种组织、器官。

二、自身免疫病的发病机制

目前对 AID 发生的确切原因仍不十分清楚。引发 AID 的因素主要涉及免疫、遗传、性别、感染等。

1. AID 的免疫病理机制　主要与自身抗原出现、自身免疫耐受机制的失效、自身反应性淋巴细胞的异常活化和免疫调节失控等有关。

(1)自身抗原的出现：①隐蔽自身抗原的暴露：存在于某些特殊部位(如脑、晶状体、睾丸等)的隐蔽抗原，在发育过程中始终未能与免疫系统发生接触，其高亲和力的自身反应性淋巴细胞克隆没有经过中枢耐受的选择机制被清除。在感染、损伤等因素下，免疫"赦免"机制失效，隐蔽抗原释放，被相应自身反应性淋巴细胞所识别，引起 AID 发生。例如，由于眼的外伤，使眼晶状体蛋白进入血液和淋巴液，刺激免疫系统产生特异性 CTL，对健侧眼组织发动攻击，引发自身免疫性交感性眼炎(图 7-6)。②改变的自身抗原：自身组织成分在多种理化(辐射、药物等)和生物学因素(病毒、细菌等感染)作用下，其抗原性质发生改变，成为改变的自身抗原(altered-self antigen)。表现为构型改变和新表位暴露、自身抗原被修饰或降解、外来抗原与自身组织成分相结合等。自身抗原特异性改变，被免疫系统视为"非己"而予以排斥。如抗原性发生变化的自身 IgG，可刺激机体产生针对此 IgG 的 IgM 类自身抗体，称为类风湿因子(rheumatoid factor，RF)。RF 和变性的自身 IgG 形成的免疫复合物可引起包括类风湿关节炎等多种 AID。③分子模拟：某些外源性抗原(如某些病原微生物)具有与宿主正常细胞或细胞外基质相同或相似的抗原表位，感染机体后激发的免疫应答也能与机体的自身成分发生交叉反应，这种现象被称为分子模拟(molecular mimicry)。如 A 型溶血性链球菌细胞壁 M 蛋白与人肾小球基底膜、心肌间质和心瓣膜有相似表位，该菌感染刺激产生的特异性抗体，可与肾和心部位的相似表位发生交叉反应，引发急性肾小球肾炎和风湿性心脏病。此外，还有表位扩展等机制。

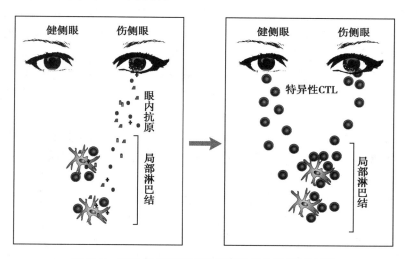

图 7-6　自身免疫性交感性眼炎的发生机制示意图

(2)特异性自身免疫耐受机制的失效：免疫耐受机制的破坏或失效均可能导致 AID 的发生，如自身反应性淋巴细胞清除异常，克隆无能可由协同刺激信号的异常表达而失效，免疫忽视可因接受适量抗原加佐剂而被破坏等。调节性 T 细胞的特异性免疫抑制作用是维持外周自身耐受的重要机制。如在某些致病因素作用下造成其数量或功能上的缺失，可导致 AID。

(3) 自身反应性淋巴细胞的异常活化:自身反应性淋巴细胞的异常活化也是 AID 发生的一个因素,其中多克隆激活可能是一种重要机制。多克隆激活剂(超抗原)可激活 T 细胞,激活过程中虽有 MHC 和 TCR 的参与,但不受 MHC 限制。B1 细胞的 BCR 缺乏多样性,很容易受某些病原体共有的多糖类(TI)抗原的诱导而发生多克隆激活。其激活后所产生的抗体,易于识别结合自身抗原,造成人体的免疫损伤。γδT 细胞也可在 AID 的发生中起作用。

(4) 免疫调节机制的紊乱:免疫应答是一种受控的生理反应,因而自身反应性克隆调控异常也与 AID 关系密切。①活化诱导的细胞死亡障碍:该机制对免疫调节具有重要意义,是导致应答自限的重要因素。其主要机制是活化的克隆细胞可同时表达 Fas 与 FasL,并引起自身反应性克隆抑制,但在 SLE 患者中发现活化的自身反应性 T 淋巴细胞克隆的 Fas 表达发生障碍。②免疫偏离:Th1/Th2 间的平衡是维持自身耐受的一种机制。当此平衡出现偏离,就可能导致部分自身反应性的 T 细胞或 B 细胞克隆失去抑制,并引起 AID 的发生。临床上对 AID 患者的检测表明,不同类型的 AID 可有特定的 Th1/Th2 平衡偏离倾向,例如 Th1 细胞优势应答可参与介导某些器官特异性 AID(如胰岛素依赖型糖尿病、实验性自身免疫性脑脊髓炎等)发生,Th2 细胞对这些疾病发生有拮抗作用。Th2 细胞功能增强参与全身性 AID(如 SLE)的发生。近年研究发现,Th17 细胞与 Treg 失衡也与 AID 的发生相关。Th17 细胞是人体重要的致炎效应细胞之一,与 AID 的发生、发展密切相关。$CD4^+CD25^+$ 调节性 T 细胞在机体免疫调节中发挥重要作用,其功能下降可能是 AID 的发生机制之一。体内 Th17 细胞和 Treg 动态平衡在维持免疫自稳中起重要作用,二者失衡与 AID 的发生密切相关。

此外,MHC Ⅱ类分子的异常表达和细胞因子产生失调,也与 AID 的发生相关。

2. 影响 AID 发生的其他相关因素 遗传、性别、感染等因素也与 AID 的发生密切相关。

(1) 遗传因素:与 AID 的易感性密切相关。如同卵双生子中的一人若发生了 IDDM,另一人发生同样疾病的概率为 35%~50%,而异卵双生子间发生同样疾病的概率仅为 5%~6%。大多数 AID 被多个易感基因所影响,其中对 AID 发生影响最大的是 HLA 基因。但有些基因,如 AIRE 基因,其单一突变就可导致 AID 的发生。

(2) 性别因素:性别对于某些 AID 发病的影响很大。一些 AID 的易感性和性激素相关。例如,系统性红斑狼疮在女性的发病率高于男性 10~20 倍;而强直性脊柱炎则男性高发于女性 3 倍。

(3) 感染因素:免疫病理学研究表明,感染可能是许多 AID 发病的诱因。其机制可能涉及:破坏免疫屏障;分子模拟,形成交叉反应(如多发性硬化);超抗原诱导自身反应性 T 细胞非特异性激活(如类风湿关节炎)等。

3. 免疫损伤类型 AID 发生的病理基础是机体免疫系统对自身成分的免疫应答,其实质是自身抗体和/或自身反应性 T 淋巴细胞针对自身抗原的超敏反应性疾病。故超敏反应的免疫损伤类型即是 AID 的免疫损伤类型,可区分为自身抗体介导的免疫损伤和自身反应性 T 细胞介导的免疫损伤两大类。自身抗体介导的免疫损伤包括抗体介导的细胞毒作用、激活补体、抗细胞膜受体抗体介导的靶细胞功能紊乱、免疫复合物反应等。自身反应性 T 细胞介导的免疫损伤则包括 $CD4^+Th1$ 细胞介导的迟发型超敏反应性炎症;$CD8^+T$ 细胞介导的细胞毒作用、肉芽肿反应等。一种 AID 可由多种不同的免疫损伤机制共同参与介导。

三、常见自身免疫病举例

AID 的种类较多,常见的有格雷夫斯病(Graves 病)、胰岛素依赖型糖尿病、类风湿关节炎、甲状腺炎、多发性硬化、重症肌无力（myasthenia gravis）及系统性红斑狼疮（systemic lupus erythematosus）等。AID 的病理机制极为复杂，可简单归类为自身抗体引起的 AID、自身反应性 T 淋巴细胞引起的 AID 和结缔组织病。病变几乎涉及人体所有的组织和器官。常见 AID 见表 7-1。

表 7-1　常见的自身免疫病举例

疾病	自身抗原	应答产物	免疫损伤类型	损伤特征
Graves 病	促甲状腺素（TSH）受体	抗 TSH 受体抗体	抗细胞膜受体抗体介导的靶细胞功能紊乱	抗体模拟 TSH，刺激甲状腺细胞分泌甲状腺素增加
重症肌无力（MG）	乙酰胆碱受体	抗乙酰胆碱受体抗体	抗细胞膜受体抗体介导的靶细胞功能紊乱	乙酰胆碱受体破坏、神经冲动传递低下、肌无力
胰岛素依赖型糖尿病（IDDM）	胰岛 β 细胞	抗胰岛细胞抗体、Th1 细胞、CTL	抗体和细胞介导的细胞毒作用	损伤胰岛 β 细胞、胰岛素分泌减少或缺乏
多发性硬化（MS）	髓鞘碱性蛋白	抗髓鞘碱性蛋白抗体、CD4+Th1 细胞	CD4+T 细胞介导的迟发型超敏反应性炎症	中枢神经炎症性脱髓鞘
类风湿关节炎（RA）	IgG Fc 片段	抗免疫球蛋白抗体	免疫复合物反应、细胞介导的免疫损伤	关节炎症
系统性红斑狼疮（SLE）	细胞核、组蛋白	抗核抗体、抗组蛋白抗体	免疫复合物反应、抗体介导的细胞毒作用	皮肤、肾、关节等多部位炎症

学习小结

　　免疫病理是免疫功能异常时所致的损害，常见的有超敏反应与自身免疫病。超敏反应按发生机制可分 4 型，Ⅰ～Ⅲ型以体液免疫为主，Ⅳ型以细胞免疫为主。Ⅰ型由 IgE 与肥大细胞和嗜碱性粒细胞引起；Ⅱ型为细胞毒型，Ⅲ型为免疫复合物型，均有 IgG、IgM 和补体参与；Ⅳ型主要以单个核细胞浸润为特征。自身免疫病是人体免疫系统对自身成分发生过度且持久的免疫应答所致的疾病，可分为器官特异性自身免疫病和全身性自身免疫病。其发生与自身抗原的出现、特异性自身免疫耐受机制的失效、自身反应性淋巴细胞异常活化和免疫调节机制紊乱等相关。自身抗体和 / 或自身反应性 T 细胞对自身成分发生的免疫应答是自身免疫病发生的原因。

（支绛　李欣）

复习思考题

1. 试分析链球菌感染所致肾小球肾炎可能的免疫学机制。

2. 青霉素可引起几型超敏反应？

3. 自身免疫病的免疫损伤机制与超敏反应有何关系？举例说明。

扫一扫
测一测

◆◆◆ **第八章** ◆◆◆

免疫学应用

通过本章的学习,掌握免疫预防的主要方法及应用,熟悉免疫学常用检测技术原理及应用,了解免疫治疗的主要方法及应用。

随着免疫学的不断发展与完善,免疫学理论和技术除应用于生命科学研究外,在临床医学中的应用也越来越广泛,主要涉及免疫学检测、免疫预防和免疫治疗。

第一节 免疫学检测

免疫学检测是指应用免疫学理论和检测技术对免疫相关物质(抗原、抗体、免疫细胞及免疫分子等)进行定性、定量检测的实验诊断方法;主要应用于疾病的诊断及辅助诊断,并可用于疾病转归预后的判断、治疗方案的制订和药物的疗效评价。

一、基于抗原-抗体反应的检测

抗原-抗体反应(antigen-antibody reaction)是指抗原与相应抗体在体内、外发生的特异性结合反应。此反应可用于已知抗体(抗原)检测未知的抗原(抗体)。由于实验所用抗体主要存在于血清中,因此习惯上将体外的抗原-抗体反应称为血清学反应(serologic response)或血清学试验。

(一)抗原-抗体反应的特点和影响因素

1. 抗原-抗体反应的特点 主要表现为:①特异性:抗原与抗体的结合具有高度特异性,是由抗原表位与抗体高变区之间构象的互补结合所决定的,空间构型互补程度越高,两者亲和力也越高。②可逆性:抗体与抗原的结合除了空间构象互补外,主要以分子表面的氢键、疏水键、静电引力和范德瓦耳斯力(又称范德华力)等非共价结合。这种非共价结合极易受温度、酸碱度、离子强度等环境因素的影响而解离,具有可逆性,通常是动态平衡的。解离后的抗原或抗体分子仍可保持原有的理化特性和生物学活性,如解离后的外毒素能恢复其毒性。③适合比例与可见性:抗原抗体结合后能否出现肉眼可见的现象,取决于两者适宜的浓度及比例。若抗原或抗体过剩,则抗原抗体复合物体积小、数量少,不能出现肉眼可见的反应。

2. 抗原-抗体反应的影响因素 影响抗原-抗体反应的因素主要与离子强度、pH 和温度有关。

（二）抗原 - 抗体反应的检测方法

抗原 - 抗体反应的检测通常用已知抗原（抗体）测定未知抗体（抗原），根据抗原的性质、反应出现的现象、参与反应的成分等因素，可分为凝集反应（agglutination）、沉淀反应（precipitation）、溶血反应、中和反应和免疫标记技术等。

1. 凝集反应　指颗粒性抗原（如细菌、红细胞等）与相应抗体在合适条件下结合，出现肉眼可见的凝集现象的反应。可分为直接凝集反应和间接凝集反应两大类。

（1）直接凝集反应：指将天然颗粒性抗原直接与相应抗体在电解质存在的条件下结合，出现凝集现象的反应。常用的有玻片凝集试验与试管凝集试验。前者多用于细菌的诊断与分型、红细胞 ABO 血型的鉴定，后者则多用于病原微生物的血清学诊断，如肥达试验（Widal test）、外斐试验（Weil-Felix test）。

（2）间接凝集反应：指将可溶性抗原（抗体）包被在载体颗粒表面，再与相应抗体（抗原）结合出现凝集现象的反应。常用的载体颗粒有人 O 型血红细胞、聚苯乙烯乳胶颗粒等。间接凝集反应可分为：①正向间接凝集反应：指由抗原吸附颗粒与相应抗体形成的凝集反应；②反向间接凝集反应：指由抗体吸附颗粒与相应抗原形成的凝集反应；③间接凝集抑制反应：先将待测抗原（抗体）与相应抗体（抗原）混合，再加入致敏的载体颗粒，若待测抗原与相应抗体对应则能结合，当再加入致敏载体时就不会出现凝集现象，即间接凝集抑制反应；④协同凝集反应：是利用金黄色葡萄球菌细胞壁上的 A 蛋白（SPA）能够结合抗体 Fc 片段的特性，形成抗体吸附颗粒引起的反向间接凝集反应。

2. 沉淀反应　可溶性抗原与相应抗体结合后出现沉淀物，此类反应称沉淀反应。沉淀反应分为液相沉淀反应与凝胶内沉淀反应两大类。

（1）液相沉淀反应：根据操作方法及沉淀物形状的不同，分为絮状沉淀试验与环状沉淀试验 2 种。前者如诊断梅毒的康氏反应，后者如诊断炭疽的环状沉淀反应［阿斯卡利试验（Ascoli's test）］以及血迹鉴定试验。

（2）凝胶内沉淀反应：以凝胶为介质进行的可溶性抗原 - 抗体反应，分为扩散试验与免疫电泳技术两大类。①扩散试验：又可分成单向扩散试验与双向扩散试验。单向免疫扩散（single immunodiffusion）是将一定量已知抗体混于琼脂凝胶中制成琼脂板，在适当位置打孔后将抗原加入孔中扩散。抗原在扩散过程中与凝胶中的抗体相遇，形成以抗原为中心的沉淀环，环的直径与抗原含量呈正相关（图 8-1）。取已知量标准抗原制订标准曲线，根据待检标本所形成的沉淀环直径，从标准曲线中查出待检抗原的含量。本法常用于定量测定 IgG、IgM、IgA、AFP、C3 等血清蛋白或其他可溶性抗原。双向免疫扩散（double immunodiffusion）是将抗原和抗体分别加于琼脂凝胶板上相对应的小孔中，使两者向四周自由扩散，在相遇处（对应孔之间）形成沉淀线（图 8-2）。如反应体系中含 2 种以上抗原 - 抗体系统，则小孔间可出现 2 条以上的沉淀线。本法常用于抗原或抗体的定性检测、组成成分和 2 种抗原相关性分析等。②免疫电泳（immunoelectrophoresis）技术：是沉淀反应与电泳分析技术的结合，它既加快了沉淀反应的速度，又提高了对不同抗原成分的分辨程度。较常用的有免疫电泳（区带电泳后，再做双向扩散，主要应用于抗原、抗体成分的分析和异常体液蛋白的识别）、对流免疫电泳（施加电场的双向扩散试验，可加快反应速度）、火箭免疫电泳（施加电场的单向扩散试验，可提高反应速度及敏感性）。

3. 免疫标记技术　指用荧光素、酶或放射性核素等标记抗体或抗原，进行抗原 - 抗体反应的技术。免疫标记技术具有灵敏度高、快速、可定性、定量、定位等优点，是目前应用最为广泛的免疫学检测技术。根据实验中所用标记物的种类和技术的不同，本技术分为免疫荧光技术、放射免疫技术、免疫酶技术等。

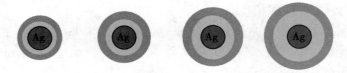

图 8-1 单向琼脂扩散试验结果示意图

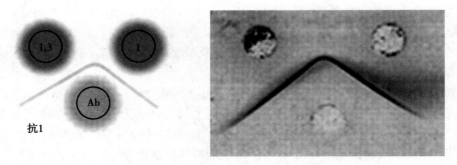

图 8-2 双向琼脂扩散试验结果示意图

其他酶标记的免疫检测方法

（1）酶免疫测定（enzyme immunoassay，EIA）：是将酶催化作用的高效性与抗原 - 抗体反应的特异性相结合的一种微量分析技术。利用抗体上标记的酶催化底物显色，以颜色变化判断试验结果，其颜色的深浅与待检标本中抗原或抗体的量相关。较常用的酶联免疫吸附试验（enzyme-linked immunosorbent assay，ELISA）是酶免疫测定中应用最广的技术。其基本原理是将已知抗原或抗体吸附在固相载体表面，使抗原 - 抗体反应在固相表面进行，用洗涤法除去未结合游离成分，利用抗体上标记的酶催化底物显色测定。常用的方法有：①双抗体夹心法：适用于检测血清、脑脊液、胸腹水等液相中的可溶性抗原。将已知抗体包被在固相载体上，洗涤后加入待检标本充分反应，再洗涤后加入已知的酶标二抗进行反应，之后再次洗涤并加底物显色。②间接法：是目前检测抗体最常用的方法（图 8-3）。用已知抗原包被固相载体，洗涤后加入待检血清（一抗）标本充分反应洗涤后再加酶标记的二抗进行反应，之后再次洗涤并加底物观察显色反应。

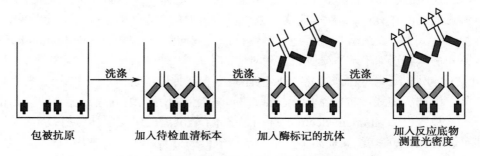

图 8-3 酶联免疫吸附试验（间接法）示意图

（2）免疫荧光法（immunofluorescence，IF）：用荧光素标记抗体与待检标本中的抗原反应，然后将标本置于荧光显微镜下观察。在紫外光照射下，荧光素散发荧光，借此鉴定或定位标本中的抗原。可分为直接荧光法和间接荧光法 2 种：①直接荧光法：荧光抗体与标本中的抗原直接反应，荧光显微镜下对抗原定性与定位；②间接荧光法：先用特异性抗体（一抗）与标本中抗原结合，再用荧光素标记的抗抗体（二抗）染色。免疫荧光法应用十分广泛，如用于检查细菌、病毒、螺旋体等微生物抗原,鉴定细胞表面分子等。

（3）放射免疫测定（radioimmunoassay,RIA）:用放射性核素标记抗原或抗体进行免疫学检测。它将放射性核素具有的高灵敏度和抗原-抗体反应结合的特异性相结合,提高了检测的灵敏度。该法常用于体内激素、IgE等微量物质的测定。

（4）蛋白质印迹法（Western blotting）:又称免疫印迹法（immunoblotting）,是将凝胶电泳与固相免疫结合,将电泳所区分的蛋白质转移至固相载体,再用特异性抗体对蛋白质进行定性、定量分析的测定方法。该法能将分子量不同的蛋白质分离,并确定其分子量,常用于检测分析某些病原体的抗体或抗原。

（5）免疫PCR（immuno-PCR,IM-PCR）:用一段已知的DNA分子作为标记物,结合一抗或二抗后检测相应抗原或抗体,再用PCR扩增该标记DNA分子。根据该DNA分子的存在与否,确定检测结果。该方法与ELISA的原理类似,可采用直接法、间接法和双抗体夹心法。

4. 蛋白质芯片　蛋白质芯片（protein chip）又称蛋白质微阵列（protein microarray）,可实现快速、准确、高通量地检测抗体。基本原理是将各种蛋白质抗原有序地固定于介质载体上,为待检芯片,然后用标记特定荧光物质的抗体样本与芯片作用,而与芯片上蛋白质匹配的抗体将与之结合。再将未与芯片上蛋白质结合的抗体洗去,最后用荧光扫描仪或激光共聚扫描技术测定芯片上各点的荧光强度。抗体芯片是将抗体固定到芯片表面以检测相应的抗原。抗原、抗体芯片在微生物感染检测和肿瘤抗原初筛中具有广泛的应用价值。

二、免疫细胞功能的检测

检测机体免疫细胞的数量与功能,是判断机体免疫功能状态的重要指标。

（一）免疫细胞的分离与鉴定

1. 外周血单个核细胞的分离　外周血单个核细胞（peripheral blood mononuclear cell,PBMC）包括淋巴细胞和单核细胞。常用的分离方法是密度梯度离心法。

2. 淋巴细胞及其亚群的分离

（1）玻璃黏壁分离法:将PBMC铺于培养皿上,由于单核细胞易与玻璃黏附而滞留于平皿上,故未吸附的细胞即为富含淋巴细胞的悬液。

（2）尼龙毛柱分离法:将淋巴细胞悬液通过尼龙毛（即聚酰胺纤维）柱,B细胞易黏附于尼龙毛,而T细胞无此特性,因此可分离T细胞与B细胞。

（3）磁珠分离法:将特异性抗体与磁性微粒交联,称为免疫磁珠（immune magnetic bead,IMB）。将IMB与细胞悬液混合,并置于强磁场中,能与IMB结合的细胞滞留在磁场中,不能与IMB黏附的细胞则被清除,因而使细胞得以分离。

（4）流式细胞术（flow cytometry,FCM）:待分离细胞经相应的荧光标记抗体染色后,在流式细胞器液流系统中形成包裹有鞘液的单细胞液滴,当液滴经过激发光束时,结合在细胞上的荧光素发出相应荧光,经光电倍增管收集转化光电信号,即可通过电脑鉴定细胞表型与计数;同时利用液滴表面的电荷使其瞬间带电,在电场的作用下使其路径发生偏离,从而鉴定、分选、收集目标细胞,广泛应用于基础和临床免疫研究。

（5）抗原肽-MHC分子四聚体技术分析CTL:将特异性抗原肽段、可溶性MHC Ⅰ类分子重链及β_2微球蛋白在体外正确折叠,在荧光素存在下,构建四聚体。结合流式细胞仪,用四聚体结合样品中的CTL,可定量检测外周血及组织中抗原特异性CTL的比率。

（二）免疫细胞功能测定

目前,对免疫细胞功能测定的方法较多。常用的方法有如下几类:

笔记栏

1. 淋巴细胞增殖试验 包括混合淋巴细胞反应和淋巴细胞转化试验2种。前者是以同种异型淋巴细胞为刺激物,主要用于同种移植排斥检测。后者以抗原或丝裂原刺激淋巴细胞,检测特异性细胞或对应淋巴细胞的功能状态。常用测定方法有形态学方法、放射性核素参入法和MTT法等。

(1)放射性核素参入法:在PBMC中加入PHA共同培养,终止培养前8~15小时加入氚标记胸腺嘧啶核苷(^{3}H-TdR),由于细胞合成DNA与^{3}H-TdR参入正相关,测定细胞参入的放射性核素水平,可反映细胞的增殖状况。

(2)MTT法:又称MTT比色法,在细胞培养终止前数小时加入MTT〔3-(4,5-二甲基-2-噻唑)-2,5-二苯基溴化四唑〕,其作为细胞内线粒体琥珀酸脱氢酶的底物参与反应,形成褐色甲臜颗粒并沉积于细胞内或细胞周围;甲臜生成量与细胞增殖水平呈正相关,其溶解后的比色测定值可反映细胞增殖水平。

(3)形态计数法:淋巴细胞受丝裂原或特异性抗原刺激后转化为淋巴母细胞,其形态结构发生明显改变,如细胞体积变大、胞浆增多、出现空泡、核仁明显、核质染色质疏松等。通过染色镜检,可计算出淋巴细胞转化率。

2. 细胞毒试验 CTL、NK细胞对靶细胞均有杀伤作用,可根据待检效应细胞的性质,选用相应的含标记物(通常用放射性核素^{51}Cr标记)的靶细胞,待靶细胞碎裂后,检测其释出的标记物含量,以评价效应细胞的功能。有时也可通过检测靶细胞凋亡情况来判定结果。

3. 吞噬细胞功能测定 吞噬细胞功能测定可反映固有免疫功能。这里以中性粒细胞为例简介有关方法。

(1)趋化功能测定:中性粒细胞在趋化因子(如补体产物、趋化性细胞因子等)作用下可定向运动,通过观察中性粒细胞的运动情况判定结果。常用滤膜渗透法(Transwell小室)和琼脂糖凝胶法测定中性粒细胞向加有趋化因子一侧移动的情况。

(2)吞噬和杀菌功能测定:①吞噬功能测定:将中性粒细胞与可被吞噬而又易于计数的颗粒物质(如金黄色葡萄球菌)混合孵育一定时间后,颗粒物质被中性粒细胞吞噬,由吞噬率和吞噬指数反映该细胞的吞噬能力;②细胞杀菌功能试验:将受检的细胞悬液与一定量细菌悬液混合后,每隔一定时间取定量培养物,溶细胞后接种于固体平板培养基,37℃培养一段时间后,计算菌落数以反映细胞的杀菌能力。也可通过测定中性粒细胞杀菌时的代谢改变情况来反映其杀伤能力。

(三)细胞因子的检测

检测细胞因子的方法主要有生物活性检测法、免疫学检测法和分子生物学检测法。

1. 生物活性检测法 利用已筛选建立的对某种细胞因子独特的生物效应高度敏感的细胞系进行检测。例如:IL-2促进淋巴细胞增殖,可用IL-2依赖细胞株(CTLL-2)测定IL-2的含量;TNF杀伤肿瘤细胞,可利用其杀伤敏感靶细胞(通常用^{51}Cr标记)来检测其存在;IFN保护细胞免受病毒攻击,可用样品处理易感细胞,再用适量病毒攻击细胞,通过检测病毒引起的细胞病变程度来判定样品中IFN的活性。

2. 免疫学检测法 利用抗原抗体特异性结合反应的特性,定量检测细胞因子。常用方法包括ELISA、RIA及蛋白质印迹法。此外,还可利用酶标或荧光标记的抗细胞因子单克隆抗体,原位检测细胞因子在细胞内的合成及分布情况。

3. 分子生物学检测法 用于检测细胞因子的基因表达。可使用核酸探针法(如斑点杂交、细胞或组织原位杂交)或目标RNA扩增法(如RT-PCR)等。

📖 **知识链接**

补体活性及循环免疫复合物的测定

1. 总补体活性测定 采用 50% 补体溶血法（50% complement haemolytic activity, CH50），主要反映补体（C1~C9）传统途径活化的活性。补体能使经溶血素（抗 SRBC 抗体）致敏的 SRBC 发生溶血。将新鲜待检血清做一系列稀释后，与致敏 SRBC 反应，以 50% 溶血的血清量表示总补体活性。

2. 循环免疫复合物（CIC）测定方法 ①物理测定法：利用 3%~4% 浓度的聚乙二醇（PEG）可选择性地沉淀大分子免疫复合物，通过测定沉淀的免疫复合物，推算 CIC 的含量；②C1q 结合试验：利用制备的 C1q 结合灭活血清标本中的 CIC，采用 ELISA（用 C1q 替代标记抗体），测定或推算 CIC 的含量。

第二节 免疫预防

免疫预防是指以人工方式输入抗原类物质或免疫效应物质，使机体建立特异性保护免疫反应，从而达到预防疾病的目的。

适应性免疫的获得方式有自然免疫和人工免疫两种。自然免疫是指机体感染病原体后建立的特异性免疫（适应性免疫），也包括胎儿及新生儿经胎盘或乳汁从母体获得抗体；人工免疫则是采用人工方法使机体获得适应性免疫，包括人工主动免疫和人工被动免疫。

一、人工主动免疫

人工主动免疫（artificial active immunization）是指给机体接种疫苗或类毒素，使之产生适应性免疫，从而获得特异性免疫力以预防感染的措施。其特点是免疫力出现较慢，一般在输入抗原后 1~4 周才能产生，但免疫力维持时间较长，可达数月至数年。

（一）疫苗

1. 灭活疫苗 灭活疫苗（inactivated vaccine）是指用物理或化学方法将病原微生物灭活制成的制剂，又称死疫苗。常用的有伤寒、霍乱、百日咳、乙型脑炎、斑疹伤寒、钩端螺旋体病、狂犬病等疫苗。灭活疫苗多采用皮下注射的途径接种。其优点是比较安全，容易保存，一般保存时间可长达 1 年左右。其缺点是需要多次接种，因其不能生长繁殖，对人体的刺激时间较短；接种剂量较大；免疫效果较差；获得的免疫力维持时间较短，一般 6 个月至 2 年。

2. 减毒活疫苗 减毒活疫苗（live vaccine, attenuated vaccine）是用无毒或弱毒的活病原微生物制成的制剂，又称活疫苗。传统上通过在培养基或细胞内反复传代、化学诱变等获得减毒株，现代应用基因工程技术删除致病基因，使毒力降低或消失，但保留免疫原性。常用的有卡介苗、麻疹疫苗、脊髓灰质炎疫苗、流行性腮腺炎疫苗、甲肝疫苗等活疫苗。减毒活疫苗多以自然感染途径，不仅可使机体产生细胞免疫和体液免疫，还可形成黏膜局部免疫。其优点是一般只需接种 1 次，因为活疫苗接种后，在体内有一定的生长繁殖能力，类似隐性感染可持续刺激机体产生免疫力；接种剂量小；免疫效果较好；免疫力维持时间长，可达 3~5 年。其缺点是不安全，且不易保存，如卡介苗在 4℃ 条件下，只能保存数周；疫苗在体内存在回复突变的危险，但实践中十分罕见。免疫缺陷者和孕妇一般不宜接种活疫苗。

3. 亚单位疫苗　亚单位疫苗(subunit vaccine)是提取病原生物有效免疫原组分制成的疫苗。如用乙肝表面抗原制备乙型肝炎疫苗,用流感病毒血凝素和神经氨酸酶制备流感疫苗等。亚单位疫苗可减少无效抗原组分所致不良反应,毒性显著低于全菌疫苗。为了提高其免疫原性,常加入适当佐剂。

4. 合成肽疫苗　合成肽疫苗(synthetic peptide vaccine)又称抗原肽疫苗,是以有效免疫原的氨基酸序列,设计合成免疫原性多肽,结合适当的载体再加入佐剂制成的疫苗。

5. 基因工程疫苗　基因工程疫苗(genetic engineering vaccine)是利用基因工程技术制备的疫苗,主要包括:①重组抗原疫苗(recombinant antigen vaccine):是将编码有效免疫原组分的 DNA 片段(目的基因)引入细菌、酵母菌或能连续传代的哺乳动物细胞基因组内,通过它们表达目的基因的产物,提取纯化而制成的疫苗。目前,获准使用的有重组乙型肝炎疫苗、口蹄疫疫苗和莱姆病疫苗等。②重组载体疫苗(recombinant vector vaccine):将编码有效免疫原的基因插入载体(减毒的病毒或细菌)基因组制成的疫苗。接种后疫苗株在体内增殖,大量表达所需抗原。用作载体的病毒主要有痘病毒和腺病毒等,用于新型冠状病毒疫苗的载体病毒有人血清型腺病毒(如人 5 型腺病毒)和黑猩猩型腺病毒。③核酸疫苗(DNA/RNA 疫苗):将编码有效抗原(如新型冠状病毒的 S 蛋白)的基因(DNA 或 mRNA)与质粒构建成重组体,导入宿主细胞或直接导入宿主细胞,使其表达有效蛋白抗原,这种疫苗称核酸疫苗,其在体内可持续表达,免疫效果好。④转基因植物口服疫苗(oral vaccine in transgenic plant):将编码有效抗原的基因植入植物(如番茄、马铃薯、香蕉等)基因组,该植物可食用部分将稳定表达免疫原,人和动物通过摄食完成预防接种。它具有口服、易被儿童接受、价廉等优点。

(二) 类毒素

类毒素(toxoid)是用细菌的外毒素经 0.3%~0.4% 甲醛处理后制成,虽失去毒性,但保留了免疫原性,接种后能诱导机体产生抗毒素。如白喉类毒素、破伤风类毒素等。类毒素可与死疫苗混合使用,如百白破三联疫苗。

当前,疫苗的应用已不局限于传染病的预防,还可用于其他领域(如避孕疫苗应用于计划生育),或作为治疗性制剂应用于抗肿瘤、防止免疫病理损伤或诱导特异性免疫耐受。

二、人工被动免疫

人工被动免疫(artificial passive immunization)是给机体输注特异性抗体或细胞因子等免疫效应物质,从而紧急预防或治疗感染性疾病的措施。

1. 抗毒素　抗毒素(antitoxin)是用细菌外毒素或类毒素免疫动物制备的免疫血清,具有中和外毒素毒性的作用。临床使用的大多数抗毒素是来自动物的免疫血清,这种抗血清对人体来说是异种蛋白,必须在使用前做皮试,避免严重的超敏反应。常用抗毒素包括破伤风抗毒素、白喉抗毒素、蛇毒抗毒素等。

2. 人免疫球蛋白制剂

(1)非特异性丙种球蛋白制剂:是从大量混合血浆和胎盘血中分离制成的免疫球蛋白浓缩剂。主要用于甲型肝炎、丙型肝炎、麻疹、脊髓灰质炎等病毒性疾病的紧急预防。

(2)特异性免疫球蛋白制剂:由含有针对某种病原微生物高效价抗体的血浆制备,用于特定病原微生物感染的紧急预防,如抗乙型肝炎病毒免疫球蛋白,免疫效果好。

三、计划免疫与疫苗接种

接种疫苗主要用于预防传染病。通常采用确定的疫苗品种、免疫程序或者接种方案,在人群中有计划地进行预防接种,以预防和控制特定传染病的发生和流行。我国实施的免疫程序见表8-1。

表8-1 国家免疫规划疫苗免疫程序

疫苗(剂次)	接种对象	接种途径
乙肝疫苗(3)	0月龄、1月龄、6月龄	肌内
卡介苗(1)	出生时	皮内
脊灰疫苗(4)	2月龄、3月龄、4月龄,4周岁	口服
百白破疫苗(4)	3月龄、4月龄、5月龄,18~24月龄	肌内
白破疫苗(1)	6周岁	肌内
麻(疹)腮(腺炎)风(疹)疫苗(2)	8月龄接种麻风疫苗(或麻疹疫苗),18~24月龄接种麻腮风疫苗	皮下
乙脑减毒活疫苗(2)	8月龄,2周岁	皮下
或乙脑灭活疫苗(4)	8月龄(2次,间隔7~10天),2周岁,6周岁	皮下
流脑疫苗(4)	6~18月龄接种A群流脑疫苗2次(间隔3个月),3周岁、6周岁接种A+C流脑疫苗	皮下
甲肝减毒活疫苗(1)	18月龄	皮下
或甲肝灭活疫苗(2)	18月龄、24~30月龄	肌内
出血热疫苗(3)	16~60岁重点人群接种,第1剂接种后14天、6个月分别接种第2剂和第3剂	肌内
炭疽疫苗(1)	受威胁人群应急接种	皮肤划痕
钩体疫苗(2)	7~60岁受威胁人群应急接种,2次接种间隔7~10天	皮下

附:免疫接种注意事项:①接种对象:主要为适龄儿童的免疫接种,出血热疫苗用于特定地区,炭疽疫苗和钩体疫苗用于有疫情或潜在疫情时应急接种;②接种剂量、次数和间隔时间:严格按疫苗使用说明进行接种;③禁忌证:不同种类疫苗的接种禁忌证不一样,一般来说,凡高热、急性传染病、心脏病、高血压、肝肾疾病、活动性结核、免疫功能低下或免疫缺陷、活动性风湿症、哮喘、荨麻疹等患者,均不宜接种疫苗。为防止流产或早产,孕妇应暂缓接种。

第三节 免疫治疗

根据免疫学原理,针对疾病发生机制,人为地调整机体免疫功能,以达到治疗疾病目的所采取的措施,称为免疫治疗。根据免疫治疗的作用特点分可为特异性和非特异性免疫治疗;按所用制剂的作用机制可分为主动免疫治疗和被动免疫治疗;按其对机体免疫应答的影响可分为免疫增强疗法和免疫抑制疗法(两者又合称为免疫调节疗法);按治疗剂的成分可分为分子免疫治疗和细胞免疫治疗。

一、分子免疫治疗

(一)抗体为基础的免疫治疗

以抗体为基础的免疫治疗主要用于抗感染、抗肿瘤和抗移植排斥反应。其原理主要包括抗体的中和毒素、介导溶解靶细胞、中和炎症因子活性,并可作为靶向性载体。

1. 多克隆抗体 临床上常用的多克隆抗体主要包括抗毒素、人丙种球蛋白和抗淋巴细胞丙种球蛋白等。

(1)抗毒素(antitoxin)：是用细菌外毒素或类毒素免疫大型哺乳动物(如马)，取血清分离纯化而成，主要用于治疗和紧急预防外毒素所致疾病，如白喉、破伤风抗毒素等。

(2)人丙种球蛋白：包括人血浆丙种球蛋白和胎盘丙种球蛋白，前者是正常人血浆提取物(含 IgG 和 IgM)，后者是从健康孕妇胎盘血液中提取(主要含 IgG)。可用于免疫缺陷病(丙种球蛋白缺乏症等)的治疗或甲型肝炎、麻疹、脊髓灰质炎等常见病毒性疾病的紧急预防。

(3)抗淋巴细胞丙种球蛋白：是用人外周血淋巴细胞作为抗原，免疫动物后获得的针对人淋巴细胞表面抗原的抗体。注入人体后，在补体等的参与下可使淋巴细胞溶解。可用于延长移植物存活时间和某些自身免疫病，如系统性红斑狼疮、类风湿关节炎等。

2. 单克隆抗体 单克隆抗体(mAb)和多克隆抗体比较，具有结构均一、特异性高、少或无交叉反应等优点。

(1)抗细胞表面分子的单抗：该抗体在体内能识别表达特定表面分子的免疫细胞，在补体的参与下使细胞溶解。如临床上用抗 CD3 和 CD4 单克隆抗体特异性破坏 T 细胞，抑制器官移植时发生的急性排斥反应；抗 CD20 单抗可选择性破坏 B 细胞，用于治疗 B 细胞淋巴瘤。

(2)抗细胞因子的单抗：如抗 TNF-α 单抗可特异阻断 TNF-α 与 TNF-α 受体的结合，减轻炎症反应，临床上已成功用于类风湿关节炎等慢性炎症性疾病的治疗。

(3)抗体靶向治疗：以高度特异性的单抗作为载体，将细胞毒性物质靶向性地携至肿瘤病灶局部，可特异性地杀伤肿瘤。根据所导向的细胞毒性物质不同，导向疗法可分为：①放射免疫治疗(radioimmunotherapy)：将放射性核素(如 ^{131}I、^{125}I 等)与单抗连接，特异性靶向瘤灶后杀死肿瘤细胞；②抗体导向化学疗法(antibody-guided chemotherapy)：以化疗药物(氨甲蝶呤、长春新碱、阿霉素等)作为单抗的携带物进行导向治疗；③免疫毒素疗法(immunotoxin therapy)：将毒素与单抗相连，常用毒素有植物毒素(如蓖麻毒素、苦瓜毒素等)和细菌毒素(如白喉毒素、铜绿假单胞菌外毒素等)。

(二)细胞因子为基础的免疫治疗

1. 细胞因子治疗 利用基因工程技术生产的重组细胞因子为临床应用奠定了基础。自 1986 年开始已有多种重组细胞因子用于肿瘤、感染、造血障碍等疾病的治疗。

2. 细胞因子基因疗法(cytokine gene therapy) 是将细胞因子或其受体基因通过一定技术方法导入体内，使其在体内持续表达并发挥治疗效应。目前已有多项细胞因子基因疗法进入临床试验，用于治疗恶性肿瘤、感染、自身免疫性疾病等，对解决细胞因子类药物半衰期短、副作用严重等问题具有潜在优势。

3. 细胞因子及其受体的拮抗疗法 细胞因子及其受体的拮抗疗法的作用机制是通过抑制细胞因子的产生、阻断细胞因子与其相应受体的结合及结合受体后信号传导过程而抑制细胞因子的病理性作用。主要用于治疗自身免疫病、移植排斥、感染性休克等。

二、细胞免疫治疗

细胞免疫治疗是给机体输入细胞制剂，以激活或增强机体的免疫应答。

1. 造血干细胞移植 造血干细胞移植已经成为癌症、造血系统疾病、自身免疫性疾病等的重要治疗手段。移植所用的干细胞来自于 HLA 型别相同的供者，可通过采集骨髓、外周血或脐血，分离出 CD34$^+$ 干/祖细胞，也可进行自体干细胞移植。

2. 过继免疫细胞治疗 取自体淋巴细胞经体外激活、增殖后回输患者，直接杀伤肿瘤或激活机体抗肿瘤免疫效应的治疗方法，称过继免疫细胞疗法。如嵌合抗原受体 T 细胞

（chimeric antigen receptor T cell，CAR-T），通过基因工程技术，用嵌合抗原受体修饰患者的 T 细胞，可以特异性识别肿瘤相关抗原，提高肿瘤杀伤活性。

3. 细胞疫苗 ①肿瘤细胞疫苗：灭活瘤苗是用自体或同种肿瘤细胞经射线、抗代谢药物等方法处理，抑制其生长能力，保留其免疫原性；异构瘤苗则将肿瘤细胞用过碘乙酸或神经氨酸酶处理，以增强瘤细胞的免疫原性。②基因修饰的瘤苗：将肿瘤细胞用基因修饰方法改变其遗传性状，降低致瘤性，增强免疫原性。③树突状细胞疫苗：使用肿瘤提取物抗原或肿瘤抗原多肽等体外刺激树突状细胞，或用携带肿瘤相关抗原基因的病毒载体转染树突状细胞，再回输给患者，可有效激活特异性抗肿瘤的免疫应答。

三、免疫调节剂

（一）免疫增强剂

目前，使用的非特异性免疫增强剂主要包括微生物制剂、免疫因子、化学合成药物、中药制剂等。

1. 微生物制剂 卡介苗（BCG）为牛型结核分枝杆菌减毒活疫苗，对已免疫的个体有很强的非特异性免疫增强作用。它可活化巨噬细胞，促进 IL-1、IL-2、IL-4、TNF 等多种细胞因子的产生，增强 NK 细胞和 T 细胞的活性。目前，卡介苗已用于某些肿瘤的辅助治疗，如膀胱滴注治疗浅表性膀胱癌疗效显著。短小棒状杆菌主要活化巨噬细胞，促进 IL-1、IL-2 等细胞因子的产生，可以非特异地增强机体免疫功能，常与化疗药物联合使用治疗肿瘤（如黑色素瘤）。

2. 免疫因子 是指包括细胞因子在内的具有传递免疫信号、调节免疫效应的蛋白分子。目前，干扰素和肿瘤坏死因子应用较广。此外，胸腺肽、免疫核糖核酸、转移因子是细胞因子外常用的免疫因子。常用于治疗病毒感染、肿瘤、免疫缺陷病等疾病。

3. 化学合成药物 某些化学合成药物也具有免疫促进作用。例如，左旋咪唑原为驱虫剂，后来发现其能激活吞噬细胞的吞噬功能，促进 T 细胞产生 IL-2 等细胞因子，增强 NK 细胞的活性，对免疫功能低下的机体具有较好的免疫增强作用，用于大肠癌术后长期治疗的效果显著。此外，还有西咪替丁、异丙肌苷（isoprinosine，ISO）、胞壁酰二肽（muramyl dipeptide，MDP）等，均已在临床广泛应用。

4. 中药及其制剂 已研究发现，许多中药及其有效部位可提高机体的免疫功能，并广泛应用于免疫性疾病的防治。具有增强免疫作用的中药有人参、黄芪、白术、党参、黄精、茯苓、大枣、参三七、南沙参、枸杞子、石斛、女贞子、当归、制首乌、薏苡仁、猪苓、柴胡、冬虫夏草、灵芝、甘草等。黄芪多糖、枸杞多糖、猪苓多糖、灵芝多糖等用于治疗免疫功能低下相关病症。

（二）免疫抑制剂

1. 微生物制剂 目前常用的免疫抑制剂均为真菌代谢产物及提取物。例如：环孢素 A（cyclosporin A，CsA），主要通过阻断 T 细胞内 IL-2 基因的转录，抑制 IL-2 依赖的 T 细胞活化；FK-506 属大环内酯类抗生素，作用机制与 CsA 相似，但比 CsA 强 10~100 倍；雷帕霉素（rapamycin）能阻断 IL-2 诱导的 T 细胞增殖而选择性抑制 T 细胞。

2. 化学合成药物 氮芥、苯丁酸氮芥、环磷酰胺等烷化剂类抗肿瘤药物，可通过抑制 DNA 复制和蛋白质合成，阻止细胞分裂。T、B 细胞被抗原活化后，进入增殖、分化阶段，对烷化剂的作用较敏感，因此可抑制免疫应答。硫唑嘌呤、氨甲蝶呤等抗代谢药物主要通过抑制 DNA、蛋白质的合成，阻止细胞分裂，对细胞免疫、体液免疫均有抑制作用。

3. 中药及其制剂 部分中药具有一定的免疫抑制作用，如苦参、大黄、黄连、黄柏、紫草、青蒿、莪术、防己、白头翁、郁金、细辛、忍冬藤、生蒲黄、白鲜皮等。许多中药(雷公藤、青蒿素、苦参等)应用于自身免疫性疾病的治疗。特别是雷公藤,所含萜类成分(雷公藤甲素、雷公藤乙素、雷公藤丙素等)具有较强的免疫抑制及抗炎作用。

学习小结

　　检测抗原/抗体的基本原理是抗原抗体的结合具有高度特异性,据此可用已知的抗原/抗体检测未知的抗体/抗原。通过免疫标记技术检测抗原-抗体反应的方法应用广泛,具有定性、定量和敏感性高等优点。通过单克隆抗体检测细胞表面抗原的方法分离和鉴定免疫细胞,并对免疫细胞进行活性和功能评价,为临床诊断和治疗提供参考。人工免疫分为人工主动免疫和人工被动免疫。人工主动免疫使用抗原(如疫苗)刺激机体产生适应性免疫应答,人工被动免疫使用免疫应答产物(如抗体)进行治疗或紧急预防。计划免疫是有效控制传染病的重要方法。免疫治疗是利用药物、生物制剂等调整机体的免疫功能,达到治疗目的,包括分子免疫治疗、细胞免疫治疗以及免疫调节剂治疗。

●(张丹丹)

扫一扫
测一测

复习思考题

1. 抗原抗体的检测是根据什么原理设计的? 主要涉及哪些检测方法?
2. 简述人工主动免疫与人工被动免疫的差异。

第二篇

病原生物学

❖❖❖ 第九章 ❖❖❖

病原生物学导论

> **✎ 学习目标**
>
> 通过本章的学习,掌握病原生物的概念和分类,熟悉病原生物的生态学基础和控制方法,了解人类对病原生物的认识和研究过程以及生物安全常识。

栖息在同一时空的不同生命个体之间,既相互依存,又相互影响。在一定条件下,某些生物可侵犯另一些生物的机体引起感染,甚至会使对方生存受到危害。通常把损害其他生物、导致其他生物感染的生物称为病原生物(pathogen)。病原生物是一个相对的概念,只是针对受损(或受影响)一方而言,是生物性致病因素的重要组成部分。病原生物包含许多与人类疾病密切相关的生物,通常将其称为医学病原生物。此类病原生物曾在人类发展史中猖獗肆虐,给人类造成了极大的灾难,至今依然是危害人类健康的重要因素。医学病原生物学是一门研究与人类健康有关的病原生物的医学基础学科,其主要内容为医学病原生物的生物特性、致病性以及诊断与防治原则等。

第一节 人类与病原生物

一、病原生物学发展简史

在医学发展的早期阶段,人们就已经认识到一些人体病原生物的存在。例如在《神农本草经》中有长虫(蛔虫)、白虫(绦虫的节片)和蛲虫的记载;在《黄帝内经》中也有关于疟疾的专论;在西方医学的早期文献中也提及过蛔虫、蛲虫等。随着医药科学的进步,病原生物学的雏形散见于多种医学典籍,如在《诸病源候论》中已把"九虫候"列为一大病因分类,《温疫论》指出传染病与"戾气"有关,即意识到有人类肉眼无法见到的多种微小病原生物的存在。1675 年,Leeuwenhoek 发明了复式显微镜,观察到生物的细微结构并描述了微生物世界,从而为病原生物学的研究提供了重要的工具和良好的认知基础。

病原生物学的建立始于 19 世纪初,以法国人 L.Pasteur(1822—1895)与德国人 R.Koch(1843—1910)为代表的一批杰出科学家用他们划时代的成果,为病原生物学建立了理论与方法学的重要基础,使病原生物学的研究得到了长足的进步。例如,Pasteur 用实验方法彻底否定了当时占有主导地位的生物"自然发生"学说,使人们对发酵、腐败、疾病等现象成因的认识发生了根本性的改变。Koch 发明了细菌的纯培养技术,成功地分离了炭疽、结核、霍乱等重要病原体,并提出了科赫法则(Koch's rule):①共存性:同一种疾病中应能查见相同的病原体或检测出病原体基因;②分离:在宿主体内可分离得到病原体或检测出病原体基因;③接种:从患病个体分离所得的病原体接种健康个体,可引起相同的疾病;④再分离:从接种感染个体可重新分离获得病原体或检测出病原体基因。科赫法则对鉴定新病原体具有重要的指导意义。

进入20世纪后,随着生物化学、遗传学、免疫学、分子生物学等生物技术的发展和应用,推动了病原生物学研究的迅猛发展。主要体现在:①对新现病原生物的深入研究:例如引起军团病的嗜肺军团菌,引起高致死性出血热的埃博拉病毒,导致输血后肝炎的丙型肝炎病毒,引起获得性免疫缺陷综合征的人类免疫缺陷病毒,引起严重急性呼吸综合征的 SARS-CoV 及中东呼吸综合征的 MERS-CoV,引起莱姆病的伯氏疏螺旋体等;②对病原生物致病机制的研究有了很大进展:应用分子生物学技术,对病原生物致病机制的研究已深入到分子水平和基因水平;③病原生物学快速检测技术的开发应用:基因分型技术被广泛应用于病原生物的分类、新种鉴定、流行病学调查以及待检菌遗传学特征分析等,多种类型的病原生物学快速检验技术,提高了感染性疾病的快速诊断率;④开发研制了多种新型疫苗:例如采用分子生物学技术创制了核酸疫苗用于传染性疾病的预防;⑤新型抗病原生物药物和抗病毒制剂不断研发上市:小干扰 RNA 等也逐渐进入了抗病毒武器库;⑥深化了对人体微生态系的认识:正常微生物群与机体健康及疾病的关系有了较科学的揭示。

很多学者为病原生物学的发展作出重要贡献,并因研究成果卓著而获得诺贝尔奖,见表9-1。

表 9-1 与病原生物学密切相关的诺贝尔奖

获奖年	获奖者(国籍)	获奖主要成果
1901	Behring(德国)	白喉的血清疗法
1902	Ross(英国)	发现疟疾以按蚊为媒介
1905	Koch(德国)	结核病的研究
1907	Laveran(法国) Buchner(德国)	疟原虫的致病作用 发现无细胞酵母培养液发酵
1926	Fibiger(丹麦)	螺旋体癌(Spiroptera carcinoma)*
1928	Nicolle(法国)	斑疹伤寒方面的研究
1939	Domagk(德国)	磺胺的抗菌作用
1945	Fleming(英国)、Chain(英国)、Florey(澳大利亚)	发现青霉素及临床应用
1946	Stanley(美国)	获得病毒结晶
1948	Muller(瑞士)	DDT 的特性研究
1951	Theiler(南非)	黄热病研究
1952	Waksman(美国)	发现链霉素
1954	Enders(美国)、Weller(美国)、Robbins(美国)	培养脊髓灰质炎病毒
1966	Rous(美国)、Huggins(美国)	致癌病毒基因研究
1969	Delbruck(美国)、Hershey(美国)、Luria(美国)	病毒的遗传结构
1975	Dulbecco(美国)、Temin(美国)、Baltimore(美国)	病毒与细胞遗传、发现反转录酶
1976	Blumberg(美国)、Gdjdusek(美国)	乙型肝炎和库鲁病研究
1978	Arber(瑞士)、Smith(美国)、Nathans(美国)	发现及应用核酸限制性内切酶

续表

获奖年	获奖者（国籍）	获奖主要成果
1980	Sanger（英国）	对噬菌体 DNA 进行序列分析
1993	Robert（英国）、Sharp（美国）	病毒研究，发现断裂基因
1997	Prusiner（美国）	发现朊粒（蛋白致病粒子）
2001	Harwell（美国）、Nuese（英国）、Hunt（英国）	酵母菌研究，发现细胞周期控制
2002	Brenner（英国）、Sulston（英国）、Horvitz（美国）	线虫细胞谱系，发现"凋亡"基因
2005	Marshall（澳大利亚）、Warren（澳大利亚）	发现幽门螺杆菌
2006	Fire（美国）、Mello（美国）	线虫研究，发现 RNA 干涉
2008	Hausen（德国）；Barré-Sinoussi（法国）、Montagnier（法国）	人乳头状瘤病毒（HPV）致癌研究；发现艾滋病病毒（HIV）
2011	Beutler（美国）、Hoffmann（法国）	认定机体对病原体的受体蛋白
2015	屠呦呦（中国）；Campbell（爱尔兰）、Satishi（日本）	发现抗疟疾、丝虫病新药物
2020	Harvey J. Alter（美国）、Michael Houghton（英国）、Charles M. Rice（美国）	发现丙型肝炎病毒

注：本表仅列出获诺贝尔奖（含医学与化学奖）中主要涉及病原生物学的部分成果，个别项与免疫学有交叉。*"癌症寄生虫起源说"被证明完全错误，是诺贝尔奖少有的失误。

二、医学病原生物分类

医学病原生物是自然界中主要营寄生生活、能引起人类感染的病原生物，包括医学病毒、医学细菌、医学真菌、医学原虫、医学蠕虫和医学节肢动物六部分；传统上，人们将前三部分归为医学微生物学，后三部分归为人体寄生虫学。根据医学病原生物的细胞结构特性等，可分为非细胞型生物（医学病毒）、原核细胞型生物（医学细菌）和真核细胞型生物（医学真菌、医学原虫、医学蠕虫和医学节肢动物）。

（一）非细胞型生物

非细胞型生物的特点是：①体积微小且结构简单；②仅含 1 种核酸（DNA 或 RNA）；③专性细胞内寄生，以复制方式增殖。病毒的进化复杂，类型多样。病毒在科（目）以上可归为 DNA 病毒、RNA 病毒、（DNA 与 RNA）逆转录病毒三大类。DNA 病毒又分成双链 DNA（dsDNA）病毒、单链 DNA（ssDNA）病毒，RNA 病毒分为双链 RNA（dsRNA）病毒、单正链 RNA（+ssRNA）病毒和单负链 RNA（-ssRNA）病毒等。此外，一些感染因子与病毒的典型结构差异较大，如类病毒（viroid）、卫星病毒（satellite virus）、卫星核酸（satellite nucleic acid）、朊粒（prion）等，暂时列入非细胞型生物。

（二）原核细胞型生物

原核细胞型生物的特点是：①均为单细胞生物，需借助光学显微镜观察；②细胞结构简单，无核膜，细胞器欠发达，无线粒体、内质网、高尔基体；③绝大多数以二分裂方式无性繁殖。与人类疾病相关的原核细胞型生物主要包括细菌、放线菌、支原体、衣原体、螺旋体和立克次体。这些原核细胞型生物在医学领域较权威的《伯杰氏系统细菌学手册》（*Bergey's Manual of Systematic Bacteriology*）中属于细菌域的范畴。

（三）真核细胞型生物

真核细胞型生物的特点：①生物体多样性，由单细胞或多细胞构成；②细胞结构复杂，有核膜,细胞器发达;③无性繁殖与有性繁殖多种繁殖方式。真核细胞型生物是最为繁复的生物类群,门类很多,某些真菌和原生动物与人类疾病关系密切。

与人类疾病有关的原核和真核细胞型生物主要涉及的生物类群(门)见表 9-2。

表 9-2 与人类有关的重要细胞型病原生物在生物系统中的位置

生物主要类别		主要分类(门)	习惯名称	人类病原体(类群)举例
细菌域(原核细胞型微生物)		厚(坚)壁菌门	细菌(革兰氏阳性菌)	葡萄球菌、链球菌
		柔壁菌门	支原体	肺炎支原体
		放线菌门	放线菌	分枝杆菌、星形诺卡菌
		变形菌门	细菌(革兰氏阴性菌)	志贺菌、沙门菌
			立克次体	普氏立克次体
		衣原体门	衣原体	沙眼衣原体
		螺旋体门	螺旋体	苍白螺旋体、钩端螺旋体
真核域*	真菌界(真核细胞型微生物)	接合菌门	真菌(接合菌)	毛霉菌、根霉菌
		子囊菌门	真菌	白假丝酵母菌、皮肤癣菌
		担子菌门	真菌	新型隐球菌、马拉色菌
		微孢子门	原虫(孢子虫)	微孢子虫
	原生生物界(寄生虫)	肉足鞭毛虫门	原虫(肉足虫)	溶组织内阿米巴
			原虫(鞭毛虫)	利什曼原虫、锥虫、阴道毛滴虫
		顶复器门	原虫(孢子虫)	疟原虫、弓形虫
		纤毛虫门	原虫(纤毛虫)	结肠小袋纤毛虫
	动物界(寄生虫)	扁形动物门	蠕虫(吸虫)	血吸虫、华支睾吸虫
			蠕虫(绦虫)	带绦虫
		线形动物门	蠕虫(线虫)	蛔虫、钩虫
		棘头动物门	蠕虫(棘头虫)	猪巨吻棘头虫
		节肢动物门	节肢动物(昆虫)	蚊、螨

* 近年来,基于真核生物系统发育认识的深化及有关基因组学的研究,提出了真核域的新(超群或界)分类体系,如真菌与动物有共同起源,被归为后鞭毛生物(Opisthokonta)超群,原生生物主体则划入 5 个超群等。

第二节 病原生物的生态学基础

栖息在地球上的生物之间以及生物与环境之间有着密切而神奇的关系。在某种意义上,生物系统可视为在能量流的推动下,由物质演绎而来的特定形式。目前,地球上的生态系统主要是以太阳能输入为基础运行的,多种物质或元素(如碳、氮、氧、氢)的循环在此系统中活跃地进行着。根据生物在简化生态系统中的能量和营养来源,生物通常可分为两大类——自养生物(autotroph)和异养生物(heterotroph)。自养生物指以无机物质作为营养来源的生物,如可利用光合作用产生的能量固定二氧化碳并转换为有机物,或利用无机化合物(如硫化物、甲烷、氨、亚硝酸盐)氧化产生的化学能。异养生物指以有机物质作为营养来源的生物,所需能量来自有机物的氧化,多数利用糖类作为碳源,蛋白质作为氮源。其中,以无生命的有机物质(如动植物尸体等)作为营养物质的称腐生生物(saprophyte),典型代表为真菌和某些细菌。所有病原生物都属于异养生物。

一、生物种间的生存关系

伴随着漫长的生物演化过程,自然界中生物与生物之间形成了多种生存关系,如捕食、拮抗和共生等。捕食(predation)是指一方以另一方为食物的现象,使对方作为一个个体被消灭。拮抗(antagonism)是指双方互相抵制、互相排斥的现象,通常表现为对生存所需资源的争夺。共生(symbiosis)是指两种生物在一起生活的现象,根据两种共生生物之间的利害关系大致可区分为共栖、互利共生、寄生等类型。病原生物多以寄生(parasitism)方式生存。寄生是指一种生物长期或暂时生活在另一种生物的体内或体表,获取营养并使对方受到损害的生活关系。其中,受益的一方称为寄生物(parasite),受侵害的一方称为宿主(host)。

(一)寄生物的类别

寄生物的分类方法较多,常见的分类主要有:

1. 按寄生物对宿主的依赖程度分类　①专性寄生物(obligatory parasite),指只能靠寄生存活的寄生物,如病毒、疟原虫、丝虫、绦虫等;②兼性寄生物(facultative parasite),既可营寄生生活,又能独立生活的寄生物,如粪类圆线虫,其成虫既可寄生于宿主肠道内,也可以在土壤中营自生生活;③偶然寄生物(accidental parasite),因偶然机会进入非正常宿主体内寄生的生物,如某些蝇蛆。

2. 依寄生物与宿主接触的时间关系分类　①长期性寄生物,发育的某一阶段须在宿主体内寄生的寄生物,如病毒、绦虫等;②暂时性寄生物,因取食而短时接触宿主的寄生物,如蚊、白蛉、蚤、虱、蜱等。

3. 依寄生物与宿主接触的空间关系分类　①体内寄生物(endoparasite),寄生于宿主体内的寄生物,并可按细胞内、外或肠道、组织等寄生进一步区分,如细胞内寄生的病毒、立克次体、弓形虫等,细胞外寄生的葡萄球菌、寄生性蠕虫等;②体外寄生物(ectoparasite),寄生于宿主体表,如蚤、虱、某些真菌等。

(二)宿主的类别

根据宿主的流行病学意义和寄生物的寄生阶段进行分类。

1. 依据宿主的流行病学意义分类

(1)储存宿主:某些对人致病的病原生物可同时寄生于其他动物,这些动物称为储存宿主(reservoir host)或保虫宿主。如日本血吸虫成虫可寄生于人和牛,牛即为血吸虫的储存宿主。

(2)转续宿主:某些寄生虫的幼虫侵入非正常宿主,不能发育为成虫,长期保持幼虫状态,但当此幼虫有机会再进入正常终宿主体内后,即可继续发育为成虫,这种非正常宿主称为转续宿主(paratenic host)。如卫氏并殖吸虫的童虫,进入非正常宿主野猪体内,不能发育为成虫,若犬吞食含有此虫的野猪肉,则其可在犬体内发育为成虫,那么野猪就是该虫的转续宿主。

(3)媒介:有些病原生物能在一些节肢动物内存活或寄生,这些节肢动物体(有时与某些宿主概念重叠)可在人与人或动物间传播疾病(称虫媒病),传统上被称之为传播媒介(vector)。如三带喙库蚊是乙型脑炎病毒的传播媒介和储存宿主。

2. 依据寄生物的寄生阶段分类　动物寄生虫一般具有较复杂的阶段性发育繁殖周期(称生活史),常需不同环境或转换宿主才能完成生活史。根据宿主在寄生虫生活史中的地位,可以把宿主分为终宿主和中间宿主。终宿主(definitive host),寄生虫的成虫或有性生殖阶段寄生的宿主。中间宿主(intermediate host),寄生虫的幼虫或无性生殖阶段所寄生的宿主。若完成生活史必须 2 个以上中间宿主时,还可按寄生先后分为第一、第二中间宿主等。例如,人、淡水螺和淡水鱼分别是华支睾吸虫的终宿主和第一、第二中间宿主。

二、人体微生态

人体生长发育过程中,微生物与人体形成了难以分割的整体,参与人体的代谢过程、内环境稳态调节及免疫系统的发育成熟,是正常人体不可缺少的部分,称为人体微生态系(microbial ecosystem)。组成微生态系的微生物称为正常微生物群(normal flora)。

（一）正常微生物群

人体在胚胎发育过程中是无菌的,出生后与外界环境接触,微生物进入机体的某些部位定居,形成了与机体一生相伴的庞大的微生物群体。这些微生物可分为原籍微生物群(autochthonous flora)和外籍微生物群(allochthonous flora)。原籍微生物群又称固有或常住微生物群,自婴儿的初级群落开始,逐步演替到成年后的终极群落,它们以一定的种类和比例存在于机体的特定部位,参与机体的生命活动,与宿主细胞进行着物质、能量的交流,共同维持着生命过程。一般而言,正常微生物群中的主要成员是细菌,其次含少量真菌和原虫。外籍微生物群为临时寄居的群体,又称过路微生物群。

（二）人体微生态平衡

分布在人体各部位的正常微生物群在数量和种类比例上维持稳定状态,与宿主和环境相互依赖、相互作用形成平衡,维持机体的健康,称为人体的微生态平衡(microeubiosis)。在细胞与分子水平,研究人体微生物与机体(环境)相互关系和相互作用规律的学科称为医学微生态学。

1. 人体微生物群的分布 人体微生物主要分布在皮肤和与外界相通的腔道(表 9-3)。根据分布部位不同,人体微生物群可分为不同群落结构的微生物群。

表 9-3 人体各部位分布的正常菌群*

部位	微生物种类
皮肤	葡萄球菌、丙酸杆菌、类白喉棒状杆菌、分枝杆菌、铜绿假单胞菌、真菌
口腔	葡萄球菌、链球菌、乳杆菌、类白喉棒状杆菌、白假丝酵母菌、衣氏放线菌
鼻咽腔	葡萄球菌、链球菌、奈瑟菌、拟杆菌、铜绿假单胞菌、变形杆菌
肠道	大肠埃希菌、产气肠杆菌、变形杆菌、葡萄球菌、双歧杆菌、铜绿假单胞菌、乳酸杆菌、产气荚膜梭菌、破伤风梭菌、类白喉棒状杆菌、拟杆菌、原虫
尿道	葡萄球菌、类白喉棒状杆菌、分枝杆菌、拟杆菌、大肠埃希菌
阴道	葡萄球菌、乳杆菌、大肠埃希菌、类白喉棒状杆菌、拟杆菌、双歧杆菌、支原体、白假丝酵母菌
外耳道	葡萄球菌、类白喉棒状杆菌、铜绿假单胞菌、抗酸杆菌
眼结膜	葡萄球菌、结膜干燥杆菌、奈瑟菌

*基于非培养依赖的人体微生态学研究显示,人体正常微生物群包括原核细胞型微生物、真核细胞型微生物和非细胞型微生物,但大多难以实现人工培养。这里列举了人体可人工培养的常见细菌和真菌,习惯上称正常菌群。

（1）皮肤微生物群:寄居在皮肤上的丙酸杆菌和表皮葡萄球菌是最重要的常住菌,也是优势种群。皮肤微生物群形成了皮肤的生物保护屏障,参与皮肤细胞代谢和自净作用。例如,皮脂腺内寄生的丙酸杆菌可将皮脂中三酰甘油分解成游离脂肪酸,对金黄色葡萄球菌、链球菌和白假丝酵母菌有抑制作用。

（2）呼吸道微生物群：健康人呼吸道的微生物群于出生后不久开始出现，主要分布在上呼吸道；气管、支气管黏膜表面没有常住菌，细支气管以下属无菌环境。

（3）消化道微生物群：主要指寄居于肠道的正常微生物群，其中胃内的微生物群落大部分是外籍菌。肠道正常微生物群是体内最庞大的微生态系，属共生性微生物群。肠道菌种类可达千种，多数具有维护宿主健康的作用，如乳杆菌、大肠埃希菌等。

（4）阴道微生物群：阴道中的主要常住微生物有乳杆菌、表皮葡萄球菌和白假丝酵母菌等。乳杆菌细胞壁的多糖体或脂蛋白等可黏附在无腺体的阴道黏膜上皮细胞上，拮抗 B 族链球菌、大肠埃希菌、拟杆菌、金黄色葡萄球菌等。乳杆菌还有酸化环境和免疫激活作用。

2. 人体正常微生物群的生理意义

（1）生物拮抗作用：正常微生物群对外源致病性微生物起重要拮抗作用。主要拮抗机制是：①占位性保护作用：大多数正常微生物群与黏膜上皮细胞紧密接触，形成一个生物层，可干扰致病菌的黏附和定植；②有机酸作用：专性厌氧菌在代谢过程中产生挥发性脂肪酸和乳酸，可降低环境中的 pH 与氧化还原电势，从而抑制外源致病菌的生长与繁殖；③营养竞争作用：正常微生物群因数量大而在营养的争夺中占优势，不利于外源致病菌的生长与繁殖；④抗菌物质抑制作用：部分正常微生物群可产生抗菌物质抑制其他细菌的生长，如大肠埃希菌产生的大肠菌素可抑制志贺菌。

（2）营养作用：正常微生物群参与人体多种物质的代谢，如大肠埃希菌可合成维生素 K 和 B 族维生素供人体利用，有重要生理学意义。

（3）免疫作用：正常微生物群作为抗原物质，可刺激机体免疫器官与组织的发育成熟和免疫应答，产生的免疫应答产物能对具有共同抗原组分的病原菌发挥抑制或杀灭作用。如双歧杆菌（含有肠道寄生菌共同抗原）能刺激肠黏膜下淋巴细胞增殖，诱生分泌型 IgA（SIgA），对肠道黏膜抗感染免疫的激活具有重要意义。

（4）保健作用：正常微生物群与人体有复杂的生态关系，现已明确肠道细菌总编码基因要超过人体编码基因数目的 50~100 倍（有人称其为"人类的第二基因组"），其对饮食等因素有快速响应能力，在维持、促进机体健康稳态方面有着重要意义。

（三）微生态失调

微生态失调（microdysbiosis）是指由菌群更替、菌群易位和宿主免疫功能下降等原因，使机体微生物群由生理性组合转变为病理性组合的状态。微生态失调后，某些劣势菌种因被控制因素减弱或消失而大量繁殖，改变了人体菌群的共生关系，导致机会性感染。例如，临床滥用抗生素可引起菌群失调（dysbacteriosis），人类免疫缺陷病毒感染继发白假丝酵母菌感染和隐孢子虫感染等。

第三节　病原生物与人类疾病

病原生物与人类疾病关系密切。通常将病原体的致病力与宿主的抵抗力相互作用导致的有关病理过程称为感染。如果表现出临床症状，即称为感染性疾病。在临床上，将来自外界环境的病原体通过特定途径由一个宿主传播到另一个宿主而引起的感染称为传染；如果表现出相应的临床病症，则称为传染病（communicable disease）。了解病原生物感染的成因、致病特点、机体的免疫方式、控制方法及感染性疾病的常规实验室检查，对防治感染性疾病有重要意义。

一、感染的成因

感染的形成主要与病原体、宿主和环境因素有关。

（一）病原体

病原体是感染形成的客体因素，其侵入宿主体内寄生的能力一般称致病性，也是造成感染的关键所在。不同类型病原体在宿主体内的发育和增殖特点不同，其致病机制也有所差异，如非细胞生物（病毒）的致病性主要为通过增殖过程或诱导机体免疫反应对寄生宿主细胞造成损害；原核类病原体致病的强弱程度主要与其对宿主的侵袭作用和毒性作用有关；真核类如寄生虫则常以机械性损伤及掠夺营养为主致病。病原体的致病能力的强弱程度以毒力衡量。毒力（virulence）是病原体侵入宿主机体并在体内定植、扩散、繁殖和对宿主细胞形成选择性毒性损害的能力。毒力的量化指标以半数致死量（median lethal dose，LD_{50}）或半数感染量（median infective dose，ID_{50}）表示。

（二）宿主因素

感染发生在宿主体内，其发展受宿主因素的限定和制约。有关作用主要表现在两方面：①种属特性：基于种属特性的相互关系差异可有不同表现，一方面可限制某种病原体的定植，如人类细胞表面缺乏非人类病毒受体，使具有严格细胞内寄生的病毒难以进入细胞进行繁殖，很多动物寄生虫在人体内也难以生存等；另一方面也可成为某些病原体宿主特异性（host specificity）的基础，如乙型肝炎病毒、淋病奈瑟球菌、阴道毛滴虫都仅以人为唯一宿主。②宿主免疫力：主要有 2 种方式——固有免疫与适应性免疫，前者对病原体构成防御屏障，并在感染早期发挥主要的清除、杀灭病原体作用及限制病原体播散作用；后者可特异性地针对特定病原体形成高效的清除机制，并可形成与维持长期的选择性免疫作用，但有时这种免疫形成的效应也可能在感染过程中成为导致机体组织损伤的重要原因。

（三）环境因素

环境因素对于感染的影响主要表现于：①为病原生物的生存提供条件，表现出地域性，如日本血吸虫在我国的主要分布限于长江流域，而华支睾吸虫只限于亚洲东部分布；②为病原生物传播提供媒介，如生活污水、食品污染与消化道传播的病原体密切相关；③增加人群的易感性，如生活条件、人口流动以及医源性因素均可增加与病原体的接触机会。

二、感染的类型

感染的发生、发展和结局是一个复杂过程。从流行病学角度来看，感染可表现为隐性感染（inapparent infection）、潜伏性感染（latent infection）、显性感染（apparent infection）和病原携带状态（carrier state）等不同临床感染类型。这几种类型并非一成不变，而是随着双方力量的增减，出现相互转化或交替的动态变化。

（一）隐性感染

当宿主的抗感染免疫力较强，或侵入的病原体数量不多、毒力较弱，感染后对机体损害较轻，机体不出现或出现不明显的临床症状，是为隐性感染，或称亚临床感染（subclinical infection）。例如乙型肝炎、结核等常有隐性感染。隐性感染后，机体常可获得特异性免疫力。少数人可转变为携带者。

（二）潜伏性感染

当宿主与病原体在相互作用过程中暂时处于平衡状态时，病原体潜伏在病灶内或某些特殊组织中。一旦机体免疫力下降，则潜伏的病原体大量繁殖，使疾病复发。例如结核分枝杆菌、单纯疱疹病毒、水痘 - 带状疱疹病毒、弓形虫等。

（三）显性感染

当宿主的免疫力较弱，或侵入的病原体数量较多、毒力较强，以致机体的组织细胞受到不同程度的损害，出现一系列的临床症状和体征。显性感染又称临床感染，主要有 3 种分类模式。

1. 按病情和病程缓急不同分类　①急性感染（acute infection）：以发作快、病程短为特征。病愈后，病原体从宿主体内消失。如脑膜炎奈瑟菌、霍乱弧菌、流感病毒等。②持续性感染（persistent infection）：病程缓慢，持续时间较长，如结核分枝杆菌、麻风分枝杆菌、慢性乙型肝炎病毒感染等。

2. 按感染部位不同分类　①局部感染：指病原体侵入宿主体后，局限在一定部位生长繁殖引起病变的一种感染类型，如化脓性球菌所致的疖、痈等；②全身感染：指病原体或其毒性代谢产物在机体内播散引起全身性症状的一种感染类型，而典型全身性细菌感染主要包括毒血症、菌血症、败血症、脓毒血症等。

3. 按感染特点不同分类　①单纯感染：仅有 1 种病原体感染，为单纯感染。②混合感染或多重感染：泛指机体同时有 2 种或 2 种以上的病原体感染；当病原体均为寄生虫时，亦称多寄生现象（polyparasitism）。③机会性感染（opportunistic infection）：指当机体免疫功能低下或微生态失调时，正常情况下无害的共生生物或毒力很弱的外源性微生物所造成的感染，如内源性真菌、肺孢子菌的感染。有些种类的病原体会引起特殊类型的感染，如某些蠕虫的幼虫，侵入非正常宿主后，不能发育为成虫，长期以幼虫状态存在，在皮下、组织、器官间窜扰，造成损伤，称为幼虫移行症（larva migrans）。

（四）病原体携带状态

有时病原体在显性或隐性感染后并未立即消失，在体内继续留存一定时间，与机体免疫力处于相对平衡状态，成为无症状携带者。由于可持续或间歇排出病原体，故为重要的传染源之一。

三、感染的意义

感染对于人类具有双重意义。一方面，感染使人类的免疫系统经受选择的压力而不断进化，促使免疫系统建立适应性免疫，以至于大多数感染都以隐性感染方式发生。另一方面，严重感染（尤其是烈性传染病）在很多方面给人类带来灾难，如历史上瘟疫曾多次造成人口剧减，给社会发展带来极大影响。感染还可导致机体的免疫系统功能异常，引发免疫缺陷性疾病和免疫损伤性疾病。

第四节　病原生物的控制

临床上，绝大多数的感染是自然界中的病原生物经污染的环境、物品进入人体而引起的，因此需采用一些方法（如物理或化学方式）来抑制或杀死病原生物，称病原生物的控制。

一、基本概念

根据目标不同，人类对病原生物的控制可分为杀灭病原生物、限制病原生物的增殖和控制病原生物传播等。这里仅简介临床方面的应用，通常以细菌（尤其是细菌芽孢）被抑制或杀灭作为参照指标，故常又被称为消毒与灭菌。

杀灭或去除物品上病原生物的方法或过程称为消毒（disinfection）。用于消毒的化学药品称为消毒剂（disinfectant）。杀灭或去除物品上所有生物的方法或过程称为灭菌（sterilization）。抑制病原生物生长繁殖、防止有机物腐败变质的方法或过程称为防腐（antisepsis）。用于防腐的化学制剂称为防腐剂（antiseptic）。无菌（asepsis）是指无任何活的生物存在。经过灭菌的物品是无菌的。医学上常将防止病原生物进入人体或者物品的操作技术或措施称为无菌操作（aseptic technique），所用器具材料须先经灭菌处理。

二、病原生物的控制方法

病原生物的控制方法主要有物理法和化学法两类。

（一）物理法

物理方式主要运用温度、射线、微波、超声波、干燥、过滤或改变渗透压等措施控制病原生物的生长繁殖。

1. 热力灭菌法　热力灭菌法是利用高温杀死病原生物的方法。高温可使病原生物细胞蛋白质变性、DNA 结构破坏而死亡。热力灭菌法主要有干热灭菌法与湿热灭菌法两大类。在同一温度下，湿热灭菌法优于干热灭菌法。

（1）干热灭菌法：在无水状态下，利用高温使病原生物细胞脱水、大分子变性。主要方法：①灼烧法：为直接用火焰灼烧而杀死病原生物的方法。迅速简便，灭菌彻底。常用于金属性接种工具的灭菌。②干烤法：利用电热干燥箱中的热空气进行灭菌。160~170℃作用1~2 小时可杀死所有病原生物，包括细菌芽孢。此法适用于需保持干燥的耐热物品的灭菌。

（2）湿热灭菌法：利用水分子的热渗透作用进行灭菌的方法。常用方法如下：①煮沸消毒法：将物品置于水中加热至沸点（1 个大气压、100℃），持续 5~10 分钟，可杀死除细菌芽孢外的多种病原生物。芽孢需煮沸 1 小时至数小时才死亡。如在水中加入 2% 碳酸氢钠溶液，可提高沸点至 105℃。此法多用于食物、饮用水、餐具等的消毒。②流通蒸汽灭菌法：利用 100℃左右的水蒸气进行消毒。可使用流通蒸汽灭菌器或蒸笼，持续作用 15~30 分钟，可杀死细菌繁殖体，但不能杀死全部细菌芽孢。此方法主要用于食品、餐具等的消毒。③间歇灭菌法：将物品置于流通蒸汽灭菌器中，反复、间歇利用流通蒸汽，将复苏的细菌芽孢分批杀灭的灭菌方法。根据物品的耐热能力，加热至 80~100℃，持续 15~30 分钟，可杀死细菌繁殖体。取出后置 37℃温箱培养，次日同样处理。如此连续 3 次以上，可将物品上的微生物全部杀灭。该法适用于不耐高温的营养物（如血清培养基、某些药物）的灭菌。④高压蒸汽灭菌法：为实验室及生产中最常用的灭菌方法。利用密闭的耐压容器内蒸汽形成超过大气压的压力与高温进行灭菌的方法。通常使用高压蒸汽灭菌器，灭菌器内蒸汽压力达103.46kPa，温度 121.3℃，维持 15~20 分钟，可杀灭包括细菌芽孢在内的所有生物。此法比干热、湿热的杀菌能力强，作用时间短，是因为菌体蛋白在湿热中易于凝固；蒸汽中潜热的存在使物品的温度迅速提高；湿热的穿透力比干热大，可使物品深部也达到灭菌温度。适用于所有耐高温物品如基础培养基、生理盐水、手术器械、敷料和注射器等的灭菌。⑤巴氏消毒法：由巴斯德（Pasteur）首创而得名。利用较低的温度杀死饮品中的一些特定病原体，且不损害其质量的消毒方法。将饮品加热至 62℃，维持 30 分钟，可杀灭饮品中的布氏杆菌、沙门菌、牛型结核分枝杆菌和溶血性链球菌，但不能杀灭细菌芽孢。此法多用于一些饮品类和不耐高温的医疗器械如膀胱镜等的消毒。

2. 辐射　主要利用可见光、X 射线、γ 射线等对多种微生物的损害作用。

（1）红外线与微波：红外线是指波长为 0.77~1 000μm 的电磁波，在 1~10μm 波长段热效应最强，在其照射处能量被转换为热能，可影响微生物的生存。微波为波长 1~1 000mm 的电磁波，可穿透玻璃、塑料薄膜与陶瓷等物质，但不能穿透金属表面，也主要通过其热效应灭菌。这两者也可归为干热法。

(2)紫外线：波长为 200~300nm 的紫外线具有杀菌作用,其中波长 265~266nm 处杀菌力最强,与核酸吸收光谱范围相一致。细胞吸收紫外线后,DNA 的同一条链上相邻的 2 个胸腺嘧啶分子通过各自的 5 位和 6 位碳原子相互连接起来,形成 1 个四碳环(环丁烷环)结构的二聚体,导致细胞死亡。紫外线也可使 RNA 形成尿嘧啶二聚体,并使核酸与蛋白质交联。紫外线对细菌、真菌、病毒、立克次体、螺旋体、原虫等多种病原生物有杀灭作用,但紫外线的能量低,穿透力弱,玻璃、纸、塑料薄膜、尘埃和水蒸气等都对其有阻挡作用,因此主要用于医院病房、手术室、无菌车间、实验室等处室内空气及物品表面的消毒。

(3)电离辐射：高能电磁波、X 射线、γ 射线、α 射线和 β 射线的波长更短,有足够的能量使受照射分子逐出电子而使之电离,故称为电离辐射。电离辐射具有能量大,穿透力强,不需加热,方法简便,不污染环境,无残留毒性等优点。现多用于中西药物、医疗器材的消毒灭菌,特别适用于一次性使用的医药制品、精密器械、移植用的组织和用于埋植的人工器官等物品的消毒灭菌。

3. 其他方法 如滤过除菌法、干燥与低温、臭氧消毒法等。

(1)滤过除菌法：是用滤器去除气体或液体中微生物的方法。常用的滤器有硅藻土滤器、蔡氏滤器、玻璃滤器、膜滤器。其原理是利用滤器孔径的大小来阻截液体、气体中的微生物。此法主要用于不能用其他方法处理的物品,如抗生素、维生素、酶等药液,以及血清、毒素、空气等的除菌。

(2)干燥与低温：干燥可使生物细胞脱水、代谢受阻。干燥法常用于保存食物、药物,降低食物、药物中的含水量直至干燥,可有效抑制其中微生物的繁殖,防止腐败变质。低温可杀灭一些寄生虫如囊尾蚴。但许多病原生物(如细菌)耐低温,仅使代谢减慢,生长繁殖受到抑制,当温度升至适宜范围时则能恢复生长繁殖。因此,低温可用于保存食物、药物、菌种等。

(3)臭氧消毒法：臭氧灭菌灯内装有 1~4 支臭氧发生管,在电场作用下将空气中的氧气转换成高纯臭氧。臭氧主要依靠强大的氧化作用杀菌,广泛用于手术器械、水、空气等环境灭菌。

(二) 化学法

化学方式是指用化学制剂来杀死或抑制病原生物生长繁殖的方法。按应用目的不同而分为化学消毒剂和化学治疗剂。此处仅简介常用化学消毒剂。

1. 常用化学消毒剂的种类 常用化学消毒剂的种类及用途见表 9-4。

2. 化学消毒剂的作用机制

(1)破坏病原生物的细胞壁、细胞膜：如表面活性剂可使革兰氏阴性菌的细胞壁解聚;酚类及醇类可导致微生物细胞膜结构紊乱并干扰其正常功能,使其小分子代谢物质溢出胞外。

(2)引起细胞蛋白变性或凝固：如乙醇可引起菌体蛋白构型改变而扰乱多肽链的折叠方式,造成蛋白变性。

表 9-4 常用化学消毒剂、防腐剂的种类、特点与用途

类别	名称	常用浓度	作用特点	用途
醇类	乙醇	70%~75%	杀菌力强,尤其对分枝杆菌有强大迅速的杀灭作用,对芽孢无效	皮肤及物体表面消毒
酚类	石炭酸	3%~5%	杀菌力强,对皮肤有刺激性	地面、家具、器皿表面消毒
	甲酚	3%~5%	能杀灭细菌繁殖体,有特殊气味	

续表

类别	名称	常用浓度	作用特点	用途
烷化剂	甲醛	10%	可有效杀灭芽孢、病毒,破坏细菌毒素;毒性强,有致癌作用	物品表面消毒,蒸气可用于空气消毒
	戊二醛	2%	对芽孢、病毒、真菌有快速强大的杀灭作用;刺激性、毒性较低	不耐热物品、精密器械如内镜及疫源地的消毒
	环氧乙烷	50mg/L	高效广谱杀菌作用,不损害物品;常温下呈气态,易燃易爆,有毒	器械、纺织品、塑料制品、皮毛制品的消毒
	氯己定（洗必泰）	0.02%~0.05% 0.1%~0.02%	刺激性小,对人无毒副作用;抑菌作用强,可杀灭细菌繁殖体	术前洗手 腹腔、阴道、膀胱等内脏冲洗
表面活性剂	苯扎溴铵（新洁尔灭）	0.05%~0.1%	对球菌、肠道杆菌有较强杀灭作用,对芽孢及乙型肝炎病毒（HBV）无效,刺激性小,稳定	外科洗手及皮肤黏膜消毒;浸泡手术器械及食品生产用具
重金属盐类	升汞	0.05%~0.1%	杀菌作用强,对金属有腐蚀作用	非金属器皿消毒
	硝酸银	1%	有腐蚀性	新生儿滴眼,预防淋球菌感染
	红汞	2%	杀菌力弱,无刺激性	皮肤黏膜及小创伤消毒
氧化剂	高锰酸钾	0.1%	强氧化剂,能杀灭细菌、病毒、真菌、原虫、吸虫囊蚴	皮肤黏膜消毒;蔬菜瓜果消毒除虫
	过氧乙酸	0.2%~0.5%	高效广谱杀菌剂,原液对皮肤、金属有强烈腐蚀性	塑料、玻璃制品及玩具消毒
	碘酒	2.5% 碘酒（酊）	广谱、中效杀菌剂,有较强刺激性	皮肤消毒
卤素类	漂白粉	10%~20%	有效氯易挥发,刺激性强	饮水及地面、排泄物消毒
	氯胺	0.2%~0.5%	毒性小、刺激性低	饮水、食具、器皿消毒
染料	甲紫（龙胆紫）	2%~4%	有抑菌作用,对葡萄球菌作用强	浅表创伤消毒
酸碱类	生石灰	加水 1:4 或 1:8 配成糊状	杀菌力强,腐蚀性大	地面及排泄物消毒

（3）改变核酸结构、抑制核酸合成：部分醛类、染料和烷化剂通过影响核酸的生物合成和功能而发挥杀菌、抑菌作用。如甲醛可与生物细胞核酸碱基环上的氨基结合;环氧乙烷能使微生物核酸碱基环发生烷基化。

3. 影响消毒与灭菌效果的因素　影响消毒灭菌效果的因素很多,应用时需予以考虑。

（1）病原生物的种类、生活状态与数量：不同种类病原生物对各种消毒灭菌方法的敏感性不同,如寄生虫虫卵在 70℃时 30 分钟可被杀死;细菌繁殖体、真菌在湿热 80℃时 5~10 分钟可被杀死;乙型肝炎病毒在 85℃时 60 分钟才能杀灭。芽孢对理化因素的耐受力远大于繁殖体,炭疽杆菌繁殖体在 80℃时只能耐受 2~3 分钟,但其芽孢在湿热 120℃时 10 分钟才能被杀灭。

（2）消毒灭菌的方法、强度及作用时间：不同消毒灭菌方法对病原生物的作用也有差异,如干燥痰液中的结核分枝杆菌经 70% 乙醇溶液处理 30 秒即死亡,而在 0.1% 苯扎溴铵溶液中可长时间存活。同一种消毒灭菌方法的不同强度可产生不同的效果,如甲型肝炎病毒在 56℃时 30 分钟仍可存活,但在煮沸后 1 分钟即失去传染性;大多数消毒剂在高浓度时起杀菌作用,低浓度时则只有抑菌作用,但醇类例外,如 70%~75% 乙醇溶液消毒效果最好。同一种消毒灭菌方法,在一定条件作用下,时间越长,效果也越好。

（3）被消毒物品的性状：在消毒灭菌时，被处理物品的性质可影响灭菌效果，如煮沸消毒金属制品，15 分钟即可达到消毒效果，而处理衣物则需 30 分钟。物品的体积过大、包装过严也会妨碍其内部的消毒。物品的表面状况对消毒灭菌效果亦有影响，如环氧乙烷 880mg/L、30℃时 3 分钟可完全杀灭布片上的细菌芽孢；但对玻璃上的细菌芽孢，同样条件处理 4 小时也达不到灭菌目的。

（4）消毒环境：有机物如蛋白质可使得混于其中的微生物对理化消毒灭菌方法的抵抗力增强，环境中温度、湿度及 pH 可影响消毒灭菌的效果。如温度的升高可提高消毒剂的消毒能力，空气湿度可影响紫外线的消毒效果，醛类、季铵盐类表面活性剂在碱性环境中杀灭微生物效果较好，酚类和次氯酸盐类则在酸性条件下杀灭微生物的作用较强。

第五节 生 物 安 全

生物安全指防范、处理病原生物对人体危害的综合措施。生物安全主要包括病原生物实验室安全及对突发性公共卫生事件的正确处理。生物安全所涉及的对象主要包括天然生物因子的危害性、转基因生物和生物技术所带来的潜在威胁。其中，由病原生物导致的安全问题，如生物武器、生物恐怖、重大传染病暴发流行等，是人类社会所面临的最重要和最紧迫的生物安全问题。

一、病原生物实验室生物安全

（一）病原生物危害程度

1. 病原生物的危害程度分类　我国根据病原生物的传染性、感染后对个体或群体的危害程度，将其分为 4 类。

第一类：能够引起人类或者动物非常严重疾病的微生物，以及我国尚未发现或者已经宣布消灭的微生物。

第二类：能够引起人类或者动物严重疾病，比较容易直接或间接地在人与人、动物与人、动物与动物间传播的微生物。

第三类：能够引起人类或者动物疾病，但一般情况下对人、动物或者环境不构成严重危害，传播风险有限，实验室感染后很少引起严重疾病，并且具备有效治疗和预防措施的微生物。

第四类：在通常情况下不会引起人类或者动物疾病的微生物。

第一类、第二类病原生物统称高致病性病原生物。我国《人间传染的病原微生物名录》（原卫生部 2006 年制定）中的病原生物种数及危害程度归属情况见表 9-5。

表 9-5　人间传染的病原生物危害程度分类统计

病原生物	第一类	第二类	第三类	合计（种数）
病毒	29	51	80	160
细菌		10	145	155
真菌		4	55	59
朊粒		5	1	6

2. 病原生物的危害级别　我国结合世界卫生组织（WHO）提出的标准，按致病生物因

子对个体和群体危害程度进行分级,分为4级。

Ⅰ级(低个体危害,低群体危害):不会导致健康工作者和动物致病的细菌、真菌、病毒和寄生虫等生物因子。

Ⅱ级(中等个体危害,有限群体危害):能引起人或动物发病,但一般情况下对健康工作者、群体、家畜或环境不会引起严重危害的病原体。实验室感染不导致严重疾病,具备有效治疗和预防措施,并且传播风险有限。

Ⅲ级(高个体危害,低群体危害):能引起人或动物严重疾病,或造成严重经济损失,但通常不能因偶然接触而在个体间传播,或能用抗生素、抗寄生虫药治疗的病原体。

Ⅳ级(高个体危害,高群体危害):能引起人或动物非常严重的疾病,一般不能治愈,容易直接、间接或因偶然接触而在人与人、动物与人、人与动物、动物与动物之间传播的病原体。

危害级别为危险性高低指标,其Ⅰ～Ⅳ分级对应的种类与危害程度分类的第四～第一类病原生物有较大重叠性(但不完全)。

(二)生物安全防护实验室水平分级

为保证研究人员不受实验因子的伤害,保护环境和公众的健康,保护实验因子不受外界因子的污染,建立科学、安全的研究传染病的平台——生物安全实验室是十分必要的。现行生物安全等级(biosafety level,BSL)4个等级实验室的基本标准见表9-6。

表9-6 病原生物与生物安全实验室适用级别表

级别	BSL-1	BSL-2	BSL-3	BSL-4
实验室隔离	不需要	不需要	需要	需要
房间密闭消毒	不需要	不需要	需要	需要
送风系统	不需要	不需要	需要	需要
HEPA排风系统	不需要	不需要	需要	需要
室间互锁门	不需要	不需要	需要	需要
缓冲间	不需要	不需要	需要	需要
污水处理	不需要	不需要	需要	需要
室内高压灭菌器	不需要	不需要	推荐	需要
出实验室高压灭菌器	不需要	推荐	需要	需要
双门高压灭菌器	不需要	不需要	推荐	需要
生物安全柜	不需要	推荐	需要	需要
人员安全监控条件	不需要	不需要	推荐	需要

二、生物安全管理的意义

为尽可能减少危及公众群体健康的紧急公共卫生事件的发生,特别是传染病的突发、蔓延和流行,必须建立和完善生物安全管理制度。其意义为:①保护公共卫生安全:加强生物安全管理可有效保护公共卫生安全,防止有关问题对国家的经济或政治稳定、人口结构稳定性等产生影响和冲击;②提高公民危机与保护意识:提高公民对公共卫生事件的反应能力,可减少人对突发紧急公共卫生事件的易感性;③杜绝非法生物战剂来源:加强生物国防,杜绝非法生物战剂入侵。

笔记栏

学习小结

　　病原生物是危害人类健康的重要因素,根据细胞结构特性可分为非细胞型生物、原核细胞型生物和真核细胞型生物。病原体感染的形成主要与病原体、宿主和环境因素有关,感染的类型有隐性感染、潜伏性感染、显性感染和病原携带状态。病原生物的控制方法主要有物理法和化学法。

　　人体在生存过程中与微生物间形成了难以分割的整体。人体正常微生物群的生理意义包括生物拮抗作用、营养作用、免疫作用、保健作用。微生态失调原因包括菌群更替、菌群易位和宿主免疫功能下降等。微生态失调是机会感染的重要原因。

（卢芳国）

扫一扫
测一测

复习思考题

1. 你对病原生物感染的形成是否有了新的认识? 请简要说明。
2. 人类控制病原生物的物理法有哪些? 其原理是什么?

PPT 课件

第十章

医 学 细 菌

学习目标

通过本章的学习,掌握细菌的结构、生长繁殖条件与方式、基因变异机制、致病机制和感染类型;熟悉细菌感染来源、传播途径和抗细菌免疫;了解细菌的检查方法及防治原则。

第一节　细菌的形态与结构

细菌(bacterium)是原核细胞型微生物,广泛存在于自然界中。其中,少数细菌可引起多种疾病,是最常见的病原微生物。细菌的形态及结构是研究细菌的生理特性、致病性和免疫性的基础,对细菌的鉴定、感染性疾病的诊断和防治等具有重要的意义。

一、细菌的形态

细菌体积微小,肉眼不能观察到,必须借助显微镜放大数百至数千倍才能看见,其大小一般以微米(micrometer,μm,1/1 000mm)为计量单位。不同种类的细菌大小和形态不一,同种细菌也受到菌龄和环境因素的影响而有差异。根据单个细菌外形不同可将细菌分为球菌、杆菌、螺形菌 3 种基本形态(图 10-1)。

(一)球菌

球菌(coccus)的单个细菌呈球形或近似球形,直径约在 0.8~1.2μm。细菌可在不同平面分裂,形成不同的排列形式。根据其排列形式不同可分为:

1. 双球菌(diplococcus)　细菌在一个平面分裂,分裂后 2 个菌体成对排列。如肺炎链球菌、脑膜炎奈瑟菌。

2. 链球菌(streptococcus)　细菌在一个平面分裂,分裂后多个菌体粘连呈链状。如溶血性链球菌。

3. 葡萄球菌(staphylococcus)　细菌在多个不同平面上分裂,形成不规则葡萄状。如金黄色

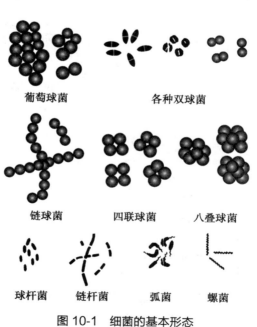

图 10-1　细菌的基本形态

葡萄球菌。

4. 四联球菌(tetrads) 细菌在 2 个互相垂直的平面上分裂,分裂后 4 个菌体粘连在一起呈正方形。如四联加夫基菌。

5. 八叠球菌(sarcina) 细菌在 3 个互相垂直的平面上分裂,分裂后 8 个菌体粘连在一起呈立方体。如藤黄八叠球菌。

(二)杆菌

杆菌(bacillus)的单个细菌呈杆状。其大小、长短、粗细差异较大,大的杆菌如炭疽杆菌长 3~10μm,中等的如大肠埃希菌长 2~3μm,小的如布鲁氏菌长仅 0.6~1.5μm。

杆菌形态多数呈直杆状,也有的菌体稍弯曲。多数呈分散存在,也有的呈链状排列称为链杆菌,有的末端常呈分叉状称为双歧杆菌。

(三)螺形菌

螺形菌(spiral bacterium)的菌体呈弯曲状。根据菌体弯曲特点,螺形菌分为 2 类:

1. 弧菌(vibrio) 菌体长约 2~3μm,只有 1 个弯曲,菌体较短,呈弧形或逗点状,如霍乱弧菌。

2. 螺旋菌(spirillum) 菌体长约 3~6μm,有 2 个以上弯曲,呈螺旋状,如小螺菌(又称鼠咬热螺旋体);也有的菌体细长弯曲呈弧形或螺旋形,称为螺杆菌,如幽门螺杆菌。

细菌形态受多种因素影响,当培养条件适宜时,培养出的细菌形态才较典型。如培养时间过短或过长,往往呈多形性。另外,细菌形态还受培养基种类、酸碱度、温度等多种因素的影响,故在鉴别细菌和诊断疾病时应予以注意。

ER-10-1

纳米细菌与
巨型细菌

二、细菌的结构

细菌虽然个体微小,但具有一定的结构。所有细菌都具备的结构称为基本结构,包括细胞壁、细胞膜、细胞质和核质。有些细菌除了基本结构外,还具有特殊结构,如荚膜、鞭毛、菌毛、芽孢(图 10-2)。

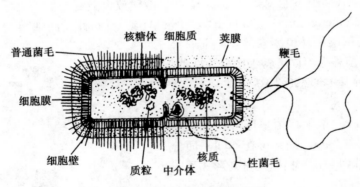

图 10-2 细菌细胞结构模式图

(一)细菌的基本结构

1. 细胞壁 细胞壁(cell wall)是细菌的最外层结构,坚韧有弹性,成分复杂。其厚度随细菌种类不同各异,平均厚度为 15~30nm。

(1)细胞壁的主要功能:①维持细菌固有外形;②保护细菌抵抗低渗外环境,承受细菌内部强大的渗透压(约 5~20 个大气压);③与细胞膜共同完成胞内外的物质交换;④细胞壁上有多种抗原决定簇,决定细菌的免疫原性。

(2)细胞壁的化学组成:较复杂,主要成分是肽聚糖,又称为黏肽。用革兰氏染色(Gram

staining)可将细菌分为革兰氏阳性(G^+)菌和革兰氏阴性(G^-)菌两大类。二者细胞壁结构与化学组成有很大差异,肽聚糖虽为其共同组分,但含量、结构、组成均有所不同(表 10-1)。

表 10-1　革兰氏阳性菌与革兰氏阴性菌细胞壁结构比较

细胞壁	革兰氏阳性菌	革兰氏阴性菌
强度	较坚韧	较疏松
厚度	20~80nm	10~15nm
肽聚糖层数	可多达 50 层	1~2 层
肽聚糖含量	占细胞壁干重 50%~80%	占细胞壁干重 5%~20%
糖类含量	约 45%	15%~20%
脂类含量	1%~4%	11%~22%
磷壁酸	+	－
外膜	－	+

1)革兰氏阳性菌:细胞壁较厚,约 20~80nm。①肽聚糖:是其主要成分,约占细胞壁干重的 50%~80%,质地致密。革兰氏阳性菌的肽聚糖由聚糖骨架、四肽侧链和五肽交联桥三部分组成(图 10-3)。聚糖骨架是由 N- 乙酰葡糖胺和 N- 乙酰胞壁酸 2 种氨基糖间隔排列,经 β-1,4 糖苷键连接而成。在 N- 乙酰胞壁酸分子上连接四肽侧链(氨基酸依次为 L- 丙氨酸、D- 谷氨酸、L- 赖氨酸、D- 丙氨酸),其第 3 位的 L- 赖氨酸的氨基通过五肽(5 个甘氨酸)交联桥连接到相邻肽聚糖四肽侧链第 4 位的 D- 丙氨酸羟基上,构成高强度的三维空间结构,即肽聚糖层。革兰氏阳性菌细胞壁肽聚糖层可多达 50 层,是抵抗胞内高渗透压维持菌体外形的主要成分。凡能破坏肽聚糖结构或抑制其合成的物质,都具有抑菌或杀菌的作用。如青霉素可抑制肽链交联,使之不能合成完整的细胞壁;溶菌酶能切断 N- 乙酰葡糖胺和 N- 乙酰胞壁酸之间的 β-1,4 糖苷键,破坏肽聚糖骨架,引起细菌裂解。②磷壁酸:是革兰氏阳性菌细胞壁的特有成分,是由核糖醇或甘油残基经磷酸二酯键互相连接而成的多聚物,分壁磷壁酸和膜磷壁酸 2 种(图 10-4)。壁磷壁酸一端结合于聚糖骨架上的 N- 乙酰胞壁酸分子,

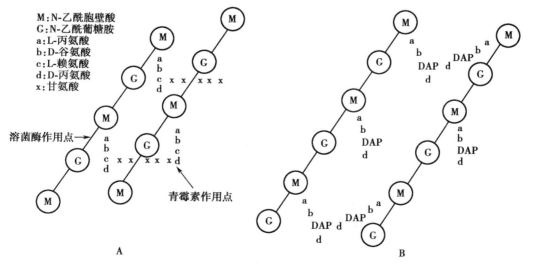

图 10-3　细胞壁的肽聚糖结构
A. 葡萄球菌(革兰氏阳性菌)　B. 大肠埃希菌(革兰氏阴性菌)

另一端游离于细胞壁外。膜磷壁酸一端结合于细胞膜,另一端穿过肽聚糖层,延伸至细胞外。磷壁酸具有很强的抗原性,是革兰氏阳性菌重要的表面抗原,与血清分型有关。③蛋白质:是某些革兰氏阳性菌细胞壁表面的一些特殊蛋白质,如金黄色葡萄球菌的 A 蛋白、A 群链球菌的 M 蛋白等,多与致病性有关。

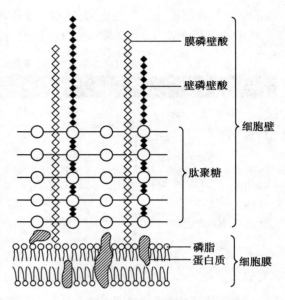

图 10-4 革兰氏阳性菌细胞壁结构模式图

2) 革兰氏阴性菌:细胞壁较薄,约 10~15nm。其化学组成较复杂,由内向外依次为:①肽聚糖:含量少,仅 1~2 层,约占细胞壁干重的 5%~20%,其肽聚糖骨架与革兰氏阳性菌相同,但其他成分和结构有较大差异,如大肠埃希菌的肽聚糖中,四肽侧链的第 3 位 L-赖氨酸被二氨基庚二酸(diaminopimelic acid,DAP)所代替,并由此直接与相邻聚糖骨架的四肽侧链上第 4 位 D-丙氨酸直接交联,没有五肽交联桥,故为结构疏松的二维平面结构(图 10-3);②外膜:为革兰氏阴性菌胞壁特有的主要结构,在肽聚糖的外层,约占胞壁干重的 80%,由脂蛋白、脂质双层和脂多糖三部分组成(图 10-5)。

A. 脂蛋白:由脂质和蛋白质构成,是连接外膜与肽聚糖层的结构。其外端由脂质以非共价键结合于外膜脂质双层,其内端由蛋白质连接在肽聚糖四肽侧链中的 DAP 上,使外膜和肽聚糖层构成一个整体。

B. 脂质双层:结构类似于细胞膜,在双层中镶嵌着多种蛋白质称外膜蛋白,可调控小分子亲水性物质的出入,而对抗生素等大分子物质则有一定的屏障作用。

C. 脂多糖:脂多糖(lipopolysaccharide,LPS)位于细胞壁最外层,通过疏水键附着于脂质双层上,由脂质 A、核心多糖和特异多糖三部分组成。LPS 对人和动物具有很强的毒性作用,是革兰氏阴性菌的主要致病物质,当细菌崩解后可释放出来,引起机体的发热反应,故称为内毒素或致热原。

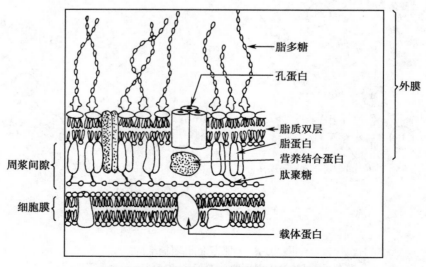

图 10-5 革兰氏阴性菌细胞壁结构模式图

120

脂质 A（lipid A）：为一种糖磷脂，是内毒素的毒性和生物学活性的主要组分，无种属特异性。由于不同种属细菌的脂质 A 基本相似，故不同细菌内毒素的毒性作用基本相同。

核心多糖：位于脂质 A 的外层，由己糖、庚糖等组成，通过 2- 酮基 -3- 脱氧辛酸（2-keto-3-deoxyoctonic acid，KDO）与脂质 A 共价连接。核心多糖有种属特异性。

特异多糖：位于脂多糖最外层，是由几个至几十个低聚糖（3~5 个单糖）重复单位所构成的多糖链；为革兰氏阴性菌的菌体抗原（O 抗原），有种属特异性。细菌如缺失特异多糖，菌落则由光滑（smooth，S）型变为粗糙（rough，R）型。

外膜具有细胞内外物质交换的作用，还能阻止大分子物质如抗体、溶菌酶、某些抗生素等进入细胞内。因此，青霉素、溶菌酶对革兰氏阴性菌无明显杀菌作用。

（3）细胞壁缺陷型细菌（L 型细菌）：细胞壁是细菌保持完整和一定形态的重要结构，但在某些情况下，细菌的细胞壁合成受到抑制或遭到破坏时，细菌并不一定死亡，只是不能维持固有的形状，呈现多形性，此称为细胞壁缺陷型细菌或 L 型细菌，而这往往是细菌产生抗药性的重要原因。某些 L 型细菌仍有一定的致病性，通常引起慢性感染，患者虽有明显的临床症状，但是采集患者标本做常规细菌培养时往往是阴性，此时应考虑有 L 型细菌感染的可能性，并选择有效的抗菌药物。

2. 细胞膜　细胞膜（cell membrane）又称质膜，位于细胞壁内侧，紧包着细胞质。厚约 5~10nm，占细胞干重的 10%~30%。细菌的细胞膜为半渗透性的生物膜，其结构与真核细胞膜相似，由磷脂和蛋白质组成，但不含固醇类物质。

（1）细胞膜的主要功能：①物质转运作用：细胞膜具有选择性通透作用，有利于营养物质及代谢产物进出细胞；②呼吸和分泌作用：细胞膜上的某些呼吸酶类可参与呼吸和能量的代谢，蛋白分泌系统与细菌的代谢和致病性密切相关；③生物合成作用：细胞膜上含有多种参与物质合成的酶类，细胞壁的许多成分及胞膜磷脂都在细胞膜上合成。此外，细胞膜还参与细菌的分裂。

（2）中介体：是细胞膜内陷、折叠、卷曲形成的囊状或管状结构，多见于革兰氏阳性菌。一个菌体内可有 1 个或多个中介体，因其扩大了细胞膜的表面积，增加了酶的数量和代谢场所，可为细菌提供大量能量，故又称"拟线粒体"。

3. 细胞质　细胞质（cytoplasm）又称胞浆，是细胞膜内无色透明的溶胶状物质，主要成分是水、蛋白质、脂类、核酸及少量糖类和无机盐。它是细菌合成蛋白质、核酸的场所，也是许多酶系反应的场所。

（1）核糖体：核糖体（ribosome）又称核糖核蛋白体，是细菌合成蛋白质的场所。每个细菌体内的核糖体可达数万个，为游离于细胞质中的微小颗粒，由 RNA 和蛋白质组成。细菌核糖体沉降系数为 70S，由 50S 大亚基和 30S 小亚基组成。链霉素、庆大霉素可作用于 30S 小亚基，氯霉素和红霉素则作用于 50S 大亚基，均能干扰细菌蛋白质的合成，从而杀死细菌。而真核细胞核糖体沉降系数为 80S，由 60S 和 40S 两个亚基组成，故这些抗生素能选择性杀死细菌却不影响人体细胞。

（2）质粒：质粒（plasmid）是染色体以外的遗传物质，为环状闭合的双链 DNA。质粒可在胞浆内自我复制，传给下一代，也可通过接合、转导等方式传递给其他细菌，因而与细菌的遗传变异密切相关。质粒可自行丢失或经人工处理而消失。医学上重要的质粒有 R 质粒（抗药质粒）、F 质粒（致育性质粒）、Vi 质粒（毒力质粒）等，编码决定细菌的抗药性、性菌毛及毒素的产生等性状。

（3）胞质颗粒：胞质颗粒（cytoplasmic granule）是细菌贮藏能量和营养的场所，包括多糖、脂类、多磷酸盐等。颗粒的大小、数量常随菌种、菌龄及环境而异，营养充足时数量较多，养料缺乏时数量减少或消失。胞质颗粒用亚甲蓝染色时着色较深,称为异染颗粒(metachromatic granule),如白喉棒状杆菌的异染颗粒常排列在菌体两端,可作为鉴别细菌的依据。

4. 核质 核质(nucleoplasm)又称拟核,为裸露的双股 DNA,无核膜、核仁,但在细胞质中有固定的区域,是细菌的遗传物质。一个菌体内一般含有 1~2 个核质。核质的化学组成除 DNA 外,还有少量的 RNA 和蛋白质。因其功能与真核细胞的染色体相似,故也称细菌的染色体。

(二)细菌的特殊结构

1. 荚膜 荚膜(capsule)是某些细菌细胞壁外形成的光镜下可见(厚度 ≥ 0.2μm)的黏液性物质(图 10-6),其中厚度小于 0.2μm 者称为微荚膜(microcapsule)。若黏液性物质疏松地附着于菌细胞表面,边界不明显且易被洗脱者称为黏液层(slime layer)。

(1)荚膜的化学组成:大多数细菌的荚膜为多糖,少数为多肽。荚膜多糖分子组成和构型的多样化使其结构极为复杂,具有免疫原性,可作为细菌分型和鉴定的依据。

荚膜对一般碱性染料亲和力低,普通染色法不易着色,在光学显微镜下只能观察到菌体周围呈透明圈(彩图 1)。如用荚膜染色法或墨汁负染法观察时,荚膜较清晰。

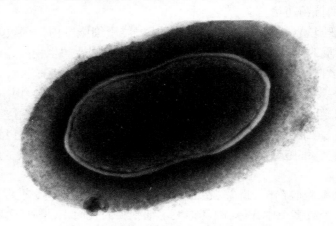

图 10-6 肺炎链球菌荚膜(透射电镜 ×42 000)

荚膜的形成与菌体所处的环境密切相关。荚膜一般在人和动物体内或营养丰富的培养基中容易形成,而在普通培养基上或连续传代则易消失。在固体培养基上,有荚膜的细菌形成光滑(smooth,S)型或黏液(mucoid,M)型菌落,失去荚膜后菌落则变为粗糙(rough,R)型。

(2)荚膜的功能:荚膜与微荚膜的功能相同。①抗吞噬和消化作用:荚膜具有抵抗宿主吞噬细胞的吞噬和消化作用,是病原菌重要的毒力因子;②黏附作用:荚膜多糖可使细菌黏附于组织细胞或无生命物体表面,是引起感染的重要因素;③抗有害物质的损伤作用:荚膜能保护菌体,避免及减少补体、溶菌酶和抗菌药物等有害物质的损伤作用,增强细菌的侵袭力。此外,荚膜还有抗干燥作用。失去荚膜的细菌,致病力也会减弱或消失。

2. 鞭毛 鞭毛(flagellum)是由细菌细胞质伸出的细长弯曲的丝状物。鞭毛长 5~20μm,可为菌体的数倍,但直径仅 12~30nm,需用电子显微镜观察。普通染色法不易着色,必须经特殊染色处理才能在光学显微镜下看见(彩图 2)。根据鞭毛的数目和部位,可将鞭毛菌分为 4 类(图 10-7):①单毛菌:菌体一端有 1 根鞭毛,如霍乱弧菌;②双毛菌:菌体两端各有 1 根鞭毛,如胎儿弯曲菌;③丛毛菌:菌体一端或两端有 1 束鞭毛,如铜绿假单胞菌;④周毛菌:菌体四周有多根数量不等的鞭毛,如伤寒沙门菌。

鞭毛的化学组成是蛋白质,具有较强的抗原性,称为鞭毛(H)抗原。不同细菌的鞭毛抗原有别,可用于鉴别细菌和协助诊断疾病。

鞭毛是细菌的运动器官,有鞭毛的细菌运动非常活泼,可使细菌移向有利环境而逃避不利环境。一些细菌的鞭毛与致病性有关,如霍乱弧菌的鞭毛与细菌的黏附性有关,可穿透小肠黏膜表面黏液层,黏附于黏膜上皮细胞表面,产生毒性物质而导致疾病。

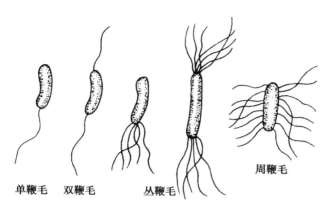

单鞭毛　双鞭毛　　丛鞭毛　　　　周鞭毛

图 10-7　细菌的鞭毛类型

3. 菌毛　菌毛(pilus)是大多数革兰氏阴性菌和少数革兰氏阳性菌菌体表面短、细而直的丝状物,必须在电子显微镜下才能看见。菌毛的化学组成是蛋白质(菌毛蛋白),具有抗原性。根据菌毛的形态、结构和功能,可将菌毛分为普通菌毛和性菌毛 2 类。

(1)普通菌毛:遍布于菌体表面,数目较多,每菌可达数百根。菌毛与细菌的动力无关,但具有黏附作用,可使细菌牢固地黏附在呼吸道、消化道和泌尿生殖道黏膜细胞表面,进而在局部定植造成感染,与细菌的致病性有关。有菌毛菌株一旦丧失菌毛,其致病力亦随之消失。

(2)性菌毛:少数革兰氏阴性菌有性菌毛。性菌毛比普通菌毛粗而长,为中空管状,每菌仅 1~4 根,由 F 质粒编码。有性菌毛的细菌具有致育能力,称为雄性菌或 F⁺ 菌;无性菌毛的细菌称为雌性菌或 F⁻ 菌。F⁺ 菌可通过性菌毛将遗传物质(如 R 质粒)传递给 F⁻ 菌,从而引起 F⁻ 菌某些性状的改变。

4. 芽孢　芽孢(spore)是某些细菌在不适合其生长的条件下,细胞质脱水浓缩形成的一个圆形或卵圆形小体(彩图 3)。产生芽孢的细菌多是革兰氏阳性菌。芽孢壁厚,通透性低,普通染色法不易着色,必须用特殊的染色方法才能着色。芽孢的大小、位置、形态因菌种而异(图 10-8),可用于鉴别细菌。

芽孢成熟后菌体即成空壳崩解,芽孢释出。当遇到适宜环境时,芽孢又能发芽成一个菌体,称之为繁殖体。一个繁殖体只能形成一个芽孢,而芽孢发芽也只能形成一个繁殖体。芽孢保存着细菌全部生命物质,但失去繁殖能力,是细菌的休眠状态,对营养、能量的需求均很低,能保护细菌抵抗不良环境。

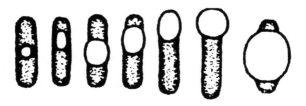

图 10-8　细菌芽孢的形态及位置

笔记栏

芽孢的抵抗力很强,在自然界可存活几年至几十年,对热、干燥、辐射及化学消毒剂均有较强的抵抗力。一般细菌繁殖体在80℃水中迅速死亡,而有的细菌芽孢可耐100℃沸水数小时。因此,医学上手术器械、敷料及注射器等的灭菌,常以杀死芽孢作为消毒灭菌技术方法的评价指标。杀灭芽孢最可靠的方法是高压蒸汽灭菌法。

三、细菌的形态与结构检查法

细菌虽微小,但有一定的形态结构,其特征性形态结构对鉴别细菌有重要意义。观察细菌的最常用仪器是光学显微镜,可放大40~1 000倍。

(一) 非染色标本检测法

非染色标本检测法主要直接观察活菌的动力或运动状态,常用悬滴法或压滴法,在普通显微镜或暗视野显微镜下观察。相差显微镜的效果更好,可相对清晰地看到细菌的运动,如霍乱弧菌的检测。

(二) 染色标本检测法

细菌呈半透明状态,对于不经染色的细菌,在普通光学显微镜下,难以清晰地观察其形态和结构,多数情况下需染色才能观察清楚。标本染色前应使标本涂片后干燥,使细菌黏附在玻片上,并固定保持其形状。细菌染色多用碱性染料(如结晶紫、亚甲蓝等),这是由于细菌的等电点较低,故在中性环境中带负电荷,易与带正电荷的碱性染料结合而着色。

细菌的染色方法主要有2种——单染色法和复染色法。单染色法仅用1种染料染色,可以观察细菌的形态、大小和排列方式,但不能用来鉴别细菌。复染色法用2种或2种以上的染料染色,可根据细菌的结构将细菌染成不同的颜色,不仅可以观察细菌的形态,还可对细菌进行鉴别,故又称鉴别染色法。最常用的细菌染色方法有以下几种:①革兰氏染色(Gram staining):1884年由丹麦细菌学家Christian Gram发明,是目前鉴定细菌最基本的染色法。绝大多数细菌用此方法染色,可按细胞壁对染料的吸附特性将细菌分成革兰氏阳性(G^+)菌(彩图4,彩图5)和革兰氏阴性(G^-)菌(彩图6);②抗酸染色(acid-fast staining):主要用于鉴别结核分枝杆菌(彩图7)、麻风分枝杆菌等抗酸菌;③特殊染色:包括针对芽孢的孔雀绿-番红花红染色、针对鞭毛的镀银染色(silver staining),以及针对异染颗粒的奈瑟染色(Neisser's staining)等。

第二节 细菌的增殖与培养

细菌是一类具有独立生命活动的单细胞生物,必须不断地从周围环境中摄取营养物质,进行新陈代谢,合成菌体成分并获取能量,才能完成生长繁殖的过程。在此过程中,细菌可合成一些物质和分泌一些代谢产物,这些物质有些对人有致病作用,有些可根据其特点对细菌进行鉴定、分析,有利于疾病的诊断和防治。

一、细菌的营养

(一) 细菌的营养物质

细菌在生长繁殖过程中需要足够的营养以合成菌体成分及获得能量。人工培养细菌时,必须提供其生长所需的各种成分,一般包括水、碳源、氮源、无机盐和生长因子等。

1. 水 水是细菌生命活动中不可缺少的成分,约占细菌重量的80%。细菌的呼吸、渗透、分泌及排泄等均需有水才能进行。

2. 碳源 含碳化合物是细菌合成核酸、蛋白质、糖类、脂类等必需的物质。细菌所需碳源主要来源于糖类、有机酸和碳酸盐等。

3. 氮源 含氮化合物是细菌合成菌体蛋白质、核酸的成分。不同的细菌对氮源利用的能力差异较大,一般病原菌需要提供有机氮化合物才能生长,如蛋白胨、氨基酸等。

4. 无机盐类 细菌需要磷、硫、镁、铁、钾、钠、钙、锰、锌、钴、铜、氯等无机盐类。这些成分除构成菌体成分外,还能调节渗透压,促进酶的活性,维持酸碱平衡,参与能量的储存与转运。此外,某些元素(如铁离子)还与细菌在人体内的生长繁殖和致病作用有关,因此具有结合铁能力的细菌的毒力较强。

5. 生长因子 生长因子是细菌生长过程中不可缺少的微量有机化合物,主要包括维生素、某些氨基酸、嘌呤、嘧啶等。细菌不能自身合成这些物质,但可从血液或血清等营养中获得。少数细菌还需特殊的生长因子,如流感嗜血杆菌需要 X 因子(高铁血红素)和 V 因子(辅酶Ⅰ或辅酶Ⅱ)。

(二)细菌的营养类型

根据需要的营养物质不同,细菌可分为 2 种营养类型。

1. 自养菌 这类细菌以简单的无机物为原料,通过无机物的氧化或光合作用获得能量,合成菌体成分。

2. 异养菌 细菌需要利用多种蛋白、糖类等有机物质作为营养和能量来合成菌体成分。异养菌中必须从宿主(人或动物)体内的有机物质中获得营养和能量的细菌称为寄生菌。大部分病原菌均属于寄生菌。以动植物尸体、腐败食物作为营养物质的细菌称为腐生菌。

二、细菌的代谢

细菌的新陈代谢是分解代谢与合成代谢的总和,前者将底物分解和转化为能量,后者合成自身细胞组分。

(一)细菌的能量代谢

与其他生物类同,细菌能量代谢的基本生化反应也是生物氧化。不同种类细菌的生物氧化过程、代谢产物和产生能量的多少有所不同。细菌能量的代谢主要有:①呼吸:包括需氧呼吸和厌氧呼吸。需氧呼吸在有氧条件下进行,1 分子葡萄糖在有氧条件下彻底氧化,生成 CO_2、H_2O,并产生 38 分子 ATP,需氧菌和兼性厌氧菌进行需氧呼吸;厌氧呼吸在无氧条件下进行,专性厌氧菌没有需氧电子传递链和完整的三羧酸循环,以外源的无机氧化物(CO_2、SO_4^{2-}、NO_3^-)作为受氢体,是一类产能效率低的特殊呼吸。②发酵:包括 E-M 途径和 H-M 途径。E-M 途径又称糖酵解途径,反应最终的受氢体为未彻底氧化的中间代谢产物,产生能量远比需氧呼吸少,这是大多数细菌共有的基本代谢途径,专性厌氧菌产能的唯一途径;H-M 途径又称戊糖磷酸途径,是由己糖生成戊糖的循环途径,为 E-M 途径的分支,且其产能效果仅为 E-M 途径的一半。

(二)细菌的代谢产物

细菌有了足够的营养和适宜的生活环境,便可生长繁殖,进行合成代谢和分解代谢。两者均可产生多种代谢产物,这些代谢产物在医学上具有重要的意义。

1. 分解代谢产物和细菌的生化反应 不同种类的细菌具有的酶不完全相同,因而对营养物质的分解能力及其代谢产物也不相同。检测细菌对各种基质的代谢作用及代谢产物的生化试验,称为生化反应。常用的生化反应试验有:①糖发酵试验:各种细菌因含有发酵不同糖类的酶,因而对各种糖的分解能力及代谢产物不同,有些能分解糖产酸,使指示剂变色,有些能产酸产气,有些则不能分解,据此可鉴别细菌;②吲哚试验:某些细菌具有色氨酸酶(如大肠埃希菌),可分解色氨酸生成吲哚,吲哚本身无色,加入吲哚试剂(对二甲基氨基苯甲醛),与吲哚结合后形成红色的玫瑰吲哚,称吲哚试验阳性;③甲基红试验:某些细菌能分解葡萄糖产生丙酮酸,丙酮酸可进一步分解,产生甲酸、乙酸、乳酸等,使培养基的 pH 降至 4.5 以下,指示剂甲基红呈红色,为甲基红试验阳性;④伏 - 波试验(又称 VP 试验):某些细菌能分解葡萄糖产生丙酮酸,丙酮酸缩合,脱羧成乙酰甲基甲醇,后者在强碱环境下,被空气中的氧氧化为二乙酰,二乙酰与蛋白胨中的胍基化合物反应生成红色化合物,称伏 - 波试验阳性;⑤柠檬酸盐试验:某些细菌能利用柠檬酸盐作为唯一碳源,分解柠檬酸盐生成碳酸钠,同时分解培养基的铵盐生成氨,使培养基变碱性,使指示剂溴麝香草酚蓝(BTB)由淡绿转为深蓝,为阳性结果;⑥硫化氢试验:某些细菌等能分解培养基中的含硫氨基酸如胱氨酸、甲硫氨酸等,生成硫化氢,在有乙酸铅或硫酸亚铁存在时,则生成黑色硫化铅或硫化亚铁,可借以鉴别细菌。临床进行细菌学诊断时,通常联合使用多种生化反应,如鉴定肠道杆菌的 IMViC 试验,即吲哚试验(I)、甲基红试验(M)、伏 - 波试验(V)和柠檬酸盐试验(C)的组合。

2. 合成代谢产物及其医学意义 细菌在代谢过程中除了合成自身成分和所需的酶类外,还能合成一些特殊产物,有些与细菌的致病性有关,有些可用于细菌的鉴别或疾病的治疗。在医学上具有重要意义的产物有:

(1)致热原:多源于革兰氏阴性菌,注入人体或动物体内可引起发热反应,故称为致热原,也称热原,是引起输液反应的主要因素。致热原耐高温,高压蒸汽灭菌(121℃ 20 分钟)亦不被破坏,需加热 180℃ 4 小时、250℃ 45 分钟或 650℃ 1 分钟才能使其失去作用。用特殊吸附剂处理或超滤膜过滤可除去液体中大部分致热原,蒸馏法效果最好。因此,在制备生物制品或使用注射药品时应严格遵守无菌操作,防止细菌污染。

(2)毒素和侵袭性酶:细菌可产生对机体有毒性的物质,称为毒素。根据毒素的特点不同可将其分为 2 类:①内毒素:是大多数革兰氏阴性菌细胞壁的脂多糖,当细菌死亡崩解后释放出来;②外毒素:是多数革兰氏阳性菌和少数革兰氏阴性菌在代谢过程中合成并分泌到菌体外的蛋白质,毒性极强。某些细菌可产生具有侵袭性的酶类,促进细菌在体内的扩散和损伤组织,是重要的致病物质。如链球菌产生的透明质酸酶、金黄色葡萄球菌产生的血浆凝固酶、产气荚膜梭菌产生的卵磷脂酶等,都与细菌的致病性有关。

(3)色素:某些细菌能产生不同颜色的色素,对细菌鉴定具有一定的意义。细菌的色素可分 2 类:一类为水溶性色素,能弥散至培养基及周围组织中,如铜绿假单胞菌的色素溶于水,能使培养基或感染的脓液呈绿色;另一类为脂溶性色素,不溶于水,仅能使菌落着色,培养基颜色不变,如金黄色葡萄球菌的色素。

(4)抗生素:指某些微生物在代谢过程中产生的能抑制或杀死其他微生物或肿瘤细胞的物质。抗生素大多由放线菌和真菌产生,细菌仅产生少数几种应用于临床,如多黏菌素、杆菌肽等。

(5)维生素:某些细菌可合成维生素,除供自身需要外,还能分泌至周围环境中。如大肠埃希菌在人体肠道内能合成 B 族维生素和维生素 K,可被人体吸收利用。在医药工业上也可利用细菌生产维生素。

三、细菌的增殖

(一) 细菌生长增殖的条件

1. 营养物质 一般细菌所需的营养物质包括水、碳源、氮源、无机盐和生长因子等。

2. 温度 细菌生长繁殖所需温度随细菌的种类而异。根据对最适生长温度的不同要求,可将细菌分为嗜热菌(50~60℃)、嗜温菌(20~40℃)、嗜冷菌(10~20℃)。病原菌均为嗜温菌,最适温度为人体的体温 37℃。

3. 酸碱度 每种细菌都有一个可生长的 pH 范围和最适生长 pH。大多数嗜中性细菌生长的 pH 范围为 6.0~8.0,嗜酸性细菌最适 pH 低于 5.5,嗜碱性细菌最适 pH 高于 8.5。绝大多数病原菌最适生长 pH 为 7.2~7.6。个别细菌需在偏酸或偏碱的条件下生长,如结核分枝杆菌最适 pH 为 6.5~6.8,而霍乱弧菌则在 pH 为 8.4~9.2 的环境中生长良好。

4. 气体 与细菌生长有关的气体是 O_2 和 CO_2。大部分细菌需要 O_2 氧化营养物质以产生能量。但厌氧菌必须在无氧环境中才能生长。根据细菌在生长过程中对氧的需要不同可将细菌分为 4 类。①专性需氧菌:这类细菌具有完善的呼吸酶系统,需要分子氧作为受氢体以完成需氧呼吸,必须在有氧气的条件下才能生长繁殖,如结核分枝杆菌。②微需氧菌:这类细菌在低氧压(5%~6%)下生长最好,氧压大于 10% 对其有抑制作用,如空肠弯曲菌、幽门螺杆菌;③兼性厌氧菌:这类细菌兼有需氧呼吸和发酵 2 种酶系统,在有氧或无氧的条件下均能生长,但以有氧时生长较好,大多数病原菌属于此类。④专性厌氧菌:这类细菌缺乏完善的呼吸酶系统,利用氧以外的其他物质(如硝酸盐、硫酸盐等)作为受氢体,只能在低氧分压或无氧环境中进行发酵才能生长,若有游离氧存在,细菌反而受其毒害甚至死亡,如破伤风梭菌。

5. 渗透压 细菌体内含有高浓度的营养物质和无机盐,一般 G^+ 菌渗透压为 20~25 个大气压,G^- 菌为 5~6 个大气压。细菌一般处于低渗环境,完整的细胞壁可以保护细菌不会崩解。少数细菌如嗜盐菌在高浓度(3%)NaCl 溶液的环境中生长良好。

(二)细菌生长增殖的方式与速度

1. 方式 细菌个体一般以简单的二分裂方式进行无性繁殖。

2. 速度 在适宜的条件下,大多数细菌繁殖速度非常快,繁殖一代约需 20~30 分钟。个别细菌繁殖较慢,如结核分枝杆菌繁殖一代约需 18~20 小时。细菌繁殖速度很快,若按 20 分钟分裂一次的速度计算,一个细胞经 10 小时繁殖后可达 10 亿以上。在实际环境中,细菌群体的生长繁殖受很多因素影响,如营养物质的逐渐耗竭、有害代谢产物的逐渐积累、酸碱度发生改变等,因此细菌不能无限繁殖。

(三)细菌的生长曲线

将一定数量的细菌接种于合适的培养基中,在适宜的温度培养时,细菌的生长过程具有规律性。以培养时间为横坐标,培养物中活菌数的对数为纵坐标,可将细菌的增殖规律绘出一条曲线,称为生长曲线(growth curve)(图 10-9)。

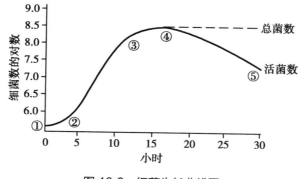

图 10-9 细菌生长曲线图

根据生长曲线,细菌群体生长繁殖可分为4期:

1. 延滞期 延滞期(lag phase)是细菌进入新环境后的短暂适应阶段。此期的细菌体积增大,代谢活跃,胞质内积累了充足的酶、辅酶和中间代谢产物,但分裂缓慢,极少繁殖。延滞期的长短随接种的菌种、菌龄及菌量而异,一般为最初培养的1~4小时。

2. 对数生长期 对数生长期(logarithmic phase)又称指数生长期,是细菌分裂繁殖最快的时期,活菌数以几何级数增长,生长曲线呈直线上升。此期细菌的形态、染色性及生理特性等都比较典型,对外界环境因素的影响也较为敏感。此期是研究细菌的最佳时期,一般在细菌培养后的8~18小时。

3. 稳定期 稳定期(stationary phase)由于培养基中营养物质的消耗,有害代谢产物的积聚,细菌的繁殖速度减慢,死亡数逐渐增多,活菌数保持相对稳定。此期细菌的形态、染色性和生理性状常有改变。

4. 衰亡期 衰亡期(decline phase)由于营养物质逐渐耗竭,有害代谢产物的大量堆积,细菌的繁殖越来越慢,活菌数急剧减少,死菌数超过活菌数。此期细菌形态显著改变,出现衰退型变化或菌体自溶,细菌的代谢也趋于停滞。因此,衰亡期的细菌难以进行鉴定。

四、细菌的人工培养

根据细菌生长繁殖的需要,为细菌提供必要的条件培养细菌,称为细菌的人工培养。细菌的人工培养可以用于观察、研究细菌的特性、诊断和防治细菌感染性疾病。

(一) 培养基

培养基是用人工方法将适合细菌生长繁殖的各种营养物质合理配制而成的基质。培养基制成后,必须经灭菌处理。培养基一般pH为7.2~7.6,少数细菌需要根据生长条件调整pH偏酸或偏碱。从不同角度可将培养基分成不同种类。

1. 按营养组成和用途不同分类 按照培养基的营养组成和用途不同可分为:①基础培养基:含有多数细菌生长繁殖所需的最基本营养物质,是最常用的培养基,如营养琼脂、蛋白胨水等;②营养培养基:是在基础培养基中加入某些特殊的营养物质(如葡萄糖、生长因子、微量元素等),以满足营养要求较高的细菌生长,如血琼脂培养基;③选择培养基:是在培养基中加入某种化学物质,使之抑制某些细菌生长,而有利于另一些细菌生长,从而将后者从混杂的标本中分离出来,如SS琼脂培养基;④鉴别培养基:是在培养基中加入某些底物和指示剂,观察细菌在其中生长后对底物的作用结果,用以鉴别细菌的培养基,如糖发酵管;⑤厌氧培养基:是专供厌氧菌的分离、培养和鉴别用的培养基,在液体培养基表面加入凡士林或液体石蜡以隔绝空气,如庖肉培养基。培养细菌时可根据需要和目的进行选择。

2. 按物理状态分类 按培养基的物理状态可分为液体、固体和半固体三大类。在液体培养基中加入1.5%~2.5%的琼脂(凝固剂),即成固体培养基;琼脂含量在0.3%~0.5%时,则为半固体培养基。根据培养目的选择合适的培养基。液体培养基主要用于增菌,固体培养基常用于分离和纯化细菌,半固体培养基则用于观察细菌的动力及保存菌种。

(二) 细菌在培养基中的生长现象

1. 液体培养基中的生长现象 大多数细菌在液体培养基中生长后呈均匀混浊状态;链球菌等少数细菌呈沉淀生长;结核分枝杆菌等专性需氧菌多在液体表面生长,常形成菌膜。

2. 固体培养基中的生长现象 将培养物划线接种于培养基表面,经过一定时间可形成肉眼可见的孤立的细菌集团,称为菌落。每个菌落多由一个细菌分裂繁殖堆积而成。许多菌落融合在一起时,称为菌苔。不同细菌的菌落形状、大小、颜色、透明度、光滑度、黏稠度、湿润性、边缘整齐与否、在血平板上溶血情况及产生的气味等不同,有助于识别和鉴定细菌。

笔记栏

通过计数培养基上的菌落数目,可推算标本中的活菌数。细菌的菌落一般分为3种。①光滑型(S型):菌落表面光滑、湿润、边缘整齐。新分离的细菌多呈S型菌落,毒力较强。②粗糙型(R型):菌落表面粗糙、干燥、有皱纹或颗粒,边缘多不整齐。R型细菌多由S型细菌变异失去菌体表面多糖或蛋白质形成,毒力减弱。③黏液型(M型):菌落黏稠、有光泽、似水珠样,多见于有厚荚膜或丰富黏液层的细菌。

3. 半固体培养基中的生长现象 将培养物穿刺于半固体培养基中,有鞭毛的细菌可沿穿刺线向周围生长,穿刺线模糊不清呈羽毛状或云雾状。无鞭毛的细菌只能沿穿刺线生长,不向周围扩散,穿刺线清晰可见呈线状。

(三)人工培养细菌的用途及意义

1. 鉴定与研究细菌 通过细菌的人工培养可对细菌进行种属的鉴定,还可进行生物学性状、生理、遗传变异、致病性和抗药性等诸多方面的研究。

2. 诊断与治疗感染性疾病 临床上感染性疾病最可靠的诊断依据是通过细菌的人工培养,从病检材料中分离出病原菌。然后经药物敏感试验(简称药敏试验)选择有效抗菌药物对患者进行合理的治疗。

3. 制备生物制品 通过细菌的人工培养,分离所得的纯种菌可制备诊断菌液、菌苗、类毒素、免疫血清及抗毒素等生物制品。

4. 在基因工程中的应用 由于细菌结构简单、易培养、繁殖快等特点,故常用细菌作为载体获得目标基因的表达产物,可以大大降低成本。将带有外源性基因的重组DNA转化给受体菌,使其接受目的基因后大量表达,制备外源基因表达的生物大分子,如胰岛素、干扰素、疫苗等。

第三节 细菌的遗传与变异

遗传与变异是所有生物的共同生命特征,细菌亦不例外。遗传(heredity)能使细菌的物种保持相对稳定。变异(variation)可使细菌产生新变种,使物种得以发展与进化。

一、细菌遗传与变异的物质基础

细菌遗传与变异的物质基础是DNA。DNA是基因的载体,携带各种遗传信息。决定细菌所有特性的遗传信息位于细菌的基因组内,包括细菌的染色体和染色体外的遗传物质,如质粒、转座因子等。

(一)细菌染色体

细菌染色体(bacterial chromosome)即细菌的核质,是一个裸露的环状双螺旋DNA长链,在细菌内以超螺旋形式缠绕成团。与高等生物不同的是,细菌染色体缺乏组蛋白,外无核膜包绕。

基因为DNA片段,是决定细菌遗传性状的功能单位,每个基因含若干个碱基对。细菌的染色体DNA包含了细菌生存不可缺少的全部遗传基因。大肠埃希菌的染色体是研究得最清楚的染色体,它的DNA含3.2×10^6个碱基对(bp),若以600bp构成一个基因,则一个大肠埃希菌约含5 000个基因。

(二)质粒

质粒(plasmid)是细菌染色体以外的遗传物质,是存在于细胞质中的环状闭合的双链DNA。质粒的基本特征:①质粒具有自我复制的能力,一个质粒是一个复制子;②质粒

ER-10-2
细菌毒力岛基因

DNA 所编码的产物能赋予细菌某些特定的性状,如致育性、抗药性、致病性等;③质粒不是细菌生长繁殖必需的物质,可自行丢失或经人工处理(如高温、紫外线、溴化乙啶等)而消除,而随着质粒的丢失和消除,质粒所赋予细菌的性状也随之消失;④质粒可从一个细菌转移至另一个细菌,其携带的性状也随之转移,根据质粒能否通过细菌的接合作用进行传递,可将质粒分为接合性和非接合性两大类;⑤质粒有相容性和不相容性,几种不同的质粒同时共存于一个细菌内称相容性(compatibility),反之称不相容性(incompatibility)。

质粒基因可编码细菌很多重要的生物学性状,按此可将质粒分为以下类型:①致育性质粒或称 F 质粒(fertility plasmid):编码性菌毛,介导细菌之间的接合传递;②抗药质粒或称 R 质粒(resistance plasmid):编码产物决定细菌的抗药性;③毒力质粒或称 Vi 质粒(virulence plasmid):编码与细菌致病性有关的毒力因子,如致病性大肠埃希菌产生的耐热性肠毒素是由 Vi 质粒编码的;④细菌素质粒:编码各类细菌素,如 Col 质粒编码大肠埃希菌产生大肠菌素;⑤代谢质粒:编码与代谢相关的酶类。

(三) 转座因子

转座因子(transposable element)又称转座元件,是细菌基因组中能改变自身位置的一段 DNA 序列,这种作用可以发生在同一染色体上,也可以在染色体之间或质粒之间、甚至在染色体和质粒之间发生。由于转座因子的转座行为,DNA 分子发生遗传学上的分子重排,在促使生物变异及进化上具有重大的意义。

根据结构和生物学特性,可将转座因子分为 3 类:①插入序列(insertion sequence,IS):是在细菌中首先发现的一类最简单的转座因子,除了与转座功能有关的基因外,不带有任何其他基因;②转座子(transposon,Tn):Tn 的结构比较复杂,除了携带与转座功能有关的基因,还携带编码其他功能的基因(如抗药性基因等);③ Mu 噬菌体:是具有转座功能的大肠埃希菌温和噬菌体,噬菌体基因可随机插入宿主 DNA 中。

🔍 知识链接

噬 菌 体

噬菌体(bacteriophage)是感染细菌、真菌、放线菌和螺旋体等微生物的病毒。噬菌体体积微小,没有完整的细胞结构,只能在活的微生物内增殖,是一类专性细胞内寄生的微生物。噬菌体有 3 种形态:蝌蚪形、球形和细杆形。大多数噬菌体呈蝌蚪形,由头部和尾部两部分组成(图 10-10)。当噬菌体感染细菌时,通过尾管将其基因组 DNA 注入细菌体内。进入细菌的 DNA 以 2 种不同的方式复制:①溶菌方式:此类噬菌体称烈性噬菌体(virulent phage),亦称毒性噬菌体,在细菌内复制后很快形成很多子代噬菌体,通过裂解菌体而释放;②溶原方式:此类噬菌体亦称温和噬菌体(temperate phage)或溶原性噬菌体(lysogenic phage),其 DNA 进入细菌后整合入细菌的染色体中,随细菌染色体 DNA 复制传给子代细菌,并赋予子代细菌某些遗传特性。此类整合在细菌染色体的噬菌体基因组称为原

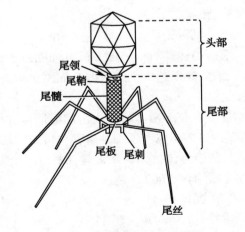

图 10-10　噬菌体结构模式图

噬菌体(prophage),又称前噬菌体,而含有原噬菌体的细菌则称为溶原菌。原噬菌体可导致溶原菌的性状改变,称之为溶原性转换。

　　噬菌体是非细胞型微生物(病毒)中最为普遍和分布最广的群体,通常在细菌聚居的地方(土壤、肠道、海洋等)都可以找到。噬菌体是参与细菌、真菌等细胞型微生物遗传变异的重要物质,已经成为生命科学研究(遗传调控、复制、转录与翻译等)和医学研究的重要材料或强力工具,如采用噬菌体展示技术建立噬菌体抗体库、噬菌体疗法防治抗药性细菌感染。

二、细菌变异的现象

(一)形态和结构的变异

　　细菌的形态、大小及结构受外界环境的影响可发生变异。例如,细菌在β-内酰胺酶类抗生素、抗体、补体和溶菌酶等的影响下,细胞壁合成受阻,失去细胞壁成为L型细菌。有些细菌变异可失去特殊结构,如肺炎链球菌变异后可失去荚膜,有鞭毛的伤寒沙门菌变异后可失去鞭毛。

(二)菌落的变异

　　细菌的菌落由光滑(S)型变为粗糙(R)型称为S-R变异。肠道杆菌的菌落变异较为常见,是由于失去LPS的特异性寡糖重复单位引起的。菌落变异也往往伴有毒力、抗原性、生化反应等方面的改变。

(三)毒力的变异

　　细菌毒力的变异包括毒力的增强和减弱。一些强毒力的病原株长期在人工培养基上传代培养,可使毒力减弱或消失,如预防结核的卡介苗(BCG)就是卡-介(Calmette-Guérin)二氏将有毒力的牛型结核分枝杆菌在含有甘油、胆汁、马铃薯的培养基上经过13年230次传代获得的减毒活疫苗。另一方面,无毒力的细菌也能变异为有毒力的菌株,如白喉棒状杆菌感染β-棒状杆菌噬菌体后,可获得产生白喉毒素的能力,成为有毒株。许多病原微生物存在不同的毒力变异体。

(四)抗药性变异

　　病原微生物对某种药物由敏感变成耐药的变异,称为耐药性或抗药性变异。有的细菌可同时对多种抗菌药物耐药,称为多重耐药菌株。自抗生素广泛应用之后,抗药性细菌的不断增长给临床治疗带来较大难度。

三、细菌的变异机制

　　细菌变异分为表型(非遗传性)变异和基因型(遗传性)变异2种类型。表型变异主要是由环境条件发生变化引起的,基因没有改变,是可逆的;多种细菌都能发生这种变异。基因型变异是指细菌的自身遗传物质发生改变,是不可逆的,所获得的新性状比较稳定,能遗传给子代,主要包括基因突变和基因的转移与重组等机制。

(一)基因突变

　　基因突变是指细菌遗传物质的结构发生突然而稳定的改变,导致细菌性状的遗传性变异。突变可以自发产生,也可由理化因素诱导突变。若细菌DNA上核苷酸序列的改变仅为1个或几个碱基的置换、插入或缺失,出现的突变只影响到1个或几个基因,引起较少的性状变异,称为小突变或点突变(point mutation);若涉及大段的DNA核苷酸序列发生改变,则称为大突变或染色体畸变（chromosome aberration）。

细菌在生长繁殖过程中，突变经常自然发生，即自发突变。但自发突变率极低，一般细菌每分裂 10^6~10^9 次可发生 1 次突变。人工诱导产生的突变称为诱发突变，如用高温、紫外线、X 射线、烷化剂、亚硝酸盐等理化因素诱导细菌突变，可使突变的发生率提高 10~1 000 倍。突变是随机和不定向的，发生突变的细菌只是大量菌群中的个别细菌，而要从大量细菌中找出该突变菌，必须利用选择培养基才能将突变菌选择出来。细菌 DNA 突变产生性状的变异，也可经再次突变而恢复原来的性状，称为回复突变（reverse mutation）。

（二）基因的转移与重组

外源性的遗传物质由供体菌转入某受体菌内的过程称为基因转移（gene transfer）；转移的基因与受体菌 DNA 整合在一起称为重组（recombination），使受体菌获得供体菌的某些特性。细菌的基因转移和重组可通过转化、接合、转导、溶原性转换和原生质体融合等方式进行。

1. 转化　转化（transformation）是受体菌直接摄取供体菌裂解释放的 DNA 片段，获得新的遗传性状的过程。1928 年，Griffith 在研究肺炎链球菌时发现，有荚膜有毒力的肺炎链球菌为ⅢS 型（光滑型），无荚膜无毒力的肺炎链球菌为ⅡR 型（粗糙型），荚膜是关键致病物质。分别用ⅡR 型菌和ⅢS 型菌注射小鼠，前者存活，后者死亡。若将ⅢS 型菌加热杀死后再给小鼠注射，则小鼠存活。若将杀死的ⅢS 型菌与活的ⅡR 型菌混合后给小鼠注射，则小鼠死亡，且能从死鼠体内分离出活的有荚膜的ⅢS 型菌（图 10-11）。此实验表明，活的ⅡR 型菌从死的ⅢS 型菌中获得了编码荚膜的遗传物质，从而转化为ⅢS 型菌。

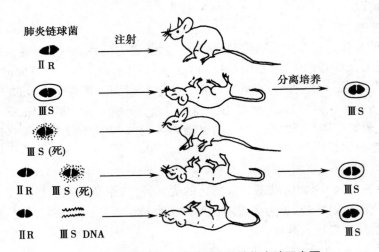

图 10-11　小鼠体内肺炎链球菌转化实验示意图

2. 接合　供体菌和受体菌通过性菌毛相互连接，将遗传物质自供体菌转入受体菌，使后者获得供体菌的部分遗传性状，这种基因转移方式称为接合（conjugation）。能通过接合方式转移的质粒称为接合性质粒。细菌的接合作用与供体菌所含的接合性质粒有关，主要包括 F 质粒、R 质粒、Col 质粒和毒力质粒等。

(1)F 质粒的接合：F 质粒能编码性菌毛。带有 F 质粒的细菌相当于雄性菌（F^+）；无 F 质粒的细菌无性菌毛，相当于雌性菌（F^-）。当 F^+ 菌与 F^- 菌杂交时，F^+ 菌性菌毛与 F^- 菌表面的受体接合，性菌毛逐渐缩短，在两菌之间形成通道，F^+ 菌质粒 DNA 中的一条链断开并通过性菌毛通道进入 F^- 菌内，两细菌内的单股 DNA 链以滚环式进行复制，各自形成完整的 F 质粒。受体菌获得 F 质粒后即长出性菌毛，成为 F^+ 菌。

（2）R 质粒的接合：细菌的抗药性与抗药性基因的突变和 R 质粒的接合转移有关。R 质粒由抗药性转移因子和抗药性决定因子组成，前者能编码性菌毛，使 R 质粒以接合方式传递；后者携带抗药基因，能赋予宿主菌对链霉素、氯霉素、四环素等药物的抗药性。R 质粒不但能将抗药性传给下一代，还因其有致育性，可使抗药性在相同或不同种属间转移，从而导致耐药菌株大量增加。

3. 转导　转导（transduction）是以噬菌体为载体，将供体菌的一段 DNA 转移到受体菌内，使受体菌获得供体菌的部分遗传性状。转导分为 2 类：

（1）普遍性转导（generalized transduction）：毒性噬菌体和温和噬菌体均可介导。在噬菌体成熟装配过程中，由于装配错误，误将供体菌的 DNA 片段装入噬菌体的头部，成为一个转导噬菌体。转导噬菌体能以正常方式再感染另一宿主菌，并将其所携带的供体菌的 DNA 转入受体菌。因供体菌的任何 DNA 片段都有可能被误装入噬菌体内，故称为普遍性转导。

（2）局限性转导（restricted transduction）：由温和噬菌体介导，溶原期噬菌体 DNA 整合在细菌染色体上形成了原噬菌体。原噬菌体 DNA 从细菌染色体上分离时发生偏差，噬菌体将自身 DNA 上的一段留在了细菌染色体上，却带走细菌 DNA 上的基因，当感染另一细菌时，可将供体菌基因带入受体菌，使受体菌获得供体菌的某些遗传性状。因其所转导的只是原噬菌体附近的基因，故称为局限性转导。

4. 溶原性转换　溶原性转换（lysogenic conversion）是指温和噬菌体感染宿主菌时，以原噬菌体的形式整合入宿主菌，使宿主菌获得噬菌体基因所编码的某些遗传性状。如 β- 棒状杆菌噬菌体感染白喉棒状杆菌后，由于该噬菌体携带编码毒素的基因，使无毒的白喉棒状杆菌获得了产生白喉外毒素的能力。

5. 原生质体融合　原生质体融合（protoplast fusion）是分别将 2 种细菌经处理失去细胞壁成为原生质体后进行彼此融合的过程，而加入聚乙二醇可促使 2 种原生质体的融合。融合后的双倍体细胞可在短期内生存，在此期间染色体之间可以发生基因交换和重组，从而获得多种不同表型的重组融合体。

ER-10-3

CRISPR-Cas 系统

四、细菌变异的医学意义

（一）在疾病的诊断、预防和治疗中的应用

细菌在某些环境因素的影响下，可发生形态结构、抗原性和毒力等方面的改变，因此进行细菌学检查时不仅要熟悉细菌的典型性状，还需注意细菌的变异，才能作出全面而正确的诊断。例如，用青霉素等抗生素治疗时，有时会使细菌失去细胞壁成为 L 型，而 L 型细菌在普通培养基上不易生长，即常规分离培养的结果为阴性，必须用含血清的高渗培养基进行分离培养；从伤寒患者体内分离到的伤寒沙门菌中约 10% 的菌株由于变异而失去鞭毛，细菌学检查时无动力。另外，细菌在某些理化因素的诱导下，可发生毒力变异，根据此原理，用人工方法使细菌诱变成保留抗原性的减毒株或无毒株，制备成预防传染病的疫苗。多数细菌变异后，其表型改变很大以致难以识别，但基因型的改变不会很大，因此可通过分子杂交等方法测定细菌特异性 DNA 片段而协助诊断。在治疗细菌感染时，应充分注意耐药菌株，可通过体外病原体对药物的敏感试验协助选择敏感药物。

（二）在测定致癌物质中的应用

细菌的基因突变可由诱变剂引起。因此，凡能诱导细菌基因突变的物质都可能是致癌物。埃姆斯试验（Ames test）就是根据细菌的致突变试验检测可疑致癌物的原理设计的。用鼠伤寒沙门菌的组氨酸营养缺陷型（his⁻）作试验菌，把被检测的物质作诱变剂。his⁻菌在缺乏组氨酸的培养基上不能生长，但若在诱变剂的作用下发生了回复突变成为 his⁺ 菌，则能够

生长。培养后,比较含有被检物的试验平板与无被检物的对照平板上的菌落数,凡能提高突变率、使试验平板上菌落生长较多者,即证明被检物有致癌的可能。

（三）在流行病学中的应用

近年来已将分子生物学技术应用于流行病学调查,从分子水平追踪传染源与传播的规律。如基于核酸的分析方法,进行质粒谱分析、核型分析、核酸序列分析等,已用于确定传染病暴发的流行菌株或相关基因的来源,或调查医院内抗药质粒在不同细菌间的传播情况,从而制订合理的措施进行防控。

（四）在基因工程中的应用

基因工程是一种 DNA 的体外重组技术,它最大的特点和优点就是打破了生物种属间的界限,使微生物、动植物乃至人类的遗传物质相互转移和重组。目前,许多不易从天然生物体内大量获取的生物活性物质可通过基因工程大量生产,如利用基因工程可以使工程菌大量生产胰岛素、生长激素、干扰素、白细胞介素和乙肝疫苗等。基因工程的主要步骤:①从复杂的生物体基因组中切取一段需要表达的带有目的基因的 DNA 片段;②将目的基因结合在合适的载体(质粒或噬菌体)上,形成重组 DNA 分子;③将重组 DNA 分子转移到受体菌(或其他宿主细胞)内,并进行筛选,随其大量生长繁殖,即可表达出大量所需的基因产物。

知识链接

细菌的抗药性变异

由于抗生素的广泛使用,临床分离到的耐药菌株日益增多,并出现了多重耐药菌株。有些抗药质粒还携带毒力基因,使细菌的致病性增强,给临床治疗带来了很大困难。细菌抗药性的产生有内因和外因 2 种因素:①内因是指遗传因素,如某些细菌固有的抗药性及染色体的突变、抗药质粒的传递等;②外因是指滥用抗生素、饲料中滥加抗生素以及消毒剂的使用不合理等。

抗药性产生的机制:①遗传机制(细菌的固有抗药性和获得抗药性);②生化机制(钝化酶的产生;药物作用靶位的改变;抗菌药物的渗透障碍;主动外排机制)。

防控原则:①合理使用抗菌药物,用药物敏感试验选择敏感药物是提高抗菌药物疗效的最佳方法;②严格执行消毒隔离制度,对耐药菌感染的患者应隔离,防止耐药菌的交叉感染;③加强药政管理;④研制新的抗菌药物;⑤破坏耐药基因。

第四节 细菌的感染与免疫

细菌感染(bacterial infection)是指细菌侵入宿主体内生长繁殖并与机体相互作用,引起的一系列病理变化过程。抗感染免疫(anti-infectious immunity)是指机体抵抗病原微生物及其有害产物,维持生理稳定的功能。

一、细菌的感染

细菌引起感染的性能称为致病性(pathogenicity)或病原性。感染的发生与病原体的致病性、宿主的免疫防御功能及环境等因素密切相关。

（一）细菌感染的来源

细菌的感染来源分为外源性感染（exogenous infection）和内源性感染（endogenous infection）。

1. 外源性感染　主要来自宿主体外：①患者：患者在疾病潜伏期至恢复期内都可作为传染源，可将细菌通过接触或污染环境传给正常人；②带菌者：包括无明显临床症状的携带者和传染病恢复期的带菌者，是重要的传染源；③病畜和带菌动物：主要指引起人畜共患病的致病菌，如携带鼠疫耶尔森菌、牛型结核分枝杆菌、某些沙门菌等致病菌的动物。

2. 内源性感染　主要来自人体内寄居的正常微生物群和潜伏于体内的机会性病原菌。在大量使用抗生素导致菌群失调或其他原因引起免疫功能低下时可诱发感染；婴幼儿、老年人、晚期癌症患者、器官移植应用免疫抑制剂患者、肿瘤的化疗或放疗患者、糖尿病患者、免疫缺陷患者等均易发生内源性感染。目前，内源性感染已成为临床感染中的多发病、常见病。

（二）细菌感染的传播方式与途径

1. 传播方式　细菌感染的传播方式主要有 2 种——水平传播和垂直传播。水平传播是细菌感染的主要传播方式，指病原菌在群体中不同个体之间的传播，包括从人到人和动物到人的传播，如痢疾、伤寒、鼠疫等。垂直传播指母体的病原体通过胎盘或产道由亲代传播给子代的方式，如淋病奈瑟球菌经产道传播给新生儿，梅毒螺旋体经胎盘传播给胎儿等。

2. 感染途径　致病菌需通过特定的侵入途径才能到达特定器官和细胞而致病，这与致病菌的生理特性有关。通常一种细菌只有一种感染途径，如志贺菌必须经消化道传播；破伤风梭菌只有进入深部创口，在厌氧环境中才能致病等。但也有一些致病菌可有多种侵入途径，如结核分枝杆菌可经呼吸道、消化道、皮肤创伤等多个部位侵入而引起感染。细菌主要的感染途径有：

（1）经呼吸道感染：通过吸入污染致病菌的飞沫或气溶胶等感染，如肺结核、白喉、百日咳、军团菌病等。

（2）经消化道感染：某些病原菌可通过粪便污染饮水、食物，通过这些媒介又传入宿主引起相应疾病，又称粪 - 口传播（fecal-oral transmission）。如伤寒、细菌性痢疾、霍乱、食物中毒等胃肠道传染病。水、食物、人手指，以及苍蝇等昆虫是消化道传染病传播的重要媒介。

（3）经皮肤感染：皮肤的破损，如创伤、烧伤及咬伤等，可引起各种化脓菌直接或间接侵入人体引起感染。深部创伤混有泥土异物污染，可能引起破伤风等厌氧菌感染。

（4）性接触感染：主要通过性接触方式感染，如淋病奈瑟球菌、梅毒螺旋体等，所引起的疾病亦称为性传播疾病（sexually transmitted disease，STD）。

（5）节肢动物叮咬感染：有些感染是通过吸血昆虫传播的，如人类鼠疫由鼠蚤传播，虱可传播流行性斑疹伤寒等。

（三）细菌的致病机制

致病菌致病性的强弱程度称为毒力（virulence）。细菌毒力相关物质很多，主要包括侵袭力和毒素，还有体内诱生抗原、超抗原等。

1. 侵袭力　致病菌突破宿主的免疫防御机制，在体内定居、繁殖和扩散的能力，称为侵袭力（invasiveness）。构成细菌侵袭力的因素包括黏附素、荚膜和侵袭性物质等。

（1）黏附素：具有黏附作用的细菌结构，称为黏附素或黏附因子。例如，菌毛和细菌表面的一些化学组分（多糖、磷壁酸、糖脂、蛋白质等）。黏附是大多数细菌致病的第一步。细菌通过菌体表面的黏附结构形成微菌落或生物膜，使细菌获得合适的微生态环境，以抵抗宿主免疫系统的攻击与药物作用。此外，细菌与宿主通过菌体表面黏附结构与宿主细胞、组织上的特定受体形成选择性结合,这种选择性结合决定了细菌的组织趋向性,故也称为定植。

(2)荚膜:具有抗吞噬细胞的吞噬和阻碍体液中杀菌物质的作用,使致病菌能在宿主体内大量繁殖和扩散。例如,有荚膜的肺炎链球菌不易被吞噬细胞吞噬、杀灭;有些细菌表面有类似荚膜的物质,如大肠埃希菌的 K 抗原及伤寒沙门菌的 Vi 抗原,除具有抗吞噬作用外,还可抵抗抗体和补体的作用。

(3)侵袭性物质:包括侵袭素和侵袭性酶类。侵袭素是某些细菌的侵袭基因编码产生的蛋白质,有助于细菌侵入邻近的细胞而引起细菌感染的扩散。侵袭性酶类是细菌释放的胞外酶,具有抗吞噬、溶解细胞、破坏组织等作用,可协助致病菌向四周扩散,如 A 群链球菌产生的透明质酸酶(又称铺展因子)、链激酶(又称溶栓酶)和链球菌 DNA 酶(又称链道酶)等。

2. 毒素 按毒素的来源、性质和作用特点不同,细菌毒素(toxin)分为外毒素(exotoxin)和内毒素(endotoxin),具有不同的特性(表 10-2)。

(1)外毒素:主要由革兰氏阳性菌及少数革兰氏阴性菌合成的毒性蛋白质。大多数外毒素是在菌细胞内合成后分泌至细胞外;少数存在于菌体内,待细菌裂解后释放出来。外毒素的主要特性是:①属蛋白质,不耐热,一般加热至 58~60℃经 1~2 小时可被破坏。②毒性强,如肉毒梭菌(又称肉毒杆菌、肉毒梭状芽孢杆菌)产生的肉毒毒素的毒性比氰化钾强 1 万倍。③对组织器官具有选择性毒性作用,引起特殊的临床症状。如破伤风梭菌产生的痉挛毒素作用于神经细胞引起肌肉痉挛;肉毒梭菌产生的肉毒毒素能阻断胆碱能神经末梢释放乙酰胆碱,使眼和咽肌等麻痹。④免疫原性强,可经 0.3%~0.4% 甲醛溶液脱毒,成为无毒性但保留免疫原性的类毒素(toxoid)。

多数外毒素由 A 和 B 两种蛋白亚单位通过二硫键连接组成。A 亚单位是外毒素活性部分,决定其毒性效应;B 亚单位无毒,但能与宿主靶细胞表面的特异受体结合,介导 A 亚单位进入细胞内。A 或 B 亚单位单独对宿主均无致病作用,因而外毒素分子的完整性是其致病的必要条件。

根据外毒素对宿主细胞的亲和性及作用靶点等,可将其分成神经毒素、细胞毒素和肠毒素三大类。神经毒素主要作用于神经组织,引起神经传导功能紊乱;细胞毒素能直接损伤宿主细胞;肠毒素主要作用于肠上皮细胞,引起肠道功能紊乱。

(2)内毒素:是革兰氏阴性菌细胞壁中的脂多糖(LPS)组分,当细菌死亡裂解或用人工方法破坏菌体后才释放出来。内毒素的分子结构由 O 特异性多糖、非特异性核心多糖和脂质 A 三部分组成,其中脂质 A 是内毒素的主要毒组分。不同革兰氏阴性菌脂质 A 的结构差异不大,故其对机体的毒性作用基本相同。主要毒性作用有:①发热反应:内毒素作用于巨噬细胞、血管内皮细胞等,使之分泌 IL-1、IL-6 和 TNF-α 等内源性致热原,作用于下丘脑体温调节中枢,引起机体发热。②白细胞反应:内毒素进入血液初期,血液循环中的中性粒细胞数减少,与其移动并黏附至毛细血管壁有关。1~2 小时后,内毒素诱生的中性粒细胞释放因子刺激骨髓释放中性粒细胞进入血流,升高外周血中性粒细胞数量。但伤寒沙门菌内毒素例外,始终使血液循环中的白细胞总数减少。③内毒素血症和内毒素休克:大量内毒素不仅诱生过量 TNF-α、IL-1、IL-6 等细胞因子,还能激活补体系统,产生 C3a、C5a 等,促使肥大细胞、血小板等释放组胺、5- 羟色胺等生物活性物质;TNF-α、C3a、C5a 等可趋化中性粒细胞至感染部位,损伤血管内皮细胞,导致毛细血管扩张和通透性增强,使重要组织器官的毛细血管灌注不足,引起局部水肿、充血和微循环障碍等,称之为内毒素血症。严重时出现以高热、低血压和微循环衰竭为主要特征的内毒素休克。④弥散性血管内凝血(DIC):大量的内毒素可通过激活凝血因子Ⅻ、损伤血管内皮细胞等途径直接或间接活化凝血系统,使血小板凝集、大量血栓形成而导致 DIC。

表 10-2　外毒素与内毒素的主要区别

区别要点	外毒素	内毒素
来源	革兰氏阳性菌及部分革兰氏阴性菌	革兰氏阴性菌
存在部位	多数由活菌分泌,少数由菌体裂解后释放	菌体细胞壁组分,细菌裂解后释放
化学成分	蛋白质	脂多糖
热稳定性	大多不耐热,60~80℃ 30 分钟被破坏	耐热,160℃ 2~4 小时才被破坏
抗原性	强,能刺激机体产生抗毒素;可经甲醛溶液脱毒制成类毒素	较弱,不能经甲醛溶液脱毒制成类毒素
毒性作用	强,对组织器官有选择性毒害作用,引起特殊临床表现	作用大致相同,引起发热、白细胞数量变化,甚至休克、DIC 等

3. 细菌侵入的数量及途径

(1)细菌侵入的数量:感染的发生,除致病菌须具有一定的毒力外,还需有足够的数量,与宿主的免疫力也密切相关。一般细菌毒力强或宿主的免疫力弱,引起感染所需的菌量就小;反之,则需大量菌才能引起感染。

(2)细菌侵入的途径:由于不同病原菌生长繁殖所需的微环境不同,所以致病菌需通过特定的侵入途径或部位才能到达相应器官和细胞而致病。如伤寒沙门菌须经口进入;破伤风梭菌的芽孢须进入伤口,在厌氧环境中才能致病等。也有一些致病菌如结核分枝杆菌,可经多种途径侵入机体引起感染。

(四)细菌感染的类型

细菌感染的类型与宿主的免疫力及病原体的致病能力密切相关,可分为隐性感染、显性感染和带菌状态。

1. 隐性感染　宿主的抗感染免疫力较强,或侵入的病原体数量不多、毒力较弱,感染后对机体损害较轻,不出现或出现不明显的临床症状,称隐性感染。隐性感染后,机体常可获得特异性免疫力。

2. 显性感染　指宿主的抗感染免疫力较弱,或侵入的病原体数量较多、毒力较强,导致机体的组织细胞受到不同程度的损害,出现明显的临床症状和体征。

从不同角度又可将显性感染分为不同类型。

(1)急性感染与慢性感染:是按病情缓急不同的分类。急性感染起病急,病程较短,病愈后致病菌多从体内消失。慢性感染起病多较缓慢,病程常持续数月至数年。

(2)局部感染与全身感染:是按感染的部位不同分类。局部感染指感染仅局限于某一部位。全身感染指感染发生后,致病菌或其毒性代谢产物向全身播散引起全身性症状的一种感染类型。临床上,全身感染有以下几种情况:①毒血症(toxemia):致病菌侵入宿主后,只在机体局部生长繁殖,不进入血液循环,但其产生的外毒素入血并经血液循环到达易感的组织和细胞,引起特殊的毒性症状,如破伤风等。②内毒素血症(endotoxemia):革兰氏阴性菌侵入血流并大量繁殖,崩解后释放出大量内毒素;也可由感染病灶内大量革兰氏阴性菌死亡释放的内毒素入血所致。③菌血症(bacteremia):致病菌由局部侵入血流,但未在血中繁殖,只是短暂的一过性通过血液循环到达体内适宜部位后再进行繁殖而致病,如伤寒早期有菌血症期。④败血症(septicemia):致病菌侵入血流后,在血中大量繁殖并产生毒性产物,引起全身性中毒症状,如高热、皮肤和黏膜瘀斑、肝脾肿大等。⑤脓毒血症(pyemia):指化脓性菌侵入血流后,在血中大量繁殖,并通过血流扩散至其他组织或器官,引起新的化脓性病灶,如金黄色葡萄球菌引起的脓毒血症,常导致多发性肝脓肿、皮下脓肿和肾脓肿等。

3. 带菌状态 有时致病菌在显性或隐性感染后并未立即从体内消失,而是在体内继续存留一定时间,称为带菌状态。该宿主称为带菌者(carrier)。带菌者无临床症状但能排出病菌,是重要的传染源。

二、抗细菌免疫

机体的抗细菌免疫是指机体对入侵致病菌的防御能力。机体对胞内菌和胞外菌感染的免疫效应机制有所不同。

(一) 抗胞外菌免疫

人类细菌感染多数由胞外菌所致。抗胞外菌感染的免疫机制如下:

1. 固有免疫 固有免疫是人体对抗病原生物入侵的第一道防线,其作用范围较为广泛,先天具备,应答迅速。在胞外菌感染中,固有免疫主要形成阻挡侵袭的屏障作用、清除细菌的细胞吞噬和杀灭作用、补体活化的溶菌作用、各类体液因子的抑菌作用等。

2. 适应性免疫 适应性免疫特异性强,具有免疫记忆性,可阻断病原体侵袭作用,中和毒素等。胞外菌激活的 Th2 细胞可辅助形成特异性抗体,而细菌超抗原激活的 T 细胞可造成较严重的免疫功能紊乱。

(二) 抗胞内菌免疫

胞内菌感染有胞内寄生、低细胞毒性的特点,大多数呈慢性感染过程,病变主要由病理性免疫损伤引起。抗胞内菌感染的免疫机制如下:

1. 固有免疫 NK 细胞在感染早期有着重要的抗胞内菌的作用,可有效杀伤和控制胞内菌感染。由活化 NK 细胞产生的 γ 干扰素(IFN-γ),可解除胞内菌对巨噬细胞吞噬、杀灭的抑制作用。

2. 适应性免疫 CD4$^+$T 细胞介导的免疫/迟发型超敏反应性炎症机制是最主要的免疫防御机制,但该机制也是形成严重免疫损伤的主要原因,如结核分枝杆菌感染中结核空洞的形成、肠热症中肠穿孔并发症的出现等。

在抗感染过程中,固有免疫与适应性免疫相互密切配合,共同发挥作用。机体的免疫防御机制是复杂的,在整体、细胞和分子水平的多层次、多方面存在交叉网络性相互作用、相互协调和相互制约,多数情况下抗细菌免疫可阻止、抑制和杀灭病原体,终止感染;但少数情况下也可导致超敏反应,对机体造成病理损伤。

第五节 细菌感染的检查方法与防治原则

一、细菌感染的检查方法

对感染性疾病应尽早采集适当的标本并选用敏感的方法进行检查,为临床防治提供依据。

(一) 标本的采集与送检

标本的采集与送检是否得当直接影响检查结果的准确性,应遵守以下几个原则:①尽可能在疾病早期及使用抗菌药物之前采集;②根据致病菌在患者不同病程的体内分布和排出部位,采集相应的标本,如伤寒患者在病程 1~2 周内取血液,2~3 周取粪便;③严格无菌操作,避免被杂菌污染;④采集的标本须尽快送检,大多数细菌可冷藏运送,但不耐寒冷的淋病奈瑟球菌等要保暖;⑤血清学检查须采集感染早期和恢复期双份血液,分离血清;⑥标本做好标记,详细准确填写化验单。

（二）病原菌的检测

检测病原菌及其组分的方法很多,常用方法如下。

1. 直接涂片镜检　对标本中菌量多且有特征的致病菌直接涂片、染色后镜检,有助于初步诊断。例如,用抗酸染色法在疑似肺结核患者的痰中查见红色细长弯曲呈分枝状的抗酸菌,可初步诊断为结核分枝杆菌感染。

2. 细菌的分离培养与鉴定

（1）分离培养:按适合所培养细菌繁殖的条件,将采集的标本分别接种在不同的培养基并置于适当的环境中培养,根据细菌所需的营养、生长条件、菌落特征等作初步判断。

（2）细菌的鉴定:细菌的鉴定方法主要有:①形态学鉴定:将分离培养所得的细菌不经染色或染色后,用显微镜观察生活状态下细菌的动力及其运动情况(常用压滴法、悬滴法等);染色标本则根据细菌的着色特点、形态、大小、排列,以及有无特殊构造等进行初步鉴定。②生化鉴定:根据细菌产生的不同代谢产物进行鉴定。现已有多种微量、快速、半自动或全自动生化反应试剂盒或检测仪器用于临床。③血清学鉴定:用含有已知抗体的免疫血清,检查未知的纯培养细菌,可鉴定志贺菌属、沙门菌属等细菌的种、型。④动物实验:将含菌标本或细菌培养物接种于敏感的动物体内,主要用于分离、鉴定致病菌,测定某些细菌的毒力或致病性。

（3）药物敏感试验:将分离培养出的病原菌进行药物敏感试验,对指导临床选择用药、及时控制感染有重要意义。常用的方法有纸碟法、试管法等。

3. 病原菌的抗原检测　用已知的抗体检测标本中细菌的特异性抗原,多用于感染的早期诊断。常用方法有协同凝集试验、对流免疫电泳、酶免疫技术、免疫荧光技术、蛋白质印迹技术等。这些方法对已使用过抗菌药物的患者仍能检测出特异性抗原。

4. 病原菌的核酸检测　不同的细菌具有不同的基因或碱基序列,故应用核酸杂交技术、PCR 技术、基因芯片技术等检测标本中的细菌特异性基因,可用于诊断病原菌感染。

（三）病原菌抗体的检测

病原菌侵入机体后,能刺激免疫系统产生特异性抗体,而用细菌及其抗原检测患者血清/体液中相应抗体及其量(效价)的变化,可辅助诊断病原菌感染。由于抗体在血清中长期存在,故病原菌抗体检测结果提示现症感染或既往感染,多用于临床辅助诊断或流行病学监测。

病原菌抗体的检测多采取患者的血清进行检查,也称血清学诊断。常用的检测方法有:①直接凝集试验:如诊断伤寒、副伤寒的肥达试验及诊断立克次体的外斐试验等;②中和试验:如诊断链球菌性风湿病的抗链球菌溶血素 O 试验(简称抗 O 试验)等;③乳胶凝集试验:如检测流感嗜血杆菌的抗体等。此外,常用的还有补体结合试验、酶联免疫吸附试验(ELISA)等。ELISA 已广泛应用于多种病原体特异性抗体的检测,具有简便、特异、灵敏、快速,可自动检测大量标本等优点。血清学诊断除主要用于抗原性强的病原菌感染和病程较长的传染病以及难以分离培养的病原菌感染的诊断外,也可用于检测疫苗接种后的免疫效果和调查人群对某病原菌的免疫应答水平。血清学检测需要注意的是,在传染病流行区,健康人群由于隐性感染或接种疫苗,其血清中的抗体水平也可增高,因此通常检测感染早期和恢复期双份血清,动态分析抗体含量的变化,如果恢复期或 1 周后血清抗体效价比感染早期增高 4 倍或 4 倍以上,则可确定诊断。然而,年老、体弱和免疫功能低下等因素可影响血清抗体效价的增高,导致假阴性,应结合其他检查进行临床诊断。

二、细菌感染的防治原则

细菌感染的防治主要有特异性免疫防治和抗菌治疗。

(一)特异性免疫防治

特异性免疫防治主要通过给机体接种病原微生物抗原或特异性抗体,以达到预防和治疗感染性疾病的目的。免疫产生的方式可分为人工主动免疫和人工被动免疫。人工主动免疫通过接种疫苗或类毒素等生物制品,用于预防感染性疾病。人工被动免疫通过应用抗毒素、丙种球蛋白、免疫细胞和细胞因子等生物制品,用于某些疾病的紧急预防或治疗。

(二)抗菌治疗

抗菌治疗是临床治疗细菌感染的主要方法,采用抗菌化学药物进行治疗。抗菌药物的种类非常多。选择抗菌药物时,可把临床诊断、细菌学诊断和药物敏感试验作为依据,避免滥用,防止引起二重感染。对某些慢性细菌性感染也可选择不同的抗菌药物交替使用,以避免产生抗药性。

学习小结

细菌大小一般以微米(μm)计量,可分为球菌、杆菌和螺形菌。细菌的基本结构有细胞壁、细胞膜、细胞质及核质,特殊结构有荚膜、鞭毛、菌毛及芽孢。细菌以二分裂方式繁殖,一般 20~30 分钟繁殖一代,生长条件包括营养物质、酸碱度、温度、气体、渗透压等。细菌的生长曲线可分为延滞期、对数生长期、稳定期和衰亡期。细菌的分解代谢产物可用于鉴别细菌,称为细菌生化反应试验;合成代谢产物主要有致热原、毒素和侵袭性酶、抗生素、维生素等。人工培养细菌可用于鉴定与研究细菌、诊疗疾病、制备生物制品、生产抗生素等。细菌变异现象包括形态和结构、菌落、毒力、抗药性等变异,遗传与变异的物质基础是 DNA(染色体、质粒、转座因子),变异机制主要包括基因突变、基因的转移与重组等。细菌的感染分为外源性感染和内源性感染,传播方式包括水平传播和垂直传播,致病性包括侵袭力(黏附素、荚膜、侵袭性物质)和毒素(内毒素、外毒素),感染类型可分为隐性感染、显性感染和带菌状态。机体抗胞外菌和胞内菌的免疫特点有所不同。检测病原菌的常用方法有涂片镜检、分离培养鉴定和抗原、抗体及核酸检测等。细菌感染的防治主要有特异性免疫防治(人工主动免疫、人工被动免疫)及抗菌治疗。

(马 萍 韩晓伟)

扫一扫
测一测

复习思考题

1. 简述革兰氏阳性菌与革兰氏阴性菌细胞壁结构的异同及青霉素的抗菌机制。
2. 细菌的结构与其致病性有关系吗?
3. 简述细菌变异现象的医学意义。

第十一章

常见致病细菌

学习目标

　　通过本章的学习,掌握常见致病细菌的特殊生物学性状、致病性和检查方法,熟悉常见致病细菌的致病机制,了解常见致病细菌的免疫性与防治原则,为学习诊断学、传染病学、内科学等临床专业课程奠定基础。

　　致病细菌是指能引起机体感染并出现临床症状的原核细胞型微生物。本章主要根据细菌的生物特点分类介绍临床常见引起人类感染的病原菌,如致病球菌、致病杆菌、致病螺形菌、致病厌氧菌等。

第一节　致　病　球　菌

　　球菌主要是指球形或近球形的细菌,种类繁多,广泛分布于自然界。其中,对人有致病性的球菌称为致病球菌,常引起化脓性感染,如葡萄球菌属、链球菌属、奈瑟菌属中的某些菌种,故又称化脓性球菌(pyogenic coccus)。

一、葡萄球菌属

　　葡萄球菌属(*Staphylococcus*)广泛分布于自然界以及人和动物的皮肤及与外界相通的腔道中。葡萄球菌属有 50 多个种/亚种,与人类关系最密切的有金黄色葡萄球菌(*S.aureus*)、表皮葡萄球菌(*S.epidermidis*)和腐生葡萄球菌(*S.citreus*)。

（一）生物学性状

　　1. 形态与结构　单个细菌呈球形或椭圆形,平均直径 0.8μm,多排列呈葡萄串状(彩图 4)。无鞭毛,无芽孢,在体内可形成荚膜,革兰氏染色阳性。葡萄球菌属的抗原种类较多,目前发现的有 30 余种,重要的有:①荚膜多糖:大多数金黄色葡萄球菌表面的荚膜多糖,有利于细菌黏附到细胞或生物合成材料表面(如生物性瓣膜、导管等)。②金黄色葡萄球菌 A 蛋白(staphylococcal protein A,SPA):存在于细菌细胞壁的一种表面蛋白。90% 以上的金黄色葡萄球菌菌株有此抗原。SPA 可与人类和多种哺乳动物 IgG 的 Fc 片段非特异性结合;而 IgG 分子的 Fab 片段仍能同相应抗原表位发生特异性结合。SPA 与 IgG 结合后的复合物具有抗吞噬、促细胞分裂、引起超敏反应、损伤血小板等多种生物学活性。采用含 SPA 的葡萄球菌作为载体,结合特异性抗体后,可开展简易、快速的协同凝集试验,广泛应用于多种微生物抗原的检测。③多糖抗原:存在于细胞壁,具有群特异性。

　　2. 培养与生化反应　营养要求不高,兼性厌氧或需氧,在普通基础培养基上生长良好。

在琼脂平板上孵育 24~48 小时后,形成圆形、隆起、表面光滑、湿润、边缘整齐、不透明的菌落。因菌种不同可产生金黄色、白色或柠檬色等不同颜色的脂溶性色素并使菌落呈现不同颜色。由此可将其分为金黄色葡萄球菌、表皮(白色)葡萄球菌和腐生(白色或柠檬色)葡萄球菌 3 种类型。其中,金黄色葡萄球菌致病性强,在血平板上的菌落周围可形成透明溶血环;表皮葡萄球菌偶可致病;腐生葡萄球菌一般不致病。多数菌株能分解葡萄糖、麦芽糖和蔗糖,产酸不产气。致病菌株可分解甘露醇,产酸。过氧化氢酶(又称触酶)阳性,可与链球菌区分。

3. 抵抗力 葡萄球菌对理化因素抵抗力较强。加热 60℃ 1 小时或 80℃ 30 分钟才被杀死;在干燥脓液、痰液中存活 2~3 个月;耐盐性强,在含 10%~15% NaCl 的培养基中仍能生长。对碱性染料如甲紫溶液敏感。对青霉素和红霉素高度敏感,但近年来耐药菌株迅速增多,如耐甲氧西林金黄色葡萄球菌(methicillin resistant staphylococcus aureus,MRSA)已成为医院内感染最常见致病菌。

(二) 致病性与免疫性

1. 致病物质 金黄色葡萄球菌能产生多种毒素和酶。主要有以下几种:

(1) 凝固酶(coagulase):大多数致病菌株能产生凝固酶。凝固酶有 2 种:①游离凝固酶:分泌至菌体外,被血浆中的协同因子激活后,使液态的纤维蛋白原变成固态的纤维蛋白而使血浆凝固。②结合凝固酶:该酶结合于菌体表面,是菌株表面的纤维蛋白原受体,可与血浆中的纤维蛋白原交联而使细菌凝聚。凝固酶使周围血液或血浆中的纤维蛋白等沉积于菌体表面,阻碍体内吞噬细胞的吞噬,即使被吞噬也不易被杀死。同时,纤维蛋白在病灶周围凝固和沉积,一方面保护病菌不受血清中杀菌物质的破坏,另一方面使葡萄球菌引起的感染易于局限化和形成血栓。

(2) 葡萄球菌溶素(staphylolysin):致病性葡萄球菌可产生多种溶素损伤细胞膜。按抗原性不同,可将其分为 α、β、γ 等类型,对人类有致病作用的主要是由质粒编码的 α 溶素。α 溶素可溶解多种哺乳动物红细胞,对白细胞、血小板、肝细胞、皮肤细胞等亦有损伤作用。

(3) 杀白细胞素(leukocidin):由原噬菌体编码,见于大多数金黄色葡萄球菌,一般只破坏中性粒细胞和巨噬细胞,作用机制是通过损伤细胞膜进而发挥杀伤作用。

(4) 肠毒素(enterotoxin):是一组由毒力岛基因编码的耐热蛋白质,约 50% 临床分离的金黄色葡萄球菌可产生,100℃ 30 分钟不被破坏,可抵抗胃肠液中蛋白酶的水解作用。肠毒素的作用机制可能是作用于肠道神经细胞受体,刺激呕吐中枢,导致以呕吐为主要症状的食物中毒。某些肠毒素还属超抗原,可多克隆激活 T 细胞。

(5) 表皮剥脱毒素(exfoliatin):也称表皮溶解毒素,为金黄色葡萄球菌质粒编码产生的一种蛋白质,有 A、B 两型,由原噬菌体和质粒编码,能裂解皮肤细胞间桥小体,破坏皮肤细胞间的连接,引起葡萄球菌性烫伤样皮肤综合征。

(6) 毒性休克综合征毒素 -1(toxic shock syndrome toxin-1,TSST-1):为毒力岛基因编码的外毒素,仅少数金黄色葡萄球菌可产生,能作为超抗原引起机体毒性休克综合征。

2. 所致疾病 葡萄球菌所致疾病有侵袭性和毒素性 2 种类型。

(1) 侵袭性疾病:该菌可通过多种途径侵入机体,引起皮肤或器官的化脓性感染。①局部感染:临床常见皮肤感染,如疖、痈、毛囊炎、伤口化脓等。此外还可引起内脏器官感染,如气管炎、肺炎、脓胸、中耳炎等。②全身感染:临床常见败血症、脓毒血症等,如外力挤压皮肤原发化脓灶或免疫力低下可诱发全身感染。

(2) 毒素性疾病:由葡萄球菌产生的有关外毒素引起。①食物中毒:食入含金黄色葡萄球菌肠毒素食物后 1~6 小时后出现恶心、呕吐、上腹痛、腹泻等症状,一般 1~2 天可恢复,少数严重者可发生虚脱或休克；②毒性休克综合征：主要由 TSST-1 引起,主要表现为急性高热、呕吐、腹泻、猩红热样皮疹伴脱屑,低血压、严重时出现休克；③烫伤样皮肤综合征：由表皮剥脱毒素引起,临床表现为皮肤红斑,1~2 天表皮起皱,继而出现大疱,最后表皮脱落,甚至导致死亡。

3. 免疫性 人类对葡萄球菌有一定的天然免疫力,当皮肤黏膜受伤,或结核病、糖尿病、肿瘤等基础疾病导致的免疫力降低时,容易发生感染。

（三）病原学检查法

根据感染部位不同,分别采取脓液、食物、呕吐物、粪便、血液等标本。

1. 直接涂片镜检 取标本涂片,革兰氏染色后镜检。一般根据细菌形态、排列和染色性可初步诊断。

2. 分离培养和鉴定 将标本(血液标本需先经肉汤培养基增菌)接种至血琼脂平板,37℃孵育 18~24 小时后挑选可疑菌落涂片染色镜检、鉴定。致病性葡萄球菌鉴定的主要参考指标：①产生金黄色色素；②有溶血性；③凝固酶和耐热核酸酶试验阳性；④能分解甘露醇产酸。

3. 金黄色葡萄球菌肠毒素检查 多采用 ELISA 检测肠毒素,也可用核酸杂交或 PCR 技术检测金黄色葡萄球菌肠毒素基因。

（四）防治原则

1. 预防 注意个人卫生和消毒隔离,以防止医源性感染。皮肤有化脓性感染者,尤其是手部,未治愈前不宜从事食品制作或饮食服务行业。

2. 治疗 目前葡萄球菌耐药株日益增多,耐青霉素 G 者高达 90% 以上,尤其是耐甲氧西林金黄色葡萄球菌已成为医院感染最常见的致病菌。因此,应根据药物敏感试验结果选用敏感抗菌药物。

二、链球菌属

链球菌属(*Streptococcus*)的细菌是一类以链状排列为特征的球菌。链球菌属在细菌分类学中归于厚壁菌门、芽孢杆菌纲、链球菌科。该属现有约 90 个种 / 亚种,很多属于人与动物的正常菌群,与人类健康关系密切的有近 10 种(表 11-1)。其中,最常见的致病链球菌为化脓性链球菌(*S.pyogenes*)和肺炎链球菌(*S.pneumoniae*)。

表 11-1 常见致病链球菌

培养特性	菌种	分类	所致疾病
乙型溶血	化脓性链球菌	A 群	扁桃体炎、脓疱病、蜂窝织炎、猩红热(肾小球肾炎)
	无乳链球菌	B 群	新生儿脓毒症
	马链球菌	C 群	菌血症
	牛链球菌	C 群	菌血症
甲型溶血	肺炎链球菌	D 群	细菌性肺炎、脑膜炎
	变异链球菌	D 群	龋齿
	咽峡炎链球菌	D 群	亚急性细菌性心内膜炎

（一）化脓性链球菌

1. 生物学性状

（1）形态与结构：菌体革兰氏染色阳性,呈球形或椭圆形,直径 0.6~1.0μm,无芽孢,无鞭毛;在液体培养基中呈链状生长排列(彩图 5)。多数菌株具透明质酸荚膜。菌细胞壁外有菌毛样结构,含型特异的 M 蛋白。链球菌的抗原结构较复杂(图 11-1),主要有:①多糖抗原:或称为 C 抗原,系群特异性抗原,是细胞壁的多糖组分。根据抗原性差异(Lancefield 分类法),将链球菌分为 A~V 共 20 群,与人类感染有关的主要是 A 群、B 群、C 群、D 群和 G 群,前 3 群大致对应乙型溶血性链球菌,D 群主要对应甲型溶血性链球菌。②蛋白质抗原:或称表面抗原,位于 C 抗原外层,具有型特异性。A 群链球菌有 M、T、R 和 S 不同性质的蛋白质抗原,M 抗原可帮助判定毒力。

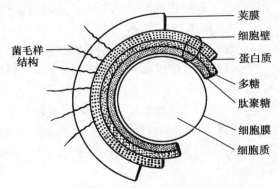

图 11-1　链球菌抗原结构示意图

(2)培养特性:营养要求较高,大多数菌株兼性厌氧。在血清肉汤中繁殖后易形成长链,管底呈絮状沉淀。在血琼脂平板上形成灰白色、表面光滑、边缘整齐、直径 0.5~0.75mm 的细小菌落;按能否产生溶血及有关现象可将链球菌区分为 3 类——甲型溶血(草绿色溶血环)性链球菌、乙型溶血(透明无色溶血环)性链球菌和不产生溶血的丙型链球菌。

(3)生化反应:链球菌能分解葡萄糖,产酸不产气。过氧化氢酶试验阴性,可以区分葡萄球菌。

(4)抵抗力:一般链球菌 60℃可被杀死,对常用消毒剂敏感。A 群链球菌对青霉素、红霉素和磺胺药都很敏感,而青霉素是治疗其感染的首选药物。

2. 致病性与免疫性

(1)致病性:链球菌具有较强的侵袭力,致病机制复杂。

1)致病物质:①黏附素、脂磷壁酸与 M 蛋白(M protein):三者共同组成类菌毛样结构,介导细菌对宿主细胞的黏附。②侵袭性酶:透明质酸酶使病菌易在组织中扩散;链激酶(streptokinase,SK)能使血液中纤维蛋白酶原变成纤维蛋白酶,故可溶解血块或阻止血浆凝固,有利于病菌在组织中扩散;链球菌 DNA 酶(streptodornase,SD)能降解脓液中高度黏稠的 DNA,使脓液稀薄,促进病菌扩散。③链球菌溶血素(streptolysin):根据对 O_2 的稳定性,分为链球菌溶血素 O(streptolysin O,SLO)和链球菌溶血素 S(streptolysin S,SLS)2 种。SLO 能溶解红细胞,破坏白细胞、巨噬细胞、血小板等,对心肌有急性毒性作用。SLO 抗原性强,多数感染者于感染后 2~3 周至病愈后 1 年内可检出抗 SLO 抗体(抗 O 抗体),因此,测定抗 O 抗体含量可作为链球菌感染的辅助诊断。SLS 是小分子糖肽,无免疫原性,对红细胞、白细胞和多种组织细胞有破坏作用。链球菌在血琼脂平板上繁殖后菌落周围的 β 溶血环是由 SLS 所致。④致热外毒素(pyrogenic exotoxin):又称红疹毒素或猩红热毒素,是人类猩红热的主要致病物质,由溶原性噬菌体基因编码。

2)所致疾病:化脓性链球菌引起的疾病约占人类链球菌感染的 90%,感染源为患者和带菌者,通过空气飞沫、皮肤伤口和污染食品等方式传播。所致疾病分为 3 类:①化脓性感染:如扁桃体炎、咽炎、咽峡炎、鼻窦炎、中耳炎、乳突炎等呼吸道炎症,蜂窝织炎、痈、脓疱疮等局部皮肤和皮下组织感染,也可导致淋巴管炎、丹毒、产褥感染及败血症等。②毒素性疾病:主要是猩红热。该病是一种急性呼吸道传染病,由产生致热外毒素的菌株所致,主要临床特征为发热、咽峡炎、全身弥漫性皮疹和疹退后皮肤脱屑。③超敏反应性疾病:多见于呼吸道感染后,常见的有风湿热和急性肾小球肾炎,前者可能是免疫复合物沉积于心瓣膜或关节滑膜所致,后者与免疫复合物沉积于肾小球基底膜和交叉抗原反应的超敏反应损伤有关。

（2）免疫性：感染化脓性链球菌后，血清中出现多种抗体，对同型链球菌可获得一定免疫力，各型间无交叉免疫性，故常可反复感染。患猩红热后，对同型链球菌能建立牢固的抗毒素免疫力。

3. 病原学检查法　根据不同疾病，分别采集脓液、血液、咽喉与鼻腔病灶的分泌物等标本。主要方法：①直接涂片镜检：脓液可直接涂片进行革兰氏染色后镜检，发现有典型的链状排列球菌时，可初步诊断；②分离培养与鉴定：脓液或棉拭直接接种在血琼脂平板（血液标本应增菌后再接种）、生化反应以及血清型测定有助于明确致病性；③抗 O 试验：常用于风湿热或急性肾小球肾炎的辅助诊断。风湿热患者血清中抗 O 抗体比正常人显著增高，大多在 250U 左右；活动性风湿热患者一般超过 400U。

4. 防治原则　注意个人卫生，防止伤口感染。注意空气、器械、敷料等的消毒。预防感冒，及时彻底治疗急性咽喉炎、扁桃体炎，以防止急性肾小球肾炎、风湿热以及亚急性细菌性心内膜炎。对猩红热患者应隔离治疗。治疗感染，青霉素 G 为首选药物。

（二）肺炎链球菌

1. 生物学性状　肺炎链球菌多呈矛头状，宽端相对，成双联状，亦称肺炎球菌（pneumococcus）；常寄居于正常人的鼻咽腔中，多数不致病或致病力弱，仅少数有致病性，是细菌性肺炎的主要病原菌。

2. 致病性与免疫性

（1）致病性：肺炎链球菌的致病物质是：①荚膜：有抗吞噬作用，细菌失去荚膜后其毒力减低或消失；②肺炎链球菌溶血素 O（pneumolysin O）：能溶解红细胞，活化补体，引起发热、炎症及组织损伤等；③脂磷壁酸：位于细胞壁表面，可助细菌黏附到肺上皮细胞等表面；④神经氨酸酶：与肺炎链球菌在鼻咽部和支气管黏膜上定植、繁殖和扩散有关。肺炎链球菌常存在于正常人的口腔及鼻咽部，一般不致病，只有当机体免疫力下降时才引起疾病，主要引起大叶性肺炎，其次为支气管炎。

（2）免疫性：感染肺炎链球菌后，机体产生的荚膜多糖型特异抗体有保护作用，可建立较牢固的型特异性免疫。

3. 病原学检查法　病原学检查方法主要有：①直接涂片镜检：痰液、脓液或脑脊液沉淀物涂片发现有荚膜的 G⁺ 双球菌，结合临床可初步诊断；②分离培养与鉴定：血琼脂平板甲型溶血菌落、胆汁溶菌试验阳性有助于诊断。

4. 防治原则　接种多价肺炎链球菌荚膜多糖疫苗预防效果较好；治疗可选用青霉素、头孢菌素、万古霉素等。

三、奈瑟菌属

奈瑟菌属（Neisseria）是一群革兰氏阴性球菌，常呈双排列。奈瑟菌属包括脑膜炎奈瑟菌、淋病奈瑟球菌、干燥奈瑟菌、黏膜奈瑟菌等 23 个种 / 亚种。人体可见 10 余种，常见致病种类为淋病奈瑟球菌（N.gonorrhoeae）和脑膜炎奈瑟菌（N.intracellularis）。

（一）淋病奈瑟球菌

淋病奈瑟球菌又称淋球菌，是引起人类泌尿生殖系统感染（淋病）的常见致病菌。淋病是我国目前发病率最高的性传播疾病之一。

1. 生物学性状

（1）形态与结构：革兰氏阴性双球菌，两菌接触面平坦。脓液标本中，大多数细菌位于中性粒细胞内，但慢性淋病患者的细菌可分布在细胞外。该菌的表层抗原至少可分为 3 类：①菌毛蛋白抗原：存在于有毒菌株；②脂寡糖抗原：与其他革兰氏阴性菌的 LPS 相似；③外膜蛋白抗原:包括 P I、P II 和 P III。P I 为主要的外膜蛋白,是分型的主要基础,据此可将其分成 A、B、C 等 18 个不同血清型。

(2)培养特性:专性需氧,初次分离培养时须供给 5%CO_2。营养要求高,在巧克力(色)血琼脂平板孵育 48 小时,形成凸起、圆形、灰白色、直径 0.5~1.0mm 的光滑型菌落。氧化酶试验阳性。

(3)抵抗力:该菌对理化因素抵抗力弱,对干燥、寒冷、热及常用消毒剂等均敏感。

2. 致病性与免疫性

(1)致病性:淋病奈瑟球菌的主要致病物质:①菌毛:可使细菌移动并黏附于泌尿生殖道和眼结膜上皮细胞表面。②外膜蛋白(P I、P II 和 P III):P I 可破坏宿主细胞膜结构完整性,与菌毛配合帮助细菌定植;P II 紧密结合宿主细胞表面受体,促进微菌落形成;P III 可阻抑抗体的杀菌活性等。此外,淋病奈瑟球菌 P I、P II 和脂寡糖(lipooligosaccharide)还可干扰免疫细胞功能、阻止补体活化,影响炎症反应;产生 SIgA 酶,破坏黏膜表面的 SIgA;产生过氧化氢酶,抗吞噬细胞杀伤,并可在吞噬细胞内生存。

人类是淋病奈瑟球菌的唯一宿主,通过性接触侵入尿道和生殖道,而经污染的毛巾、衣裤、被褥等也可传播。若母体患有淋菌性阴道炎或宫颈炎时,新生儿出生时可经产道感染而致淋菌性结膜炎。成人感染后可从无症状(在女性多见,可达受染者 80%)到出现急性或慢性化脓性炎症。初期在男性可引起前尿道炎,女性多引起尿道炎与宫颈炎,患者出现尿痛、尿频、尿道有脓性液体溢出,宫颈可见脓性分泌物等。如进一步扩散到生殖系统,可引起慢性感染,男性引发前列腺炎、精囊精索炎和附睾炎,女性引起前庭大腺炎和盆腔炎等,是导致不孕不育的原因之一。

(2)免疫性:人类对淋病奈瑟球菌无天然免疫力,均易感。多数患者可以自愈,并产生特异性 IgM、IgG 和 SIgA,但 SIgA 可被 IgA 蛋白酶破坏,免疫力弱,维持时间短。

3. 病原学检查法

(1)直接涂片镜检:将脓性分泌物涂片,革兰氏染色后镜检。如在中性粒细胞内发现革兰氏阴性双球菌时,有诊断价值。

(2)分离培养与鉴定:标本采集后,应立即接种在预温的 Thayer-Martin(T-M)培养基上,菌落涂片染色镜检呈现革兰氏阴性双球菌即可诊断;也可挑取可疑菌落进一步做生化反应或直接免疫荧光试验等确证。亦可用免疫酶试验、PCR 技术检测其抗原或核酸。

4. 防治原则 加强宣教工作,积极防治性病。对淋病患者应及时彻底治疗。由于近年耐药菌株不断增加,可通过药物敏感试验选择敏感药物。新生儿出生时,应常规用 1% 硝酸银溶液或其他银盐溶液滴眼,预防新生儿淋菌性结膜炎。

(二)脑膜炎奈瑟菌

脑膜炎奈瑟菌又称脑膜炎球菌,是流行性脑脊髓膜炎(简称流脑)的病原菌。

1. 生物学性状

(1)形态与结构:形态与淋病奈瑟球菌类似,呈肾形、成双排列,凹面相对,在患者脑脊液中,多位于中性粒细胞内;新分离的菌株大多有荚膜和菌毛。在巧克力(色)血琼脂平板上 37℃孵育 24 小时后,形成直径 1.0~1.5mm 的无色、圆形、光滑、透明、似露滴状的菌落;能产生自溶酶,培养 48 小时则自溶。脑膜炎奈瑟菌的主要抗原有 3 种:①荚膜多糖群特异性抗原:根据该抗原不同,目前将其分成 A、B、C、D、H、I、K、L、X、Y、Z、29E 和 W135 共 13 个血清群,对人致病的多为 A、B、C 群,我国绝大多数是 A 群感染;②外膜蛋白型特异性抗原:根据此抗原不同,又可将各血清群分为若干血清型,但 A 群所有菌株的外膜蛋白相同;③脂寡糖抗原:由外膜上糖脂组成,是主要致病物质。

（2）抵抗力：该菌的抵抗力很弱，对干燥、热、消毒剂等均敏感。在室温中 3 小时即死亡，55℃ 5 分钟、1% 石炭酸、75% 乙醇溶液或 0.1% 新洁尔灭等均可有效杀灭该菌。

2. 致病性与免疫性

（1）致病性：脂寡糖可作用于小血管和毛细血管，引起坏死、出血，出现皮肤瘀斑和微循环障碍。荚膜和菌毛具有抗吞噬、黏附于细胞表面等作用。脑膜炎奈瑟菌是流脑的病原菌，传染源是患者和带菌者，主要经飞沫侵入人体的鼻咽部。流脑有 3 种临床类型，即普通型（约占 90%）、暴发型和慢性败血症型，前两型以儿童罹患为主。病菌侵入机体后，先引起鼻咽部炎症，若免疫力强则细菌被清除；若免疫力弱，病菌从鼻咽部黏膜进入血流，引起菌血症或败血症。极少数患者，细菌经血侵入脑脊髓膜，引起化脓性炎症，主要临床表现为发病急，高热、寒战和出血性皮疹，并出现剧烈头痛、喷射性呕吐和颈项强直等脑膜刺激征。暴发型仅见于少数患者，起病急、病症重，若不及时抢救易危及生命。慢性败血症型少见，多见于成人，病程可迁延数日。

（2）免疫性：机体对脑膜炎奈瑟菌的免疫以体液免疫为主。感染或接种疫苗 2 周后，血清中群特异多糖抗体水平升高，对机体有保护作用。

3. 病原学检查法　采集患者的脑脊液、血液、鼻咽分泌物等标本直接涂片染色镜检，在中性粒细胞内、外查出革兰氏阴性双球菌，可作出初步诊断。采用 ELISA 和 SPA 协同凝集试验等，可快速检测脑脊液、血清等标本中的脑膜炎奈瑟菌抗原。

4. 防治原则　给儿童注射流脑荚膜多糖疫苗进行特异性预防，常用 A、C 二价或 A、C、Y 和 W135 四价混合多糖疫苗。流行期间儿童可口服磺胺类药物等预防。患者应隔离治疗。

四、其他致病球菌

人体球菌大多数是正常菌群，在一定条件下也可作为条件致病菌引起人类感染，如需氧的肠球菌属和厌氧的韦荣球菌属、消化链球菌属的某些菌种。

（一）肠球菌属

肠球菌属（*Enterococcus*）为一群革兰氏阳性球菌。

1. 生物学性状　成双或短链状排列，无芽孢，无明显荚膜，部分肠球菌有稀疏鞭毛。营养要求高，需氧或兼性厌氧。与链球菌的区别在于，肠球菌耐受温度范围大（10~45℃）、pH 范围广泛（pH 4.5~10.0），耐受高盐（6.5% NaCl）环境，在 40% 胆汁培养基上可生长，并对多种抗菌药物（如复方增效磺胺、头孢菌素、克林霉素和中、低浓度的氨基糖苷类等）表现为固有耐药。

2. 致病性　肠球菌属约有 20 个种 / 亚种，是肠道的正常栖居菌，可作为条件致病菌致病，在人体最常见的是粪肠球菌（*E.faecalis*）和屎肠球菌（*E.faecium*）。可引起化脓性感染，最常见的为尿路感染，其次为腹部和盆腔等部位创伤和术后感染。肠球菌是目前革兰氏阳性菌中仅次于葡萄球菌属的重要医院感染病原菌。

3. 病原学检查与防治　采集感染者的尿液、脓液、胆汁、分泌物等，直接涂片染色镜检，可见呈短链排列、卵圆形革兰氏阳性球菌。分离培养后，挑取可疑菌落，进行过氧化氢酶试验（通常阴性）、胆汁七叶苷试验（肠球菌分解七叶苷形成黑色菌落）和 6.5%NaCl 耐受试验，可初步鉴定到肠球菌属；要鉴定到种还需要进行必要的生化试验。对具有临床意义的肠球菌应进行体外药物敏感试验。

（二）韦荣球菌属

韦荣球菌属（*Veillonella*）为革兰氏阴性球菌，有 10 多个种，与人类健康密切相关的有小韦荣球菌(*V.parvula*)、非典型韦荣球菌(*V.atypical*)和殊异韦荣球菌(*V.dispar*)。小韦荣球菌是该菌属的代表菌种,直径 0.3~0.6μm,常成双或成短链状排列,为临床最常见的厌氧感染菌。

1. 生物学性状　韦荣球菌为专性厌氧菌,营养要求高,培养时需加入乳酸、苹果酸、富马酸、草酰乙酸等营养成分,在含有万古霉素的乳酸盐厌氧血琼脂平板上形成较小、光滑、不透明、浅灰色、不溶血的菌落。韦荣球菌的典型特点为发酵有机酸(主要为乳酸)获取能量,可将其他细菌产生的酸性产物转变成酸性更弱的产物,如乙酸、丙酸、二氧化碳,在避免口腔、肠道环境过酸中有一定意义。小韦荣球菌不发酵葡萄糖、乳糖、麦芽糖和蔗糖等,硝酸盐还原试验阳性,过氧化氢酶试验阳性。

2. 致病性　韦荣球菌的致病机制目前尚不清楚,常与放线菌、拟杆菌、链球菌等共同感染,与牙龈炎、牙周炎和龋齿、组织炎、小儿腹泻或败血症等病症相关。

3. 病原学检查与防治　小韦荣球菌为口腔常见厌氧菌,也是肠道正常菌群。治疗多采用甲硝唑。

(三) 消化链球菌属

消化链球菌属(*Peptostreptococcus*)革兰氏染色阳性,专性厌氧,有 13 个种。其中,厌氧消化链球菌(*P.anaerobius*)广泛分布于人体口腔、肠道、尿道、阴道及皮肤。

1. 生物学性状　厌氧消化链球菌的菌体呈球形或卵圆形,直径 0.6~0.8μm,成对、短链或长链排列,无鞭毛,无芽孢;专性厌氧,营养要求高,必须在含血液或血清的培养基上才能生长。生长较慢,厌氧环境中孵育 48~72 小时,形成光滑、凸起、灰白色、不透明、不溶血的小菌落,培养物常有恶臭味。能发酵葡萄糖,不发酵乳糖、麦芽糖、蔗糖。

2. 致病性　厌氧消化链球菌为条件致病菌,在免疫功能低下或创伤时,可引起机体多部位或组织的感染,如肺和胸腔、胸膜感染,腹腔和腹腔脏器感染,脑脓肿和脑膜炎,以及口腔、软组织和骨关节感染,可引起败血症,对 β- 内酰胺类抗生素敏感。

第二节　致病杆菌

对人类致病的杆菌种类很多,主要涉及变形菌门、厚壁菌门和放线菌门等菌门中的一些菌属,如变形菌门的埃希菌属、沙门菌属、志贺菌属,放线菌门的分枝杆菌等。

一、肠道杆菌

(一) 埃希菌属

埃希菌属(*Escherichia*)属于细菌分类学中的变形菌门、γ- 变形菌纲、肠杆菌目、肠杆菌科(Enterobacteriaceae),现已知有 7 个种。大肠埃希菌(*E.coli*)为埃希菌属的典型菌种,俗称大肠杆菌。

1. 生物学性状

(1)形态与结构:中等大小革兰氏阴性杆菌。有普通菌毛和性菌毛,大多数菌株有周身鞭毛,肠外感染菌株常有多糖囊膜(微荚膜)。大肠埃希菌的抗原主要有 O、H 和 K 3 种。O 抗原有 170 多种,是血清学分型的基础;H 抗原有 60 种;K 抗原有 100 多种,根据耐热性不同,K 抗原又分 L、A、B 3 型,一个菌株对应一个型。大肠埃希菌血清型的表示方式按 O:K:H排列,如 O111 :K58(B4):H2。

(2)培养与生化反应:在普通培养基上生长良好,形成直径 2~3mm 的圆形、凸起、灰白色、边缘整齐的光滑(S)型菌落。有些菌株在血琼脂平板上呈 β 溶血。能发酵葡萄糖等多种糖类,产酸产气,绝大多数菌株发酵乳糖。典型大肠埃希菌 IMViC 试验结果为"＋＋－－"。

(3)抵抗力:抵抗力较强,加热 55℃ 60 分钟或 60℃ 15 分钟仍有部分细菌存活,在自然界的水中可生存数周至数月,在低温的粪便中存活更久。

2. 致病性与免疫性

(1)致病物质

1)侵袭力:大肠埃希菌的菌毛帮助细菌黏附于肠黏膜上皮,抵抗肠道蠕动和肠分泌液清除作用;K 抗原具有抗吞噬作用。

2)肠毒素:为产毒型大肠埃希菌产生的外毒素,分为不耐热肠毒素(LT)和耐热肠毒素(ST)2 种。①不耐热肠毒素(heat labile enterotoxin,LT):对热不稳定,65℃ 30 分钟即被破坏。LT 通过激活肠黏膜细胞上的腺苷酸环化酶,使胞质内环腺苷酸(cAMP)增加,肠黏膜细胞分泌功能亢进,导致腹泻。②耐热肠毒素(heat stable enterotoxin,ST):对热稳定,100℃ 20 分钟不被破坏。ST 是通过激活肠黏膜细胞上的鸟苷酸环化酶,使胞质内环鸟苷酸(cGMP)升高,导致肠液分泌增加而引起腹泻。

(2)所致疾病

1)肠外感染:多数大肠埃希菌在肠道内不致病,当细菌寄居部位改变时可引起内源性感染,以化脓性炎症最为常见,如尿道炎、膀胱炎、肾盂肾炎等。在婴幼儿、老年人或免疫功能低下者,可引起败血症。

2)胃肠炎:某些血清型可引起人类胃肠炎。根据其致病机制不同,主要有 5 种类型(表 11-2)。

表 11-2　引起胃肠炎的大肠埃希菌

菌株	作用部位	疾病与症状	致病机制	常见 O 抗原血清型
肠产毒性大肠埃希菌 (enterotoxigenic E.coli,ETEC)	小肠	旅行者腹泻;婴幼儿腹泻;水样便,恶心,呕吐,腹痛,低热	质粒介导 LT 和 / 或 ST,大量分泌液体和电解质	6、8、15、25、27、78、148、159
肠侵袭性大肠埃希菌 (enteroinvasive E.coli,EIEC)	大肠	水样便,继以少量血便,腹痛,发热	质粒介导侵袭和破坏结肠黏膜上皮细胞	28ac、29、112ac、124、136、143、144、152、164、167
肠致病性大肠埃希菌 (enteropathogenic E.coli,EPEC)	小肠	婴儿腹泻;水样便,恶心,呕吐,发热	质粒介导黏附和破坏上皮细胞	2、55、86、111、114、119、125、126、127、128、142、158
肠出血性大肠埃希菌 (enterohemor-rhagic E.coli,EHEC)	大肠	水样便,继以大量出血,剧烈腹痛,低热或无,可并发溶血性尿毒综合征、血小板减少性紫癜	溶原性噬菌体编码 Stx-Ⅰ或 Stx-Ⅱ,中断蛋白质合成	157、26、111
肠集聚性大肠埃希菌 (enteroaggre-gative E.coli,EAEC)	小肠	婴儿腹泻;持续性水样便,呕吐,脱水,低热	质粒介导集聚性黏附上皮细胞,阻止液体吸收	42、44、3、86 等

3. 病原学检查法

(1)标本:肠外感染采集中段尿、血液、脓液、脑脊液等标本,腹泻采集粪便。

(2)分离培养与鉴定:①肠外感染:除血液标本外,均需做涂片染色检查。分离培养时先将血液标本接种于肉汤培养基中增菌,待生长后再移种至血琼脂平板。其他标本直接分区划线接种于血琼脂平板,培养后观察菌落形态,挑取可疑菌落,涂片染色镜检。初步鉴定根据 IMViC 试验(＋＋－－),最后鉴定依赖系列生化反应。尿路感染还需计数菌落量,尿液含菌量 ≥ 10 万 /ml 时才有诊断价值。②肠内感染:将粪便标本接种于鉴别培养基,挑选可疑菌落并鉴定为大肠埃希菌后,再用 ELISA、DNA 杂交或 PCR 等确定血清型。

(3)卫生细菌学检查:大肠埃希菌是主要的肠道正常菌群,通常以大肠杆菌作为粪便污染程度的监测菌,样品中检出大肠杆菌越多,表示被粪便污染越严重,肠道致病菌污染的风险也越大。因此,卫生学检查常以细菌总数和大肠菌群数作为指标。

1)细菌总数:为每毫升或每克样品中所含细菌数。我国卫生标准规定,每毫升饮用水、瓶装汽水、果汁中细菌总数不得超过 100 个。

2)大肠菌群数:每升样品中检出的大肠菌群数。大肠菌群是指 37℃ 24 小时内发酵乳糖产酸产气的肠道杆菌,包括埃希菌属、柠檬酸杆菌属、克雷伯菌属及肠杆菌属等。我国卫生标准规定,每升饮水中大肠菌群数不得超过 3 个;每 100ml 瓶装汽水、果汁中不得超过 5 个。

4. 防治原则

(1)预防:加强饮食卫生检查,避免食用不洁食物或饮用被污染的水。实施严格的消毒措施,防止医护人员传播疾病,改善公共卫生条件,控制传染源等。EHEC 可存在于牛肠道中,食用加热不彻底而被牛粪污染的牛肉、牛奶等都可能罹患出血性结肠炎。

(2)治疗:选用抗生素治疗,但极易产生抗药性。应根据药物敏感试验结果选择有效药物进行治疗。中医辨证施治也有较好疗效。

(二)志贺菌属

志贺菌属(*Shigella*)属肠杆菌科的革兰氏阴性细菌,包括痢疾志贺菌(*S.dysenteriae*)、福氏志贺菌(*S.flexneri*)、鲍氏志贺菌(*S.boydii*)和宋氏志贺菌(*S.sonnei*)4 个种。

1. 生物学性状

(1)形态与结构:革兰氏染色阴性,为长 2~3μm、宽 0.5~0.7μm 的短小杆菌,无芽孢、鞭毛,有菌毛(彩图 6)。志贺菌属细菌有 O 和 K 两种抗原。O 抗原是分类的依据,分群特异抗原和型特异抗原,借此将志贺菌属分为 4 群 40 余个血清型 / 亚型(表 11-3)。K 抗原在分类上无意义。

表 11-3 志贺菌属分类

菌种	群	型	亚型	甘露醇	鸟氨酸脱羧酶
痢疾志贺菌	A	1~10	8a,8b,8c	–	–
福氏志贺菌	B	1~6,x、y 变型	1a,1b,2a,2b,3a,3b,3c,4a,4b	+	–
鲍氏志贺菌	C	1~18		+	–
宋氏志贺菌	D	1		+	+

(2)培养与生化反应:营养要求不高,在普通培养基上生长,形成中等大小、半透明的光滑型菌落。可分解葡萄糖,产酸不产气,一般不发酵乳糖。

(3)抵抗力:较其他肠道杆菌弱,60℃ 10 分钟即被杀死,对消毒剂敏感,如 1% 石炭酸 15 分钟可将其杀死。对酸敏感,在粪便内由于其他细菌产酸,可使本菌在数小时内死亡,采集患者粪便后应立即送检。

(4)变异性:志贺菌易发生毒力、抗原构造、抗药性的变异,多重耐药严重影响临床抗菌疗效。

2. 致病性与免疫性

(1)致病性

1)致病物质

A. 侵袭力：是主要致病因素。志贺菌有菌毛，可黏附于回肠末端和结肠黏膜上皮细胞，继而侵入上皮细胞内生长繁殖。其侵入主要通过Ⅲ型分泌系统（type Ⅲ secretion system，T3SS）激活诱导肠黏膜上皮细胞膜内陷，形成吞噬小泡，而细菌在细胞内繁殖，并进入毗邻细胞，在细胞间传播，使肠壁的完整性遭到破坏，进而到达较深层组织，加速细菌的扩散。志贺菌一般在黏膜固有层内繁殖而形成感染病灶，引起炎症反应；细菌通常不入血。编码与志贺菌黏附、侵袭及细胞间扩散等活性的基因存在于 140MD 的质粒上，如此质粒丢失，则有毒株即成为无毒株。

B. 内毒素：细菌溶解后释放内毒素，作用于肠黏膜使其通透性升高，促进内毒素的吸收，导致机体发热、神志障碍、甚至中毒性休克等一系列症状。内毒素破坏肠黏膜，形成炎症、溃疡、出血，出现典型的脓血黏液便。内毒素还能作用于肠壁自主神经系统，使肠道功能紊乱，肠蠕动失调和痉挛，出现腹痛、腹泻，尤其是直肠括约肌痉挛最明显，因而产生里急后重等症状。

C. 外毒素：A 群志贺菌Ⅰ型、Ⅱ型能产生一种外毒素称为志贺毒素（Shiga toxin，Stx），具有肠毒性、细胞毒性和神经毒性。

2)所致疾病：志贺菌是细菌性痢疾（简称菌痢）的病原菌。传染源是患者和带菌者。主要通过粪 - 口途径传播，随饮食进入肠道。人类对志贺菌普遍易感，潜伏期一般 1~3 天。临床常见 3 种类型：①急性菌痢：起病急，症状典型。常见发热、腹痛、里急后重、脓血黏液便等，严重者可有脱水、酸中毒等。②慢性菌痢：病程在 2 个月以上者属慢性菌痢，往往因急性菌痢治疗不彻底或机体免疫力低下而转为慢性，症状不典型。③中毒性菌痢：常见于小儿。常无明显的消化道症状，而是以全身中毒性症状为主，出现高热、昏迷，并造成机体微循环障碍，导致感染性休克，病死率高。

(2)免疫性：志贺菌感染多局限于肠黏膜层，一般不入血，抗感染免疫主要依赖消化道黏膜表面的 SIgA 发挥作用。病后免疫力不牢固。

3. 病原学检查法

(1)标本：取材应挑取粪便的脓血或黏液部分。若标本不能立即送检应保存于 30% 甘油缓冲盐水中。中毒性菌痢患者可取肛拭子。

(2)分离培养与鉴定：标本接种于肠道鉴别或选择培养基上，37℃孵育 18~24 小时。挑取无色半透明可疑菌落，进行生化反应和血清学试验。

(3)快速诊断法

1)免疫荧光菌球法：将标本接种于含有荧光素标记的志贺菌免疫血清液体培养基中，37℃孵育 4~8 小时。若标本中有相应型别的志贺菌，则其生长繁殖后与荧光抗体凝集成小球，在荧光显微镜下易被检出。

2)协同凝集试验：将志贺菌 IgG 抗体结合在 Cowan Ⅰ 葡萄球菌上制成试剂，用来检测患者粪便中的志贺菌可溶性抗原。

3)胶乳凝集试验：用志贺菌抗血清致敏胶乳，使其与粪便中的志贺菌抗原凝集。也可用志贺菌抗原致敏胶乳，以诊断粪便中的志贺菌抗体。

4. 防治原则　预防应及时隔离治疗患者和带菌者，消毒排泄物；防蝇灭蝇；注意饮食和饮水卫生。治疗可选用磺胺、吡哌酸或诺氟沙星等，而中药黄连、马齿苋、黄柏等也有疗效。

笔记栏

（三）沙门菌属

沙门菌属（*Salmonella*）属于肠杆菌科的一群形态结构、生化反应和抗原构造近似的革兰氏阴性杆菌，广泛分布在自然界。沙门菌属分为肠道沙门菌（*S.enterica*）和邦戈沙门菌（*S.bongori*）。肠道沙门菌分为 6 个亚种，血清型很多，对人类有直接致病作用的主要是伤寒沙门菌（*S.typhi*）、甲型副伤寒沙门菌（*S.paratyphi A*）、肖氏沙门菌（*S.Shaw*）和希氏沙门菌（*S.Hirschsprung*）。

1. 生物学性状

（1）形态与结构：革兰氏阴性杆菌，无芽孢，绝大多数有周鞭毛和菌毛。沙门菌属细菌有菌体（O）抗原和鞭毛（H）抗原，是血清学分型的依据。沙门菌属至少有 65 种 O 抗原，每个沙门菌血清型可含 1 种或多种 O 抗原；H 抗原有两相，第 I 相又称特异相，可用于沙门菌属特异性分型；第 II 相特异性低，又称非特异相，为多种沙门菌共有；有些沙门菌还可只有第 I 相 H 抗原（称单相菌），一个血清型的两相 H 抗原可有多种。因 O 抗原和 H 抗原种类多且复杂，使沙门菌的血清型甚多。少数菌具有与大肠埃希菌 K 抗原类似的表面抗原，与细菌毒力相关，故称为 Vi（virulence）抗原，有抗吞噬作用，可抑制 O 抗原与相应抗体的凝集。

（2）培养与生化反应：兼性厌氧，营养要求不高，在普通琼脂平板上形成中等大小、无色半透明的光滑型菌落。因不分解乳糖，在肠道鉴别培养基上形成无色菌落。可发酵葡萄糖、麦芽糖和甘露醇，除伤寒沙门菌不产气外，其他沙门菌均产酸产气。

（3）抵抗力：不强，湿热 65℃ 15~30 分钟即被杀死。对一般消毒剂敏感。在水中存活 2~3 周，粪便中存活 1~2 个月。

（4）变异性：主要有 S-R 菌落变异、H-O 抗原变异、抗药性变异等。抗药性变异与抗药质粒相关。

2. 致病性与免疫性

（1）致病性

1）致病物质

A. 侵袭力：沙门菌的侵袭力包括 Vi 抗原和 III 型分泌系统（T3SS）。Vi 抗原能抵抗吞噬细胞的吞噬，也能阻挡补体的溶菌作用。T3SS 是沙门菌重要的毒力因子，分为沙门菌毒力岛（Salmonella pathogenicity island，SPI）I 和 II，介导细菌对肠黏膜的侵入。沙门菌经消化道感染，被小肠黏膜表面 M 细胞摄取后，进入固有层淋巴组织，被巨噬细胞吞噬，菌体内的过氧化氢酶和超氧化物歧化酶能抵抗胞内杀菌机制的杀伤，并诱导巨噬细胞凋亡；沙门菌从巨噬细胞释出后与上皮细胞接触，T3SS 将效应分子输入，通过激活信号传导系统引发细胞骨架重排，细菌被胞饮入上皮细胞，进一步在细胞内增殖，导致宿主细胞死亡。如此反复，沙门菌不断扩散并进入毗邻淋巴组织。

B. 内毒素：细菌崩解后释放的 LPS 可引起体温升高、白细胞减少、肠黏膜炎症反应等。LPS 激活补体，产生大量的 C3a、C5a 及诱导免疫细胞产生大量 TNF-α、IL-1、IFN-γ 等细胞因子，严重者可导致感染性休克。

C. 肠毒素：个别沙门菌如鼠伤寒沙门菌可产生肠毒素，其性质类似产毒性大肠埃希菌的肠毒素，使肠黏膜细胞分泌大量体液及电解质。

2）所致疾病

A. 肠热症：即伤寒与副伤寒。伤寒沙门菌引起伤寒，甲型副伤寒沙门菌、肖氏沙门菌（即乙型副伤寒沙门菌）和希氏沙门菌（即丙型副伤寒沙门菌）引起副伤寒。人是伤寒沙门菌唯一的宿主。细菌随污染的食物或水进入机体，黏附和穿过肠黏膜上皮细胞或组织间隙，侵入肠壁淋巴组织，被吞噬细胞吞噬并在吞噬细胞内生长繁殖。部分细菌经淋巴液到达肠系膜淋巴结后大量繁殖,经胸导管入血出现第一次菌血症(相当于病程第 1 周),此时患者出现发热、乏力、全身酸痛等前驱症状。细菌随血液进入肝、胆、脾、肾、骨髓等全身脏器,并在其中大量繁殖,再次入血造成第二次菌血症(相当于病程的第 2~3 周),此时患者症状明显,持续高热、相对脉缓、肝脾肿大、皮肤出现玫瑰疹,外周血白细胞明显减少。胆囊中的细菌随胆汁进入肠道,一部分随粪便排出体外,另一部分再次侵入肠壁淋巴组织,引起局部 IV 型超敏反应,导致肠壁溃疡和坏死,严重者可发生肠出血、肠穿孔等并发症。若无并发症,第 3 周后随着机体特异性免疫功能增强,病情逐渐好转。典型病例的病程为 3~4 周。部分患者细菌存留在胆囊或尿道,成为无症状带菌者,不断随粪便排菌污染周围环境,是重要的传染源。

B. 胃肠炎(食物中毒):是最常见的沙门菌感染,约占 70%,主要由于摄入大量被鼠伤寒沙门菌、猪霍乱沙门菌、肠炎沙门菌等污染的食物引起。潜伏期 6~24 小时,主要症状为发热、恶心、呕吐、腹痛、水样便等,病程 2~4 天,重者可持续几周。

C. 败血症:多见于儿童和免疫力低下的成人,多由猪霍乱沙门菌、希氏沙门菌、鼠伤寒沙门菌、肠炎沙门菌等引起。肠道症状不明显,出现高热、寒战、贫血等;部分患者细菌随血流到达组织器官,导致脑膜炎、骨髓炎、胆囊炎等。

(2)免疫性:肠热症愈后可获得较牢固免疫力。沙门菌是胞内外兼性寄生菌,特异性细胞免疫是主要防御机制。胃肠炎的恢复与肠道局部产生 SIgA 有关。

3. 病原学检查法

(1)标本采集:肠热症因病程不同而采集不同标本。第 1 周取外周血,第 2 周起取粪便和尿液,整个发病期均可取骨髓液。胃肠炎取粪便、呕吐物和可疑食物。败血症取血液。

(2)分离培养和鉴定:血液和骨髓液需先增菌;粪便或尿沉渣等直接接种于肠道鉴别培养基,37℃培养 24 小时,挑取无色、半透明的菌落,进一步做生化反应和血清学鉴定。

(3)肥达试验(Widal test):用已知的伤寒沙门菌菌体 O 抗原和鞭毛 H 抗原,以及副伤寒沙门菌(甲、乙、丙型)的 H 抗原与患者血清做定量凝集试验,检查患者血清中有无相应抗体及其效价,辅助诊断肠热症。肥达试验结果必须结合临床表现、病程、病史等综合分析判断。

1)正常抗体水平:因隐性感染或预防接种,正常人血清中可含有一定量的抗体,且其效价随地区而有差异。一般是伤寒沙门菌 O 凝集效价 ≥ 1:80,H 凝集效价 ≥ 1:160,引起副伤寒的沙门菌 H 凝集效价 ≥ 1:80 时,才有诊断价值。

2)动态观察:有时单次效价增高不能定论,可在病程中逐周复查。若抗体效价逐次递增或恢复期效价比初次效价 ≥ 4 倍者有诊断意义。

3)O 与 H 抗体的诊断意义:患肠热症后,O 抗体(IgM)出现较早,持续约半年。H 抗体(IgG)出现较晚,持续时间长达数年。因此,若 O、H 抗体效价均超过正常值,则肠热症的可能性大;若两者均低,则患病可能性小;若 O 抗体不高、H 抗体高,可能是预防接种或非特异性回忆反应;若 O 抗体高而 H 抗体不高,则可能是感染早期或其他沙门菌感染。

(4)伤寒带菌者的检查:先用血清学方法检测可疑者 Vi 抗体效价,若效价 ≥ 1:10,再反复取粪便等标本进行分离培养,以确定是否为带菌者。

4. 防治原则

(1)预防:加强饮水、食品等的卫生监督管理,切断传播途径。及时发现患者,给予隔离治疗。对肠热症的特异性预防是接种伤寒 Vi 荚膜多糖疫苗,有效期至少 3 年。

(2)治疗:可选用氨苄西林、增效磺胺或环丙沙星等,必要时可用氯霉素,但其耐药菌株逐渐增加。中药白花蛇舌草、穿心莲等有效。

二、分枝杆菌

分枝杆菌(Mycobacterium)是一类细长略带弯曲的杆菌,因有分枝生长趋势得名。本属菌的主要特点是细胞壁含有大量脂质,与其染色性、致病性、抵抗力等密切相关。普通染色不易着色,经加温或延长染色时间而着色后能抵抗盐酸乙醇的脱色,故又称抗酸杆菌(acid-fast bacilli)。分枝杆菌可分为致病和不致病两大类。致病菌主要有结核分枝杆菌、牛分枝杆菌、非结核分枝杆菌和麻风分枝杆菌等。

(一)结核分枝杆菌

结核分枝杆菌(M.tuberculosis)是结核病的病原菌,可侵犯全身各个器官,以肺部感染最常见。

1. 生物学性状

(1)形态与结构:长 1~4μm、宽 0.4μm 大小的细长稍弯杆菌,单个或分枝状排列(彩图 7)。在感染组织中形态呈多形性。抗酸染色阳性,菌体被染成红色,无鞭毛,无芽孢,有荚膜。

(2)培养与生化反应:专性需氧。最适生长温度为 37℃。生长缓慢,12~24 小时繁殖一代。营养要求高,在改良罗氏(Lowenstein-Jensen)固体培养基(含蛋黄、甘油、马铃薯、甘油和天门冬酰胺等)中培养 4 周左右可形成粗糙、凸起、表面皱褶、呈米黄或乳白色的菜花状菌落;在液体培养基中呈膜样生长,加入少量吐温 -80(Tween-80),则呈均匀生长。不发酵糖类。人型分枝杆菌可合成烟酸和还原硝酸盐。耐热触酶试验阴性,而非结核分枝杆菌为阳性,对区别结核分枝杆菌与非结核分枝杆菌有重要意义。

(3)抵抗力:结核分枝杆菌的抵抗力相对较强。因含有大量脂质,耐干燥,黏附在尘埃中传染性可持续 8~10 天,干痰中可存活 6~8 个月。对湿热敏感,加热 62~63℃ 15 分钟或煮沸即可杀死。对紫外线敏感,日光直射数小时可被杀死。70%~75% 乙醇溶液几分钟即可将其杀死。环境中的痰等有机物能增强其抵抗力。

2. 致病性与免疫性

(1)致病性

1)致病物质:①荚膜:主要成分为多糖,部分为脂质和蛋白质。荚膜的功能很多,可与吞噬细胞表面的补体受体结合,介导黏附和入侵;阻止有害物质进入细菌,保护细菌免受损伤;抑制吞噬体与溶酶体的融合;所含酶类可降解宿主组织中的大分子物质,为细菌繁殖提供营养。②脂质:包括索状因子、磷脂、硫酸脑苷脂、蜡质 D 等,是主要的细菌毒力成分。索状因子(cord factor)为 6,6- 双分枝菌酸海藻糖酯,因有毒株呈索状生长而得名,可破坏线粒体结合的呼吸和磷酸化酶系,抑制中性粒细胞游走和引起慢性肉芽肿;磷脂可促使巨噬细胞增生,与结核肉芽肿和干酪样坏死病变有关;硫酸脑苷脂和硫酸多酰基化海藻糖可阻碍单核细胞活化,抑制吞噬 - 溶酶体的形成,有利于细菌在吞噬细胞内生存;蜡质 D 具有佐剂效应,可辅助菌体蛋白诱发机体产生迟发(Ⅳ)型超敏反应。③蛋白质:免疫原性强,与蜡质 D 结合可激发机体发生Ⅳ型超敏反应,引起组织坏死和全身中毒症状。

2)所致疾病:传染源主要是结核病患者,特别是开放型肺结核。结核分枝杆菌可通过呼吸道、消化道、皮肤等多种途径侵入机体,引起全身多种组织器官的感染,肺部感染最为多见。①肺部感染:分为原发感染和继发感染。原发感染多见于儿童和未受过感染的成人。初次感染结核分枝杆菌,细菌侵入肺泡后,被巨噬细胞吞噬,但菌体的脂质成分能帮助细菌在细胞内顽强繁殖,并导致巨噬细胞裂解。释放出的细菌在细胞外繁殖或再被巨噬细胞吞噬,如此反复,在局部形成渗出性炎症病变,称之为原发灶。原发灶内的结核分枝杆菌可经淋巴管扩散至肺门淋巴结,引起淋巴管炎和淋巴结炎。原发灶、淋巴管炎和肿大的肺门淋巴结称为原发综合征。随着机体特异性抗结核免疫的建立,大多数原发感染灶可钙化而自愈。但有些患者病灶内仍残留少量活菌,一方面形成带菌免疫,另一方面又可成为原发后感染和肺外结核的内源性感染源。原发感染中,只有少数患者因免疫力低下,结核分枝杆菌可沿淋巴或血行播散,引起全身粟粒性结核或结核性胸膜炎、脑膜炎等相应脏器的结核病。继发感染多发生于成人,机体经初染已具有一定的特异性细胞免疫,故病灶多限于局部,一般不累及附近的淋巴结,主要病理表现为慢性肉芽肿性炎症,由于伴Ⅳ型超敏反应损伤,病灶易发生干酪样坏死和形成空洞,如使大血管破裂,可使患者出现大量咯血。继发感染一般排菌者相对较多,比原发性肺结核更具临床和流行病学意义。近年来发现,结核分枝杆菌L型因缺少细胞壁脂质成分,多不能刺激结核结节形成,而仅出现淋巴结肿大和干酪样坏死,在病灶中仅可见形态不典型的抗酸菌,却不出现典型的结核结节,形成"无反应性结核"。②肺外感染:结核分枝杆菌经血行播散引起脑、肾结核;随痰液进入消化道可引起肠结核;也可见泌尿系结核、骨结核、皮肤结核及淋巴结核等。

(2)免疫性:结核分枝杆菌为兼性胞内寄生菌,抗感染免疫主要为细胞免疫。抗结核免疫力与结核分枝杆菌感染有关,一旦机体清除细菌及其组分,免疫也随之消失,故称为感染免疫或有菌免疫。

3. 病原学检查法

(1)标本制备:根据感染部位不同,可取痰液、支气管灌洗液、尿液、粪、脑脊液、胸腹水、关节积液、血液、分泌物及组织细胞等标本。

(2)直接涂片镜检:将标本直接或增菌后涂片,经抗酸染色,找到抗酸阳性细菌,再结合临床症状,即可初步诊断;或用金胺染色,在荧光显微镜下结核分枝杆菌为金黄色荧光体,阳性率可提高10~30倍。

(3)分离培养:将增菌处理后的沉淀物接种于罗氏固体培养基或含血清的液体培养基中,于37℃培养,细菌增殖后取菌落或液体培养沉淀物直接涂片镜检、鉴定。

(4)快速诊断:PCR、核酸杂交、抗体检测等技术已用于结核分枝杆菌快速鉴定,芯片技术已用于结核分枝杆菌抗药性的检测。

(5)结核菌素试验:该试验是用结核菌素来测定机体对结核分枝杆菌及其成分是否存在Ⅳ型超敏反应的一种皮肤试验。

1)结核菌素试剂:结核菌素有旧结核菌素(old tuberculin,OT)和纯蛋白衍生物(purified protein derivative,PPD)2种。目前使用的是纯蛋白衍生物(PPD),是用三氯乙酸沉淀纯化后的结核菌素蛋白。PPD有PPD-C和BCG-PPD两种,前者是由结核分枝杆菌提取,后者用卡介苗制成。

2)试验方法与意义:取PPD-C和BCG-PPD各5U(每0.1ml为5U),分别注射于两前臂掌侧皮内,48~72小时后,红肿硬结直径小于5mm为阴性,超过5mm者为阳性反应,≥15mm为强阳性。结核菌素试验阳性仅表示曾感染过结核分枝杆菌或接种卡介苗成功,有特异性免疫力。强阳性反应则表明可能有活动性结核病,尤其是婴幼儿。阴性反应表明受试者可能未感染过结核分枝杆菌或未接种过卡介苗,但感染初期、严重结核病患者以及细胞免疫功能低下者亦可出现阴性反应,应予充分注意。

3)实际应用:用于选择卡介苗接种对象及免疫效果测定。若结核菌素试验阴性,则应接种BCG,接种后若结核菌素试验阳转,提示已获得免疫,否则需补种;作为婴幼儿结核病诊断的参考;在未接种BCG人群中,作结核分枝杆菌感染的流行病学调查;测定肿瘤患者的细胞免疫功能。

4. 防治原则

(1)预防:接种卡介苗(BCG)是降低结核病发病率的有效措施。我国规定新生儿出生后即接种卡介苗;1岁以上者接种前须先做结核菌素试验,阴性者接种。接种后2~3个月做结核菌素试验,阳性者表示接种成功;阴性者需补种。保护期10~15年。细胞免疫缺陷者应慎用或不用。

(2)治疗:依据世界卫生组织(WHO)倡导的直接面视下短程督导化疗(directly observed treatment short-course,DOTS)方案,早期、联合、适量、规律和全程用药是结核病化疗原则。合理联合应用抗结核药物可增加药物协同作用,降低抗药性的产生。异烟肼、利福平、链霉素、乙胺丁醇、吡嗪酰胺为一线抗结核药物。疗程一般是6~18个月。耐药菌株感染需做药物敏感试验以指导用药。

(二)麻风分枝杆菌

麻风分枝杆菌(*M.laprae*)又称麻风杆菌,是麻风病的病原菌。世界各地均有流行,我国大力开展麻风病防治工作后,发病率已低于万分之一。

1. 生物学性状　形态上酷似结核分枝杆菌,菌体细长略带弯曲,多呈束状排列。抗酸染色和革兰氏染色均为阳性,无鞭毛、无芽孢。麻风分枝杆菌为典型胞内寄生菌,患者渗出物标本涂片中可见大量麻风分枝杆菌存在于细胞内。感染细胞的胞浆呈泡沫状,称为麻风细胞,与结核分枝杆菌感染具有重要鉴别意义。麻风分枝杆菌人工体外培养尚未成功。

2. 致病性与免疫性　麻风分枝杆菌主要通过破损皮肤黏膜、呼吸道以及密切接触等途径侵入易感机体。人对麻风分枝杆菌抵抗力较强,以细胞免疫为主。麻风病是一种慢性传染病,潜伏期长,发病缓慢,病程长。根据临床表现、免疫病理变化等,麻风病可分为瘤型麻风病和结核样型麻风病2种。

1)瘤型麻风病:病原菌主要侵犯皮肤、黏膜,随病程发展,常可累及内脏和神经系统,传染性强。患者多为细胞免疫功能缺陷,巨噬细胞功能低下,血清中可出现大量自身抗体,并与受损组织释放抗原结合形成免疫复合物,沉积于皮肤或黏膜下,形成红斑和结节,称麻风结节。

2)结核样型麻风病:病原菌侵犯皮肤和外周神经,不侵犯内脏。患者早期皮肤出现斑疹,周围神经逐渐变粗变硬,感觉功能障碍。传染性小。机体细胞免疫多正常。其病变可能与Ⅳ型超敏反应有关。该型病情稳定,极少演变为瘤型麻风病。

此外,少数患者处于两型之间的界线类或非特异性炎症的未定型,也可向上述两型转变。

3. 病原学检查法　可从患者鼻黏膜或皮损处取材涂片,进行抗酸染色及镜检,如在细胞内找到大量抗酸分枝杆菌和麻风细胞具有诊断意义。也可用金胺染色在荧光显微镜下检查,以提高检查阳性率。

4. 防治原则　麻风病目前尚无特异性预防方法,应早发现、早治疗。治疗药物主要有砜类、利福平、氯法齐明和丙硫异烟胺等,并且多采用联合用药以降低抗药性的产生。

三、其他致病杆菌

其他致病杆菌见表11-4。

表11-4　其他致病杆菌

细菌名称	主要生物学性状	致病性与免疫性	病原学检查方法	防治原则
铜绿假单胞菌(*Pseudomonas aeruginosa*)	G⁻,有鞭毛与微荚膜,需氧生长,可产生绿色水溶性色素,感染后使脓液变绿,俗称"绿脓杆菌";抵抗力较强,对多种抗生素不敏感	是常见的条件致病菌。烧伤或创伤、免疫力低下及应用介入性诊疗的患者易感染,引起伤口化脓、中耳炎、角膜炎、尿道炎、呼吸道感染、败血症等	将标本接种于血琼脂平板,根据菌落特征、色素及生化反应等鉴定	加强医用器械消毒,防止医源性感染;可选用氨基糖苷类和β-内酰胺类抗生素联合治疗

细菌名称	主要生物学性状	致病性与免疫性	病原学检查方法	防治原则
嗜肺军团菌（*Legionella pneumophila*）	G⁻，球杆菌，易存在于各种天然水源及人工冷、热水管道系统中；专性需氧，营养要求高，生长慢；据 O 抗原将其分 15 个血清型	1976 年，美国费城的一次退伍军人大会期间暴发感染，死亡率 15.4%。主要经飞沫传播，引起军团菌病，包括流感样型、肺炎型和肺外感染型	取呼吸道分泌物等分离培养鉴定，亦可用荧光标记抗体检测细菌抗原	加强水源管理及人工输水管道的消毒，治疗可选红霉素、利福平等
流感嗜血杆菌（*Haemophilus influenzae*）	G⁻ 小杆菌，营养要求高，与金黄色葡萄球菌在血平板上共同培养时，出现离金黄色葡萄球菌菌落越近，该菌落越大的"卫星现象"；有 a~f 6 个血清型	可引起化脓性脑膜炎、咽喉会厌炎、化脓性关节炎和心包炎等原发性感染；也可在流感、麻疹、百日咳、肺结核感染后继发感染，主要引起慢性支气管炎、肺炎、中耳炎等	标本接种于巧克力色血平板分离培养鉴定，用乳胶微粒凝集反应可检测其 b 型抗原	因 b 型致病力强，接种 b 型流感嗜血杆菌荚膜多糖疫苗有预防效果；治疗可选用氨苄西林等广谱抗生素或磺胺类药物
肺炎克雷伯菌（*Klebsiella pneumoniae*）	G⁻，球杆状，有较厚的荚膜，无鞭毛，多数菌株有菌毛；有 3 个亚种	当机体免疫力降低或菌群失调时，肺炎克雷伯菌肺炎亚种可引起肺炎、支气管炎、泌尿道感染等	取相应标本分离培养，用血清学试验等鉴定	首选氨基糖苷类抗生素治疗
变形杆菌属（*Proteus*）	G⁻，形态有明显多形性，无荚膜，有菌毛及周身鞭毛；有 8 个种，100 余个血清型	分布广泛，为肠道正常菌群，奇异变形杆菌和普通变形杆菌常引起泌尿道感染、脑膜炎、腹膜炎等	用普通培养基分离培养，用血清学试验等鉴定	选用庆大霉素、卡那霉素等治疗，但耐药菌株较多
炭疽杆菌（*Bacillus anthracis*）	G⁺，粗大杆菌，两端平直，多呈竹节状排列，可形成荚膜与芽孢；培养后菌落边缘呈卷发状；芽孢抵抗力强	主要致病物质为炭疽毒素和荚膜，经皮肤、呼吸道、消化道等途径传播，引起皮肤炭疽、肺炭疽和肠炭疽	标本直接镜检和分离培养，用青霉素串珠试验等法鉴定	控制家畜感染和牧场污染，焚烧患病死畜，相关人群接种疫苗；患者用青霉素等治疗
百日咳鲍特菌（*Bordetella pertussis*）	G⁻，短杆状或椭圆形，用甲苯胺蓝染色两端浓染。营养要求高，初次分离用鲍金培养基	呼吸道传播，引起百日咳，儿童易感。表现为剧烈阵发性痉挛性咳嗽，伴吸气吼声，愈后免疫持久	鼻咽拭子接种于鲍金培养基分离培养、鉴定	预防接种百白破三联疫苗，患者选用红霉素、氨苄西林等治疗
布鲁氏菌属（*Brucella*）	G⁻ 短小杆菌；有 6 个种，对人致病的有羊布鲁氏菌、牛布鲁氏菌、猪布鲁氏菌和犬布鲁氏菌；营养要求较高，生长慢	是人畜共患传染病的病原菌，家畜感染引起母畜流产，人接触病畜或污染的畜产品可引起布鲁氏菌病，主要表现为"波浪热"	取血、骨髓等标本分离培养，用血清学试验等鉴定	加强家畜管理，疫区人、畜接种减毒活疫苗；患者用利福平与多西环素等抗生素治疗
鼠疫耶尔森菌（*Yersinia pestis*）	G⁻，两端钝圆，两极浓染的卵圆形短小杆菌；肉汤培养 48 小时后表面的菌膜轻摇出现"钟乳石"状下沉	经鼠蚤、人蚤叮咬和呼吸道等途径传播，引起法定甲类传染病鼠疫，常见腺鼠疫、肺鼠疫、败血症型鼠疫；病后免疫力持久	标本涂片镜检和分离培养，用生化、血清学试验等鉴定	灭鼠灭蚤，相关人群接种疫苗，警惕生物武器；患者选用链霉素、磺胺类及四环素等药物
白喉棒状杆菌（*Corynebacterium diphtheriae*）	G⁺，菌体一端或两端膨大呈棒状，用阿氏染色（Albert's staining）等可见异染颗粒，对干燥抵抗力强	致病物质为白喉毒素和索状因子；经飞沫或接触污染物传播，引起白喉，患者咽喉部有白色假膜	可将标本涂片镜检、分离培养，检测细菌毒力等	接种百白破三联疫苗预防；患者用抗毒素并选用青霉素、红霉素治疗

第三节　致病螺形菌

螺形菌泛指菌体弯曲的近杆状细菌。常见的致病螺形菌均属变形菌门,主要涉及弧菌属、螺杆菌属和弯曲菌属。

一、弧菌属

弧菌属(*Vibrio*)是一群菌体短小、弯曲成弧形、一端有单鞭毛的革兰氏阴性菌。自然界分布广泛,以水中最多。目前有 76 个种,至少 12 个种与人类感染有关,常见霍乱弧菌和副溶血性弧菌。霍乱弧菌(*V.cholerae*)是引起烈性肠道传染病霍乱的病原体。

(一)霍乱弧菌

1. 生物学性状

(1)形态与结构:菌体呈弧状或逗点状,革兰氏阴性。有菌毛,无芽孢,有些菌株可有荚膜,菌体一端有 1 根单鞭毛。若直接取患者的米泔水样粪便做悬滴观察,可见细菌呈穿梭样运动,非常活泼。霍乱弧菌有耐热的 O 抗原和不耐热的 H 抗原。根据 O 抗原的不同,分为 200 多个血清群,O1 群和 O139 群引起霍乱。根据表型差异,O1 群霍乱弧菌可分为古典生物型(对多黏菌素敏感)与 El Tor 生物型(对多黏菌素耐药)。H 抗原无特异性,所有霍乱弧菌有相同的 H 抗原。

(2)培养与生化反应:兼性厌氧,营养要求不高。耐碱不耐酸,在 pH 8.8~9.0 的碱性培养基中生长良好,初次分离常用碱性蛋白胨水增菌。能发酵葡萄糖、蔗糖、甘露醇,产酸不产气;吲哚反应阳性,氧化酶试验阳性。

(3)抵抗力:霍乱弧菌不耐酸,在正常胃酸中仅能存活 4 分钟。湿热 55℃ 15 分钟、100℃ 2 分钟即可被杀死。对氯敏感,0.5ppm 氯 15 分钟可杀死霍乱弧菌。

2. 致病性与免疫性

(1)致病性:霍乱弧菌的致病物质主要有鞭毛、菌毛、LPS 和霍乱肠毒素。霍乱弧菌的毒力岛包括 4 个基因编码的毒素协调菌毛(toxin coregulated pilus)、15 个基因编码的附属定植因子(accessory colonization factor)和原噬菌体 CTXφ 编码的霍乱肠毒素。霍乱肠毒素是已知最强烈的致泻毒素,由 1 个 A 亚单位和 5 个 B 亚单位组成。A 亚单位(A1、A2)具有肠毒素的生物活性,A1 为毒素的活性部分,A2 可与 B 亚单位连接。B 亚单位能与易感细胞上的 GM1 神经节苷脂受体结合,介导进入细胞,A 亚单位在蛋白酶作用下裂解为 A1 和 A2。A1 活化而具有酶活性,能将辅酶 I(NAD)上的腺苷二磷酸核糖(ADPR)转移到刺激性 G 蛋白(Gs)上,Gs 活化可使细胞内 cAMP 升高,主动分泌 Na^+、K^+、Cl^- 和水等,导致严重的腹泻和呕吐。

霍乱弧菌主要引起霍乱。霍乱是我国的法定甲类传染病。传染源为患者和带菌者,传播途径主要通过污染霍乱弧菌的水或食物经消化道感染。正常胃酸浓度下,少量霍乱弧菌易被胃酸杀死,需一次进入大量(10^8~10^{10} 个)细菌才能引起感染。当胃酸浓度较低时(如大量饮水),较少菌量(10^3~10^5 个)即可引起感染。病原菌到达小肠后,在碱性环境中黏附于肠黏膜表面,迅速繁殖,产生肠毒素而致病,患者出现剧烈腹泻、呕吐,排泄物呈白色米泔水样。若不及时治疗,由于大量水分和电解质丢失,会造成严重脱水引起内环境紊乱、代谢性酸中毒、失血性休克,最终导致肾衰竭而死亡。古典生物型所致疾病较 El Tor 生物型严重,O139 群霍乱弧菌感染比 O1 群严重,易造成严重脱水和高死亡率。病愈后,部分患者可短期带菌,一般不超过 2 周,个别 El Tor 型感染患者愈后带菌可长达数月或更久。病原菌主要存在于胆囊中,随粪便排出体外。

（2）免疫性：霍乱弧菌感染后可获得牢固的免疫力,以体液免疫为主,很少再次感染。由于 O1 群与 O139 群的 O 抗原差异显著,两者刺激机体产生的免疫力无交叉保护作用。

3. 病原学检查法　霍乱是烈性传染病,发现可疑病例应尽快进行微生物学诊断,以控制疫情。采集米泔样粪便、肛拭子、呕吐物等标本,悬滴法观察穿梭样运动,革兰氏染色观察形态和排列,有助于早期诊断。标本应及时接种到碱性蛋白胨水培养基增菌,37℃孵育 6~8 小时后镜检并分离培养,用生化反应、血清学诊断、检测细菌核酸等方法鉴定。

4. 防治原则

（1）预防：加强水源和粪便管理；养成良好的个人卫生习惯。特异性预防可接种 O1 群霍乱弧菌灭活菌苗,但血清抗体维持时间仅 3~6 个月,且保护力只有 50% 左右。目前新型疫苗,如口服疫苗、基因工程减毒活菌苗已研制并试用。

（2）治疗：临床治疗主要是及时补充液体和电解质,防止大量失水导致的失血性休克、酸中毒,并选用多西环素、红霉素、环丙沙星等抗生素,但由于目前带有多重抗药质粒菌株的增加,给治疗带来一定困难。

（二）副溶血性弧菌

副溶血性弧菌（*V.parahaemolyticus*）是一种嗜盐性弧菌,常存在于近海岸海水、海产品及盐渍食品中。它是我国沿海地区最常见的引起食物中毒的病原菌。

1. 生物学性状　革兰氏阴性弧菌,需氧,营养要求不高,在普通培养基中加入适量 NaCl 即能生长。该菌与霍乱弧菌最显著的区别就是副溶血性弧菌具有嗜盐性,NaCl 最适浓度为 3.5%,无盐则不能生长。盐浓度不适宜时可呈多形性。不耐热,也不耐酸。

2. 致病性与免疫性　已经从致病菌株发现 2 种主要致病因子：一为耐热直接溶血素,是副溶血性弧菌的主要致病物质,具有细胞毒性和心毒性 2 种作用；二为耐热相关溶血素,生物学作用与直接溶血素相似。主要引起食物中毒,多由污染的海产品所致,表现为腹痛、腹泻、呕吐、发热等症状,粪便多为水样。患病后恢复较快,但病后免疫力不强,可重复感染。

3. 病原学检查法　标本取患者粪便、呕吐物或剩余食物,直接接种于 SS 琼脂平板或嗜盐菌选择平板。如出现可疑菌落,则进一步做嗜盐性试验及生化反应,最后用诊断血清鉴定。

4. 防治原则　治疗可用庆大霉素、复方磺胺甲氧苄啶等,严重者要补充水和电解质。

二、螺杆菌属

螺杆菌属（*Helicobacter*）是 20 世纪末由弯曲菌中划分出来的一个菌属,目前含 36 个种。幽门螺杆菌（*H.pylori*,Hp）是螺杆菌属的代表菌种,与胃窦炎、十二指肠溃疡、胃溃疡、胃腺癌和胃黏膜相关 B 细胞淋巴瘤的发生关系密切。

知识链接

幽门螺杆菌在胃黏膜中的发现

1979 年,澳大利亚皇家珀斯医院的 Robin Warren 在一份胃黏膜活体标本中意外发现有无数细菌紧贴着胃黏膜上皮。1981 年,该院消化科医生 Barry Marshall 加入该菌的研究,于 1982 年从胃黏膜组织中成功分离培养出幽门螺杆菌（*H.pylori*,Hp）。两位学者获 2005 年度诺贝尔生理学或医学奖。随后,更多研究者从雪雕胃内分离到鼬鼠螺杆菌（*H.mustelae*）,从平顶猴胃内分离到 *H.nemi strinae*,从猫胃内分离到猫螺杆菌（*H.felis*）等。

（一）生物学性状

1. 形态与结构　幽门螺杆菌革兰氏染色阴性，菌体细长弯曲呈螺形、S 形或海鸥状，长 2~4μm，宽 0.5~1μm，传代培养后可变成杆状或球形。菌体一端或两端有多根带鞘鞭毛，运动活泼，在胃黏膜黏液层中常呈鱼群样排列。

2. 培养与生化反应　微需氧，在 10% CO_2、5% O_2、85% N_2 气体环境中生长。最适生长温度为 37℃。营养要求高，需 10% 脱纤维羊血或 10% 小牛血清，生长时还需一定湿度（相对湿度 98%）。培养 3~6 天可形成针尖状无色透明菌落。生化反应不活泼，不分解糖类，氧化酶和过氧化氢酶均阳性。尿素酶丰富，可迅速分解尿素释放氨，是鉴别该菌的主要依据之一。

（二）致病性与免疫性

1. 致病性　幽门螺杆菌寄生于人胃黏膜，在人群中感染非常普遍。在胃炎和胃溃疡患者的胃黏膜中，本菌的检出率高达 80%~100%。幽门螺杆菌的传染源主要是人，经粪 - 口途径传播。其致病物质和致病机制尚未完全阐明。幽门螺杆菌生长于胃黏膜表面，可侵犯胃黏膜深层，多在胃窦部的胃小凹、上皮皱褶的内褶及腺腔内生长。其致病性可能与细菌鞭毛、黏附素、尿素酶、蛋白酶、空泡毒素和内毒素等因素的协同作用有关。幽门螺杆菌感染时，胃内亚硝胺、亚硝基化合物增多，一氧化氮的合成可致 DNA 亚硝化脱氨作用，可能是诱发细胞突变的因素。

2. 免疫性　幽门螺杆菌感染，可刺激机体产生特异性 IgG、IgM 和 sIgA 抗体，是否对机体有保护作用，尚不清楚。

（三）病原学检查法

临床常用的检查方法为尿素酶活性检测，可取临床活检标本或分离培养物，直接检测尿素酶的碱性副产物，或者进行 ^{13}C 呼气试验（患者口服标有 ^{13}C 的尿素，幽门螺杆菌的尿素酶分解尿素产生氨和 CO_2，通过检测 $^{13}CO_2$，即可诊断幽门螺杆菌感染）。

（四）防治原则

目前，尚无有效的预防措施。治疗多采用以胶体铋剂或抑酸剂为基础，再加抗生素的联合疗法。

三、弯曲菌属

弯曲菌属（*Campylobacter*）是一类呈逗点状或 S 形的革兰氏阴性细菌，已发现 21 个菌种。广泛分布于动物界，常定居于家禽和野鸟的肠道内，为动物源性细菌，主要引起人类胃肠炎和败血症。对人致病的有空肠弯曲菌空肠亚种（*C.jejuni subsp.jejuni*）、大肠弯曲菌（*C.coli*）、胎儿弯曲菌（*C.fetus*）、唾液弯曲菌（*C.sputorum*）等 13 个菌种，其中以空肠弯曲菌空肠亚种最为常见，是散发性细菌性胃肠炎常见的菌种之一。

（一）生物学性状

1. 形态与结构　空肠弯曲菌革兰氏阴性，形态细长，呈弧形、螺旋形、S 形或海鸥状，一端或两端有单鞭毛，运动活泼。无芽孢，无荚膜。

2. 培养与生化反应　微需氧，在 5% O_2、10% CO_2 和 85% N_2 的环境中生长。42℃比 37℃生长好，依此可选择性培养粪便中的空肠弯曲菌。营养要求高，用含血清的培养基培养后，在培养基上可出现 2 种类型菌落，一种为灰白、湿润、扁平边缘不整、蔓延生长的菌落；另一种为半透明、圆形、凸起、有光泽的细小菌落。生化反应不活泼，不发酵糖类，氧化酶阳性，马尿酸盐水解试验阳性。

3. 抵抗力　较弱，对干燥、日光和消毒剂敏感。56℃ 5 分钟即被杀死，培养物放置冰箱很快死亡,放置室温可存活 2~24 周,干燥环境中仅存活 3 小时。

（二）致病性与免疫性

1. 致病性 空肠弯曲菌空肠亚种的致病物质主要包括黏附素、细胞毒性酶类和肠毒素。空肠弯曲菌空肠亚种常引起散发性细菌性胃肠炎。人类食入被污染的食物、牛奶、水等或与动物直接接触而感染。由于空肠弯曲菌对胃酸敏感,经口食入至少 10^4 个细菌才有可能致病。该菌在小肠内繁殖,侵入肠上皮引起炎症。临床表现为痉挛性腹痛、腹泻、血便或果酱样便,量多;头痛、不适、发热。通常呈自限性,病程 5~8 天。

2. 免疫性 机体感染空肠弯曲菌空肠亚种后可产生特异性抗体,能通过调理作用和活化补体等作用,杀灭细菌。

（三）病原学检查法

可用粪便标本涂片、镜检,查找革兰氏阴性弧形或海鸥状弯曲菌,或用悬滴法观察鱼群样运动或螺旋式运动。分离培养可直接用选择性培养基,于 42℃和 37℃微需氧环境下培养48~72 小时,可见 2 种类型菌落。PCR 法直接检测粪便中的空肠弯曲菌基因。

（四）防治原则

目前尚无特异性疫苗。预防主要是注意饮水和食品卫生,加强人、畜、禽类的粪便管理。治疗可用红霉素、氨基糖苷类抗生素、氯霉素等。

第四节 致病厌氧菌

厌氧细菌(anaerobic bacteria)是一大群只能在无氧或低氧环境中才能生长繁殖的细菌的总称。根据能否形成芽孢,可将厌氧细菌分为两大类——厌氧芽孢梭菌和无芽孢厌氧菌。厌氧芽孢梭菌主要引起外源性创伤感染,无芽孢厌氧菌可引起内源性感染。

一、厌氧芽孢梭菌

厌氧芽孢梭菌(Clostridium)是一群 G^+ 杆菌,因形成的芽孢直径常大于菌体宽度,使菌体膨大呈梭形,传统上称梭状芽孢杆菌。其对外界抵抗力强,分类上归为厚壁菌门、梭菌纲、梭菌科,广泛分布于自然界的土壤、人和动物的肠道中,少数为致病菌。常见致病厌氧芽孢梭菌主要有破伤风梭菌、肉毒梭菌、产气荚膜梭菌和艰难梭菌等。

（一）破伤风梭菌

破伤风梭菌(C.tetani)是引起破伤风的病原菌,大量存在于土壤及人和动物肠道中。当机体受到外伤,创口被污染,或分娩时使用不洁器械剪断脐带等,破伤风梭菌芽孢可侵入创面,发芽繁殖,释放外毒素而致病。

1. 生物学性状

(1)形态与结构:菌体细长,有周鞭毛、无荚膜。芽孢圆形,比菌体粗,位于菌体顶端,使菌体呈鼓槌状,为本菌典型形态特征。繁殖体革兰氏染色阳性,但培养 48 小时后,尤其形成芽孢后易转变为阴性。

(2)培养与生化反应:专性厌氧。在血平板上培养后可见薄膜状爬行生长物,伴 β 溶血。在庖肉培养基中培养呈均匀混浊生长,肉渣部分被消化呈微黑色,有腐败臭味。大多数生化反应阴性,不发酵糖类,不分解蛋白质。

(3)抵抗力:本菌繁殖体抵抗力与其他细菌相似,但芽孢抵抗力强,在土壤中可存活数十年。加热 100℃ 1 小时可破坏芽孢。繁殖体对青霉素敏感。

笔记栏

2. 致病性与免疫性

(1)致病性

1)感染条件：破伤风梭菌由伤口侵入人体引起破伤风。其感染的重要条件是伤口形成厌氧微环境，常见以下几种情况：伤口窄而深，有泥土或异物污染；大面积创伤、烧伤，坏死组织多，局部组织缺血；伤口内同时有需氧菌或兼性厌氧菌混合感染。该菌无侵袭力，仅在局部生长繁殖，其致病作用完全有赖于细菌所产生的毒素。

2)致病物质：破伤风梭菌能产生2种外毒素，即破伤风痉挛毒素（tetanospasmin）和破伤风溶血素（tetanolysin）。其中，破伤风痉挛毒素是引起破伤风的主要致病物质，属神经毒素，对脊髓前角神经细胞和脑干神经细胞有高度亲和力，毒性强，对人的致死剂量小于1μg。不耐热，65℃ 30分钟即被破坏，也可被肠道中的蛋白酶破坏，故口服该毒素不致病。破伤风痉挛毒素可经0.3%甲醛溶液脱毒后制成类毒素，用于预防接种。

3)致病机制：在正常生理情况下，当机体一侧肢体的屈肌运动神经元受刺激兴奋的同时，神经冲动也传递给抑制性中间神经元，使其释放抑制性神经递质，抑制同侧伸肌运动神经元。因此，屈肌收缩时，伸肌松弛，以协调肢体的屈伸运动。此外，屈肌运动神经元也受到抑制性神经元（闰绍细胞）的反馈调节，使屈肌运动神经元的兴奋性强弱受到控制，反应强度不致过高。破伤风痉挛毒素可与神经组织中的神经节苷脂结合，阻止抑制性神经递质的释放，导致肌肉活动持续兴奋，屈肌、伸肌同时强烈收缩，导致肌肉持续性强烈痉挛，表现出破伤风特有的牙关紧闭、角弓反张等体征。

4)所致疾病：破伤风梭菌引起的疾病主要有外伤性破伤风和新生儿破伤风，平均潜伏期7~14天。发病的典型体征是咀嚼肌痉挛所造成的牙关紧闭、苦笑面容，以及颈部、背部肌肉持续性痉挛导致的角弓反张，可因窒息或呼吸衰竭而死亡。新生儿破伤风又称脐风或七日风，因分娩时断脐的手术器械等灭菌不严格而导致感染，病死率高。

(2)免疫性：抗破伤风梭菌感染免疫主要是抗毒素发挥中和作用。破伤风痉挛毒素的毒性很强，极少量毒素即可致死，因此病后不能获得牢固免疫力。

3. 病原学检查法　根据典型的症状和病史即可作出临床诊断。一般不采集标本进行细菌学检查。

4. 防治原则

(1)清创：防止厌氧微环境形成是重要的预防措施，所以尽早清创扩创，清除异物，切除坏死组织，用3%过氧化氢溶液或1:400高锰酸钾溶液冲洗伤口。

(2)预防：预防破伤风的重要措施主要有：①人工主动免疫：对感染概率较大的人如军人、儿童等注射破伤风类毒素。小儿接种含有白喉类毒素、百日咳菌苗、破伤风类毒素的百白破三联疫苗（DPT），可同时获得对这3种常见病的免疫力。②人工被动免疫：可用于紧急预防，受伤后，应及时注射1 500~3 000U纯化的破伤风抗毒素（tetanus antitoxin，TAT），症状严重者可加倍，同时注射类毒素给予人工主动免疫。

(3)治疗：①特异性治疗：对已发病者，应早期足量注射TAT，一旦毒素与特异性受体结合，抗毒素就不能中和其毒性。一般剂量为10万~20万U。由于TAT是用破伤风类毒素免疫马获得的马血清纯化制剂，故须做皮肤试验，避免发生超敏反应。必要时可采用脱敏注射法。近年来，开始使用基因工程抗体——人破伤风免疫球蛋白（human tetanus immunoglobulin），疗效优于TAT，并且不引起超敏反应。②抗菌治疗：可采用大剂量青霉素等抗生素辅助治疗。

（二）肉毒梭菌

肉毒梭菌（*C.botulinum*）主要存在于土壤中，可引起人和动物肉毒病，最常见的是肉毒中毒和婴儿肉毒病。

1. 生物学性状 革兰氏阳性粗短杆菌,有鞭毛,无荚膜,芽孢呈椭圆形,粗于菌体,位于次极端,使菌体呈汤匙状或网球拍状。专性厌氧,可在普通琼脂平板上生长,在血平板上培养后呈半透明菌落。根据神经毒素的抗原性分为 A、B、C、D、E、F、G 共 7 个型,大多数菌株只产生一种型别的毒素,各型毒素只能被同型抗毒素中和。对人有致病作用的主要型别为 A、B 型,E、F 型偶见。我国报告大多数为 A 型。肉毒毒素不耐热,煮沸 1 分钟即可被破坏;然而,肉毒梭菌芽孢抵抗力极强,沸水中可存活 3~4 小时。

2. 致病性 肉毒梭菌的主要致病物质是肉毒毒素(botulin toxin)。肉毒毒素是已知毒性最强的外毒素,对人的致死量约为 0.1μg。1mg 纯结晶的肉毒毒素能杀死 2 亿只小鼠。肉毒毒素的结构与破伤风痉挛毒素相似。肉毒毒素主要作用于外周胆碱能神经,抑制乙酰胆碱的释放,导致肌肉弛缓性麻痹。肉毒梭菌主要引起:①食物中毒:肉毒梭菌污染食物(如发酵面酱),在厌氧环境中繁殖并产生毒素,被人食入后可发生食物中毒。肉毒毒素中毒的临床表现与其他食物中毒不同,胃肠道症状极少见,主要为神经末梢麻痹。潜伏期可短至数小时,先有乏力、头痛等症状,随后出现复视、斜视、眼睑下垂等眼肌麻痹症状;再是吞咽、咀嚼困难、口干、口齿不清等咽部肌肉麻痹症状,进而膈肌麻痹、呼吸困难,直至呼吸停止导致死亡。②婴儿肉毒病:1 岁以下,特别是 6 个月以内的婴儿,食入被肉毒梭菌污染的食品(如蜂蜜)后而致病。其症状与肉毒毒素食物中毒类似,早期症状是便闭,吸乳、啼哭无力。婴儿肉毒病死亡率不高(1%~2%)。③创伤感染中毒:因肉毒梭菌污染伤口,细菌在局部厌氧环境中繁殖并释放毒素,导致机体肉毒毒素中毒。

3. 病原学检查法 食物中毒、婴儿肉毒病患者可取粪便、剩余食物分离致病菌,同时检测粪便、食物和患者血清中的毒素活性。标本可先 80℃加热 10 分钟,杀死标本中所有的细菌繁殖体,再用加热标本进行厌氧培养分离本菌。毒素检查可将培养物滤液或食物悬液的上清液分成 2 份,其中一份与抗毒素混合,然后分别注射小鼠腹腔,若抗毒素处理小鼠得到保护表明有肉毒毒素存在。

4. 防治原则 加强食品卫生管理和监督;注意低温保存食品;食品加热 80℃ 20 分钟以破坏毒素。应根据患者症状尽早作出诊断,注射 A、B、E 三型多价抗毒素,同时加强护理和对症治疗。

(三) 产气荚膜梭菌

产气荚膜梭菌(C.perfringens)广泛存在于土壤及人和动物肠道中,可引起人和动物多种疾病。其中,A 型是人类气性坏疽和食物中毒的主要病原菌。

1. 生物学性状

(1)形态与结构:革兰氏阳性粗大杆菌,芽孢位于次极端,但在感染组织和普通培养基上很少形成。在体内有明显荚膜,无鞭毛。根据产气荚膜梭菌的 4 种主要毒素(α、β、ε、ι)的不同,可将其分为 A、B、C、D、E 共 5 个血清型。对人致病的主要是 A 型。A 型也是人和动物肠道的正常菌群之一。

(2)培养与生化反应:厌氧,但不十分严格。在最适生长温度 42℃时,繁殖周期仅为 8 分钟。在血琼脂平板上,大多数菌株有双层溶血环。在蛋黄琼脂平板上,因细菌产生 α 毒素分解蛋黄中的卵磷脂,菌落周围出现乳白色混浊圈;若在培养基中加入 α 毒素的抗血清,则不出现混浊,此现象称 Nagler 反应,为本菌特点。本菌可分解多种常见的糖类,产酸产气。在牛奶培养基中可分解乳糖产酸,凝固酪蛋白,并产生大量 CO_2 和 H_2,将凝固的酪蛋白冲成蜂窝状,同时将封固液面的凡士林层上推,甚至冲开瓶塞,气势汹涌,称为"汹涌发酵",是产气荚膜梭菌的重要特征。

2. 致病性 产气荚膜梭菌侵袭力强,能产生 10 余种外毒素和侵袭性酶,其中 α 毒素最重要。α 毒素是一种卵磷脂酶,可分解细胞膜上磷脂和蛋白形成的复合物,使红细胞、白细胞、血小板和内皮细胞溶解,导致血管通透性升高,局部组织水肿,并伴随大量溶血、组织坏死,在气性坏疽的形成中起主要作用。侵袭性酶能溶解组织,促使细菌和毒素迅速扩散。产气荚膜梭菌可主要引起气性坏疽,多见于战伤、烧伤、车祸、地震灾害等,致病条件与破伤风梭菌相同。潜伏期短,一般为 8~48 小时,病菌产生的卵磷脂酶、胶原酶、透明质酸酶、DNA 酶等可分解破坏组织细胞,发酵肌肉和组织中的糖类,产生大量气体,造成气肿;同时血管通透性增加,局部水肿,进而挤压软组织和血管,影响血液供应,造成组织坏死。严重病例表现为组织胀痛剧烈,水气夹杂,触摸有捻发感,最终导致大量组织坏死,并有恶臭。此外,病菌产生的毒素和组织坏死的毒性产物被吸收入血,引起毒血症、休克,死亡率高达 40%~100%。除气性坏疽外,食入被大量此菌污染的食物(主要为肉类食品)也可引起食物中毒,临床表现为腹痛、腹胀、水样腹泻,1~2 天后自愈。

3. 病原学检查法 气性坏疽发病急,后果严重,应早诊断、早治疗。可取创口深部组织涂片,革兰氏染色,观察到革兰氏阳性大杆菌,白细胞甚少且形态不典型,并伴有其他杂菌等 3 个特点即可报告初步结果。也可进行分离培养与动物试验,取坏死组织接种于厌氧培养基,观察生长情况;取培养物涂片镜检,并用生化反应鉴定。必要时可取细菌培养液注射于小鼠或家兔,10 分钟后处死,37℃孵育 5~8 小时,如动物躯体膨胀,立即解剖取肝或腹腔渗出液涂片镜检并分离培养。

4. 防治原则 及时清创扩创感染伤口,局部用过氧化氢溶液冲洗,切除感染和坏死组织,必要时截肢以防止病变扩散。大剂量使用青霉素等抗生素以杀灭致病菌。感染早期可使用多价抗毒素,也可使用高压氧舱法治疗气性坏疽。

二、无芽孢厌氧菌

无芽孢厌氧菌种类繁多,包括革兰氏阳性和革兰氏阴性的球菌和杆菌,是寄生在人和动物体内的正常菌群,如在肠道菌群中,厌氧菌占 99.9%。在正常情况下,它们对人体无害,但在某些特定条件下可作为机会致病菌引起内源性感染。在临床厌氧菌感染中,无芽孢厌氧菌的感染率占 90%,并以混合感染多见。

(一)生物学性状

无芽孢厌氧菌有 30 多个属,与人类疾病相关的主要有 10 个属(表 11-5)。

表 11-5 与人类疾病相关的主要无芽孢厌氧菌

革兰氏阴性		革兰氏阳性	
杆菌	球菌	杆菌	球菌
拟杆菌属 (*Bacteroide*)	韦荣球菌属 (*Veillonella*)	丙酸杆菌属 (*Propionibacterium*)	消化链球菌属 (*Peptostreptococcus*)
普雷沃菌属 (*Prevotella*)		双歧杆菌属 (*Bifidobacterium*)	
卟啉单胞菌属 (*Porphyromonas*)		真杆菌属 (*Eubacterium*)	
梭形杆菌属 (*Fusobacterium*)		乳杆菌属 (*Lactobacillus*)	

1. 革兰氏阴性厌氧杆菌 拟杆菌属中的脆弱拟杆菌(*B.fragilis*)是肠道的正常菌群,在

无芽孢厌氧菌感染中最重要,占临床厌氧菌分离株的 25%,主要引起腹腔脓肿、败血症等。该菌呈多形性,长短不一,两端钝圆且浓染,中间着色浅似空泡状,无鞭毛和芽孢,有荚膜。普雷沃菌属和卟啉单胞菌属,大多定植于口腔和阴道,与牙周和盆腔感染有关。梭形杆菌属细菌两端尖细,中间膨胀成梭形,为口腔、直肠和阴道的正常菌群。

2. 革兰氏阴性厌氧球菌 其中韦荣球菌属最重要,是咽喉部主要的厌氧菌,成对、成簇或呈短链状排列。在临床厌氧菌分离标本中,多见于混合感染。

3. 革兰氏阳性厌氧杆菌 临床常见丙酸杆菌、真杆菌和双歧杆菌等。在肠道正常菌群中,真杆菌和双歧杆菌占很高比例,可促进营养物质的消化、吸收,维持人体的微生态平衡。

(1)丙酸杆菌属:为小杆菌,呈链状或成簇排列,无鞭毛,可以发酵葡萄糖产生丙酸,主要存在于皮肤的正常菌群中。与人类疾病有关的有 3 个菌种,其中,痤疮丙酸杆菌(P.acnes)最为常见,菌体微弯,呈棒状,一端钝圆,另一端尖细。该菌除引起痤疮外,还可引起呼吸系统、心血管系统、消化系统、泌尿系统、神经系统、骨关节以及眼等部位感染,表现为感染性心内膜炎、血栓性静脉炎、骨炎、关节炎、急性化脓性心包炎及其他手术后感染。

(2)双歧杆菌属:菌体长短不一,呈多形性,细菌单个或排列成 V 形、星形或棒状,染色不均匀,无荚膜和鞭毛。双歧杆菌在婴儿、成人肠道菌群中占比很高,在婴儿尤为突出,构成生物屏障,并对致病菌发挥生物拮抗作用,合成多种维生素,促进蛋白质吸收并增强机体免疫力。由于双歧杆菌的有益作用,故被作为微生态制剂广泛使用。近年来,在临床感染标本中分离出齿双歧杆菌(B.dentium),与龋齿以及牙周炎有关,但其致病机制尚不明确。

(3)真杆菌属:菌体细长,呈多形性,是肠道重要的正常菌群。部分菌种与感染有关,但均出现在混合感染中,最常见的是迟缓真杆菌(E.lentum)。

(4)乳杆菌属:发酵糖类可产生大量乳酸,主要寄居在口腔、肠道和阴道。嗜酸乳杆菌(L.acidophilus)与龋齿密切相关。

4. 革兰氏阳性厌氧球菌 对人有致病作用的是消化链球菌属,主要寄居于阴道。在临床厌氧菌分离株中占 20%~35%,仅次于脆弱拟杆菌,以混合感染多见。

(二)致病性

1. 致病条件 无芽孢厌氧菌多为条件致病菌引起机体感染。若细菌寄居部位改变、宿主免疫力降低、菌群失调、局部有坏死或损伤的组织导致供血障碍等,均可引起内源性感染。

2. 致病物质 无芽孢厌氧菌通过菌毛、荚膜等表面结构吸附和侵入上皮细胞和各种组织;且可产生多种毒素、胞外酶和可溶性代谢物等促进细菌的扩散。

3. 感染特征 ①多为内源性感染,感染部位可遍及全身,多呈慢性过程;②无特定病型,大多为化脓性感染,形成局部脓肿或组织坏死,也可侵入血流形成败血症;③分泌物或脓液黏稠,乳白色、粉红色、血色或棕黑色,有恶臭,有时有气体;④长期使用氨基糖苷类抗生素(链霉素、卡那霉素、庆大霉素)治疗无效;⑤分泌物直接涂片可见细菌,但普通培养无细菌生长。

4. 所致疾病

(1)腹腔感染:因手术、穿孔、创伤等细菌易位引起的腹膜炎、腹腔脓肿等感染,主要和消化道厌氧菌有关。脆弱拟杆菌可引起阑尾、大肠感染,是腹腔感染的重要病原菌。

(2)女性生殖道与盆腔感染:无芽孢厌氧菌是引起女性生殖道感染,如盆腔脓肿、输卵管卵巢脓肿、子宫内膜炎等的主要病原菌,其中脆弱拟杆菌占病原菌的 60% 以上。

(3)口腔感染:大多为牙源性感染,常见的如牙周炎、牙髓炎、牙龈脓肿和下颌骨髓炎等,主要由具核梭形杆菌(F.nucleatum)、普雷沃菌属等引起。

(4)呼吸道感染:厌氧菌可感染呼吸道的任何部位,导致扁桃体周围蜂窝织炎、吸入性肺炎、肺脓肿、脓胸和坏死性肺炎等。呼吸道感染的病原菌主要是普雷沃菌属、坏死梭形杆菌、具核梭形杆菌、消化链球菌和脆弱拟杆菌等。

（5）其他感染：如中枢神经系统感染、败血症等。由于抗厌氧菌药物的广泛使用，目前败血症标本中厌氧菌的分离率较低。

（三）微生物学检查法

1. 标本采集 应从感染中心处采集标本并注意避免正常菌群的污染。最可靠的标本是血液、无菌切取或活检的新鲜组织、从感染深部吸取的渗出物或脓液等。标本采集后应立刻放入厌氧标本瓶中，迅速送检。

2. 直接涂片镜检 脓液或穿刺液标本直接涂片、染色，观察细菌形态。

3. 分离培养与鉴定 最常用的培养基是牛心脑浸液血平板。接种后置于37℃厌氧培养2~3天，挑取生长菌落接种2个血平板，分别置于有氧和无氧环境中培养，在2种环境中都能生长的是兼性厌氧菌，只能在厌氧环境中生长的才是专性厌氧菌。再根据生化反应，结合细菌形态、染色进行鉴定。

4. 分子诊断 这是快速鉴定的方法。常见的如核酸杂交和PCR；也可利用气相色谱、液相色谱检测细菌代谢终末产物，需氧菌和兼性厌氧菌只能产生乙酸，当检测出其他短链脂肪酸（如丙酸、丁酸）时，则提示为厌氧菌。

（四）防治原则

严格无菌操作技术，避免正常菌群侵入其不应存在的部位；对外科患者要及时清创引流，防止局部出现厌氧微环境，维持和重建局部良好的血液循环等。

合理使用抗生素。大多数革兰氏阴性厌氧菌对甲硝唑、亚胺培南、哌拉西林和克林霉素等敏感。万古霉素适用于革兰氏阳性厌氧菌感染。新型喹诺酮类药物对革兰氏阳性和革兰氏阴性厌氧菌都有较高的抗菌活性。

第五节 其他致病原核细胞型微生物

一、立克次体

立克次体（rickettsia）是一类专性寄生于活细胞内的原核细胞型微生物，大小介于细菌与病毒之间，其形态结构、化学组成及代谢方式等均与细菌类似。为纪念首先发现并在研究斑点热时不幸感染而献身的美国青年医生立克次（Howard Taylor Ricketts）而命名。

（一）生物学性状

1. 形态与结构 立克次体有细胞壁，外形呈多形态性，以球杆状或杆状为主，长0.8~2.0μm，宽0.2~0.6μm。大多数立克次体的结构与革兰氏阴性细菌类似，最外层是多糖黏液和微荚膜组成的外表结构，其内为细胞壁和细胞膜组成的包膜，细胞壁含有肽聚糖和脂多糖。革兰氏染色阴性，但不易着色，用吉姆萨染色（Giemsa staining）呈蓝色或紫色，常有两极浓染。立克次体的细胞壁有群、种或型特异性抗原。群特异性抗原主要由脂多糖构成，系可溶性抗原，耐热；种或型特异性抗原主要为外膜蛋白，不耐热。普氏立克次体的脂多糖与普通变形杆菌X_{19}、X_2、X_k菌株的菌体抗原有共同抗原表位，故可用这些菌株的菌体抗原（OX_{19}、OX_2、OX_k）代替立克次体抗原检测患者血清中的相应抗体，此交叉凝集试验称外斐反应（Weil-Felix reaction）。

2. 培养特性 有酶系但不完整，专性寄生于活细胞内，以二分裂方式繁殖，繁殖周期为 9~12 小时,最适温度为 34℃。可用细胞培养或鸡胚卵黄囊接种培养,也可接种于动物(如豚鼠、大鼠、小鼠或家兔等)体内繁殖。

3. 抵抗力　立克次体对理化因素抵抗力较弱,56℃ 30 分钟能被灭活。一般对低温及干燥的抵抗力较强。在节肢动物粪便中能存活半年以上。对多种抗生素敏感,但磺胺类药物能促进立克次体生长。

（二）致病性与免疫性

1. 致病性　人类立克次体病绝大多数为自然疫源性疾病和人兽共患性疾病。不同的立克次体引起的疾病也不相同。

（1）流行性斑疹伤寒（epidemic typhus）：又称虱传斑疹伤寒（louse-borne typhus）,由普氏立克次体感染所致。患者是传染源,传播媒介为人虱,世界各地都有流行。立克次体在虱的肠管上皮细胞中繁殖,随粪便排出。当感染的人虱叮咬人时,常排泄粪便于皮肤上,虱粪中的立克次体经抓破的伤口进入人体。约经 2 周的潜伏期后,突然发病,主要症状为持续性高热、剧烈头痛和周身疼痛,因血管内皮细胞损害而出现皮疹、神经系统、心血管系统等症状和其他实质器官损害。

（2）地方性斑疹伤寒（endemic typhus）：又称鼠型斑疹伤寒（murine typhus）,由地方性斑疹伤寒立克次体（又称莫氏立克次体）感染所致。鼠为储存宿主,借鼠蚤或鼠虱在鼠间传播,随粪便排泄。当鼠蚤叮咬人时,经抓痒伤口进入人体。其临床特征与流行趋势均与流行性斑疹伤寒相似,但病情较轻,病程较短,很少累及中枢神经系统和心肌等,多为地区性流行。

（3）恙虫病（tsutsugamushi disease）：又称丛林斑疹伤寒（scrub typhus）,由恙虫病立克次体（又称恙虫病东方体）感染所致,为一种急性传染病。恙虫病立克次体寄居在恙螨体内,可经卵传代,并借助恙螨幼虫叮咬在啮齿动物间传播,故恙螨是恙虫病立克次体的储存宿主和传播媒介。人被带有病原体的恙螨叮咬后,恙虫病立克次体随血流播散,在全身血管内皮细胞及单核 - 吞噬细胞系统中繁殖。经 7~14 天潜伏期后,突然发病,表现为高热、剧烈头痛、皮疹、焦痂,附近淋巴结肿大,并有脏器（肝、肺等）受损等症状。在叮咬处出现周围有红晕的溃疡,上盖黑色痂皮（称焦痂）,是恙虫病的特征之一。

2. 免疫性　抗立克次体感染免疫以细胞免疫为主,以体液免疫为辅,病后可获持久免疫力。

（三）病原学检查法

根据临床症状,通过外斐反应协助诊断,即用变形杆菌 OX_{19}、OX_2、OX_k 抗原代替立克次体抗原检测患者血清中的立克次体抗体；也可用立克次体颗粒性抗原,检测患者血清中特异性抗体进行诊断。用细胞培养、鸡胚卵黄囊或动物接种培养可分离病原体,通过检测基因可确诊和鉴定分型。

（四）防治原则

预防的重点是控制和消灭中间宿主及储存宿主,如灭虱、灭蚤、灭螨及灭鼠等。治疗包括对症治疗和抗菌治疗。抗菌治疗首选多西环素和四环素类药物。患者康复主要依赖人体免疫功能,特别是细胞免疫功能。

二、支原体

支原体（mycoplasma）是一类没有细胞壁,呈高度多形性,可通过细菌滤菌器,在无生命培养基中能生长繁殖的最小原核细胞型微生物。大多支原体不致病,仅少数致病。

（一）生物学性状

1. 形态与结构　支原体呈高度多形性,有球状、球杆状、棒状、长丝状及不规则形状,大小相差悬殊。支原体没有细胞壁,有的支原体有荚膜或微荚膜。细胞膜有 3 层结构,内外层由蛋白质和糖类组成,中层为脂质。细胞质内含有数量颇多的核糖体。支原体不易被革兰氏染料着色,常用吉姆萨染色,呈淡紫色。

支原体的抗原成分为细胞膜的蛋白质和多糖,具有种特异性,交叉反应较少,在鉴定支原体上具有重要意义。

2. 培养与生化反应　需氧或兼性厌氧。营养要求高于一般细菌,培养基一般以牛心浸液为基础,初次分离培养,必须加入酵母浸膏,加 5% CO_2 效果更好。支原体的繁殖方式多样,除二分裂繁殖外,尚有分节、断裂、出芽或分枝等。大部分支原体生长繁殖速度比细菌缓慢,约 3~4 小时繁殖一代。在固体培养基上培养 2~7 天,方能形成"油煎蛋"样小菌落。支原体具有分解葡萄糖、精氨酸和尿素的能力,可用于鉴别支原体。

3. 抵抗力　对低渗敏感,易被脂溶剂、去垢剂、酒精等溶解。石炭酸、甲醛等对其有灭活作用。对干扰蛋白质合成的抗生素敏感,但对干扰细胞壁合成的抗生素(如青霉素)有抵抗力。

(二)致病性与免疫性

1. 致病性　支原体主要通过呼吸道或性接触传播,引起相应局部感染性炎症,并对胸膜、腹膜、滑膜的间质细胞以及中枢神经系统有较强的亲和力。

(1)呼吸道感染:主要由肺炎支原体经飞沫传播。一年四季均可发病,但多发于夏末秋初,以 5~17 岁多见。先有上呼吸道感染症状,继而出现间质性肺炎或支气管肺炎。个别患者可伴心血管、神经症状和皮疹。

(2)泌尿生殖道感染:主要由解脲支原体、生殖支原体或人型支原体经性接触或产道感染。一般为表浅感染,病原体大多不入血。解脲支原体主要引起非淋球菌性尿道炎、前列腺炎、附睾炎,孕妇感染可导致流产、早产、死胎和新生儿呼吸道感染等,此外还可能与不孕症有关;生殖支原体主要引起尿道炎;人型支原体引起附睾炎、盆腔炎、产褥热等;另外,穿透支原体可协同 HIV 致病。

2. 免疫性　支原体感染,可刺激机体产生特异性 IgM、IgG 和 SIgA,在抗感染中发挥主要作用。一些支原体具有和宿主细胞相同或相似的抗原,除可逃避宿主免疫监视外,也可引起免疫损伤。

(三)病原学检查法

可采集呼吸道或泌尿生殖道标本,进行分离培养。采用 ELISA 检测支原体抗原,用 PCR 技术和核酸杂交技术检测支原体基因,进行诊断和鉴定分型。检测患者血清中抗支原体特异性抗体,可辅助诊断。

肺炎支原体临床常用冷凝集试验进行检测,即用患者血清与人 O 型红细胞进行混合,4℃过夜时可发生凝集,在 37℃时凝集又分散开为阳性。但仅 50% 左右的肺炎支原体感染患者出现阳性结果,呼吸道合胞病毒、腮腺炎病毒、流感病毒等感染也可出现阳性,故只能作为辅助诊断指标。

(四)防治原则

目前尚无有效疫苗。预防以宣传教育,注意性卫生为主。治疗常用红霉素、多西环素等。

三、衣原体

衣原体(chlamydia)是一类严格寄生于真核细胞内,具有独特发育周期,能通过细菌滤器的原核细胞型微生物。衣原体种类较多,对人类致病的衣原体主要有沙眼衣原体(*C.trachomatis*)、肺炎衣原体(*C.pneumoniae*)和鹦鹉热衣原体(*C.psittaci*)。我国学者汤飞凡在 1955 年采用鸡胚卵黄囊接种并加链霉素抑菌的技术,在世界上首次培养出沙眼衣原体。

思政元素

汤飞凡发现沙眼衣原体

汤飞凡(1897—1958),又名瑞昭,1897 年生于湖南醴陵,是中国医学病毒学开拓者,曾为中国成功制造第一批青霉素,首次分离出沙眼衣原体,是世界上发现重要病原体的第一位中国人,被称为"衣原体之父"。

沙眼衣原体大小为 250~450nm,能够通过滤器,严格细胞内寄生,以二分裂方式繁殖。沙眼衣原体不耐热,50℃ 30 分钟即可被杀死,但 –70℃下能存活数年。沙眼衣原体感染可导致多种疾病发生,妊娠期感染可造成早产、胎膜早破、低体重儿或死胎,并可经产道传染给新生儿而引起新生儿肺炎和包涵体性结膜炎。

20 世纪 30 年代,汤飞凡和眼科专家周诚浒合作,发表了《沙眼杆菌与沙眼之研究》,否定了日本学者野口矢提出的"沙眼杆菌"。1954 年以后,汤飞凡致力于对沙眼病原体的研究,采用鸡胚卵黄囊接种结合抗生素抑菌的方法,分离出世界上第一株沙眼衣原体,感染自己并分离得到沙眼衣原体,得到世界医学界的承认。1981 年,在巴黎召开的国际眼科大会上,为表彰汤飞凡在沙眼病研究中的卓越贡献,国际沙眼防治组织追授给汤飞凡金质沙眼奖章。1992 年,我国发行的"现代科学家"纪念邮票包括汤飞凡。

(一)生物学性状

1. **形态结构与发育周期** 衣原体在宿主细胞内生长繁殖有独特的发育周期。在发育周期中有原体和始体 2 种形态。

(1)原体(elementary body):呈球形,直径 0.2~0.4μm,电镜下观察有中心致密的拟核结构,吉姆萨染色呈紫色,麦氏染色(Macchiavello staining)呈红色。原体在细胞外较为稳定,无繁殖能力,具有较强的感染性,是衣原体的感染性颗粒。原体与易感细胞表面的受体结合,细胞膜内陷形成空泡(即包涵体),原体在空泡内发育增殖成始体。

(2)始体(initial body):又称网状体(reticulate body),体积较大,呈圆形或卵圆形,直径约 0.5~1.0μm,在电镜下观察无致密的拟核结构,呈纤细网状,麦氏染色呈蓝色。始体是衣原体的繁殖型,不具有感染性,代谢活泼,以二分裂方式繁殖,在空泡中繁殖大量子代原体。成熟子代原体从宿主细胞中释放,再感染其他的细胞,整个生活周期需 48~72 小时(图 11-2)。衣原体的主要外膜蛋白(major outer membrane protein,MOMP)为种特异性抗原。依据 MOMP 的抗原性差异,可将每种衣原体分为不同的血清型或生物型。

2. **培养特性** 衣原体为专性胞内寄生。大多数衣原体能在 6~8 日龄鸡胚卵黄囊中繁殖,在卵黄囊膜中可找到原体。在原代及传代细胞株(如 HeLa-299)中生长良好。

3. **抵抗力** 对热敏感,60℃仅能存活 5~10 分钟。0.1% 甲醛溶液、0.5% 石炭酸在短期内可将其杀死。75% 乙醇溶液 1 分钟、紫外线照射迅速被灭活。对红霉素、利福平、多西环素、氨苄西林等均敏感。

(二)致病性及免疫性

1. **致病性** 衣原体借 MOMP 与宿主细胞表面受体结合,细胞内陷形成空泡并在其内繁殖,可直接或产生细胞毒性产物损伤宿主细胞。不同衣原体 MOMP 的嗜组织性不同,故其感染的组织部位和所致疾病也不同。

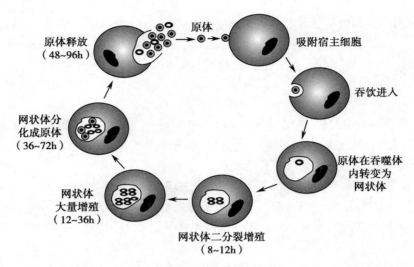

图 11-2　衣原体的发育周期

(1)沙眼衣原体:根据侵袭力和所致人类疾病的部位不同,将沙眼衣原体分为沙眼生物变种(biovar trachoma)、生殖生物变种(biovar genital)和性病淋巴肉芽肿(lymphogranuloma venereum,LGV)生物变种。依据 MOMP 表位的氨基酸序列差异,将其分为 19 个血清型。沙眼生物变种有 A、B、Ba 和 C 共 4 个血清型;生殖生物变种有 D、Da、E、F、G、H、I、Ia、J、Ja、K 共 11 个血清型;LGV 生物变种有 L1、L2、L2a、L3 共 4 个血清型。沙眼衣原体主要寄生于人类,无储存宿主,主要引起以下疾病:

1)沙眼:由沙眼生物变种 A、B、Ba、C 等血清型引起。主要通过"眼 - 眼"或"眼 - 手 - 眼"途径传播,呈高度地方性流行。侵犯结膜上皮细胞,并在细胞中增殖形成胞浆内包涵体,引起局部炎症。还可引起角膜血管翳、角膜混浊等角膜损害,影响视力甚至导致失明。

2)包涵体结膜炎:由沙眼生物变种 B、Ba 以及生殖生物变种 D~K 血清型引起。婴儿经产道感染,引起急性化脓性结膜炎(又称包涵体脓漏眼),不侵犯角膜,可自愈;成人可经性接触、眼 - 手 - 眼接触、游泳池污染水感染,引起滤泡性结膜炎(又称游泳池结膜炎),一般经数周或数月痊愈,无后遗症。

3)泌尿生殖道感染:由生殖生物变种 D~K 血清型引起,经性接触传播。男性表现为非淋菌性尿道炎,可自行缓解,但多数易转成慢性,周期性加重,可合并附睾炎、前列腺炎、直肠炎等;女性表现为尿道炎、宫颈炎、输卵管炎、盆腔炎等,可导致不孕症或宫外孕。

4)婴幼儿肺炎:由生殖生物变种 D~K 血清型引起。

5)性病淋巴肉芽肿:由沙眼衣原体 LGV 生物变种 L1、L2、L2a、L3 血清型引起,主要经性接触传播。男性主要侵犯腹股沟淋巴结,引起化脓性淋巴结炎和慢性淋巴肉芽肿,常形成瘘管;女性可侵犯会阴、肛门、直肠及盆腔,导致会阴 - 肛门 - 直肠狭窄和梗阻。也可引起结膜炎,并伴耳前、颌下及颈部淋巴结肿大。

(2)肺炎衣原体:经呼吸道传播,是呼吸道疾病的重要病原体。多引起肺炎,其次是支气管炎、咽炎和鼻窦炎等。肺炎衣原体扩散较为缓慢,表现为散发与流行交替出现的特点。肺炎衣原体感染与冠心病、动脉粥样硬化等慢性病的发生密切相关,但其机制尚不清楚。

(3)鹦鹉热衣原体:本菌在鸟类和家禽中传播,引起自然疫源性疾病,临床上称之为鹦鹉热。人类主要通过吸入病鸟粪便、分泌物或羽毛气雾、尘埃等感染,也可经破损皮肤、黏膜或结膜感染。临床多表现为间质性肺炎,可并发心肌炎。

2. 免疫性　抗衣原体感染免疫主要以 T 细胞免疫为主。中和抗体与 MOMP 结合,可阻止衣原体黏附和侵入细胞。但 MOMP 易发生变异,病后免疫力不持久,可重复感染。

（三）病原学检查法

经涂片检查标本中细胞内包涵体,经吉姆萨或麦氏染色检查原体和始体。通过检测标本中衣原体抗原或基因作诊断和鉴定分型。检测患者血清抗体,可作辅助诊断。

（四）防治原则

沙眼衣原体感染的预防尚无特异性方法,重点是注意个人卫生、性卫生,避免直接或间接的接触传播。治疗可用利福平、四环素、罗红霉素、阿奇霉素等。

四、螺旋体

螺旋体(spirochaeta)是一类细长、柔软、弯曲呈螺旋状、运动活泼的原核细胞型微生物。基本特征与细菌相似,以二分裂方式繁殖,对多种抗生素敏感。与人类疾病相关的螺旋体主要有钩端螺旋体科的钩端螺旋体属(*Leptospira*),螺旋体科的疏螺旋体属(*Borrelia*)和密螺旋体属(*Treponema*)。

（一）钩端螺旋体属

钩端螺旋体属包括问号状钩端螺旋体(*L.interrogans*)和双曲钩端螺旋体(*L.biflexa*)。问号状钩端螺旋体为寄生性钩端螺旋体,可引起人类或动物钩端螺旋体病(简称钩体病)。双曲钩端螺旋体为腐生性钩端螺旋体,一般无致病性。

1. 生物学性状

（1）形态与结构:长短不等,长 6~20μm,宽 0.1~0.2μm,螺旋致密而规则,菌体一端或两端有钩(彩图 8),整个菌体呈 C、S 形,在暗视野显微镜下观察呈珍珠状细链。革兰氏染色阴性,但不易着色。用 Fontana 镀银染色法可染成棕褐色。抗原成分主要有属、群、型特异性抗原:①属特异性抗原:为糖蛋白和脂蛋白,可用于钩体病的诊断;②群特异性抗原:存在于钩端螺旋体的内部,为类脂多糖复合物;③型特异性抗原:存在于钩端螺旋体表面,为多糖与蛋白复合物。目前,致病性钩端螺旋体至少分为 25 个血清群,273 个血清型。

（2）培养特性:营养要求复杂,常用柯氏培养基(Korthof medium)人工培养。生长缓慢,一般培养 1~2 周后,在液体培养基中呈半透明云雾状生长;在固体培养基上可形成透明、不规则、直径小于 2mm 的扁平菌落。生化反应不活泼,不分解糖类、蛋白质,能产生过氧化氢酶。

（3）抵抗力:钩端螺旋体较其他致病性螺旋体抵抗力强,在湿泥土中可存活半年以上,在水中存活数月。对热敏感,55℃ 10 分钟被灭活;对多种消毒剂均敏感。

2. 致病性与免疫性

（1）致病性:钩体病为人兽共患传染病,在野生动物、家畜、鼠类中广泛流行,以鼠和猪为主要储存宿主和传染源。被钩端螺旋体感染的动物多不发病,钩体在感染动物的肾小管中生长繁殖,并不断从尿中排出,污染环境。人类经皮肤小创伤和黏膜(如鼻、眼、口腔等)感染,也可通过饮用污染水或摄取污染食物经消化道感染。多在夏秋季节流行,内涝水淹或山洪暴发时,可引起暴发流行。

钩端螺旋体有较强的侵袭力,侵入人体后先在局部繁殖,然后进入血流大量繁殖,引起钩体败血症。随后侵入肝、脾、肾、肺、心、脑等器官组织,并在其中繁殖引起病变。严重时可出现休克、微循环障碍、心肾功能不全及脑膜炎等。

（2）免疫性:钩端螺旋体感染后 1~2 周,血中出现特异性抗体,可杀伤和溶解钩端螺旋体。肾小管中的钩端螺旋体不易被清除,尿液可长期(数周至数年)排菌。患者和隐性感染者可获得持久免疫力。

3. **病原学检查法** 发病第1周取外周血，1周后取尿液，有脑膜刺激症状者取脑脊液。经离心集菌后直接镜检，或用直接免疫荧光法、免疫酶染色法或镀银染色法检查。培养后可用血清学试验鉴定群及型。检测人或动物血清中的特异性抗体，可进行钩体病诊断和流行病学调查。

4. **防治原则** 钩体病的预防措施主要是做好防鼠、灭鼠工作；加强带菌家畜管理，保护水源；水田作业避免直接接触污水；对流行地区人群接种灭活多价死疫苗。用青霉素、庆大霉素等抗生素治疗。

（二）密螺旋体属

对人类致病的密螺旋体属螺旋体包括苍白密螺旋体（*T.pallidum*）和品他密螺旋体（*T.carateum*）。苍白密螺旋体的苍白亚种（*T.subsp.pallidum*）又称梅毒螺旋体，引起性传播梅毒；地方亚种（*T.subs.endemicum*）经污染餐具传播，引起非性传播梅毒；极细亚种（*T.subs.pertermue*）经皮肤损伤传播，引起雅司病（又称热带梅疮）。品他密螺旋体经皮肤损伤传播，引起品他病。本节主要介绍梅毒螺旋体。

1. **生物学性状**

（1）形态与结构：梅毒螺旋体长6~20μm，宽0.1~0.2μm，螺旋致密而规则，两端尖直，运动活泼。菌体表面有荚膜样黏性多糖，电镜下观察体内有轴丝。普通染色不易着色，用镀银法染色呈棕褐色，经吉姆萨长时间染色呈浅红色。

（2）培养特性：培养较困难，易失去毒力，繁殖缓慢。

（3）抵抗力：抵抗力较弱，对冷、热、干燥均敏感。血液中梅毒螺旋体在4℃放置3天后死亡，故库存冷藏3天以上的血液，无传染梅毒危险。加热50℃5分钟死亡。离体后在干燥环境中1~2小时死亡，不易通过直接接触以外的方式感染。

2. **致病性与免疫性**

（1）致病性：人是梅毒的唯一传染源，主要通过性接触感染，引起性传播梅毒；孕妇可通过胎盘传给胎儿，引起先天性梅毒。梅毒螺旋体有较强的侵袭力，荚膜能抵抗吞噬。未证实其含内毒素和外毒素，主要通过外膜蛋白黏附血管内皮细胞，引发迟发型超敏反应等病理性损伤。梅毒有反复、隐伏和再发的特点，可分为3期：①一期梅毒：主要临床表现为硬性下疳。梅毒螺旋体侵入皮肤黏膜3周后，在入侵局部形成无痛性硬结（直径约1cm）和溃疡。下疳分泌物中有大量螺旋体，传染性极强。约经1个月，下疳常可自然愈合，再经2~3个月隐伏后进入二期。②二期梅毒：全身皮肤黏膜出现梅毒疹，周身淋巴结肿大，有时可累及骨关节、眼及其他器官，传染性极强。不经治疗，一般经1~3个月，症状自然消退，但常出现复发性二期梅毒。少数病例呈潜伏状态，经2~4年被激活进入三期。③三期梅毒：皮肤黏膜溃疡性坏死，内脏器官或组织出现慢性肉芽肿样病变（梅毒瘤）。该期病灶中不易查到梅毒螺旋体，传染性小。严重者在感染10~15年后引起心血管及中枢神经系统病变。

（2）免疫性：抗梅毒螺旋体感染免疫以T细胞免疫为主，并表现为有菌免疫，一旦螺旋体在体内消失，其免疫力也将随之消退。梅毒患者可产生抗体，能抑制螺旋体运动，激活补体溶解螺旋体。

3. **病原学检查法** 一期梅毒取下疳渗出液，二期梅毒取梅毒疹渗出物或淋巴结抽出液，用暗视野显微镜直接观察或用Fontana镀银染色法检查。目前，临床上主要通过检测患者血清中特异性抗体及反应素（抗脂质抗体）诊断。根据选用抗原的不同，分为非螺旋体抗原试验和螺旋体抗原试验两大类。

（1）非螺旋体抗原试验：梅毒螺旋体刺激机体产生的反应素能与生物组织（如牛心肌）中的类脂抗原发生交叉结合反应，可用心脂质、卵磷脂和胆固醇，按一定比例混合作为抗原试剂,检测梅毒患者血清中的反应素。该法对梅毒诊断特异性较差,用于梅毒初筛、动态观察和疗效评价。

(2)螺旋体抗原试验:应用螺旋体抗原检测梅毒患者血清中特异性抗体。特异性高,常用于临床确诊,但不适用于梅毒疗效评价。

4. 防治原则 目前尚无梅毒疫苗,预防梅毒的根本措施是避免不洁性行为,洁身自爱;治疗可用大剂量青霉素。

(三)疏螺旋体属

疏螺旋体属也称包柔螺旋体属,对人致病的主要有以下 2 类:

1. 伯氏疏螺旋体(*B.burgdorferi*) 伯氏疏螺旋体感染,首先发现于美国康涅狄格州莱姆镇,故称莱姆病(Lyme disease)。它是一种全球性自然疫源性疾病。

伯氏疏螺旋体的储存宿主较多,如鼠、兔、蜥蜴、麝、狼、狗、牛、马、鸟类等,传播媒介为硬蜱,人被带菌硬蜱叮咬后感染。莱姆病经 3~30 天潜伏期后,皮肤出现环状红斑性丘疹,中心部分无病变。皮损渐渐扩大,直径可达 5~50cm,2~3 周后皮损消失,但留有瘢痕和色素沉着。伯氏疏螺旋体经血流和淋巴扩散到全身多器官,组织系统的损伤呈暂时性、再发性和慢性化特点。最后可导致软骨或骨骼损伤,甚至致残。莱姆病是累及多系统的疾病,临床表现非常复杂,不易与其他疾病区别,仅凭临床表现很难确诊,主要依靠血清学检查和核酸检测诊断。

本病以预防为主,疫区人员要加强个人防护,避免硬蜱叮咬。治疗可用青霉素、四环素等。

2. 回归热疏螺旋体 引起人类回归热的螺旋体有多种,按媒介可分为 2 类:一类以虱为传播媒介,引起流行性回归热,病原体是回归热螺旋体(*B.recurrentis*);另一类以蜱为传播媒介,引起地方性回归热,病原体为以杜通疏螺旋体(*B.duttoni*)为代表的 10 余种疏螺旋体。

回归热的临床特点:潜伏期 3~7 天,患者可突然高热,头、肌肉和关节疼痛,肝脾肿大,经 5~7 天后发热骤退,血中螺旋体消失;间歇 1~2 周后,可再次发热,血中又出现螺旋体,如此发作与缓和多次反复(3~10 次),每次发作病情可轻于前次,直至痊愈,故称回归热。治疗可选用四环素、多西环素等。

五、放线菌

放线菌(actinomycetes)在自然界中分布甚广,绝大部分是腐生菌,普遍分布于土壤中,是抗生素的重要来源。放线菌种类繁多,常见的有链霉菌属、放线菌属、诺卡菌属、小孢子菌属、游动放线菌属和马杜拉放线菌属。致病性放线菌主要为放线菌属和诺卡菌属。

放线菌属(*Actinomyces*)为无芽孢、非抗酸性、呈分枝状或棍棒状的革兰氏阳性杆菌。该属中对人和动物致病的主要是衣氏放线菌(*A.israelii*)和牛放线菌(*A.bovis*)。

衣氏放线菌在病灶、脓样物质中形成硫黄样颗粒(彩图 9),菌体多呈菊花状排列,用苏木素-伊红染色,菌体呈紫色,棒状末端为红色。厌氧或微需氧,营养要求高,生长缓慢。多存在于人体口腔、上呼吸道中,属正常菌群。当局部抵抗力降低或全身免疫受抑制而又有局部损伤时,可引起内源性感染,表现为以慢性脓肿和多发性瘘管为特征的放线菌病。该菌刺激机体产生的抗体可与分枝杆菌、棒状杆菌有交叉反应。可用磺胺、青霉素和四环素等治疗。

诺卡菌属(*Nocardia*)的细胞壁含分枝菌酸,是广泛分布于土壤中的需氧性放线菌。多数不致病,对人致病的主要有星形诺卡菌(*N.asteroides*)和巴西诺卡菌(*N.brasiliensis*)。该菌为抗酸性丝状菌,分枝末端不膨大。需氧,琼脂平板可生长,产生黄色、红色色素。可因吸入肺部或侵入创口引起化脓感染。如星形诺卡菌主要通过呼吸道进入人体引起原发性、化脓性肺部感染,可播散至脑、肾、肝等脏器,引起慢性化脓性肉芽肿及瘘管。巴西诺卡菌可因侵入皮下组织,引起慢性化脓性肉芽肿,表现为肿胀、脓肿及多发性瘘管,好发于腿部,称为足菌肿(又称足分枝菌病)。本病已被认为是晚期艾滋病患者的一种机会性感染。

学习小结

致病球菌包括 G⁺ 的葡萄球菌属、链球菌属和 G⁻ 的淋病奈瑟球菌、脑膜炎奈瑟菌以及其他致病球菌。葡萄球菌致化脓性感染、毒素性疾病,链球菌致化脓性感染、猩红热、超敏反应型疾病,肺炎链球菌引起大叶性肺炎等。淋病奈瑟球菌致淋病、结膜炎,脑膜炎奈瑟菌引起流脑。

致病杆菌包括肠道杆菌(埃希菌属、志贺菌属、沙门菌属)、分枝杆菌和其他致病杆菌。肠道杆菌均为 G⁻ 杆菌,生化反应是主要鉴定方法。大肠埃希菌可导致肠外感染、胃肠炎(致病菌株),是卫生细菌学检查的指示性细菌;志贺菌导致细菌性痢疾;沙门菌引起肠热症、食物中毒、败血症等,肥达试验可用来辅助诊断肠热症。分枝杆菌属抗酸染色阳性,生长缓慢,可引起全身多种组织器官的感染,以肺结核最为多见;接种卡介苗是降低结核病发病率的有效措施。

致病螺形菌包括弧菌属、螺杆菌属和弯曲菌属。霍乱弧菌是烈性肠道传染病霍乱的病原体,霍乱肠毒素是主要的致病物质;幽门螺杆菌可导致胃炎和消化性溃疡等;空肠弯曲菌引起散发性细菌性胃肠炎。

致病厌氧菌包括有芽孢的厌氧梭菌属和无芽孢厌氧菌。厌氧芽孢梭菌均为 G⁺ 大杆菌,破伤风梭菌芽孢呈鼓槌状,破伤风痉挛毒素是其主要致病物质;肉毒梭菌引起食物中毒、婴儿肉毒病和创伤感染中毒;产气荚膜梭菌引起气性坏疽和食物中毒。

其他致病原核细胞型微生物包括立克次体、支原体、衣原体、螺旋体、放线菌等。立克次体是一类大小介于细菌与病毒之间、专性寄生于活细胞内的原核细胞型微生物;支原体是一类没有细胞壁、呈高度多形性、可通过滤菌器,在无生命培养基中能自己生长繁殖的最小原核细胞型微生物;衣原体是一类严格寄生于真核细胞、有独特发育周期、能通过滤菌器的原核细胞型微生物;螺旋体是一类细长、柔软、弯曲呈螺旋状、运动活泼的原核细胞型微生物。

（江 华 彭桂英）

复习思考题

1. 葡萄球菌和链球菌的致病物质、所致疾病及其感染病灶的特点有何不同?
2. 破伤风梭菌的感染条件、致病物质与致病机制是什么?如何预防破伤风?
3. 结核分枝杆菌的结构、致病特点与其他细菌有何不同?防治有何特点?
4. 淋病奈瑟球菌与梅毒螺旋体均通过性传播,试比较它们的致病特点。

扫一扫
测一测

第十二章

医 学 病 毒

📝 学习目标

通过本章的学习,掌握病毒的形态与结构、复制周期、致病机制,熟悉病毒的遗传变异机制、抗病毒免疫,了解病毒的人工培养、检查方法与防治原则。

病毒是一类具有独特生物学性状的非细胞型微生物。其主要特征有:①体积非常微小,能通过滤菌器,绝大多数病毒需借助电子显微镜放大几万甚至几十万倍后方可观察;②无细胞结构,只含 1 种类型的核酸(DNA 或 RNA);③严格细胞内寄生,必须在易感的活细胞内增殖,增殖方式为复制;④对常用抗生素不敏感,对干扰素敏感。

病毒的种类繁多,已发现 4 000 种以上,约 10% 对人具有致病性。病毒除引起急性感染外,还可导致持续性感染。有些病毒传染性强(如流感),有些病毒致死率高(如狂犬病、出血热等),有些病毒与肿瘤、自身免疫病和先天性畸形等的发生密切相关。人类的传染病约75% 由病毒感染所致,了解病毒的生物学性状和致病性,对有效防治病毒性疾病具有重要意义。

第一节 病毒的形态与结构

病毒体(virion)是指完整成熟的病毒颗粒(viral particle),是病毒在细胞外的结构形式,具有感染性。病毒的形态与结构是指病毒体的形态与结构。

一、病毒的形态

病毒大小的测量单位为纳米(nanometer,nm,1/1 000μm)。不同病毒的大小差异很大,最大的可达 800nm,最小的只有 18~20nm;大多数医学病毒为 100nm 左右。病毒一般具有较为固定的形态,多数医学病毒和动物病毒呈球形或近似球形,少数为杆状、丝状、子弹状或砖块状,噬菌体(细菌病毒)则多呈蝌蚪状(图 12-1);但某些病毒呈多形性,如流感病毒可呈球形、丝状或杆状等。测量病毒大小最可靠的方法是电子显微镜技术,也可用超速离心、分级超过滤和 X 线晶体衍射等技术研究病毒的大小、形态、结构和亚单位等。

二、病毒的结构

病毒的基本结构包括核心(core)和衣壳(capsid)。衣壳包裹核心组成核衣壳。某些病毒的核衣壳外面还有一层囊膜(envelope,又称包膜),这类病毒称为囊膜病毒(enveloped virus),又称包膜病毒。无囊膜的病毒称裸露病毒(naked virus),核衣壳就是病毒体(图 12-2)。

1. 核心 核心是病毒体的中心区域,主要成分为核酸。每种病毒只含1种类型的核酸(DNA或RNA),构成病毒的基因组(genome)。病毒核酸具有多种类型,可分为双链DNA、单链DNA、双链RNA、单链RNA,并可有线形、环形及分节段等差异。病毒核心除核酸外,还含有少量核酸结合蛋白或功能性蛋白,如聚合酶、转录酶等。病毒核酸是决定病毒遗传、变异、复制和感染的物质基础。

2. 衣壳 衣壳是包绕在病毒核心外的蛋白质外壳,由一定数量、形态大致相似的壳粒(capsomere)聚集构成。壳粒由1种多肽或几种蛋白亚基结合形成。根据壳粒的排列方式,病毒结构有以下3种对称形式:①螺旋对称型:壳粒沿着螺旋形的病毒核酸链对称排列,如正黏病毒和弹状病毒等;②二十面体对称型:病毒衣壳包绕在聚集成团的核酸表面,由许多壳粒镶嵌组成1个具有12个顶、30个棱和20个等边三角形平面的正二十面体,如腺病毒和脊髓灰质炎病毒等;③复合对称型:病毒壳粒的排列既有螺旋对称又有立体对称,如噬菌体的头部是立体对称,尾部是螺旋对称。

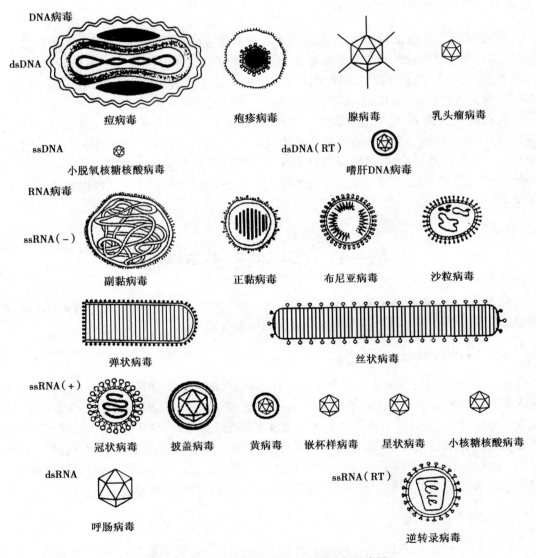

图 12-1 医学病毒的大小比较与形态模式图

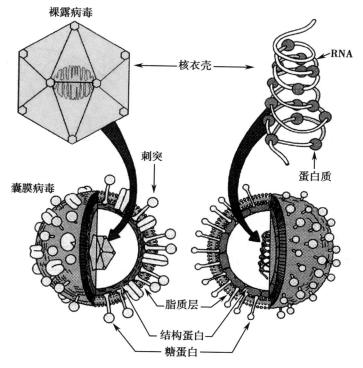

图 12-2　病毒结构示意图

衣壳的主要生物学功能：①保护病毒核酸：避免病毒核酸受核酸酶和其他理化因素的破坏；②参与病毒的感染过程：裸露病毒通过衣壳蛋白与宿主细胞表面受体结合，介导病毒进入宿主细胞；③具有免疫原性：衣壳蛋白可刺激机体产生适应性免疫应答，有时也可引起免疫病理损伤。

3. 囊膜　由衣壳外的糖蛋白与脂质双层构成，是一些种类的病毒在成熟过程中穿过宿主细胞膜或其他膜结构时，以出芽方式向细胞外释放时获得的。病毒囊膜中的蛋白质由病毒基因组编码，而脂类和多糖成分则源于宿主细胞。有些病毒囊膜表面常有不同形状的呈放射状排列的突起，称为囊膜子粒（peplomere）或纤突（spike，又称刺突）。

囊膜的主要生物学功能：①保护病毒；②参与病毒感染和释放：病毒体借助囊膜成分吸附或融合易感细胞，与病毒感染性有关，病毒囊膜上的糖蛋白还参与病毒的释放和扩散；③具有免疫原性：囊膜蛋白可诱发机体产生免疫应答。

第二节　病毒的增殖与人工培养

病毒缺乏独立完成增殖所需的酶系统，只能在易感活细胞内进行增殖。因此，病毒的人工培养需借助于活细胞方能进行。

一、病毒的增殖

病毒的增殖以其基因组为模板，利用宿主细胞的生物化学合成系统，合成、装配成大量的子代病毒颗粒并释放至细胞外。这种以病毒核酸分子为模板进行复制的方式称为自我复制（self-replication）。

笔记栏

（一）病毒的复制周期

从病毒进入宿主细胞至释放子代病毒的连续过程,称为病毒的复制周期。病毒的复制周期包括吸附、穿入、脱壳、生物合成、装配、成熟与释放6个相互联系的阶段(图12-3)。

1. 吸附(adsorption)　病毒吸附于宿主细胞膜上是病毒感染的第一步。吸附主要是通过病毒囊膜或衣壳表面的病毒吸附蛋白(viral attachment protein,VAP)与宿主细胞表面的特异性受体不可逆的结合来完成。这种配体与受体的特异性识别,决定着病毒的宿主范围和组织亲嗜性,称为病毒组织亲嗜性。这种特性主要取决于宿主细胞膜上是否存在与病毒特异性结合的受体,如HIV表面gp120的受体是人类T淋巴细胞表面的CD4分子。有的病毒表面有不同吸附位点,如脊髓灰质炎病毒在体内主要侵犯的靶细胞是神经细胞,在体外细胞培养中却可感染人或猴肾细胞。

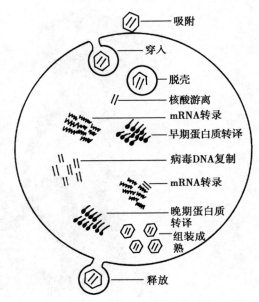

图12-3　双链DNA病毒复制示意图

（图标注：吸附、穿入、脱壳、核酸游离、mRNA转录、早期蛋白质转译、病毒DNA复制、mRNA转录、晚期蛋白质转译、组装成熟、释放）

2. 穿入(penetration)　病毒体吸附于宿主细胞后穿过细胞膜进入细胞内的过程称为穿入。穿入方式随病毒种类而异,裸露病毒一般通过细胞膜内陷,整个病毒体被吞饮入胞内形成吞噬泡;囊膜病毒通过病毒体囊膜与宿主细胞膜融合后,病毒的核衣壳进入细胞内;还有些病毒可采用直接穿入方式使病毒核酸进入宿主细胞内。

3. 脱壳(uncoating)　病毒穿入宿主细胞后脱去蛋白衣壳,将核酸游离释放的过程称为脱壳。多数病毒在穿入后借助细胞溶酶体酶的作用脱壳并释放出病毒基因组。少数特殊结构的大型病毒(如痘类病毒)的脱壳较复杂,溶酶体酶只能脱去部分外层衣壳,还需要通过病毒脱壳酶脱去内层衣壳,病毒核酸才能完全释放出来。有些病毒(如流感病毒)在带着核蛋白时,其基因组已经开始进行mRNA的转录。

4. 生物合成(biosynthesis)　病毒基因组一旦释放到宿主细胞中,即开始病毒的生物合成。这一过程是病毒复制周期的主要环节,包括基因组的复制与基因表达。病毒基因组的复制是指子代病毒遗传物质的合成;病毒的基因表达包括转录和翻译过程,最终合成病毒的蛋白质。按病毒核酸类型及其mRNA的转录方式的差异,可将病毒分为7种类型(巴尔的摩病毒分类系统,Baltimore classification):双链DNA(dsDNA)病毒、单链DNA(ssDNA)病毒、单正链RNA(+ssRNA)病毒、单负链RNA(-ssRNA)病毒、双链RNA(dsRNA)病毒、RNA逆转录病毒和DNA逆转录病毒(乙型肝炎病毒)。

以双链DNA病毒为例简要介绍病毒的生物合成过程:①早期转录和翻译:早期阶段病毒利用细胞核内依赖DNA的RNA多聚酶,转录出早期mRNA,然后在胞质内核糖体中翻译成早期蛋白。早期蛋白为非结构蛋白,主要为合成病毒子代所需的DNA聚合酶、脱氧胸腺嘧啶激酶及多种调控病毒基因组转录和抑制宿主细胞代谢的酶。②晚期转录和翻译:亲代DNA在早期蛋白的作用下,dsDNA病毒的DNA以半保留方式复制,即dsDNA首先在解链酶作用下,分为+ssDNA和-ssDNA 2个单股,然后在DNA聚合酶作用下复制出互补DNA链,形成了2个新的dsDNA,即子代DNA,继而以子代DNA为模板转录晚期mRNA,最后进入胞质翻译出大量晚期蛋白,主要是衣壳蛋白和其他结构蛋白(图12-3)。

5. 装配(assembly)　装配是指将生物合成的蛋白、核酸及其他成分,组装成子代病毒颗粒的过程。不同病毒在宿主细胞内装配的部位和方式有所不同：DNA 病毒(痘病毒除外)一般在细胞核内复制、装配,有时可显现为核内包涵体(如疱疹病毒);RNA 病毒(正黏病毒除外)一般利用自身编码的复制酶,在细胞质内完成复制、装配;逆转录病毒均有其特殊的(反转录)复制酶,其复制与装配较复杂。

6. 成熟与释放(maturation and release) 装配完成的病毒发育成为具有感染性的病毒体的阶段,称为病毒的成熟。成熟的病毒体以不同方式离开宿主细胞的过程称为释放。裸露病毒装配成的核衣壳即为成熟病毒体,通过溶解细胞的方式释放。囊膜病毒装配成核衣壳后以出芽方式释放,一般不直接引起宿主细胞死亡,细胞膜在出芽后可以修复。囊膜上的脂质来自宿主细胞,而囊膜的蛋白则由病毒基因编码合成,故具有病毒的抗原性与特异性。

（二）病毒的异常增殖与干扰

1. 病毒的异常增殖 病毒在宿主细胞内复制时,并非所有的病毒成分均能装配成完整的子代病毒,可因宿主细胞和病毒自身两方面的原因,导致病毒不能顺利完成增殖,出现异常增殖现象。

（1）顿挫感染(abortive infection)：病毒进入非允许细胞(不能为病毒复制提供必要条件的细胞,又称非受纳细胞),因宿主细胞缺乏病毒复制所需的酶或能量等必须条件,不能复制出完整的病毒体,称之为顿挫感染或流产感染。病毒在非允许细胞内呈顿挫感染,而在另外一些细胞内则可能增殖,造成感染。例如,人腺病毒在猴肾细胞内呈顿挫感染,但在人胚肾细胞内则能正常增殖。

（2）缺损病毒(defective virus)：是指在宿主细胞内不能完成复制周期的病毒(基因组有欠缺),需与其他病毒(辅助病毒)共同感染细胞,在其提供有关组分后才能复制出完整病毒。丁型肝炎病毒是缺损病毒,必须依赖其辅助病毒乙型肝炎病毒才能复制。

2. 干扰(interference) 当 2 种病毒感染同一细胞时,可发生一种病毒抑制另一种病毒增殖的现象,称为病毒的干扰。干扰不仅在活病毒间发生,灭活病毒也可干扰活病毒的复制。病毒之间的干扰能阻止发病,亦可使感染终止,使宿主康复。临床上使用疫苗预防病毒性疾病时,应注意合理使用不同病毒体的配伍组成,避免因干扰的发生而影响疫苗的免疫效果。

二、病毒的人工培养

病毒的分离与鉴定是病毒性疾病病原学诊断的金标准,但因其方法复杂、耗时费力、要求严格,主要适用于病毒的实验室研究或流行病学调查。病毒的分离与鉴定主要用于以下情况：①需对疾病进行病原学鉴别诊断;②确定新发或再现病毒性疾病的病原体;③对疾病(尤其病程较长者)治疗具有指导意义;④监测病毒减毒活疫苗是否出现毒力回复突变;⑤病毒性疾病的流行病学调查;⑥病毒生物学性状等研究。

（一）病毒的分离培养方法

目前,病毒的人工培养主要有动物接种、鸡胚培养和细胞培养 3 种方法。

1. 动物接种 早期对病毒生物学性状的研究主要通过动物接种来培养病毒。目前很少用于临床,仅在研究病毒致病性、确定病原、疫苗及新药评价时才应用。

2. 鸡胚培养 有些病毒如流感病毒、痘病毒和腮腺炎病毒等可在鸡胚中进行分离培养。鸡胚的羊膜腔和尿囊腔可用于分离病毒。接种后通过观察鸡胚活动与死亡情况,判定病毒生长情况,可用血凝或血凝抑制试验测定病毒效价。

3. 细胞培养 目前病毒分离鉴定中最常用的方法。需根据病毒的细胞亲嗜性,选择适当的细胞。常用的细胞有 3 种类型：①原代细胞(primary culture cell)：是指用新鲜组织(动物、鸡胚或人胚组织)制备的细胞,对多种病毒的易感性高,主要用于分离病毒,但来源困难。

②二倍体细胞（diploid cell）：可有限传50代左右，便于实验室使用，在传代过程中保持二倍体性质，可用于多种病毒的分离和疫苗的制备等。但经多次传代后会出现细胞老化和衰亡，以致停止分裂。③无限细胞系或株（continuous cell line）：又称连续细胞系，是指能在体外持续传代的细胞，如HeLa、HEp-2细胞等。由肿瘤细胞或二倍体细胞突变而来。此类细胞便于培养和保存，病毒感染性强且稳定，因而被广泛应用于病毒的人工培养，但不能用来源于肿瘤的此类细胞生产疫苗。

（二）病毒的鉴定

检测病毒在培养细胞中增殖的鉴定指标主要有：

1. 细胞病变（cytopathy） 溶细胞型病毒感染细胞后，可引起细胞团缩、裂解、肿大、融合或死亡等病理改变，称为致细胞病变（cytopathic effect，CPE）。不同病毒引起的细胞病变不尽相同，根据选择的细胞类型、细胞病变的状况可对标本中感染的病毒进行初步判定。

2. 空斑形成（plaque formation） 将病毒适当稀释后，接种于敏感的单层细胞中，由于单个病毒的复制增殖使局部单层细胞脱落，形成肉眼可见的空斑，计算空斑数即可计数病毒的数量。

3. 红细胞吸附（hemadsorption） 带有血凝素的病毒（如流感病毒）感染细胞后，受染细胞膜上可出现血凝素，使感染细胞能与脊椎动物（豚鼠、鸡、猴等）的红细胞结合，此现象称为红细胞吸附。常作为检测正黏病毒和副黏病毒等的增殖指标。此外，病毒中和试验和干扰也可用于病毒的测定。

通过病毒的人工培养从标本中新分离到的病毒，如果能稳定传代，应及时冷冻干燥保存，同时做进一步鉴定，以确定种属和型别。

第三节 病毒的遗传与变异

病毒和其他生物一样，具有遗传性和变异性。病毒在复制过程中，其子代与亲代的性状保持相对稳定的特性称为病毒的遗传，子代与亲代性状的差异称为病毒的变异。病毒的毒力和抗原性等均可发生变异。

一、病毒的变异现象

病毒最常见的变异体称病毒突变体（mutant），是指因基因改变而发生某些生物学性状改变的病毒体，其具有容易检测与识别的生物学特性。当该突变体能较稳定地存在，并可在相应的宿主或细胞中传代与存活，则称为变异体（variant）。病毒的变异中，有重要医学意义的有：

1. 温度敏感突变体（temperature-sensitive mutant） 只在容许性温度（如28~35℃）条件下增殖，而在非容许性温度（如37~40℃）条件下不能增殖。脊髓灰质炎减毒活疫苗就是此种突变体。

2. 宿主范围突变体（host-range mutant） 是编码病毒表面蛋白的基因变异所致，变异的病毒体改变了感染宿主的范围或种类。狂犬病疫苗就是利用该变异方式获得的减毒的病毒突变体。

3. 耐药突变体（drug-resistant mutant） 常因编码病毒酶的基因发生变异，导致药物对病毒酶的亲和力降低或失效，从而发生病毒抗药性。

4. 缺陷型干扰突变体（defective interference mutant） 病毒基因组中碱基缺失突变，并发生各种各样的结构重排,与某些病毒感染所致慢性病变有关。

二、病毒的变异机制

病毒的变异机制主要涉及基因突变、基因重组与重配和病毒基因组与宿主细胞基因组的整合。

1. **基因突变** 是指病毒的核酸复制过程中发生差错而导致其碱基序列发生改变。这种改变可以是自然发生,也可以通过人工诱导产生。病毒在增殖过程中,其自发突变率为 10^{-8}~10^{-5},人工诱导可增加病毒的突变率,如温度、紫外线、X 射线、α 射线、β 射线、γ 射线和亚硝酸盐、羟胺、5-氟尿嘧啶等理化因素的影响,均可诱导病毒突变,产生温度敏感突变体、宿主范围突变体、耐药突变体等。

2. **基因重组与重配** 2 种或 2 种以上亲缘关系较密切的病毒感染同一细胞时,病毒之间可发生基因片段互换,从而导致病毒的变异,称为基因重组(gene recombination)。重组病毒体含有来自 2 个亲代病毒的核苷酸序列,其子代病毒具有 2 个亲代病毒的特性。基因组分节段的 RNA 病毒(如流感病毒、轮状病毒等)通过交换 RNA 片段而进行的基因重组,称为基因重配(reassortment)。

3. **病毒基因组与宿主细胞基因组的整合** 除病毒间发生基因重组外,某些病毒还能与宿主细胞的基因组发生基因重组。多种 DNA 病毒(如疱疹病毒、腺病毒、多瘤病毒等)、逆转录病毒等具有整合宿主细胞染色体的特性,基因整合易导致宿主细胞发生恶性转化。

三、病毒变异的医学意义

病毒遗传的稳定性保证了病毒物种的稳定,病毒的变异又可以使其适应环境的变化,从而病毒物种得以进化。研究病毒的遗传学规律及遗传变异的特性,对控制病毒感染的发生和流行以及利用病毒造福人类等具有重要的实践意义,主要体现在利用病毒的变异体制备减毒活疫苗、基因工程疫苗等预防病毒感染性疾病;对病毒致病机制的研究,确定病毒的毒力基因、转化基因等;通过核酸杂交、PCR 等技术检测病毒的核酸,诊断病毒性疾病。

第四节 病毒的感染与免疫

病毒可通过多种途径进入机体,并在体内细胞中增殖的过程称为病毒感染。如导致宿主细胞不同程度的损伤,当表现明显的临床症状时,称为病毒感染性疾病。机体免疫系统对病毒产生的防御反应称抗病毒免疫。病毒感染的结局取决于病毒、宿主和影响机体免疫应答的因素。因此,不同个体感染同一种病毒,感染及抗感染结局各异。

一、病毒的感染

(一) 病毒感染的途径与传播方式

病毒侵入机体的途径和方式直接影响病毒感染的发生和发展。引起机体感染的病毒体的主要来源包括患者和病毒携带者、被病毒感染的动物或携带病毒的动物、被病毒污染的医疗器械及生物制品(如血液、血制品)等。病毒感染的传播方式包括垂直传播和水平传播。

1. **垂直传播(vertical transmission)** 又称母婴传播(maternal transmission),指母体的病毒主要经过胎盘-胎儿或产道-新生儿(也可见其他方式,如围产期哺乳等),由亲代传播给子代导致感染的方式。多种病毒可经垂直传播引起感染,如乙型肝炎病毒、巨细胞病毒、人类免疫缺陷病毒和风疹病毒等。此感染可导致死胎、流产、早产或先天畸形,子代也可不出现任何症状或成为病毒携带者。

2. 水平传播(horizontal transmission) 指病毒在人群中不同个体之间的传播,包括人-人和动物-人之间(包括通过媒介)的传播,为大多数病毒的传播方式。病毒主要通过呼吸道、消化道、泌尿生殖道、皮肤等途径传播,但在特定条件下可直接进入血液循环,如输血、注射、机械损伤和昆虫叮咬等方式感染机体。

(二)病毒感染的致病机制

病毒的致病作用是指病毒侵入机体后,进入宿主细胞并在细胞中增殖复制,并扩散到多数易感细胞,最终导致宿主组织器官的损伤和功能障碍。

1. 病毒感染对宿主细胞的直接作用

(1)杀细胞效应(cytocidal effect):指病毒在宿主细胞内复制成熟后,短时间内一次释放大量子代病毒,造成宿主细胞被破坏、死亡,这种作用称为病毒的杀细胞效应。如脊髓灰质炎病毒、腺病毒等。具有杀细胞效应的病毒一般引起急性感染。其机制涉及:①病毒增殖可阻断细胞核酸与蛋白质的合成,使细胞新陈代谢功能紊乱,造成细胞病变与死亡;②病毒大量复制对细胞核、细胞膜、内质网和线粒体等细胞器的损伤,导致细胞裂解死亡;③细胞溶酶体结构和通透性增加或破坏,溶酶体中的酶类可致细胞自溶;④病毒抗原成分也可嵌于宿主细胞膜表面,引起抗原改变,导致宿主细胞免疫性损伤;⑤病毒产生的毒性蛋白对细胞的毒性作用,如腺病毒表面的蛋白纤维突起,具有毒性作用。

(2)稳定状态感染(steady state infection):某些囊膜病毒,在宿主细胞内复制增殖后以出芽方式释放子代病毒,其过程缓慢、病变相对较轻,细胞在短时间内不会出现溶解和死亡,称为病毒稳定状态感染。此类病毒在释放子代病毒时,可致宿主细胞发生一定的变化,如病毒感染细胞膜上出现由病毒基因编码的新抗原,可被机体的特异性抗体或CTL所识别杀伤;有些病毒(如麻疹病毒)感染细胞时,病毒的酶类或感染细胞释放的溶酶体酶,使感染细胞膜改变,导致感染细胞与邻近细胞融合,数个细胞形成多核巨细胞或合胞体,有利于病毒扩散。

(3)包涵体形成:有些病毒感染细胞后,在普通显微镜下可见胞浆或胞核内出现与正常细胞结构差异和着色不同的圆形或椭圆形斑块结构,称为包涵体(inclusion body)。病毒包涵体由病毒颗粒或未装配的病毒成分组成,也可能是病毒增殖的场所或细胞对病毒作用的反应物。病毒包涵体具有一定的特征,且与病毒的增殖、存在有关,可作为病毒感染的辅助诊断依据。如狂犬病毒导致的内氏小体(又称内基小体),可用于诊断狂犬病。

(4)细胞凋亡(apoptosis):指由细胞基因控制的细胞程序性死亡。有些病毒感染细胞后,直接或由病毒编码的蛋白因子的间接作用,激活宿主细胞凋亡基因,导致细胞凋亡,如HIV、腺病毒等。

(5)基因整合与细胞转化:某些DNA病毒或逆转录病毒在感染中,可将基因组整合于宿主细胞基因组中,称为整合。病毒基因组整合有2种方式:①全基因组整合,如逆转录病毒复制过程中,原病毒DNA整合至宿主细胞DNA中;②失常式整合,DNA病毒复制时,病毒基因组中的部分基因或DNA片段随机整合至宿主细胞DNA中,整合的病毒DNA可随细胞分裂而带入子代细胞中。病毒基因的整合,可使细胞增殖加速,导致细胞恶性转化;细胞转化也可由病毒基因产物引起,与某些肿瘤的形成密切相关。

2. 病毒感染的免疫损伤 病毒感染机体后,通过病毒抗原激发机体免疫应答,除可清除病毒等有利作用外,还可引起免疫损伤。其机制主要包括以下几方面:

(1)抗体介导的免疫损伤:病毒感染宿主细胞产生的抗原,可使机体产生抗体从而引起免疫损伤。其机制主要包括:①某些病毒感染细胞膜上出现的病毒抗原或暴露出的自身抗原与其诱发产生的特异性抗体结合,通过Ⅱ型超敏反应导致免疫病理损伤;②有些病毒抗原与相应抗体结合形成免疫复合物,沉积于某些器官组织的膜表面,通过Ⅲ型超敏反应引起病理损伤。

(2)T细胞介导的免疫损伤:T细胞免疫在病毒感染的恢复中起着非常重要的作用,然而特异性CTL同时也对出现了新抗原的宿主细胞造成损伤,属于Ⅳ型超敏反应。如受HBV感染的肝细胞膜表面出现的抗原,CTL介导的效应既可清除病毒,也可造成肝细胞的损伤。

(3)致炎性细胞因子介导的免疫损伤:病毒感染引起体内IFN-γ、TNF-α、IL-1等细胞因子的大量产生,可导致细胞因子风暴,引起休克、DIC、恶病质等严重病理过程,甚至危及生命。

(4)病毒对免疫系统的损伤:许多病毒感染可引起机体免疫应答降低或暂时性的免疫抑制,使得病毒性疾病加重、持续,如麻疹病毒。某些病毒对免疫活性细胞的杀伤,如HIV感染CD4$^+$T细胞和巨噬细胞,可严重损伤宿主的免疫功能,因此,艾滋病患者极易发生机会性感染或并发恶性肿瘤。有些病毒感染还可致免疫功能紊乱,从而引发自身免疫病。

3. 病毒的免疫逃逸 病毒可能通过逃避免疫监视、防止免疫激活或阻止免疫应答的发生等方式实现免疫逃逸。病毒的免疫逃逸能力也是病毒致病作用的一个重要因素。

(三)病毒感染的类型

病毒侵入机体后,病毒感染的类型受到病毒的种类、毒力以及机体免疫力等因素影响,表现出不同的临床类型。有些病毒只在入侵部位感染细胞,称为局部感染;有些病毒则从入侵部位通过循环系统或神经系统向全身或远处播散,造成全身感染,病毒进入血流,称为病毒血症。依据有无临床症状,病毒感染可分为隐性感染和显性感染。

1. 隐性感染(inapparent infection) 病毒进入机体后,不引起临床症状的感染称为隐性感染或亚临床感染。其原因可能与入侵机体的病毒数量少、毒力弱及机体抵抗力强等有关。病毒隐性感染者虽不出现临床症状,但仍可获得对该病毒的特异性免疫而终止感染,如脊髓灰质炎病毒和乙型脑炎病毒的大多数感染者呈隐性感染。部分病毒隐性感染者不能产生有效的免疫力,病毒可在体内增殖不被清除,并可长期向外界播散,这种感染者称为病毒携带者。病毒携带者为重要的传染源,在流行病学上具有十分重要的意义。

2. 显性感染(apparent infection) 病毒进入机体,在宿主细胞内大量增殖,造成细胞结构和功能损伤,导致机体出现临床症状和体征,称为显性感染或临床感染。根据病毒在体内感染的过程及滞留时间,显性感染可分为急性感染和持续性感染。

(1)急性感染(acute infection):其特点是病毒入侵机体后,潜伏期短、发病急、病程数日至数周,除死亡病例外,宿主一般能在出现症状后的一段时间内,将病毒清除掉而进入恢复期,病后常获得特异性免疫力。如流感病毒、甲型肝炎病毒等。

(2)持续性感染(persistent infection):某些病毒感染后,病毒可在机体内持续存在较长时间,达数月至数年甚至终生携带病毒,并可成为重要的传染源。临床表现可出现症状,也可不出现症状。根据临床症状或发病机制,持续性感染分为3种类型:①潜伏性感染(latent infection):在原发感染后,病毒基因组存在于宿主特定组织或细胞中,但病毒不复制,也不出现临床症状。在某些条件下,病毒可被激活增殖复制,而导致疾病急性发作,并可以检测出病毒。如水痘-带状疱疹病毒初次感染儿童时引起水痘,病毒可长期潜伏在脊髓后根神经节或脑神经节,成年期机体免疫力低下时,潜伏的病毒可被激活而引起带状疱疹。②慢性感染(chronic infection):病毒进入机体后,未能完全清除,临床症状轻微或无症状,迁延不愈导致体内长期带病毒,引起慢性感染或成为无症状携带者,如乙型肝炎病毒、丙型肝炎病毒、巨细胞病毒和EB病毒等。③慢病毒感染(slow virus infection):病毒感染后有很长的潜伏期,可达数月、数年甚至数十年,此时机体一般无临床症状或症状轻微,几乎检测不到病毒,但症状一旦出现多为进行性加重并导致死亡。如人类免疫缺陷病毒感染引起的艾滋病和麻疹病毒引起的亚急性硬化性全脑炎。

二、抗病毒免疫

机体抗病毒免疫包括固有免疫和适应性免疫。前者在病毒感染早期能够限制病毒的增殖与扩散,后者则决定病毒能否从体内彻底清除。

(一) 固有免疫

固有免疫构成了机体抗病毒感染的第一道防线,其中干扰素和自然杀伤细胞起主要作用。其他固有免疫因素在抗病毒感染中的作用,此处不再赘述。

1. 干扰素　干扰素(IFN)是由病毒或其他干扰素诱生剂刺激人或动物细胞所产生的一种糖蛋白,具有抗病毒、抗肿瘤和免疫调节等多种生物学活性。病毒及其他细胞内寄生物、细菌内毒素、原虫、一些中草药和人工合成的双链 RNA 是干扰素诱生剂。

干扰素合成后很快释放到细胞外,作用于自身或邻近细胞。干扰素在感染的起始阶段就发挥重要作用。IFN 抗病毒活性的特点主要表现为:①干扰素是诱生蛋白质,其产生需要诱生剂。正常细胞一般不能自发产生干扰素,干扰素基因处于被抑制的静止状态。只有在某些特定因素的作用下才能诱使细胞产生干扰素。②间接性:IFN 不能直接使病毒灭活,其抗病毒作用是通过诱导产生酶类等效应蛋白发挥作用,主要有 $2',5'$- 腺嘌呤核苷合成酶($2',5'$-A 合成酶)、核糖核酸酶(激活后可降解病毒 mRNA)和蛋白激酶(可抑制病毒蛋白质的合成)。③广谱性:IFN 几乎可以使所有病毒的增殖受到抑制,但病毒种类不同对其敏感性也不尽相同。④种属特异性:IFN 的种属特异性是相对而言,一般在同种细胞中活性最高。⑤高活性:50 个左右 IFN 分子即可诱导一个细胞产生抗病毒状态。

2. NK 细胞　NK 细胞可直接破坏病毒感染的靶细胞,在抗病毒免疫中发挥着重要作用。在病毒感染早期,病毒感染的细胞膜发生变化,NK 细胞识别受染靶细胞,在体内 4 小时即可表现出杀伤效应,且该效应不受 MHC 分子限制,无须抗体参与。

(二) 适应性免疫

病毒突破机体固有免疫的第一道防线后,适应性免疫发挥抗病毒作用,主要依赖适应性免疫。抗病毒适应性免疫包括:

1. T 淋巴细胞介导的细胞免疫　机体对细胞内病毒的清除,主要依靠 CTL 和 CD4$^+$Th1 细胞发挥抗病毒作用。

(1)CTL 的杀伤作用:CTL 能识别与 MHC 分子结合的靶细胞表面的病毒抗原肽,通过细胞裂解和细胞凋亡 2 种机制,直接杀伤靶细胞。主要机制包括:分泌穿孔素、颗粒酶、TNF,或激活 Fas 分子,直接杀伤靶细胞或诱导靶细胞凋亡。个别病毒感染后,CTL 虽有抗病毒作用,但并未发生靶细胞破坏的现象,此种非溶细胞性 T 细胞的作用,在神经系统病毒感染和 HBV 持续感染中已被证实。

(2)Th1 细胞的抗病毒作用:活化的 Th1 细胞分泌 IFN-γ、TNF-α 和 IL-2 等多种细胞因子,通过激活巨噬细胞和 NK 细胞,诱导炎症反应,促进 CTL 的增殖与分化,限制病毒的扩散和增殖。

2. B 淋巴细胞介导的体液免疫　机体受病毒感染或接种疫苗后,产生针对病毒某些表面抗原的特异性抗体,主要对细胞外的游离病毒和病毒感染细胞发挥作用。特异性抗体包括中和抗体和非中和抗体。中和抗体可直接封闭病毒与细胞结合的抗原表位,或改变病毒表面构型,阻止病毒吸附、侵入易感细胞,还可与病毒形成免疫复合物被巨噬细胞清除,以及通过激活补体使病毒裂解。此外,抗体与病毒感染细胞的表面抗原结合,可以介导 NK 细胞、巨噬细胞及中性粒细胞的 ADCC 以及免疫调理作用而杀伤受染细胞,发挥抗病毒作用。

第五节 病毒感染的检查方法与防治原则

一、病毒感染的检查方法

(一)病毒标本的采集与送检

不同病毒感染采取不同部位的标本,如鼻咽液、痰液、粪便、脑脊液和血液等。用于分离病毒或检测病毒及其核酸的标本应采集病程初期或急性期的标本。对于本身带有杂菌的标本如粪便、鼻咽液或痰液应加抗生素处理以杀死标本中的细菌或真菌等微生物。由于病毒在常温下容易失活,标本应注意冷藏并及时送检。病变组织可置于含抗生素的 50% 中性甘油缓冲盐水中低温保存。不能立即检查的标本,应置于 –70℃以下保存。血清学检查标本应在发病初期和病后 2~3 周内各取 1 份血清,以便于动态观察双份血清抗体效价。早期单份血清可检测 IgM 抗体。血清抗体标本应在 –20℃保存。

(二)病原学检查法

1. 形态学检查法 含有病毒的样本,可应用电镜技术进行观察。普通光学显微镜不能直接观察病毒颗粒,但有些病毒在宿主细胞内增殖后,在细胞的一定部位(胞核和胞质)出现嗜碱性或嗜酸性包涵体,对病毒感染的诊断有一定价值。

2. 免疫学检查法

(1)病毒抗原的检测:病毒抗原的检测是根据免疫学原理,用已知抗体检测标本中待测病毒抗原。目前多采用免疫标记方法,包括免疫酶标记技术、放射性核素标记技术和荧光标记技术等。

(2)病毒抗体检测:用已知病毒抗原检测患者血清中的抗体,是检查病毒感染的主要实验方法之一。主要有:①中和试验:常用于检测患者血清中抗体的消长情况,也可用来鉴定未知病毒或研究病毒的抗原结构。②血凝抑制试验:用相应抗体与病毒结合后,抑制病毒表面的血凝素(HA)与红细胞结合,常用于黏病毒、乙型脑炎病毒感染的辅助诊断。此外,还可采用补体结合试验、凝胶免疫扩散试验、酶联免疫吸附试验(ELISA)、免疫荧光试验(IFA)、蛋白质印迹试验等进行检测。

3. 病毒核酸的检测法 核酸是诊断病毒感染的特异性指标。其检测方法具有快速、敏感、特异且只需极少量标本等优点,常用的有 PCR、斑点杂交、核酸杂交、基因芯片和基因测序等。

二、病毒感染的防治原则

目前对病毒感染尚无特效药物,因此病毒感染的防治主要以预防为主。

(一)病毒感染的预防

特异性免疫力的产生是预防和控制病毒感染的主要方法。人工免疫是通过给人群接种疫苗或输注免疫效应物质而使机体获得特异性免疫力的方法,包括人工主动免疫和人工被动免疫。

1. 人工主动免疫 人工主动免疫是给机体接种病毒疫苗以获得对该病毒的特异性免疫力。此方法预防病毒感染已取得显著成绩,如普遍接种牛痘苗已使天花灭绝。目前常用

笔记栏

的有减毒活疫苗(如脊髓灰质炎疫苗)、灭活疫苗(如狂犬疫苗)、亚单位疫苗(如流感病毒血凝素 18 个氨基酸肽)、基因工程疫苗(如重组乙肝疫苗)和核酸疫苗等。

2. 人工被动免疫　主要是从正常人血浆中提取的丙种球蛋白(gamma globulin),可用于某些病毒性疾病(如麻疹、狂犬病、甲型肝炎等)的紧急预防。常用制剂有胎盘丙种球蛋白、人血清丙种球蛋白,或者针对特定病毒的高效价特异性免疫球蛋白(如乙型肝炎免疫球蛋白)等。

（二）病毒感染的治疗

由于病毒以复制的方式在宿主细胞内增殖,故理想的抗病毒药物应选择性地抑制病毒增殖而不损害宿主细胞或机体。目前尚缺乏理想的抗病毒药物。临床抗病毒药物主要有:①抗病毒化学药物:主要有核苷类化合物、非核苷类逆转录酶抑制剂、蛋白酶抑制剂等;②干扰素及其诱生剂:干扰素具有广谱抗病毒作用,主要用于 HBV、HCV、人类疱疹病毒和乳头瘤病毒等感染的治疗;③抗病毒基因制剂:抗病毒基因制剂如反义寡核苷酸技术、干扰RNA 和核酶等也在研制开发中;④中草药:我国中草药资源丰富,用于防治病毒感染已有悠久的历史。迄今已筛选出数百种具有抗病毒作用的中草药,如板蓝根、大青叶、金银花、连翘、大蒜、黄芪和甘草等。

学习小结

病毒是一类体积微小、结构简单、只含 1 种类型核酸、严格活细胞内寄生的非细胞型微生物。病毒的基本结构是核衣壳。病毒的增殖方式为复制,复制周期包括吸附、穿入、脱壳、生物合成、装配、成熟与释放等 6 个阶段。病毒异常增殖现象包括顿挫感染、缺损病毒及干扰。最常用的病毒分离方法是细胞培养,病毒在细胞中的增殖现象有细胞病变、空斑形成、红细胞吸附、中和试验和干扰等。病毒的变异机制主要有基因突变、基因重组与重配,以及病毒基因组与宿主细胞基因组的整合。常见的病毒变异体有温度敏感突变体、宿主范围突变体、耐药突变体、缺陷型干扰突变体等。

病毒可通过多种途径进入机体引起感染,通过直接损伤和免疫病理损伤导致宿主细胞出现多种病变。病毒感染类型包括隐性感染和显性感染、急性感染和持续性感染。机体免疫系统主要通过固有免疫和适应性免疫,限制病毒的增殖与扩散,并最终清除病毒。病毒感染的检查方法主要包括形态学检查法、免疫学检查法、病毒核酸检测法。目前对病毒感染主要以预防为主,通过主动接种疫苗或输注免疫效应物质,获得特异性免疫。临床抗病毒药物主要有抗病毒化学药物、干扰素及其诱生剂、抗病毒基因制剂、中草药等。

（李波清　蔡文辉）

复习思考题

1. 筛选或研制抗病毒药物时,你认为最理想的抗病毒药物应该阻断病毒复制的哪一个阶段。

2. 人体免疫系统对病毒感染有哪些应答反应? 可能产生的后果有哪些?

 扫一扫
测一测

第十三章

常见致病病毒

学习目标

通过本章的学习,掌握常见致病病毒的生物学特性和所致疾病,熟悉常见致病病毒的致病机制,了解常见致病病毒的检查方法和防治原则,为学习内科学、传染病学等临床课程奠定基础。

感染人类的致病病毒包括 DNA 病毒、RNA 病毒和逆转录病毒,生物学分类归属 20 个科,习惯上按感染途径、病理特征、临床症状、传播媒介等进行分类。

第一节 呼吸道病毒

呼吸道病毒(respiratory virus)是指以呼吸道为侵入门户,在呼吸道黏膜上皮细胞中增殖,引起呼吸道局部感染或呼吸道以外组织器官病变的病毒。常见的呼吸道病毒有正黏病毒科(流感病毒)、副黏病毒科(如麻疹病毒、副流感病毒和腮腺炎病毒等)、冠状病毒科(如严重急性呼吸综合征冠状病毒等)以及其他病毒科中的一些种类(如鼻病毒、风疹病毒、腺病毒、呼肠孤病毒等)。

一、正黏病毒

正黏病毒(orthomyxovirus)是指对人或某些动物细胞表面的黏液蛋白有特殊亲和性的一类囊膜病毒,具有分节段的单负链 RNA 基因组。流行性感冒病毒(influenza virus)简称流感病毒,分甲、乙、丙 3 种类型(属)。其中,甲型流感病毒宿主范围很广,是人和动物流感的主要病原体;乙、丙两型虽然也较常见,但症状较轻。

(一)生物学性状

1. 形态与结构 流感病毒多呈球形,直径 80~120nm;初次从宿主分离出的病毒有时呈丝状或杆状,约 20nm × 250nm。病毒体由核心、基质蛋白和脂质囊膜等构成(图 13-1)。

(1)核心:由分节段的单股负链 RNA 组成。甲型和乙型流感病毒有 8 个 RNA 节段,每个 RNA 节段分别编码不同的蛋白质,其中第 1~3 片段编码 RNA 多聚酶(PB2、PB1、PA),第 4 片段编码血凝素(hemagglutinin,HA),第 5 片段编码核蛋白(nucleoprotein,NP),第 6 片段编码神经氨酸酶(neuraminidase,NA),第 7 片段编码基质蛋白 M1 和 M2,第 8 片段编码非结构蛋白 NS1 和 NS2(含抑制宿主细胞蛋白合成成分);丙型流感病毒只有 7 个节段(无编码 NA 片段,但其 HA 具酯酶活性)。RNA 分节段的特点使病毒易发生变异。病毒 RNA 均由呈螺旋对称排列的 NP 盘旋包绕,称为核糖核蛋白(ribonucleoprotein,RNP),即核衣壳。

NP 是主要结构蛋白，免疫原性较稳定，发生变异少，其抗体无中和病毒的能力。

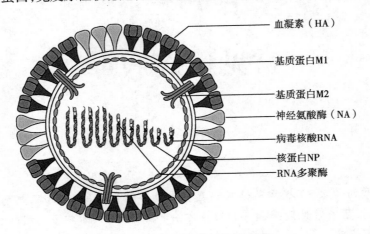

图 13-1　流感病毒结构模式图

（2）基质蛋白和脂质囊膜：包裹在 RNP 及 RNA 多聚酶的外面。内层为基质蛋白 1（matrix protein1，M1），可与 RNP 相互作用，有装配囊膜和保护效用，其抗原性稳定，与 NP 共同构成流感病毒型的特异性抗原。外层为来自宿主细胞膜的脂质双层结构。甲型和乙型流感病毒囊膜上面镶嵌 3 种蛋白——基质蛋白 2（M2，也称膜蛋白）、血凝素（HA）和神经氨酸酶（NA）。M2 数量很少，是一种跨膜离子通道蛋白，与病毒脱壳等有关；HA 和 NA 为糖蛋白纤突，HA 数量较 NA 多，约为 5∶1，构成表面抗原，是流感病毒亚型的分类依据，也决定感染特性。

HA 约占病毒蛋白的 25%，为糖蛋白三聚体。每个 HA 单体的前体蛋白（HA0）由 HA1 和 HA2 通过精氨酸和二硫键连接而成。HA 必须在受细胞蛋白酶水解作用下裂解精氨酸而活化为由二硫键连接的 HA1 和 HA2，才能形成病毒的感染性。HA1 是病毒与红细胞、宿主细胞受体（唾液酸）连接的部位，与病毒吸附和感染有关；HA2 具有膜融合活性，参与病毒囊膜与细胞膜融合并释放核衣壳的过程。HA 的主要功能包括：①凝集红细胞：通过与红细胞表面的糖蛋白受体结合，引起多种动物或人红细胞凝集，病毒特异性抗体可以抑制红细胞凝集的形成；②吸附宿主细胞：通过与细胞表面特异性受体结合而促进流感病毒与宿主细胞的吸附，与病毒的组织亲嗜性和病毒进入细胞的过程有关；③具有抗原性：HA 刺激机体产生的特异性抗体为保护性抗体，具有中和病毒感染和抑制血凝的作用。

NA 约占病毒蛋白的 5%，为糖蛋白四聚体，由 4 个同源亚单位组成。NA 的主要功能有：①参与病毒释放：通过水解病毒感染细胞表面糖蛋白末端的 N- 乙酰神经氨酸，促使成熟病毒体的芽生释放；②促进病毒扩散：通过破坏病毒与细胞膜上特异受体的结合，液化细胞表面黏液，促进病毒从细胞上解离以及病毒的扩散；③具有抗原性：NA 刺激机体产生的特异性抗体可以抑制病毒的释放与扩散，但不能中和病毒的感染性。

2. 分型与变异　根据 NP 和 MP 的抗原性不同，流感病毒被分为甲、乙、丙 3 型。甲型流感病毒根据其表面 HA 和 NA 抗原性的不同，又分为若干亚型，迄今发现 16 种 HA 和 9 种 NA。目前，人类甲型流感病毒亚型主要有 H1、H2、H3 和 N1、N2 抗原构成的亚型。流感病毒 HA 和 NA 的抗原性变异包括抗原漂移（antigenic drift）和抗原转变（antigenic shift）2 种形式。抗原漂移属于量变，即亚型内变异，变异幅度小或连续变异，通常由病毒基因点突变和人群免疫力选择性降低引起，易引起小规模的流感流行。抗原转变是指在自然流行条件下，甲型流感病毒表面的 1 种或 2 种抗原结构发生大幅度的变异，或者由于 2 种或 2 种以上甲型流感病毒感染同一细胞时发生基因重组而形成的变异,可出现抗原结构不同的新亚型(如 H1N1 转变为 H2N2 等),属于质变。由于人群普遍缺少对新亚型病毒体的免疫力,可以引起流感大流行。甲型流感病毒的抗原性变异与流感大流行情况见表 13-1。

表 13-1 甲型流感病毒的抗原性变异与流感大流行

亚型(别名)	代表病毒体	流行年代
H0N1(原甲型)	A/PR/8/34	1918—1946
H1N1(亚甲型)	A/FM/1/47	1946—1957
H2N2(亚洲甲型)	A/Singapore/1/57	1957—1968
H3N2(香港甲型)	A/Hong Kong/1/68	1968—1977
H1N1、H3N2(香港甲型与新甲型)	A/USSR/90/77	1977
H1N1(甲型 H1N1)	A/California/04/2009	2009

3. 培养特性 流感病毒能在鸡胚羊膜腔和尿囊腔中增殖,初次分离培养接种鸡胚羊膜腔内,传代培养接种于尿囊腔内。增殖的病毒游离于羊水或尿囊液中,可用红细胞凝集试验检测病毒。流感病毒可在人羊膜、猴肾、狗肾等细胞中增殖,但不引起明显的致细胞病变(CPE),利用 HA 的凝集与吸附红细胞能力,可以使用红细胞吸附试验(hemadsorption test)检测病毒的感染与增殖情况。

4. 抵抗力 流感病毒抵抗力较弱,对干燥、日光、紫外线以及乙醚、甲醛等理化因素敏感。不耐热,56℃ 30 分钟即被灭活。室温下病毒传染性很快丧失,在 4℃能存活 1 周,−80℃能长期保存。

(二)致病性与免疫性

1. 致病性 传染源主要是患者,其次为隐性感染者。甲型流感病毒除感染人类外,还可以感染禽、猪、马等;乙型流感病毒仅在人和海豹中流行;丙型流感病毒只感染人类。主要由飞沫、气溶胶通过呼吸道在人群中传播。人群普遍易感,潜伏期长短取决于侵入病毒量和机体免疫状态,一般为 1~4 天。

病毒侵入呼吸道上皮细胞后,可迅速形成子代病毒并感染邻近细胞,引起广泛的细胞空泡变性,患者出现畏寒、头痛、发热、全身酸痛、鼻塞、流涕、咳嗽等症状。在症状出现的 1~2 天内,病毒可随分泌物大量排出,以后则迅速减少。由于流感病毒受体主要分布于人的咽喉和鼻腔的细胞表面,禽流感病毒受体主要分布于人体下呼吸道的支气管和其前端的肺泡细胞上,因此,禽流感病毒一般不能在人群中直接传播,但重组形成的变异体可能引起人类感染。

2. 免疫性 人感染流感病毒后可产生特异性免疫应答。呼吸道黏膜局部的 SIgA 抗体有阻断病毒感染的作用,但只能存留几个月。血清中抗 HA 特异性抗体为中和抗体,有抗病毒感染、减轻病情的作用,可持续数月至数年;抗 NA 特异性抗体可以抑制病毒的释放与扩散,但不能中和病毒的感染性;抗 NP 特异性抗体具有型特异性,可用于病毒的分型。流感病毒特异性 $CD4^+T$ 淋巴细胞可以辅助 B 淋巴细胞产生特异性抗体,$CD8^+T$ 细胞可通过直接作用和溶解病毒感染细胞而发挥抗病毒作用,参与病毒的清除与疾病的恢复。

(三)病原学检查法

在流感流行期间,根据典型临床症状可以初步诊断,但确诊或流行病学监测必须结合实验室检查,主要包括病毒的分离与鉴定、血清学诊断和快速诊断方法。

1. 病毒的分离与鉴定 采集发病 3 天内患者的咽漱液或咽拭子,经抗生素处理后接种于 9~11 日龄鸡胚羊膜腔或尿囊腔中,33~35℃孵育 3~4 天后,收集羊水或尿囊液进行红细胞凝集试验。如红细胞凝集试验阳性,即用红细胞凝集抑制试验鉴定病毒型别。

2. 血清学诊断 采取患者急性期(发病 5 天内)和恢复期(病程 2~4 周)双份血清,用血凝抑制试验(HIT)检测抗体效价,如果恢复期比急性期血清抗体效价升高 4 倍以上,即可诊断。补体结合试验可以检测 NP、MP 抗体,辅助诊断新近感染。

3. 快速诊断 采用间接或直接免疫荧光法检查患者鼻黏膜印片或呼吸道脱落上皮细胞涂片中的病毒抗原。采用 ELISA 检查患者呼吸道脱落上皮细胞或咽漱液中的病毒颗粒或病毒抗原。采用 PCR、核酸杂交或序列分析等检测病毒核酸,用于快速诊断。

(四) 防治原则

1. 一般预防措施 加强锻炼,流行期间避免人群聚集,必要的情况下进行空气消毒等。

2. 特异性预防措施 在流感流行季节之前对易感人群接种流感疫苗。由于流感病毒的变异,需用当地流行病毒体及时制备特异性预防疫苗。

3. 综合治疗措施 神经氨酸酶抑制剂奥司他韦、扎那米韦对甲型 H1N1 流感病毒有效。干扰素、中草药等有一定疗效。

二、副黏病毒

副黏病毒(paramyxovirus)类似正黏病毒,对黏液蛋白有亲和性,螺旋衣壳有囊膜,负单链 RNA 病毒,但副黏病毒基因组不分节段。感染人类的副黏病毒包括副流感病毒、麻疹病毒、呼吸道合胞病毒、腮腺炎病毒,以及新现的尼帕病毒与人偏肺病毒等。

(一) 麻疹病毒

麻疹病毒(measles virus)属于副黏病毒科(Paramyxoviridae)麻疹病毒属(*Morbillivirus*),是急性呼吸道传染病麻疹的病原体。

1. 生物学性状

(1)形态与结构:麻疹病毒呈球形或丝形,直径为 120~250nm。核心为单负链 RNA,基因组全长约 16kb,有 6 个基因,编码磷酸化蛋白、NP、M 蛋白、融合蛋白、血凝素蛋白和依赖 RNA 的 RNA 聚合酶。衣壳包绕核酸,呈螺旋对称。其外有囊膜,囊膜上有能凝集猴红细胞的血凝素(HA)和融合蛋白[(兼具有溶血作用,也称溶血素(haemolysin,HL)]。HA 和 HL 有抗原性,可诱导产生保护性抗体。麻疹病毒抗原性较稳定,只有 1 个血清型。

(2)培养特性:麻疹病毒可在许多原代或传代细胞(如人胚肾、人羊膜、Vero、HeLa 等细胞)中增殖,并引起细胞融合或形成多核巨细胞病变等。在病毒感染细胞质及细胞核内可见嗜酸性包涵体。

(3)抵抗力:麻疹病毒抵抗力较弱,加热 56℃ 30 分钟和常用消毒剂都能灭活病毒,对日光及紫外线敏感。

2. 致病性与免疫性

(1)致病性:人是麻疹病毒的唯一自然储存宿主。传染源是急性期患者,在患者出疹前 6 天至出疹后 3 天内有传染性;主要通过飞沫传播,也可经用品或密切接触传播。麻疹传染性极强,易感者接触患者后几乎全部发病。潜伏期为 9~12 天。麻疹病毒经呼吸道进入机体后,感染有麻疹病毒受体 CD46 分子的靶细胞,并在其中增殖,之后侵入淋巴结增殖并入血形成第一次病毒血症;病毒随血流到达全身淋巴组织中大量增殖,再次入血,形成第二次病毒血症。病毒随血流可侵犯机体皮肤、黏膜和呼吸系统,有时可侵犯中枢神经系统。患者主要临床早期症状为发热、流涕、咳嗽、眼结膜充血、流泪、畏光等,2~3 天后大多数患者口腔颊部黏膜上出现灰白色、外绕红晕的黏膜斑(科氏斑,Koplik spot),有助于早期诊断。发热 3~5

天后,由于病毒对血管内皮细胞的直接作用和机体免疫系统作用,使血管内皮细胞损伤致患者颈部、躯干、四肢等相继出现皮疹。部分年幼体弱的患儿,易并发细菌性感染,如继发性支气管炎、肺炎、中耳炎等,是麻疹患儿死亡的主要原因。极个别患者麻疹病毒长期存在于中枢神经系统内,可引起亚急性硬化性全脑炎(SSPE)。

(2)免疫性:人感染麻疹病毒后可获得牢固的免疫力,感染后产生的抗 HA 抗体和抗 HL 抗体均有中和病毒作用,HL 抗体还能阻止病毒在细胞间扩散。T 细胞免疫在麻疹恢复中起主导作用。6 个月内的婴儿因从母体获得 IgG 抗体,故不易感染。

3. 病原学检查法 典型麻疹根据临床症状即可诊断,无须进行病原学检查。对轻症和不典型病例需要病原学检查进行确诊。由于病毒分离较困难且耗时长,因此临床常用免疫学检测方法。取患者急性期和恢复期双份血清,检测病毒特异性抗体,当抗体水平增高 4 倍以上可诊断麻疹病毒感染。采用间接荧光抗体法或 ELISA 检测 IgM 抗体,可以辅助早期诊断。也可用荧光标记抗体检查患者咽漱液中黏膜细胞中的麻疹病毒抗原,用核酸分子杂交技术及 RT-PCR 技术等检测感染细胞内的病毒核酸。

4. 防治原则 主要预防措施是隔离患者,进行人工主动免疫,提高儿童免疫力。目前,我国主要使用麻疹减毒活疫苗进行免疫接种。

(二)呼吸道合胞病毒

呼吸道合胞病毒(respiratory syncytial virus,RSV)是引起婴幼儿患细支气管炎和肺炎等下呼吸道感染的最常见病毒,因其在细胞培养中能形成特殊的细胞融合病变而得名。

1. 生物学性状 RSV 为球形的囊膜病毒,直径为 125~250nm。囊膜上有具免疫原性的融合蛋白(F 蛋白)和黏附蛋白(G 蛋白)。G 蛋白对宿主细胞有吸附作用,F 蛋白介导膜融合。目前认为 RSV 只有 1 个血清型。

2. 致病性与免疫性 RSV 的感染流行于冬季和早春,主要经飞沫传播,当污染的手或物品直接接触眼或鼻黏膜表面时也易发生感染,所有年龄都易感。病毒首先在鼻咽上皮细胞中增殖,随后扩散至下呼吸道,但不形成病毒血症。RSV 易引起喘息性细支气管炎和细支气管肺炎,大约 60% 急性婴幼儿喘息性细支气管炎或肺炎是由 RSV 引起,若不及时处理,可造成死亡;较大儿童和成人主要引起上呼吸道感染。RSV 感染后,免疫力不强。母体通过胎盘传给胎儿的抗体也不能防止婴儿感染。

3. 病原学检查法 取鼻咽分泌物标本通过免疫荧光技术、酶免疫技术直接检测病毒抗原;也可用病毒中和试验、免疫荧光试验和酶免疫试验检查特异性抗体。

4. 防治原则 目前尚无特异的防治方法,主要是对症处理,如用药缓解喘息症状、吸氧、吸痰等。有报道,干扰素滴鼻或用利巴韦林治疗可能有一定作用。

三、冠状病毒

冠状病毒(coronavirus)属于冠状病毒科(Coronaviridae)冠状病毒属(Coronavirus),由于病毒囊膜上有向四周伸出的突起,形如花冠而得名(图 13-2),为单正链 RNA 病毒。冠状病毒感染人和动物,从人分离到

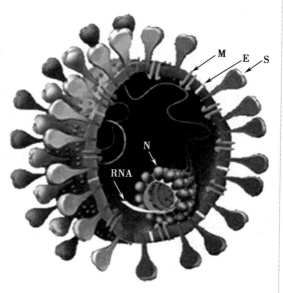

图 13-2 冠状病毒结构模式图

的冠状病毒有 229E、OC43、NL63、严重急性呼吸综合征冠状病毒（severe acute respiratory syndrome coronavirus，SARS-CoV）、中东呼吸综合征冠状病毒（Middle East respiratory syndrome coronavirus，MERS-CoV）和 2019 新型冠状病毒（2019 novel coronavirus，2019-nCoV）等。

（一）生物学性状

1. 形态与结构　冠状病毒形态不规则，呈球形或椭圆形，直径为 80~160nm。核心由核酸和核衣壳组成。核衣壳呈螺旋对称，趋向于二十面体。有囊膜，囊膜表面有 20nm 的长管状或纤维状纤突，呈多形性花冠状突起。核酸为单正链 RNA，基因组大，27~32kb。病毒囊膜表面有间隔排列较宽的 3 种糖蛋白突起：①突起蛋白（spike protein）：即 S 蛋白，是受体结合蛋白，也是冠状病毒的主要抗原蛋白，在病毒与宿主细胞表面受体结合及膜融合过程中起关键作用；②膜蛋白（membrane protein）：即 M 蛋白，是病毒囊膜的主要成分，决定病毒的多形态性；③囊膜蛋白（envelope protein）：即 E 蛋白，与营养物质的跨膜运输、子代病毒的跨膜释放和病毒囊膜形成有关。少数冠状病毒囊膜上存在 HE 糖蛋白（hemagglutinin-esterase protein），是一种血凝素脂酶，既有 HA 的血凝活性，又有类似 NA 的酯酶活性。

2. 培养特性　人冠状病毒可在人胚肾、肠、肺的原代细胞中生长，细胞病变不明显或较轻。SARS-CoV 可引起 Vero 和 FRhk-4 细胞病变效应。

3. 抵抗力　冠状病毒对乙醚、氯仿、酯类、紫外线以及理化因子较敏感，含氯消毒剂和过氧乙酸几分钟内可以杀死粪便和尿液中的 SARS-CoV；紫外线照射 30 分钟可杀死体外 SARS-CoV，37℃数小时使其丧失感染性。

（二）致病性与免疫性

1. 致病性　人冠状病毒主要感染成人或青少年，病毒经飞沫传播，也可经粪-口途径传播，主要在冬春季流行。不同型别冠状病毒的致病力不同，可表现为无症状携带者、普通感冒、重症肺部感染等。普通型冠状病毒感染潜伏期平均 3~7 天，出现流涕等感冒症状，症状轻微，具有自限性。变异的强毒力型冠状病毒侵袭人体，可引起严重呼吸道症状、全身多器官受累，甚至死亡。抵抗力低或有潜在疾病的感染者（如冠心病、糖尿病、哮喘以及慢性肺病）更易造成死亡。2002 年冬至 2003 年春流行的严重急性呼吸综合征（severe acute respiratory syndrome，SARS）、2012 年流行的中东呼吸综合征（Middle East respiratory syndrome，MERS）以及 2020 年初至现在还流行的新型冠状病毒肺炎都是由变异的、强毒力型新型冠状病毒（nCoV）感染引起。

2. 免疫性　普通冠状病毒感染后免疫力不强，甚至不能防御同型病毒的再感染。SARS-CoV 感染后既可产生免疫保护，也可致免疫损伤。

（三）病原学检查法

临床诊断主要使用 RT-PCR 快速检测核酸，也可以免疫检测血清抗体。临床样本处理、病毒培养和动物试验需在生物安全三级（BSL-3）实验室进行。

（四）防治原则

目前尚无特效药物，临床主要对症处理和中医辨证论治。新型冠状病毒疫苗已经进入临床应用。

ER-13-1

新型冠状
病毒

📖 **知识链接**

2019-nCoV

2019-nCoV 属于变异的、强毒力型冠状病毒，具有高发病率及全球大流行等特点。该病毒引起的以肺炎为代表的新型冠状病毒肺炎（corona virus disease 2019，

COVID-19),给社会和民众造成了严重危害。

2019-nCoV 与 SARS-CoV 具有相同的吸附、穿入机制,即通过其表面结构 S 蛋白与宿主细胞血管紧张素转换酶 2(angiotensin-converting enzyme 2,ACE2)结合,在宿主蛋白酶的协同作用下,病毒侵入宿主细胞,进一步增殖而引起组织结构与功能的损伤。由于 ACE2 在肺部高水平表达,COVID-19 患者易出现肺功能损害,严重者可导致急性呼吸窘迫综合征(ARDS)。另外,2019-nCoV 的致病作用还与其过度刺激免疫系统,触发"细胞因子风暴"所导致的免疫病理损伤密切有关。有研究者对确诊 COVID-19 的住院患者血清炎症因子进行检测,发现其 ICU 重症患者血清有更高水平的 G-CSF、MCP-1、MIP-1A 和 TNF-α,提示"细胞因子风暴"是 2019-nCoV 感染患者由轻症向危重症转化,以及危重患者死亡的重要原因。还有学者对 463 例 COVID-19 患者进行调查,发现重症患者的总淋巴细胞、CD3+、CD4+ 和 CD8+T 淋巴细胞数量减少,说明 2019-nCoV 可能对人淋巴细胞施加重击,导致严重的肺炎。

四、其他呼吸道病毒

其他呼吸道病毒见表 13-2。

表 13-2 其他呼吸道病毒

病毒名称	主要生物学性状	致病性	病原学检查	防治原则
副流感病毒(parainfluenza virus)	副黏病毒科,球形,125~250nm,囊膜上有 HN、F 蛋白纤突,5 个血清型,1 型、2 型、3 型为人类感染的主要型别	通过人与人直接接触或飞沫传播,引起上呼吸道感染,也可引起婴幼儿及儿童严重的呼吸道感染	分离病毒;免疫荧光法检查抗原	暂无有效疫苗与治疗方法
流行性腮腺炎病毒(mumps virus)	副黏病毒科,球形,100~200nm,囊膜上有 HA	病毒在呼吸道细胞增殖,可侵入腮腺和其他器官,约 70% 感染者出现流行性腮腺炎。青春期感染可合并睾丸或卵巢炎,个别人可发生脑炎	分离病毒;血清学检查	防止飞沫传播,接种减毒活疫苗
人偏肺病毒(human metapenumovirus)	副黏病毒科,球形,病毒直径约 15nm,有囊膜	小儿急性呼吸道感染的主要病原。大多数地区流行高峰与呼吸道合胞病毒的感染高峰相同或稍后	血清学诊断、RT-PCR 等快速诊断	对症治疗和抗病毒治疗
风疹病毒(rubella virus)	披膜病毒科,球形,15~30nm,单股正链 RNA,核衣壳呈二十面体对称,无囊膜;有 1 个血清型	经呼吸道传播引起儿童风疹,也可经垂直感染引起胎儿先天性畸形	病毒分离;血清学诊断;免疫荧光法检查抗原	接种减毒活疫苗;与患者接触的孕妇注射丙种球蛋白
鼻病毒(rhinovirus)	微小 RNA 病毒科,球形,15~30nm,单股正链 RNA,核衣壳呈二十面体对称,无囊膜。有 114 个血清型	手是主要传播媒介,其次为飞沫传播。引起普通感冒,婴幼儿和慢性呼吸道疾病患者常引起支气管炎和支气管肺炎	可分离病毒,但因病程短而意义不大	型别多,制备疫苗有困难

续表

病毒名称	主要生物学性状	致病性	病原学检查	防治原则
腺病毒（adenovirus）	腺病毒科，立体对称的二十面体，60~90nm，线状双股 DNA，无囊膜，人类腺病毒分 6 个组、49 个血清型	主要引起上呼吸道感染与肺炎。个别型别可经胃肠道和眼结膜等途径感染而引起咽结膜炎、流行性角膜炎和小儿胃肠炎	免疫荧光技术、酶联免疫吸附试验等快速诊断	对症治疗和抗病毒治疗

第二节　胃肠道病毒

胃肠道病毒是指主要经消化道传播的病毒。常见的主要有 2 类，一类为引起肠道外疾病的肠道病毒，如脊髓灰质炎病毒、柯萨奇病毒、埃可病毒和新型肠道病毒 68~71 型；另一类是引起急性胃肠炎的病毒，如轮状病毒、杯状病毒、星状病毒和肠道腺病毒等。

一、肠道病毒

肠道病毒在分类学上归属于微小 RNA 病毒科（Picornaviridae）下的肠道病毒属（Enterovirus，EV）。2016 年，国际病毒分类委员会（ICTV）将微小 RNA 病毒科分为 35 个病毒属，其中对人体致病的主要是肠道病毒属的成员。临床上，通常将经典的人类肠道病毒划分为脊髓灰质炎病毒（poliovirus）、柯萨奇病毒（A 组和 B 组）、埃可病毒（enterocytopathogenic human orphan virus，ECHO virus）等。由于新型肠道病毒不断被发现，原来的血清型标准无法对其归类，ICTV 决定按发现顺序统一命名，如 EV68、EV69、EV70 和 EV71 等，迄今已发现有 100 多种不同血清型的人肠道病毒。

（一）生物学性状

1. 形态与结构　肠道病毒为无囊膜的微小 RNA 病毒，呈球形，直径 24~30nm，核衣壳呈二十面体对称。基因组为单正链 RNA，直接起 mRNA 作用，翻译出一个大的病毒前体蛋白，经酶切形成结构蛋白（VP1、VP2、VP3、VP4 等 4 种多肽）和多种功能蛋白（RNA 多聚酶、蛋白酶及干扰宿主细胞功能的成分），结构蛋白构成病毒衣壳，VP1、VP2、VP3 显露在表面，可诱导机体产生特异抗体。脊髓灰质炎病毒分为 Ⅰ、Ⅱ 和 Ⅲ 3 个血清型（PV1~3），柯萨奇病毒（分 A、B 两组）、埃可病毒均有多个血清型，型间很少有交叉反应。

2. 培养特性　多数肠道病毒能在有相应膜受体的易感细胞中（人胚肾、猴肾及 Hela 细胞）增殖，迅速产生细胞病变；但柯萨奇病毒 A 组的某些型别（如 A1、A19 和 A22）只能在新生乳鼠体内增殖。

3. 抵抗力　肠道病毒抵抗力较强，耐受蛋白酶和胆汁的作用，低温（-70℃）可保存活力 8 年。但对热、干燥较敏感，55℃湿热和紫外线照射可迅速灭活病毒。含氯消毒剂有较好的灭活效果。

（二）致病性与免疫性

1. 致病性　肠道病毒感染较常见，散发兼有暴发流行，90% 以上为隐性感染。患者或无症状带毒者是传染源，流行季节多为夏秋季。病毒经上呼吸道、口咽和肠道进入人体，先在局部黏膜和咽、扁桃体等淋巴组织和肠道集合淋巴结中增殖，释放入血形成第一次病毒血症，后扩散到靶组织进一步增殖，再次入血致第二次病毒血症。若机体缺乏免疫力，可出现相关临床症状。不同病毒靶细胞各异，如脊髓灰质炎病毒主要侵犯神经细胞，而柯萨奇病和埃可病毒有多种靶细胞,可致多种临床疾病。

肠道病毒所致疾病主要有:①脊髓灰质炎:由脊髓灰质炎病毒感染引起,仅少数表现为顿挫感染、非麻痹型和麻痹型脊髓灰质炎等不同临床类型,后者多见于儿童,故也称"小儿麻痹症"。②无菌性脑膜炎:几乎所有肠道病毒都与此病有关。表现为发热、头痛和脑膜刺激等症状。③手足口病:主要由柯萨奇病毒 A16 型、肠道病毒 71 型引起,多发于 5 岁以下小儿,疾病的特点为手足皮肤和口舌出现水疱性损伤,可伴有发热,夏秋季易流行。④疱疹性咽峡炎:主要由柯萨奇 A 组病毒 2~6 型、8 型、10 型和肠道病毒 71 型引起,常流行于夏秋季,患者发热、咽痛,在软腭、悬雍垂周围出现水疱性溃疡。⑤心肌炎和心包炎:主要由柯萨奇 B 组病毒引起,新生儿表现为皮肤青紫、呼吸困难,死亡率高,儿童和成人表现为呼吸道感染症状,心动过速、心电图表现异常等。⑥流行性胸痛:常由柯萨奇 B 组病毒引起。症状为突发性发热和单侧胸痛,胸部 X 线多无异常。⑦眼病:常见于由柯萨奇 A24 病毒、肠道病毒 70 型引起的急性结膜炎,侵犯双眼,出现眼睑水肿、眼球压痛、结膜下出血。

2. 免疫性　患者肠道感染病毒痊愈后,可获得长期牢固的型特异性免疫,主要保护作用来自中和抗体。

（三）病原学检查法

发病 1 周内可从咽部及粪便内分离出病毒。用核酸杂交、PCR 技术检测病毒核酸可快速诊断。对已知血清型感染,可取患者发病早期和恢复期双份血清进行中和试验,若恢复期血清特异性抗体效价增长 4 倍或以上有诊断意义。

（四）防治原则

目前,仅有脊髓灰质炎病毒有效疫苗,分灭活脊髓灰质炎疫苗（IPV,Salk 苗）和口服脊髓灰质炎减毒活疫苗（OPV,Sabin 苗）2 种,均为三价混合疫苗,免疫后都可获得抗 3 个血清型脊髓灰质炎病毒的免疫力。其他肠道病毒尚无安全有效的疫苗,亦缺乏特效治疗手段,一般都采用常规的抗病毒和对症处理。

二、急性胃肠炎病毒

急性胃肠炎病毒是指经消化道感染和传播,主要引起急性肠道内感染性疾病的胃肠道感染病毒。常见导致急性胃肠炎的病毒包括轮状病毒、杯状病毒、星状病毒和肠道腺病毒等。这些病毒虽然基因组各异,并分别属于不同的病毒科,但它们所致的急性胃肠炎的临床表现却很相似,均以腹泻和呕吐症状为主。

（一）轮状病毒

轮状病毒（rotavirus）属于呼肠孤病毒科（Reoviridae）轮状病毒属（Rotavirus）,是人类、哺乳动物和鸟类腹泻的重要病原体。

1. 生物学性状　轮状病毒呈球形,直径 60~80nm,呈二十面体对称,有双层衣壳,无囊膜,因电镜下病毒外形呈车轮状而得名。病毒的核心为双链 RNA,由 11 个基因片段组成。根据病毒内衣壳蛋白 VP6 的抗原性,可将轮状病毒分为 A~G 共 7 个组,引起人类腹泻的主要是 A 组和 B 组。

轮状病毒对理化因素有较强的抵抗力。病毒耐乙醚、氯仿和反复冻融。耐酸、耐碱。在室温下相对稳定,在粪便中可存活数天到数周,但 55℃加热 30 分钟可灭活病毒。

2. 致病性与免疫性　轮状病毒感染呈世界性分布,A 组轮状病毒感染最常见,多引起 6 个月至 2 岁的婴幼儿严重胃肠炎,占病毒性胃肠炎的 80% 以上,多在深秋初冬季流行,主要通过粪 - 口途径传播。病毒侵犯小肠黏膜的绒毛细胞,使肠道吸收功能受损;病毒的肠毒素作用,引起肠液过度分泌增加,出现严重腹泻。临床潜伏期为 24~48 小时,突然发病,出现发热、水样腹泻,伴呕吐,重者可出现脱水和酸中毒,如不及时治疗,可危及生命。B 组轮状病毒引起成人腹泻,可为暴发流行。机体感染后产生型特异性抗体,其中肠道 SIgA 最为重要,对同型病毒感染有保护作用,对异型病毒只有部分保护作用,病愈后可重复感染。

3. 病原学检查法　取腹泻患者粪便做直接电镜或免疫电镜检查,易检出轮状病毒。采用直接或间接 ELISA 检测粪便上清液中的轮状病毒抗原,具有较高的敏感性和特异性。RT-PCR 方法检测病毒核酸灵敏度较高。

4. 防治原则　重视饮水卫生,防止医源性传播。口服轮状病毒减毒活疫苗已在临床试用。目前尚无特异有效的治疗药物,主要是对症治疗。

（二）杯状病毒

杯状病毒（calicivirus）颗粒呈球形,直径 27~38nm,呈二十面体对称,无囊膜。电镜下可见到病毒颗粒表面存在 32 个特征性的杯状凹陷。基因组为单正链 RNA,长度约为 7.5kb。杯状病毒包括 4 个属,即诺如病毒属（Norovirus）、札幌病毒属（Sapovirus）、兔病毒属（Lagovirus）和囊泡病毒属（Vesivirus）。引起人类急性病毒性胃肠炎的杯状病毒是诺如病毒和札幌病毒。

1. 诺如病毒　全球引起急性病毒性胃肠炎暴发流行的主要病原体之一,感染的高发季节为秋冬季。患者、隐性感染者及健康带毒者均为传染源,主要经粪 - 口途径传播,也可通过呕吐物的气溶胶传播。诺如病毒感染的潜伏期为 20~48 小时,突然发病,恶心、呕吐、腹痛和水样腹泻。诺如病毒感染后引起小肠绒毛轻度萎缩和黏膜上皮细胞的破坏。多数感染者呈自限性,预后较好,无死亡发生。

2. 札幌病毒　病毒表面具有典型的杯状凹痕,被称为"典型杯状病毒"。主要引起 5 岁以下小儿腹泻,但发病率低。潜伏期为 1~2 天,突然发病,表现为腹泻、恶心、呕吐、腹痛和低热等急性胃肠炎症状,多呈自限性,临床症状类似于轻症的轮状病毒感染。

3. 杯状病毒的实验室检查与防治　在发病急性期（24~48 小时）采集标本,通过免疫电镜可从粪便中浓缩和查出病毒颗粒。采用 ELISA 检测诺如病毒抗原或血清抗体。迄今为止,尚无有效疫苗,治疗上多为对症处理。

第三节　肝　炎　病　毒

肝炎病毒（hepatitis virus）是指一类侵犯肝并引起病毒性肝炎的病毒。目前已证实的人类肝炎病毒有甲型、乙型、丙型、丁型和戊型肝炎病毒。在生物学分类上,肝炎病毒分别属于不同病毒科的不同病毒属,传播途径和致病特点也不尽相同。

一、甲型肝炎病毒

甲型肝炎病毒（hepatitis A virus,HAV）是甲型肝炎的病原体。1973 年,Feinstone 采用免疫电镜技术,首次在急性肝炎患者的粪便中发现 HAV 颗粒。1993 年,国际病毒分类委员会（ICTV）将 HAV 归类为微小 RNA 病毒科的嗜肝病毒属（Hepatovirus）。

（一）生物学性状

1. 形态与结构　HAV 颗粒呈球形,直径 27~32nm,核衣壳呈二十面体对称,无囊膜（图 13-3）。电镜下 HAV 可呈现为实心和空心 2 种类型的颗粒,前者为成熟的完整病毒体,具感染性,后者为缺乏病毒核酸的空心衣壳,无感染性但具有抗原性。基因组单正链 RNA 约 7.5kb。病毒衣壳由结构蛋白（VP1、VP2、VP3 及 VP4）构成,其中 VP1~VP3 可诱导机体产生抗体,VP4 含量很少,其功能尚不清楚。非结构蛋白有 RNA 多聚酶、蛋白酶等,在病毒 RNA 复制和前蛋白质的剪切过程中起作用。HAV 抗原性稳定,仅有 1 个血清型。

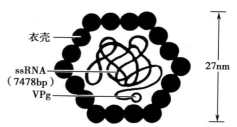

图 13-3　甲型肝炎病毒的形态与结构图

2. 培养特性　黑猩猩、狨猴及短尾猴等对 HAV 易感,经口或静脉注射途径感染 HAV 后均可发生肝炎。HAV 可在原代狨猴肝细胞、传代恒河猴胚肾细胞、人胚肺二倍体细胞及人肝癌细胞株等多种细胞中增殖,但增殖非常缓慢且不引起细胞病变,应用免疫荧光染色法可检出培养细胞中的 HAV 抗原。

3. 抵抗力　HAV 有较强的抵抗力。可耐受乙醚、氯仿,在 pH 为 3 的酸性环境中稳定;60℃条件下可存活 4 小时;在淡水、海水、泥沙和毛蚶等水生贝类中可存活数天至数月;但100℃ 5 分钟,70% 乙醇溶液可使之灭活,对紫外线、甲醛和氯敏感。

（二）致病性与免疫性

1. 致病性

（1）传染源与传播途径:HAV 的传染源为患者和隐性感染者,主要经粪 - 口途径传播,通过污染水源、食物、海产品、餐具等可造成散发流行或暴发流行。甲型肝炎的潜伏期为15~50 天,平均 30 天,在潜伏期末病毒随粪便大量排出,传染性强。HAV 易感者为儿童和青少年,隐性感染多见,不出现明显的症状或体征,但其粪便中有病毒排出,是重要的传染源。

（2）致病机制与临床表现:HAV 经口侵入人体,首先在口咽部或唾液腺中增殖,然后到达肠黏膜与局部淋巴结中大量增殖,并侵入血流形成病毒血症,最终侵犯肝细胞,在肝细胞内增殖后通过胆汁排入肠道并随粪便排出。目前认为,HAV 在肝细胞内增殖缓慢,一般不直接造成肝损害,引起肝细胞损伤的机制主要为免疫损伤。在感染早期,由 NK 细胞引起受感染的肝细胞溶解;之后机体 CTL 被激活并杀伤肝细胞;另外,IFN-γ 在 HAV 的感染和免疫损伤机制中也起重要作用,高水平的 IFN-γ 可促进 CTL 对肝细胞的细胞毒作用。甲型肝炎患者临床表现为乏力、食欲减退、恶心、呕吐、黄疸、肝脾肿大、血清转氨酶升高等。甲型肝炎一般为自限性疾病,预后良好,不发展成慢性肝炎和慢性 HAV 携带者。

2. 免疫性　HAV 的显性感染或隐性感染均可诱导机体产生持久的免疫力。抗 -HAV IgM 在感染早期即出现,1 周后达高峰,维持 2 个月左右;抗 -HAV IgG 在急性期后或恢复期早期出现,可维持多年,对 HAV 的再感染有免疫保护作用。

（三）病原学检查法

以血清学检查和病原检查为主。血清学检查包括采用 ELISA 检测患者血清抗 -HAV IgM 和 IgG。抗 -HAV IgM 是甲型肝炎早期诊断最可靠的血清学指标。抗 -HAV IgG 检测主要用于了解既往感染史或流行病学调查。病原检查主要采用粪便标本,通过 RT-PCR 检测 HAV RNA,通过 ELISA 检测 HAV 抗原,通过免疫电镜法检测病毒颗粒等。

（四）防治原则

做好卫生宣教工作,加强食物、水源和粪便管理。接种减毒活疫苗或灭活疫苗。治疗多用抗病毒化学药物,并结合中医辨证论治。

二、乙型肝炎病毒

乙型肝炎病毒（hepatitis B virus,HBV）为逆转录 DNA 病毒,属于嗜肝 DNA 病毒科（Hepadnaviridae）正嗜肝 DNA 病毒属（*Orthohepadnavirus*）,是乙型肝炎的病原体。HBV 感染是全球性公共卫生问题,估计全世界 HBV 携带者高达 3.7 亿。我国人群 HBV 携带者约

1.2 亿。

(一)生物学性状

1. 形态与结构 HBV 感染者的血清在电镜下可见 3 种形态的病毒颗粒,即大球形颗粒、小球形颗粒和管形颗粒。

(1)大球形颗粒:又称丹氏颗粒(Dane granule),是有感染性的完整的 HBV,直径 42nm,电镜下呈双层结构的球形颗粒(图 13-4)。外层相当于病毒的囊膜,由脂质双层和病毒基因编码的囊膜蛋白组成。囊膜蛋白包括乙型肝炎表面抗原(hepatitis B surface antigen,HBsAg)、前 S1 抗原(PreS1 Ag)和前 S2 抗原(PreS2 Ag)抗原。内层相当于病毒的核衣壳,核心为病毒的双链 DNA 分子、DNA 多聚酶等,衣壳呈二十面体对称,衣壳蛋白为乙型肝炎核心抗原(hepatitis B core antigen,HBcAg)。

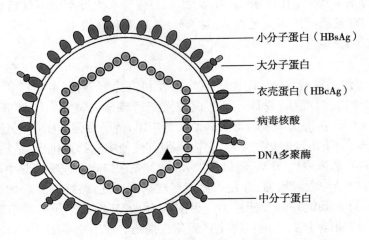

图 13-4 乙型肝炎病毒的结构模式图

(2)小球形颗粒:直径为 22nm,为一种中空颗粒,成分为 HBsAg,是 HBV 在肝细胞内复制时产生过剩的 HBsAg 装配而成,无感染性。这种小球形颗粒大量存在于血液中。

(3)管形颗粒:由小球形颗粒聚合而成,颗粒长 100~500nm,直径 22nm,具有与 HBsAg 相同的抗原性。

2. 基因结构与编码蛋白

(1)基因结构:HBV 的 DNA 分子为不完全双链环状 DNA,2 条链的长度不一致。负链是完全闭合的长链,含完全的 HBV 基因组,约有 3 200 个核苷酸;正链是未完全闭合的短链,长度为负链的 50% 以上,长度变异较大。HBV-DNA 负链含 4 个开放阅读框(ORF),分别称为 S 区、C 区、P 区、X 区。其中,S 区有 3 个启动子,分别编码囊膜主蛋白(含 HBsAg)、中蛋白(含 PreS2 Ag 和 HBsAg)和大蛋白(含 PreS1 Ag、PreS2 Ag、HBsAg)。C 区有 2 个启动子,分别编码含 HBeAg 的 PreC 蛋白和含 HBcAg 的 C 蛋白(衣壳蛋白)。P 区最长,约占基因组的 75% 以上(与其他区重叠),编码 DNA 多聚酶(具反转录酶和 RNA 酶 H 功能)。X 区编码含 154 个氨基酸的碱性多肽(HB$_X$Ag)。

(2)编码蛋白:PreS2 和 PreS1 为病毒的主要吸附蛋白,可与肝细胞病毒受体结合。DNA 多聚酶是病毒复制的关键酶:催化补全正链缺口,转录原病毒基因组 RNA;在原病毒基因组 RNA 进入衣壳后,催化反转录全长负链 DNA 并降解 RNA,此后进一步合成正链。HB$_X$Ag 可反式激活细胞内的某些基因及 HBV 基因,可能与肝癌的发生发展有关。

3. 培养特性 HBV 具有严格的种属特异性,宿主范围狭窄,自然状态下只能感染人和少数灵长类动物。黑猩猩是 HBV 的易感动物。HBV 的组织培养尚未成功，目前采用的是 DNA 转染细胞培养系统，将病毒 DNA 导入肝癌细胞株，使这些细胞株可分泌 HBsAg、HBeAg 和丹氏颗粒。DNA 转染细胞培养系统可用于抗 HBV 药物筛选。

4. 抵抗力　HBV 抵抗力强，对低温、干燥、紫外线均有耐受性，不能被 70% 乙醇溶液灭活。高压蒸汽灭菌法、100℃加热 10 分钟可灭活 HBV。0.5% 过氧乙酸溶液、5% 次氯酸钠溶液和环氧乙烷等常用于 HBV 的消毒。

（二）致病性与免疫性

1. 致病性

（1）传染源与传播途径：主要传染源为乙型肝炎患者或无症状 HBV 携带者。乙型肝炎患者潜伏期、急性期或慢性活动初期，其血清均有传染性。HBV 的传播途径主要有 3 种：①血液和血制品传播：极微量带 HBV 大球形颗粒的血经微小伤口进入人体即可导致感染。②垂直传播：多发生于胎儿期和围生期。HBV 也可通过哺乳传播。③性传播及密切接触传播：从 HBV 感染者的精液和阴道分泌物中可检出 HBV。HBV 感染存在家庭聚集现象。

（2）致病机制：HBV 的致病机制目前认为主要是免疫损伤以及病毒与宿主细胞间的相互作用。

1）免疫损伤：①T 细胞介导的免疫损伤：病毒抗原致敏的 CTL 是导致肝细胞损伤的主要机制，可直接杀伤病毒感染的肝细胞；T 细胞分泌的多种细胞因子发挥抗病毒效应；CTL 可诱导肝细胞凋亡。②抗体介导的免疫损伤：HBV 感染可诱导机体产生抗 -HBs，其与 HBsAg 结合形成免疫复合物，沉积于肝内，引起 Ⅲ 型超敏反应，可导致暴发性肝衰竭。③自身免疫反应引起的损伤：HBV 感染肝细胞后，细胞膜上除含有病毒特异性抗原外，还可引起肝细胞表面自身抗原发生改变，暴露出肝特异性脂蛋白抗原（liver specific protein，LSP），导致免疫损伤。

2）病毒变异与免疫逃逸：HBV-DNA 的 4 个 ORF 区均可发生变异，其中 S 基因、Pre S 基因、Pre C 基因及 C 基因的变异较为重要。这些变异可导致病毒的抗原性和机体特异性免疫应答改变，在病程的发展中也有一定意义。例如，S 基因编码的"a"抗原表位基因发生点突变或插入突变，使其抗原性改变或抗原位点丢失，导致抗 -HBs 不能与之结合或亲和力降低，从而使 HBV 逃避特异性抗体的中和作用。

3）免疫耐受与慢性感染：很多感染者的免疫系统对 HBV 不敏感，免疫反应处于很低水平，甚至完全缺乏，而表现为特异性免疫耐受现象，临床上表现为无症状 HBV 携带者或慢性持续性肝炎。

（3）HBV 与原发性肝癌：HBV 感染与原发性肝细胞癌有密切关系。HBsAg 携带者发生原发性肝癌的危险性比正常人高 217 倍。研究发现，出生即感染土拨鼠肝炎病毒（WHV）的土拨鼠，经 3 年饲养后 100% 发生肝癌，而未感染 WHV 的土拨鼠无一发生肝癌；肝癌细胞染色体中有 HBV-DNA 的整合，整合的 HBV 基因片段有 50% 左右为 X 基因片段。一般认为，X 基因编码的 X 蛋白可反式激活细胞内原癌基因或生长因子基因等。

2. 免疫性　HBV 感染后，机体可产生效应 T 细胞和多种抗体，前者如 CTL 是清除 HBV 感染的主要成分（也是损伤的主要机制），后者如抗 -HBs、抗 -Pre S1 和抗 -Pre S2 等，可直接清除血液循环中游离病毒，阻断病毒对肝细胞的吸附作用，并对再次感染有免疫力。

（三）病原学检查法

HBV 感染的诊断方法主要是检测血清中的抗原、抗体和病毒核酸。

1. HBV 抗原、抗体检测　主要采用 ELISA 检测 HBsAg、抗 -HBs、HBeAg、抗 -HBe 及抗 -HBc（俗称"两对半"），必要时也可检测 Pre S1 和 Pre S2 的抗原。

（1）HBsAg和抗-HBs：HBsAg是机体感染HBV后最先出现的抗原，是HBV感染的标志，是筛选献血员的必检指标。HBsAg阳性见于急性乙型肝炎、慢性乙型肝炎或无症状携带者。急性乙型肝炎恢复后，一般在1~4个月内HBsAg消失，若阳性持续6个月以上则认为已向慢性肝炎转化。无症状HBV携带者可长期呈HBsAg阳性。抗-HBs是HBV的特异性中和抗体，见于乙型肝炎恢复期、既往HBV感染者或接种HBV疫苗者。抗-HBs的出现表示机体对HBV感染有免疫力。

（2）HBeAg和抗-HBe：HBeAg与HBV-DNA多聚酶的消长基本一致。HBeAg阳性提示HBV在体内复制，有较强的传染性，如HBeAg转为阴性，表示病毒停止复制。若持续阳性则提示有发展成慢性肝炎的可能。抗-HBe阳性表示HBV复制能力减弱，传染性降低。但在Pre C基因发生变异时，由于变异体的免疫逃逸作用，即使抗-HBe阳性，病毒仍大量增殖。

（3）抗-HBc：抗-HBc产生早，滴度高，持续时间长，几乎所有急性期病例均可检出。抗-HBc IgM阳性提示HBV处于复制状态，具有强的传染性。抗-HBc IgG在血中持续时间较长，是感染过HBV的标志，低滴度的抗-HBc IgG提示既往感染，高滴度提示急性感染。HBcAg表示病毒颗粒存在，具有传染性，但由于其仅存在于肝细胞内，不易在血清中检出。HBV抗原、抗体的检测结果的临床分析见表13-3。

表13-3　HBV抗原、抗体检测结果的临床分析

HBsAg	HBeAg	抗HBs	抗HBe	抗HBcIgM	抗HBcIgG	结果分析
+	−	−	−	−	−	HBV感染者或无症状携带者
+	+	−	−	+	−	急性乙型肝炎(传染性强，俗称"大三阳")
+	−	−	+	−	+	急性感染趋向恢复(俗称"小三阳")
+	+	−	−	+	+	急性或慢性乙型肝炎，或无症状携带者
−	−	+	+	−	+	乙型肝炎恢复期
−	−	−	−	−	+	既往感染
−	−	+	−	−	−	既往感染或接种过疫苗

2. 血清HBV-DNA检测　应用核酸杂交技术、常规PCR技术或荧光定量PCR技术可以直接检测HBV-DNA，特异性强，敏感性高，可测出极微量的病毒。

（四）防治原则

1. 一般预防措施　对患者的用具严格消毒，及时消毒处理其分泌物、排泄物等；加强血液、血制品管理，严格筛选供血员。

2. 特异性预防措施　接种乙型肝炎疫苗是最有效的特异性预防措施；高效价抗-HBs人血清免疫球蛋白可用于紧急预防。

3. 综合治疗措施　广谱抗病毒药物、调节机体免疫功能及护肝药物联合应用为好。中草药等对HBV感染有一定的疗效。

三、其他肝炎病毒

其他肝炎病毒及与肝炎相关病毒见表13-4。

表 13-4 其他肝炎病毒及与肝炎相关病毒

病毒名称	主要生物学性状	致病性	病原学检查	防治原则
丙型肝炎病毒（hepatitis C virus, HCV）	黄病毒科, 球形, 直径 40~60nm, 单股正链 RNA, 有囊膜	主要经输血或注射传播。致病机制与 HBV 相似; 所致的肝炎有慢性倾向, 与肝癌发生有关, 预后差	采用 ELISA 或 RIA 检测抗 HCV 抗体	无疫苗, 预防主要是切断传播途径、筛选献血员
丁型肝炎病毒（hepatitis D virus, HDV）	δ 病毒属, 缺损病毒, 单股负链的环状 RNA, 有囊膜（含 HBV 的 HBsAg）	主要通过输血或使用血制品传播; 常可导致 HBV 感染者的症状加重与病情恶化	检测血清中抗 HDV 抗体或抗原	同"HBV"
戊型肝炎病毒（hepatitis E virus, HEV）	戊肝病毒属, 球形, 直径 27~34nm, 单股正链 RNA, 无囊膜	主要经粪-口途径传播。致病机制主要是 HEV 对肝细胞的直接损伤和免疫病理损伤。临床主要表现为急性感染, 预后好	采用 ELISA 检测抗 HEV 抗体	无疫苗, 预防主要是切断粪-口传播途径
庚型肝炎病毒（hepatitis G virus, HGV）	黄病毒科, 类似 HCV, 单股正链 RNA, 有 5 个基因型	主要通过输血传播, 常合并 HCV 或/和 HBV 感染, 是否单独致病尚有争议	RT-PCR 检测 HGV 核酸	切断传播途径, 防止血液或医源性感染
输血传播病毒（transfusion transmitted virus, Torque teno virus, TTV）	分类待定, 球形, 30~50nm, 单股负链 DNA, 无囊膜	感染率较高, 主要通过输血或使用血制品传播。可与 HCV 重叠感染, 其嗜肝性与致病性尚不明确, 可能存在消化道传播途径	RT-PCR 检测 TTV 核酸	防止血液或医源性感染

第四节 黄病毒与出血热病毒

黄病毒科（Flaviviridae）包括一大群有囊膜的正单链 RNA 病毒, 最早发现的是黄热病病毒。目前包括 3 个病毒属, 即黄病毒属（*Flavivirus*）、瘟病毒属（*Pestivirus*）和丙肝病毒属（*Hepacivirus*）。其中, 黄病毒属（含超过 70 种的病毒）中的许多重要种类曾归类为虫媒病毒。

虫媒病毒

一、黄病毒

黄病毒属是一组分子长度为 10.7kb 的单正链 RNA 病毒, 呈球形, 直径 40~60nm, 有囊膜, 其上镶有糖蛋白纤突。在我国, 引起人类疾病的黄病毒主要有乙型脑炎病毒、登革病毒和森林脑炎病毒。

（一）乙型脑炎病毒

乙型脑炎病毒（encephalitis B virus）简称乙脑病毒, 是流行性乙型脑炎（简称乙脑）的病原体, 1953 年在日本首次从患者脑组织中分离。

1. 生物学性状

（1）形态与结构: 乙脑病毒直径 30~40nm。核酸为单正链 RNA, 仅 1 个开放读码框（ORF）, 编码病毒的 3 种结构蛋白, 即衣壳蛋白 C、膜蛋白 M 的前体蛋白和囊膜蛋白 E。衣壳呈二十面体对称, 其外有囊膜, 囊膜表面有血凝素纤突, 能凝集鸡、鹅等动物的红细胞。乙脑病毒只有 1 个血清型, 抗原性稳定。

（2）培养特性：乙脑病毒能在多种动物的组织细胞和鸡胚内增殖，引起明显的细胞病变。其中，C6/36 细胞是乙脑病毒最敏感的细胞，广泛用于病毒的分离培养。易感动物为小鼠和乳鼠，可用于分离病毒、制备抗原。

（3）抵抗力：抵抗力弱，对热敏感，56℃ 30 分钟可使之失去活性，乙醚、甲醛、碘酊和苯酚等常用消毒剂均可灭活该病毒。对低温和干燥抵抗力强。

2. 致病性与免疫性

（1）致病性

1）传染源与传播媒介：乙脑病毒的主要传染源是带病毒的猪、马、牛、羊、鸭、鸡等家畜、家禽和各种鸟类，其中幼猪是最重要的传染源。库蚊是主要的传播媒介，可携带病毒越冬和经卵传代，是乙脑病毒的储存宿主。病毒在蚊的唾液腺和肠道细胞内增殖，带病毒的蚊叮咬人畜引起感染。非流行区的婴幼儿易感。

2）致病机制：病毒进入机体后，先在局部毛细血管内皮细胞及淋巴结等处增殖，随后有少量病毒进入血流形成第一次病毒血症。病毒随血流至肝、脾等处的单核 - 巨噬细胞中，继续大量增殖后再次入血形成第二次病毒血症，绝大多数感染者病情至此不再发展而自愈，即顿挫感染。仅少数缺乏免疫力的个体，病毒可突破血脑屏障，进入脑组织神经细胞内增殖，导致脑实质及脑膜病变，出现高热、惊厥、意识障碍、颅内压增高及脑膜刺激征等中枢神经系统症状，重症患者可因呼吸、循环衰竭而死亡。部分患者愈后可遗留失语、痴呆等后遗症。

（2）免疫性：乙脑病毒抗原性稳定，病愈或隐性感染后获得持久的免疫力。

3. 病原学检查法　可用 RT-PCR、ELISA、血凝抑制试验等检查乙脑病毒核酸、抗原及特异性抗体。

4. 防治原则　预防乙型脑炎的关键措施包括疫苗接种、防蚊灭蚊（最重要）和动物宿主管理。我国目前使用乙脑病毒减毒活疫苗 SA14-14-2 株进行特异性预防，接种对象为 9 个月 ~10 岁的儿童和来自非疫区的居民。对流行区当年饲养的仔猪接种乙脑疫苗有助于控制乙脑流行。治疗采用支持疗法及对症处理。

（二）登革病毒

1. 生物学性状　登革病毒（dengue virus）是登革热的病原体，为球形病毒，直径 40~50nm。病毒核酸为正单链 RNA，衣壳呈二十面体对称，有囊膜和丝状纤突。根据抗原性不同将其分为 1~4 四个血清型，各型间有抗原性交叉。

2. 致病性与免疫性　登革病毒的储存宿主为人和灵长类动物，伊蚊是其主要传播媒介。病毒随蚊叮咬进入人体，在局部毛细血管内皮细胞和单核细胞中增殖，然后随血流播散，引起发热、肌肉和关节酸痛、淋巴结肿大及皮肤出血、休克等临床现象，病死率约 5%。临床上，登革热可表现为 2 种不同类型——普通型登革热和登革出血热（登革休克综合征），多发生于热带和亚热带地区，我国南方地区有本病的流行。普通型登革热病情较轻，登革出血热（登革休克综合征型）病情多较重。初次感染登革病毒的人，临床上表现为典型登革热，不发生出血和休克；再次感染异型登革病毒时，病毒在血液中与原有的抗体结合，形成免疫复合物，引起免疫损伤，临床上呈现出血和休克。

3. 病原学检查法　应用 RT-PCR、ELISA 等检测患者标本中登革病毒核酸、抗原或特异性 IgM 抗体可进行快速诊断；检测患者急性期和恢复期双份血清 IgG 抗体效价，增高 4 倍或 4 倍以上有诊断意义。

4. 防治原则　目前尚无安全有效的疫苗，预防以防蚊灭蚊、防止输入传染源为主。

二、出血热病毒

出血热病毒（hemorrhagic fever virus）是一组由啮齿类动物或节肢动物传播，所致疾病以出血和发热等为主要临床症状的病毒。我国发现的有汉坦病毒、克里米亚‐刚果出血热病毒和前述的登革病毒。在非洲流行的埃博拉病毒则是病死率最高的种类。

（一）汉坦病毒

汉坦病毒（hantavirus）属于布尼亚病毒科，是一种有囊膜分节段的负链 RNA 病毒，是肾综合征出血热（hemorrhagic fever with renal syndrome，HFRS）和汉坦病毒肺综合征（hantavirus pulmonary syndrome，HPS）的病原体。根据其抗原性和基因结构的不同，汉坦病毒可分为 10 多个型别，其中引起 HFRS 的有汉滩病毒、汉城病毒、普马拉病毒和多布拉伐病毒，引起 HPS 的有辛诺柏病毒和安第斯病毒。在我国流行的主要是汉滩病毒和汉城病毒。

1. 生物学性状

（1）形态与结构：汉坦病毒呈多形性，直径为 90~120nm（平均 120nm），有囊膜，其上有 G1、G2 两种糖蛋白构成的纤突。糖蛋白具有血凝活性，能凝集鹅红细胞，并能刺激机体产生中和抗体。核酸为单负链 RNA，分长（L）、中（M）和小（S）3 个片段，长度分别为 6.5kb、3.6kb 和 1.7kb，分别编码 RNA 多聚酶（L）、糖蛋白（G1、G2）和核蛋白（N）。

（2）培养特性：黑线姬鼠和长爪沙鼠等多种动物对其易感。实验室常用 A549（人肺癌传代细胞株）和 Vero E6（非洲绿猴肾传代细胞）等细胞株分离培养病毒。

（3）抵抗力：该病毒对理化因素抵抗力不强。对酸和脂溶剂（氯仿、乙醚、丙酮等）敏感；一般消毒剂及紫外线照射等均能灭活病毒。在 4~20℃较稳定，能长时间保持感染性。

2. 致病性与免疫性

（1）传染源与传播途径：HFRS 的流行有明显的地区性和季节性，以 10—12 月为多见，与鼠类的分布、活动及其与人的接触时间有关。黑线姬鼠、褐家鼠是我国各疫区 HFRS 病毒的主要宿主动物及传染源。一些家畜如家猫、猪和家兔也可携带该病毒。病毒在带毒动物体内增殖，随尿、粪便和唾液排出而污染周围环境，再经呼吸道、消化道或破损的皮肤侵入人体。

（2）致病机制：汉坦病毒对血管内皮细胞和免疫细胞有较强的亲嗜性和侵袭力，其在血管内皮细胞内增殖可直接损伤小血管和毛细血管，导致血管通透性增高和微循环障碍；感染后出现的免疫复合物可沉积于血管和肾小球基底膜，引起局部组织的损伤。发病前通常有 1~2 周的潜伏期。HFRS 以肾组织的急性出血、坏死为主，表现为发热、出血和肾损害，临床经过分发热期、低血压休克期、少尿期、多尿期和恢复期。HPS 则以肺组织的急性出血、坏死为主，表现为高热、肌痛、缺氧和急性进行性呼吸衰竭。

（3）免疫性：主要的保护性抗体是由 G1 和 G2 糖蛋白刺激机体产生的中和抗体和血凝抑制抗体，而且其出现早，发热第 1~2 天血清中即可检出 IgM，第 2~3 天可测出 IgG，后者在体内可持续 30 余年。故病后可获得持久免疫力。

3. 病原学检查法　多采用血清学方法检测特异性 IgM 和 IgG 抗体。特异性 IgM 抗体在发病后第 1~2 天即可检出，急性期阳性率可达 95% 以上，因此其检测具有早期诊断价值。检测特异性 IgG 抗体需间隔至少 1 周检测双份血清，抗体滴度增高 4 倍或 4 倍以上有诊断意义。

4. 防治原则　一般预防主要采取灭鼠、防鼠、灭虫、消毒和个人防护。易感者可接种灭活疫苗，有一定保护作用。对 HFRS 应坚持"三早一就"（早发现，早休息，早治疗，就近治疗）的治疗原则。

(二)埃博拉病毒

埃博拉病毒(Ebola virus,EBoV)属于丝状病毒科丝状病毒属,1976 年在扎伊尔(现刚果民主共和国)北部的埃博拉河流附近一个小村庄被首次发现,因而得名,能引起烈性传染病埃博拉出血热(Ebola hemorrhagic fever,EBHF),在非洲地区间歇性流行。根据发现地和抗原性,EBoV 被分为 5 个亚型:扎伊尔型、苏丹型、本迪布焦型、塔伊森林型和莱斯顿型。各亚型病毒之间存在血清交叉反应。

1. 生物学性状

(1)形态与结构:埃博拉病毒形态多样,分枝型,长丝状或杆状多见。直径约 80nm,长为 300~1 500nm,其中长 970nm 的病毒颗粒感染能力最强。病毒颗粒外有囊膜,分布着刷状样整齐排列的纤突。病毒核酸为单股负链 RNA,全长 18.9kb,由独立的 mRNA 产生 7 种蛋白质,即囊膜糖蛋白(glycoprotein)、核蛋白,基质蛋白 VP24、VP40、VP30(转录激活因子)和 VP35(聚合酶辅助因子),以及 RNA 依赖的 RNA 聚合酶 L。其基因排列顺序为:3′ 先导区NP-VP35-VP40-GP-VP30-VP24-L-5′ 末端区。

(2)培养特性:埃博拉病毒可感染多种哺乳动物培养细胞。食蟹猴、豚鼠和乳鼠等实验动物对其敏感。

(3)抵抗力:常温下较稳定,对热有中等度抵抗力,60℃ 1 小时可灭活。对甲醛、次氯酸、酚类消毒剂和脂溶剂及紫外线、γ 射线敏感,紫外线照射 2 分钟可使其完全灭活。

2. 致病性与免疫性

(1)传染源与传播途径:果蝠被认为是 EBoV 的天然宿主,灵长类(含人类)和其他哺乳动物可通过直接接触或间接接触病毒污染的血液、唾液、汗液、精液、尿液、排泄物等而感染病毒。此外,EBoV 还可经气溶胶途径传播。

(2)致病机制:埃博拉病毒通过皮肤黏膜侵入宿主,主要在肝内增殖,也可在血管内皮细胞、单核 - 巨噬细胞、肾上腺上皮细胞及成纤维细胞等增殖,导致血管内皮细胞损伤。病毒与内皮细胞结合可破坏微血管的完整性,引起血管渗漏;受到感染的单核 - 巨噬细胞释放炎症因子,可增加血管内皮细胞的通透性,并诱导其表达内皮细胞表面黏附因子和促凝因子,导致广泛的毛细血管内凝血,致使肝、脾及肾上腺等器官缺血坏死。病毒感染后潜伏期为 5~17 天,突然起病,主要表现为急性发热、肌肉酸痛、头痛、呕吐、腹泻并伴随着出血趋势和休克症状,皮肤出现丘疹、器官出血、肾和肝功能受损,常因多器官功能衰竭而死亡,病死率可高达 90%。

(3)免疫性:患者发病后 7~10 天后出现特异性 IgM、IgG 抗体,但中和抗体也不易检出。埃博拉病毒感染后,机体免疫反应的差异可影响病毒的复制过程及患者的临床表现和预后。

3. 病原学检查法 必须严格按照生物安全 4 级规范操作,病原检查主要通过 ELISA 检测埃博拉病毒抗原和抗体,PCR 检测病毒 RNA 或从血液和精液等标本中分离病毒。用免疫组织化学染色(immunohistochemistry staining,IHC)从皮肤活组织标本中检出埃博拉病毒抗原或病毒颗粒亦可确诊。

4. 防治原则 目前尚无有效药物,已经有病毒载体疫苗进入临床试验并获批,安全性和持久性有待检验。避免接触患者或死者的血液、唾液、精液等体液和排泄物是预防埃博拉出血热的关键措施。患者必须进行隔离治疗。

第五节 疱 疹 病 毒

疱疹病毒(herpes virus)属疱疹病毒科,有 α、β、γ 3 个亚科,约 110 种,是一类中等大小、结构相似、有囊膜的双链 DNA 病毒,具有相似的生物学活性。现已发现的疱疹病毒有 100 多种,根据其基因组、宿主范围、复制周期、受染细胞病变效应及潜伏性感染特点,与人类感染有关的疱疹病毒称为人类疱疹病毒(human herpes virus,HHV),现已知有 8(型)种(表 13-5),以单纯疱疹病毒感染最常见。

表 13-5 引起人类感染的疱疹病毒

病毒	所致主要疾病
单纯疱疹病毒 1 型(人类疱疹病毒 1 型)	龈口炎、唇疱疹、角膜结膜炎、疱疹性脑炎
单纯疱疹病毒 2 型(人类疱疹病毒 2 型)	生殖器疱疹、新生儿疱疹
水痘 - 带状疱疹病毒(人类疱疹病毒 3 型)	水痘、带状疱疹
EB 病毒(人类疱疹病毒 4 型)	传染性单核细胞增多症、B 淋巴细胞瘤、T 淋巴细胞瘤、鼻咽癌、伯基特(Burkitt)淋巴瘤
巨细胞病毒(人类疱疹病毒 5 型)	输血后单核细胞增多症、先天性畸形、肝炎、间质性肺炎、视网膜炎
人类疱疹病毒 6 型	幼儿急疹、脑炎、器官移植感染
人类疱疹病毒 7 型	婴儿玫瑰疹、玫瑰糠疹、脑炎
人类疱疹病毒 8 型	卡波西肉瘤(Kaposi 肉瘤)

一、单纯疱疹病毒

单纯疱疹病毒(herpes simplex virus,HSV)是最早发现的人类疱疹病毒,能引起龈口炎、角膜结膜炎、脑炎等多种疾病。

（一）生物学性状

1. 形态与结构　具有典型的疱疹病毒的形态结构特征。病毒体球形,直径为 120~150nm,由核心、衣壳、被膜及囊膜组成。核心为双链线形 DNA,由长(L)、短(S)2 个独特片段共价链接组成,缠绕在一个核心蛋白周围,呈轴丝状。病毒基因组长度约 150kb,编码多肽可达 100 余种,部分多肽与病毒感染和细胞破坏密切相关,有的与形成潜伏性感染有关。衣壳呈二十面体对称,外有被膜覆盖,被膜外为脂质双层囊膜,上有突起。HSV 分为 HSV-1 和 HSV-2。2 种 HSV 的 DNA 有 50% 同源性。它们不仅有型共同抗原,还有型特异性抗原。

2. 培养特性　HSV 对动物和组织细胞的敏感性广泛。常用的实验动物有小鼠、豚鼠、家兔等,脑内接种可引起疱疹性脑膜炎,角膜接种引起疱疹性角膜炎。HSV 能在兔肾,人胚肺、人胚肾和猴肾等多种原代和传代细胞中增殖并引起细胞病变,可见有核内嗜酸性包涵体。

3. 抵抗力　HSV 的抵抗力较弱,易被脂溶剂灭活。

（二）致病性与免疫性

1. 致病性　患者和健康病毒携带者是传染源,主要通过直接密切接触和性接触传播。人感染 HSV 非常普遍,80%~90% 为隐性感染,显性感染只占少数。HSV 经口腔、呼吸道、生殖道黏膜和破损皮肤等多种途径侵入机体。主要侵犯皮肤、黏膜和神经组织,常见的临床症状是黏膜或皮肤局部集聚的疱疹,偶尔也可发生严重的全身性病症。

（1）原发感染:HSV-1 原发感染常发生于 1~15 岁,初次感染多为隐性感染。显性感染常见的有龈口炎,系在口颊黏膜和齿龈处出现成群疱疹。此外可引起唇疱疹、疱疹性角膜炎、疱疹性脑炎等。生殖器疱疹多由 HSV-2 引起,多见于成人,可有局部剧痛,伴有发热、全身不适及淋巴结炎等,隐性感染也多见。

(2)潜伏性感染和复发:HSV 原发感染产生免疫力后,将大部分病毒清除,部分病毒可沿神经髓鞘到达三叉神经节(HSV-1)、脊神经节和骶神经节(HSV-2)细胞中或周围星形神经胶质细胞内,以非复制潜伏状态持续存在,与机体处于相对平衡状态,不引起临床症状。当机体出现诱发因素时(如遭受某些细菌病毒感染等,月经期和情绪紧张,或使用肾上腺皮质激素类药物),潜伏的病毒激活增殖,沿神经纤维索下行至感觉神经末梢,至附近表皮细胞内继续增殖,引起复发性局部疱疹。其特点是每次复发病变往往发生于同一部位。

(3)先天性感染:约 40%~60% 的新生儿在通过 HSV-2 感染的产道时可被感染,出现高热、呼吸困难和中枢神经系统病变,其中 60%~70% 受染新生儿可因此而死亡,幸存者中约 95% 留有后遗症。HSV 也可通过胎盘感染,影响胚胎细胞有丝分裂,易发生流产、造成胎儿畸形和智力低下等先天性疾病。

2. 免疫性　HSV 原发感染后 1 周,血中可出现中和抗体,3~4 周达高峰,可持续多年。中和抗体可清除游离病毒,对阻止病毒经血流播散和限制病程有一定作用。在抗 HSV 的免疫中,T 细胞免疫更为重要,在清除细胞内的病毒方面发挥重要作用。但抗体和效应 T 细胞均不能清除潜伏的病毒和阻止复发。

(三) 病原学检查法

可取子宫颈黏膜、皮肤、口腔、角膜等组织细胞,用特异性抗体做间接免疫荧光或免疫组织化学染色检测病毒抗原,也可取疱疹液进行电镜负染观察病毒颗粒。原位核酸杂交和 PCR 可用于检测标本中的 HSV-DNA。对潜伏性感染者多用免疫荧光法、酶联免疫吸附试验等检测特异性抗体。

(四) 防治原则

目前尚无 HSV 疫苗可用。预防的主要措施是切断传播途径,如避免与患者接触,安全性生活。孕妇 HSV-2 感染者,分娩后立即给新生儿注射丙种球蛋白做紧急预防。抗病毒药物疱疹净(IDU)等滴眼对疱疹性角膜炎有效。阿昔洛韦(ACV)主要用于生殖器疱疹的治疗。但常规抗病毒药物难以清除潜伏状态的病毒,不能防止潜伏性感染的复发。

二、水痘-带状疱疹病毒

水痘-带状疱疹病毒(varicella-zoster virus,VZV)可由同一种病毒引起 2 种不同的病症。在儿童初次感染引起水痘,而潜伏体内的病毒受到某些因素刺激后复发引起带状疱疹,多见于成年人和老年人。

(一) 生物学性状

本病毒的基本性状与 HSV 相似。只有 1 个血清型,一般动物和鸡胚对 VZV 不敏感,在人或猴成纤维细胞中增殖,并缓慢产生细胞病变,形成多核巨细胞,受感染细胞核内,可见嗜酸性包涵体。

(二) 致病性与免疫性

1. 致病性　水痘多见于 3~9 岁儿童,传染源主要是患者,急性期水痘内容物及呼吸道分泌物内均含病毒。病毒经呼吸道黏膜或结膜侵入机体,先在局部淋巴结细胞内增殖,随后经血流到达肝、脾等脏器大量增殖后再次入血并随血流扩散到全身皮肤、黏膜组织。2 周左右潜伏期后,全身皮肤出现斑丘疹、水疱疹。皮疹呈向心性分布,躯干比面部和四肢多。少数患者可并发肺炎或脑炎。

带状疱疹多见于成人,水痘痊愈后,少量病毒潜伏在脊髓后根神经节和脑神经的感觉神经节内,当机体细胞免疫力下降,或发热、外伤等因素诱导下,潜伏病毒被激活,沿神经轴突到达所支配的皮肤细胞内增殖,引起皮损。初期局部皮肤可有瘙痒,继而出现呈带状分布的疱疹,多伴有剧痛,以躯干和面额部为多见,常发生于身体的一侧。

2. 免疫性 水痘病后可获终身免疫,但特异性免疫不能清除潜伏于神经节内的 VZV,故不能阻止发生带状疱疹。

（三）病原学检查法

根据临床表现一般即可作出 VZV 感染的诊断。必要时可用疱疹液做电镜快速检查或细胞培养来分离病毒,也可用免疫荧光试验检测疱疹基底部材料涂片。

（四）防治原则

接种 VZV 减毒活疫苗已用于特异性预防,接种人群为 1 岁以上健康的易感儿童。在解除传染源 72~96 小时内,注射水痘 - 带状疱疹免疫球蛋白能在一定程度上阻止接触者发病或减轻症状,但无治疗和预防复发（带状疱疹）的作用。

三、巨细胞病毒

（一）生物学性状

巨细胞病毒（cytomegalovirus）亦称细胞包涵体病毒,感染的细胞肿大,并具有巨大的核内包涵体。形态结构与 HSV 相似,但对宿主或培养细胞有高度的种属特异性,即人 CMV（human cytomegalovirus, HCMV）只能感染人。HCMV 在体外仅在成纤维细胞中增殖,在上皮细胞和淋巴细胞中则呈低水平增殖。病毒增殖较缓慢,复制周期较长,出现细胞病变需2~6 周,表现为细胞肿胀,核增大,形成巨核细胞,核内出现周围绕有一"晕轮"的大型嗜酸性包涵体。在病毒培养物中,游离病毒较少,病毒主要通过细胞 - 细胞间扩散。

（二）致病性与免疫性

1. 致病性 HCMV 感染在人群中广泛存在,我国成人感染率约 60%~90%。原发感染发生在 2 岁以下,通常为隐性感染,仅少数人有临床表现。HCMV 的传染源为患者及隐性感染者,病毒可经口腔、生殖道、胎盘、输血和器官移植等多种途径传播,一般表现为隐性感染;当感染者免疫功能低下时,HCMV 可侵袭多个器官和系统如肺、肝、肾、唾液腺等引起相应损害。HCMV 可通过胎盘垂直感染胎儿,也可在孕妇分娩时经产道感染新生儿,致患儿发生黄疸,肝脾肿大,血小板减少性紫癜及溶血性贫血或流产、死胎,愈后常有耳聋、神经肌肉运动障碍和智力发育低下等后遗症。

2. 免疫性 HCMV 感染可诱导机体产生特异性 IgG、IgM 和 IgA 抗体,母体抗体可减轻新生儿感染症状,但不能完全阻断母婴传播和围产期感染,也不能阻止潜伏病毒的激活。在抗 HCMV 感染中,T 细胞免疫和 NK 细胞起主导作用。一般认为,NK 细胞和细胞免疫在限制病毒播散、潜伏病毒激活和限制病毒感染发生和发展中发挥重要作用。

（三）病原学检查法

取唾液、尿液、子宫颈分泌液等标本脱落细胞染色镜检,检查巨大细胞及核内嗜酸性包涵体,可作初步诊断。通过 ELISA 检测 HCMV 的 IgM 抗体,用于协助早期感染和急性感染的诊断。新生儿血清中检出其 IgM,说明胎儿在子宫内受到 HCMV 感染。

（四）防治原则

目前尚无安全有效的 HCMV 疫苗,可用高滴度抗 HCMV 免疫球蛋白及丙氧鸟苷、膦甲酸、更昔洛韦等药物联合应用治疗严重 HCMV 感染。

四、EB 病毒

(一) 生物学性状

EB 病毒（Epstein-Barr virus，EBV）的形态结构与 HSV 相似,完整的病毒颗粒为圆形,直径为 180nm,核衣壳呈二十面体对称,通过核膜出芽获得囊膜,囊膜表面有糖蛋白纤突。EBV 基因组为线性 dsDNA,172kb,至少编码 100 多种病毒蛋白。病毒分离培养用人脐带血淋巴细胞。

(二) 致病性与免疫性

1. 致病性　EBV 在人群中感染普遍,但多为隐性感染。我国 3 岁左右儿童 EBV 抗体阳性率高达 90% 以上。患儿初次感染多无明显症状,少数出现咽炎和上呼吸道感染,病毒潜伏于体内,终生带毒。传染源为 EBV 的感染者,主要通过唾液、经呼吸道和输血传播。病毒进入人体后先在鼻咽部上皮细胞和 B 淋巴细胞内增殖并通过 B 淋巴细胞播散至全身。EBV 主要引起传染性单核细胞增多症,多见于青少年,发热、咽炎和颈淋巴结肿大为其典型临床表现,可伴有肝脾肿大和肝功能紊乱,外周血单核细胞和异型淋巴细胞显著增多。此外,儿童恶性淋巴瘤（伯基特淋巴瘤）、鼻咽癌与 EBV 感染相关。

2. 免疫性　EBV 原发感染后,机体产生特异性中和抗体和细胞免疫应答。中和抗体可防止外源性 EBV 再感染,但不能完全清除细胞内潜伏的 EBV。细胞免疫在限制原发感染和慢性感染中发挥重要作用。在体内潜伏的病毒与宿主保持相对平衡状态,如 EBV 可在口咽部导致低滴度的增殖性感染,持续终生。

(三) 病原学检查法

EBV 分离培养困难,一般用免疫学方法协助诊断。用免疫荧光法或免疫酶染色法检测 EBV-IgG。检测 VCA-IgA 抗体,其效价在 1∶10~1∶5 或效价持续上升时,对鼻咽癌有辅助诊断意义。传染性单核细胞增多症可用异嗜性抗体凝集试验协助诊断。

(四) 防治原则

预防 EBV 感染的疫苗正在研制,阿昔洛韦和丙氧鸟苷对 EBV 有一定疗效。

五、人类疱疹病毒（6 型、7 型、8 型）

1. 人类疱疹病毒 6 型（human herpes virus 6，HHV-6）　1986 年,从淋巴增殖异常患者及艾滋病患者外周血单核细胞首次分离得到,具有疱疹病毒形态和淋巴细胞亲和性,不同于疱疹病毒科其他 5 型病毒的抗原性,故名 HHV-6。HHV-6 普遍易感,但多为隐性感染。HHV-6 是婴儿急疹（玫瑰疹）的病原,目前研究认为其与淋巴增殖性疾病、自身免疫病和免疫缺陷患者感染等有关。免疫荧光试验可在 60%~80% 儿童及成人血清中查到 HHV-6 抗体。

2. 人类疱疹病毒 7 型（human herpes virus 7，HHV-7）　1990 年,从正常人外周血单核细胞分离的新型人类疱疹病毒,在体外具有 CD4$^+$T 细胞亲和性,可以在 PHA 刺激的人脐带血淋巴细胞中增殖。HHV-7 广泛存在,75% 健康人唾液中可检出。从婴儿急疹、慢性疲劳综合征和肾移植患者的外周血单核细胞中都可分离出 HHV-7。细胞病变特点、分离培养条件与 HHV-6 相似。已明确 CD4 分子是 HHV-7 的受体,CD4 抗体可抑制 HHV-7 在 CD4$^+$T 细胞中增殖。

3. 人类疱疹病毒 8 型（human herpes virus 8，HHV-8）　1994 年发现的新型人类疱疹病毒,主要存在于卡波西（Kaposi）肉瘤组织及艾滋病患者淋巴瘤组织中。在艾滋病卡波西肉瘤患者血清、血浆、外周白细胞中可检测到 HHV-8,病毒基因与 EB 病毒、松鼠猴疱疹病毒基因具有部分同源性。

第六节　逆转录病毒

逆转录病毒科(Retroviridae)是一组含逆转录酶的 RNA 病毒,按其致病作用可分为 2 个亚科——正逆转录病毒亚科和泡沫逆转录病毒亚科。正逆转录病毒亚科包括 5 个(α、β、γ、δ、ε)逆转录病毒属和慢病毒属,泡沫逆转录病毒亚科只有 1 个泡沫病毒属。对人致病的主要有慢病毒属的人类免疫缺陷病毒(human immunodeficiency virus,HIV)和 δ 逆转录病毒属的人类嗜 T 细胞病毒(human T cell lymphotropic virus,HTLV)。

一、人类免疫缺陷病毒

HIV 是获得性免疫缺陷综合征(acquired immunodeficiency syndrome,AIDS)的病原体。AIDS 自 1981 年在美国发现首例患者以来,已在世界范围内广泛传播。HIV 分 HIV-1 和 HIV-2 两型,两者核苷酸序列相差超过 40%,但引起的疾病症状相似。

（一）生物学性状

1. 形态与结构　HIV 呈球形,有囊膜,直径 100~120nm,由核心、衣壳和囊膜三部分构成(图 13-5)。

（1）核心:核心为 2 条完全相同的单股正链 RNA(围有核衣壳蛋白 p7),它们在 5′ 端通过氢键连接形成二聚体,每条 RNA 链全长约 9.3kb,内含 3 个结构基因(*gag*、*pol*、*env*)和 6 个调节基因(*tat*、*rev*、*nef*、*vif*、*vpr*、*vpu*),分别编码结构蛋白和调节蛋白。目前,根据 *env* 基因序列的同源性将 HIV-1 主要分为 M(main)、O(outlier)和 N(non-M,non-O)3 个组,又依 *env* 和 *gag* 等基因序列不同分为不同亚型,其中 M 组包括 A~K 共 11 个亚型,O 组和 N 组只有 1 个亚型,在我国流行的为 C、E、B 亚型;HIV-2 至少包括 A~H 等 8 个亚型,仅主要局限于西非地区。HIV 具有高度变异性的特点,主要原因是 HIV 逆转录酶无校正功能、错配率高、HIV 基因频繁变异。*env* 基因和 *nef* 基因最易发生变异,*env* 基因的核苷酸突变率约为 1‰,gp120 抗原性变异给 HIV 疫苗研制带来极大困难。基因组与编码蛋白见表 13-6。

表 13-6　HIV 基因及其编码的蛋白

病毒基因		编码蛋白	编码蛋白的功能
结构基因	*env*	gp120 和 gp41	gp120 与易感细胞表面 CD4 结合,gp41 介导病毒囊膜与细胞膜融合
	gag	p55 经酶水解为 p7、p24、p17	p7 为核衣壳蛋白,p24 为衣壳蛋白,p17 为内膜蛋白
	pol	逆转录酶、RNA 酶 H、整合酶、蛋白酶	逆转录酶促进合成负链 DNA,RNA 酶 H 降解 RNA:DNA 中间体,整合酶促使病毒双链 DNA 整合到宿主细胞染色体中,蛋白酶切割 Gag 前体蛋白
调节基因	*tat*	Tat	反式激活蛋白,激活 HIV 基因转录合成 mRNA
	rev	Rev	调节 mRNA 剪接,促进 mRNA 从胞核转至胞质
	nef	Nef	促进 HIV 的感染和复制
	vif	Vif	促进病毒装配和成熟
	vpr	Vpr	转运病毒 DNA 至细胞核,抑制宿主细胞生长
	vpu	Vpu	下调细胞 CD4 分子表达,促进病毒释放

(2)衣壳和囊膜:HIV的衣壳蛋白主要是p24,保护病毒核酸;病毒体外层为双层脂蛋白囊膜,囊膜与圆柱形衣壳之间有一层内膜蛋白(p17),其与病毒酶类(逆转录酶、整合酶、蛋白酶等)被衣壳蛋白(p24)构成的柱状衣壳包裹;外层为内膜蛋白(p17)和来自宿主细胞的脂膜组成的囊膜(图13-5)。囊膜镶嵌有gp120和gp41两种糖蛋白,二者以三聚体的形式构成囊膜表面的纤突,是介导HIV与宿主细胞膜融合的重要结构。

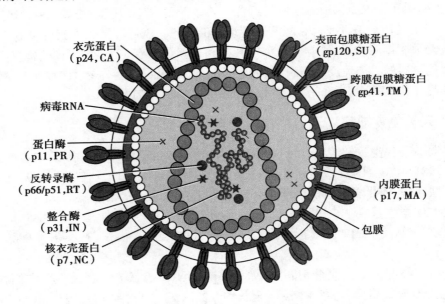

图13-5 HIV的结构模式图

2. 病毒的复制与培养

(1)HIV的复制:HIV的gp120先与靶细胞表面CD4分子结合,再与CXCR4或CCR5结合,改变gp120构象,暴露出gp41融合肽,促进HIV囊膜与细胞膜融合,病毒核衣壳进入宿主细胞并脱去衣壳,释放病毒基因组和酶类。在逆转录酶作用下,以病毒RNA为模板合成互补的负链DNA,形成RNA:DNA中间体,随后RNA酶H将中间体的亲代RNA链水解,再以负链DNA为模板复制出正链DNA,形成双链DNA。在整合酶的作用下,双链DNA整合到细胞染色体中,称为原病毒(provirus),又称前病毒。原病毒两端的LTR序列有启动和增强病毒基因转录的作用。原病毒活化时,在宿主细胞RNA聚合酶催化下,原病毒DNA转录出病毒RNA前体,成为(有的需剪接)合成病毒蛋白的有关mRNA,全长的经修饰则形成子代RNA。病毒子代RNA与结构蛋白装配成核衣壳,在富集病毒囊膜蛋白的宿主细胞膜部位出芽,释放成为完整的病毒体。

(2)培养特性:HIV能感染人、恒河猴和黑猩猩,仅感染$CD4^+$细胞,实验室常用正常人或成人淋巴细胞白血病患者的T细胞来分离培养病毒。

3. 抵抗力 HIV在室温下可存活7天,但对理化因素敏感,加热、消毒剂和去污剂均能杀灭病毒。56℃ 30分钟和用0.5%次氯酸钠溶液、10%漂白粉溶液、70%乙醇溶液、0.3% H_2O_2溶液、1%戊二醛溶液、5%来苏尔等消毒剂处理10分钟均能灭活病毒。

(二)致病性与免疫性

1. 致病性

(1)传染源和传播途径:传染源是HIV感染者和AIDS患者,从他们的血液、脑脊液、骨髓、精液、阴道分泌物、乳汁、唾液、泪液及某些组织中能分离出有感染性的病毒颗粒。传播主要经 3 种途径:①性传播:异性或同性间的性接触是 HIV 的主要传播方式,处于性活跃期的男性同性恋者、异性恋者、多性伴侣者为本病的高危人群;②血液传播:输入含有 HIV 血液或血制品、器官或组织移植、使用被 HIV 污染的注射器和针头等,均可引起感染;③垂直传播:包括经胎盘、产道或哺乳引起的感染。

(2)致病机制:CD4⁺T 细胞的损伤与耗竭是 HIV 引起继发感染与肿瘤发生的主要原因,此外,HIV 还能损伤抗原提呈细胞和神经组织细胞等,多因素共同作用引起 AIDS。

1)CD4⁺T 细胞数量减少和功能丧失:HIV 主要在活化的 CD4⁺T 细胞内进行增殖。带有 HIV 原病毒的 CD4⁺T 细胞,活化后使原病毒得以大量复制,并通过以下机制损伤被感染细胞:①被感染细胞通过细胞膜表面的病毒蛋白 gp120、gp41 与其他 CD4⁺T 细胞发生融合,形成多核巨细胞,导致细胞死亡;②复制过程中大量病毒 RNA 和蛋白分子(如 Tat 蛋白)在宿主细胞内聚集,干扰细胞生物合成,诱导细胞凋亡;③新产生的病毒可通过细胞间从被感染细胞传播到未感染的 CD4⁺T 细胞,引起细胞凋亡,这是静息 CD4⁺T 细胞死亡的主要方式;④ HIV 膜抗原能特异性激活 CTL 或诱导产生抗体,CTL 能直接识别和杀伤、抗体可介导 ADCC 等,共同发挥杀细胞效应;⑤ HIV 还可对胸腺细胞、骨髓造血干细胞和基质细胞产生影响,引起 CD4⁺T 细胞分化与成熟受阻。

2)其他免疫细胞功能受损:除 CD4⁺T 细胞外,HIV 还可感染其他免疫细胞,包括树突状细胞(DC)、单核 - 巨噬细胞、小胶质细胞、库普弗细胞、朗格汉斯细胞等,但很少在这些细胞内增殖(可长期携带)。由于这些细胞表面能表达 MHC-Ⅱ类分子,后者与 gp120 具有同源性,使针对 gp120 的特异性抗体和 CTL 也可与 MHC-Ⅱ类分子发生交叉反应,从而引起细胞损伤和抗原提呈功能降低。

3)脑组织炎症反应和神经细胞损伤:受感染的小胶质细胞和浸润于脑血管周围的单核 - 巨噬细胞是引起脑组织损伤的主要原因,它们活化后能放大免疫效应和炎症反应,引起神经元损伤和功能失调,使 AIDS 患者表现出痴呆等中枢神经系统症状。

(3)临床过程:典型的 HIV 感染包括急性期、潜伏期、艾滋病相关综合征期和典型 AIDS 发病期。

1)急性期:初次感染后,HIV 在体内大量复制,引起病毒血症,血清中可查到 HIV 抗原 p24,一般无明显临床症状或表现为流感样症状,如发热、腹泻、皮疹、黏膜溃疡、淋巴结肿大等,症状可自行消退。感染约 1 个月后可检测到抗 HIV 抗体,如抗 gp120、抗 gp41、抗 p24 抗体等。

2)潜伏期:急性期后,机体抗病毒免疫应答与 HIV 增殖进入相对平衡期。此期持续时间 5~10 年或更长,患者一般无临床症状,或仅出现无痛性淋巴结肿大,但 HIV 仍在体内持续复制,患者体内 CD4⁺T 细胞以平均每年 50~90 个 /mm³ 的速度下降,引起免疫系统的持续损伤。

3)艾滋病相关综合征(AIDS related complex):随着 HIV 大量复制,CD4⁺T 细胞持续降低,机体开始出现各种症状并逐渐加重,表现为低热、盗汗、倦怠、慢性腹泻、体重减轻、全身持续性淋巴结肿大,开始出现口腔和皮肤真菌感染等免疫缺陷的表现。

4)典型 AIDS:表现为严重免疫缺陷,此时 CD4⁺T 细胞显著下降至 200 个 /mm³ 以下,出现多种机会性感染、肿瘤和神经系统损害三大特征。此期引起机会性感染的常见病原体包括鸟型分枝杆菌、白假丝酵母菌、肺孢子菌、新型隐球菌、弓形体、隐孢子虫、巨细胞病毒、人类疱疹病毒 -8 型、EB 病毒等;常见的恶性肿瘤包括卡波西肉瘤、恶性淋巴瘤、宫颈癌、肛门生殖道癌等;多数患者会出现不同程度的中枢神经系统疾病,部分晚期患者可出现艾滋病痴呆综合征。如不经治疗,患者常在 2 年内死亡。

2. 免疫性　HIV 感染后,机体可出现不同程度的抗体和效应 T 细胞。HIV 可诱导产生抗 gp120、抗 gp41、抗 p24 抗体,这些抗体具有中和作用,但亦能通过结合 Fc 受体促进病毒进入吞噬细胞。CTL 在抗 HIV 感染中发挥重要作用,能杀伤 HIV 感染的靶细胞以利于清除病毒,但同时也引起 CD4$^+$T 细胞的持续下降。机体免疫应答只能限制病毒感染进程,不能彻底清除病毒(尤其是宿主细胞染色体中的原病毒)。

（三）病原学检查法

1. HIV 核酸与抗原检测　常用 RT-PCR 检测血浆中 HIV RNA 拷贝数,以监测 HIV 感染者的病情进展和评价抗 HIV 药物疗效;也可用核酸杂交法和 PCR 检测原病毒 DNA,以判断 HIV 在细胞中的潜伏情况。抗原检测常用 ELISA 检测 HIV 衣壳蛋白 p24。此抗原常见于急性期,在抗体出现后转为阴性,至感染后期又可检出,此时它作为预后不良的重要标志。

2. HIV 抗体检测　HIV 感染后 4~12 周乃至更长,感染者体内就能检出相应抗体,包括抗 gp120 抗体、抗 gp41 抗体、抗 p24 抗体等。常用 ELISA 对就诊者进行初筛,阳性者必须进行确认试验。确认试验常采用蛋白质印迹法(又称 Western 印迹法)和免疫荧光试验。

3. 病毒分离　实验室常分离健康人外周血单个核细胞,用 PHA 刺激培养 3~4 天,再接种患者的单个核细胞、骨髓细胞、血浆等,共培养 2~4 周,若有病毒增殖,可出现细胞病变(如多核巨细胞)。

（四）防治原则

迄今尚无有效疫苗,控制 HIV 感染主要以预防为主,防治结合,加强管理。主要预防措施包括:提倡安全性生活;严格筛查献血员,加强对血制品以及医疗器械的管理;日常生活中注意避免共用牙刷、剃须刀等;采取措施阻断母婴传播等。主要治疗药物包括核苷类逆转录酶抑制剂(如拉米夫定、替诺福韦、恩曲他滨等)、非核苷类逆转录酶抑制剂(如依非韦伦、依曲韦林等)以及蛋白酶抑制剂(如利托那韦、阿扎那韦等)等。由于抗 HIV 药物容易产生抗药性,为提高治疗效果,临床上使用药物联合治疗,称为高效抗反转录病毒治疗(highly active anti-retroviral therapy),又称"鸡尾酒疗法(cocktail therapy)"。

二、人类嗜 T 细胞病毒

人类嗜 T 细胞病毒(human T-cell lymphotropic virus,HTLV)是引起人类 T 淋巴细胞白血病的 RNA 病毒。与人类白血病相关的有 HTLV-1 和 HTLV-2 两型,两型间基因组约有50% 同源性,分别引起成人 T 淋巴细胞白血病(adult T cell leukemia,ATL)和毛细胞白血病(hairy cell leukemia)。

1. 形态与结构　成熟的 HTLV 呈球形,直径约 100~120nm。核心含 RNA 基因组、逆转录酶、Gag 蛋白;衣壳呈二十面体对称;外层为病毒囊膜。病毒基因组全长约 9kb,包括 3 个结构基因(gag、pol、env)和 2 个调节基因(tax、rex)。gag 基因编码聚合蛋白前体,经酶切后形成基质蛋白(p19)、衣壳蛋白(p24)和核衣壳蛋白(p15);pol 基因编码逆转录酶、整合酶和核糖核酸酶 H(RNase H);env 基因编码糖基化聚合蛋白,经酶切成为囊膜蛋白(gp46)和跨膜蛋白(gp21),其中 gp46 能与 CD4 结合并介导病毒感染。

2. 致病性　HTLV 的传播途径与 HIV 相似,以 HTLV-1 感染多见。病毒在机体多呈无症状潜伏性感染,仅约 1/20 的感染者可发生急性或慢性感染。病毒在细胞内产生 Tax 蛋白,后者反式激活 GM-CSF、IL-2、IL-2 受体等基因,使 CD4$^+$T 细胞发生增殖异常,另外也可通过原病毒的整合引起宿主细胞基因突变,最终导致 ATL 的发生。HTLV-1 还可引起热带下肢痉挛性瘫痪和 B 细胞淋巴瘤。

3. 病原学检测法 常用 ELISA 检测特异性 HTLV 抗体,用蛋白质印迹法进行确认,用 PCR 检测原病毒 DNA 以及 HTLV 的分型,临床很少做病毒分离鉴定。

4. 防治原则 目前尚无特效的疫苗和药物面世,临床上常用 IFN-α 和逆转录酶抑制剂进行治疗。

第七节 其他致病病毒

人类致病性病毒种类很多,除前述病毒外,还有狂犬病毒、人乳头瘤病毒、细小 DNA 病毒、痘病毒以及博尔纳病毒等。本节仅简单介绍狂犬病毒和人乳头瘤病毒。

一、狂犬病毒

狂犬病毒(rabies virus)属于弹状病毒科(Rhabdoviridae),是一种嗜神经性病毒,为狂犬病的病原体。

(一) 生物学性状

1. 形态与结构 病毒形态似子弹状,有囊膜,大小长 130~300nm,宽 60~85nm。基因组单股负链 RNA,约 12kb,编码 5 种蛋白:核(N)蛋白、转录酶(L)蛋白、酶相关(M1)蛋白、基质(M2)蛋白和囊膜糖(G)蛋白。N 蛋白螺旋对称环绕 RNA 形成核糖核蛋白(核衣壳),外被 M2 蛋白与脂膜形成的囊膜,表面有许多 G 蛋白形成的纤突,与病毒感染性和毒力有关(图 13-6)。病毒囊膜糖蛋白和核蛋白是狂犬病毒的重要抗原。

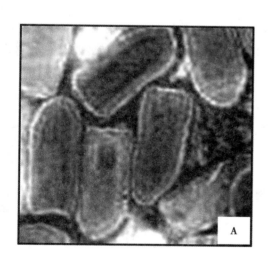
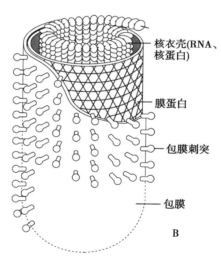

核衣壳(RNA、核蛋白)

膜蛋白

包膜刺突

包膜

图 13-6 狂犬病毒的形态与结构图
A. 电镜下形态 B. 结构模式图

2. 培养特性 狂犬病毒可以在多种家畜、宠物及野生动物中自然传播。在易感动物或人的中枢神经细胞中增殖时,可在细胞质中形成 1 个或多个、圆形或椭圆形、嗜酸性包涵体,称内氏小体(Negri body)(彩图 10),可以辅助狂犬病的诊断。

3. 抵抗力 狂犬病毒对热、紫外线、日光、干燥的抵抗力弱。56℃ 30~60 分钟或 100℃ 2 分钟可灭活病毒。冷冻干燥后的病毒可保存数年。酸、碱、脂溶剂、肥皂水、去垢剂等能灭活病毒。

（二）致病性与免疫性

1. 传染源与传播途径　病犬、家猫等家畜和狼、狐狸、食血蝙蝠、臭鼬、浣熊等野生动物都可成为狂犬病的重要传染源。患病动物唾液中含有大量病毒,于发病前5天即具有传染性。人主要因被患病动物或病毒携带动物咬伤、抓伤或与其密切接触而感染。患病动物的唾液污染眼结膜等,也可引起发病。

2. 致病机制与临床表现　狂犬病毒对神经组织有很强的亲和力。人被狂犬咬后的发病率为30%~60%。潜伏期通常为3~8周。病毒在伤口周围的横纹肌细胞内缓慢增殖4~6天后侵入周围神经,进而沿周围传入神经迅速上行到达中枢神经系统,在神经细胞内增殖并引起中枢神经细胞肿胀、变性等损伤,然后又沿传出神经侵入多种组织与器官,如舌、唾液腺和心等。人发病时的典型症状是神经兴奋性增高,甚至引起恐水症(hydrophobia)。兴奋期典型症状持续3~5天后,患者转入麻痹期,最后因昏迷、呼吸及循环衰竭而死亡。病死率近于100%。

3. 免疫性　机体感染狂犬病毒后可产生特异性免疫力。病毒囊膜的糖蛋白和核蛋白均含有T细胞表位和保护性抗原,可诱导产生特异性Th细胞、CTL和中和抗体,是狂犬疫苗诱生免疫保护的重要机制。

（三）病原学检查法

根据动物咬伤史和典型的临床症状可进行诊断。但由于本病病死率高,早期及时进行病原学检查十分重要。

1. 可疑动物的观察与检查　采用十日观察法,该法是指被可疑的疯动物咬伤、抓伤后,将动物系留观察10天,如果动物在10天的观察期内保持健康,或经可靠的实验室诊断技术证实动物不携带狂犬病毒,则可以停止注射剩下的疫苗;如果动物出现狂犬病症状,杀死动物取脑组织制成切片或印片后,用直接免疫荧光技术检查病毒抗原或内氏小体等。

2. 可疑患者的检查　用免疫学技术、病毒分离等方法检测可疑患者的唾液、分泌物、尿沉渣、角膜印片等标本中的病毒抗原以及血清中的相应抗体。

（四）防治原则

1. 加强动物管理　包括对犬等动物的预防接种、严格管理和捕杀野犬等。

2. 及时处理伤口　立即用20%肥皂水、0.1%新洁尔灭或清水反复冲洗伤口,对于较深的伤口,应该对伤口深部进行灌流清洗,再用75%乙醇溶液或碘酊涂擦。

3. 预防接种　人被狂犬病毒感染后应及时接种狂犬病疫苗。对于长期接触家畜、野生动物或进行狂犬病毒研究的高危人群,也应预防接种。

4. 被动免疫　使用高效价抗狂犬病毒血清于伤口周围与底部行浸润注射和肌内注射,若与狂犬病疫苗联用效果更佳。

二、人乳头瘤病毒

乳头瘤病毒(papilloma virus)属于乳多空病毒科(Papovaviridea)乳头瘤病毒属(*Papillomavirus*)。对人类致病的为人乳头瘤病毒(human papilloma virus,HPV),主要引起人类皮肤、黏膜的增生性病变,形成乳头瘤,也称为疣;一些高危型HPV(如16型、18型等)与宫颈癌、口腔癌等恶性肿瘤的发生密切相关。

（一）生物学性状

HPV为球形无囊膜双链DNA病毒,直径52~55nm。病毒基因组为双链环状DNA,7.8~8.0kb,含有3个基因区:①早期区(early region):一般含有7个不同的开放读码框,编码与病毒复制、转录调控、翻译和细胞转化有关的蛋白。②晚期区(late region):有2个主要的开放读码框,编码病毒的主要衣壳蛋白 L1 和次要衣壳蛋白 L2。③非编码区(non-coding region):也称长控制区(long control region),含有 HPV-DNA 的复制起点和基因表达所必须的调控元件。病毒衣壳由 72 个壳粒组成,呈二十面体对称排列。

(二)致病性与免疫性

1. 致病性 人类是 HPV 的唯一宿主,主要通过直接接触感染者的病损部位或间接接触被病毒污染的物品传播。生殖道感染主要通过性接触传播,HPV 阳性率与性伙伴数量呈正相关,故 HPV 引起的生殖道感染属于性传播疾病(sexually transmitted disease,STD)。某些 HPV 型别可在分娩时由母亲传给新生儿。HPV 多为隐性感染。HPV 在皮肤细胞复制,导致上皮细胞损伤、增殖、表皮增厚、角化,形成乳头状瘤,也称为疣。根据病毒感染的部位为 2 类:嗜皮肤型 HPV 主要感染皮肤,引起疣和疣状表皮发育不良;嗜黏膜型 HPV 主要感染呼吸道、生殖器黏膜,引起喉乳头瘤、生殖道尖锐湿疣及宫颈上皮瘤样变等。

HPV 一般表现为局部感染,不经血流扩散,易形成持续性感染。不同型别的 HPV 可引起不同部位的乳头瘤(表 13-7)。高危型 HPV(16 型、18 型)产生能促使抑癌基因产物 p53 和 pRb 灭活、激活端粒酶的蛋白,是宫颈癌的高危因素。

表 13-7 HPV 型别与人类疾病的关系举例

HPV 型别	相关疾病
1、4	跖疣
2、4、7、27、29	寻常疣
3、10、28、41	扁平疣
5、8、9、12、14、15、17、19~25、36、46、47	疣状表皮增生
37	角质棘状疣
6、11	黏膜尖锐湿疣、喉乳头瘤、口腔乳头瘤
16、18、31、33、35、45、51、52、56、58	黏膜上皮内瘤;有的与宫颈癌和口腔癌等密切有关

2. 免疫性 特异性 T 细胞免疫在控制 HPV 感染中起重要作用,能使一些疣自行消退。免疫功能抑制患者(器官移植和 HIV 感染等)HPV 感染往往严重;复发性尖锐湿疣患者常伴有 T 细胞免疫功能低下。由于 HPV 可经生殖道感染,所以生殖道黏膜局部 SIgA 抗体的保护作用亦十分重要。

(三)病原学检测

HPV 感染有典型临床损害时可根据临床表现迅速作出诊断,但亚临床感染或宫颈癌普查时则需进行组织细胞学、免疫学和分子生物学等实验室检测。

1. 组织细胞学检测 收集脱落细胞,进行涂片、HE 染色后镜检,观察是否具有 HPV 感染的典型病理变化,如有无凹空细胞,颗粒层有无核内包涵体。

2. 免疫学检测 可采用免疫组化法检测病变组织中的 HPV 抗原,运用免疫电镜检查 HPV 颗粒,或用表达的融合蛋白为抗原,用蛋白质印迹法检测患者血清中的抗体。

3. 核酸检测 亚临床感染的核酸检测,可采用核酸杂交或 PCR 对 HPV 感染进行早期诊断及型别鉴定。

(四)防治原则

加强宣传提倡健康的性生活方式对控制 HPV 感染,减少生殖器疣及宫颈癌发生有重要意义。对不同部位、不同性质的疣可用冷冻、电灼、激光及药物等方法治疗。

附：朊粒

朊粒（prion）又称朊病毒、感染性蛋白质粒子（proteinaceous infectious particle），属亚病毒因子，是一组由正常宿主细胞基因编码的、构象异常的传染性致病因子，为分子量为27~30kDa、不含核酸和脂类的疏水性糖蛋白。人类和多种哺乳类动物的染色体中都存在编码朊粒蛋白（prion protein，PrP）的基因。人类 PrP 基因位于第 20 号染色体的短臂上。在正常情况下，PrP 基因编码产生细胞朊粒蛋白（cellular prion protein，PrPc）。PrPc 是神经元普遍显著表达的糖蛋白，其分子构型以 α 螺旋为主，无 β 片层结构，对蛋白酶 K 敏感，与神经细胞突触功能有关。在某些情况下，PrPc 构象可发生永久性改变，则形成对蛋白酶 K 有抗性的 PrP，即朊粒。朊粒在一级结构上与正常宿主蛋白 PrPc 没有差异，主要区别在于其分子构型以 β 片层为主。

朊粒对理化因素的抵抗力很强，传统的消毒剂和消毒方法不能使之灭活，能抵抗蛋白酶 K 的消化作用。灭活朊粒需特殊高压蒸汽灭菌法（134℃，≥ 2 小时）。

朊粒仅存在于感染的人和动物组织中，具有致病性与传染性。朊粒可导致一组人和动物的慢性退行性、致死性中枢神经系统疾病。此类疾病的共同特点是潜伏期长（数月至数十年），一旦发病呈慢性进行性发展，患者主要表现为丧失自主控制、痴呆、共济失调、震颤、麻痹、消瘦，最终死亡。病理表现为脑皮质神经元空泡变性、死亡、消失，星形胶质细胞增生，脑皮质海绵状变性和淀粉样斑块形成等。因 Prion 抗体内酶解，缺乏免疫原性，不能诱导机体产生特异性细胞和体液免疫应答。

人类的朊粒病（prion disease）可分为传染性、遗传性和散发性 3 种类型。目前已知人和动物的朊粒病有十多种。动物朊粒病主要有羊瘙痒病、水貂传染性脑病、鹿慢性消瘦症、牛海绵状脑病、猫海绵状脑病。现在已明确的人朊粒病主要有：①库鲁病（Kuru disease）：是第一个被发现的朊粒病，仅见于大洋洲巴布亚新几内亚高原 Fore 部落的土著人中，是一种中枢神经系统进行性退化性疾病。库鲁病的传播与当地土著人原始愚昧的宗教习俗食尸（脑）有关，随着食尸习俗的终止，库鲁病已逐渐消失。②克 - 雅病（Creutzfeldt-Jakob disease，CJD）：为人类最常见的朊粒病，又称皮质 - 纹状体 - 脊髓变性。由 Creutzfeldt 和 Jakob 两位神经病理学家分别于 1920 年和 1921 年报道此病，故名克 - 雅病。此病呈世界性分布，发病率约为百万分之一。患者多为中老年人，好发年龄多在 50~75 岁，平均 65 岁。潜伏期 1~20 年，也可长达 40 年以上。临床症状包括进行性发展的痴呆、肌阵挛、小脑共济失调、运动性失语、偏瘫、癫痫甚至昏迷，患者最终死于感染或中枢神经系统功能衰竭。③新变异型克 - 雅病（new variant Creutzfeldt-Jakob disease，nvCJD）：又称人类疯牛病，其发生与疯牛病密切相关，可能是人食物链中含有疯牛病的致病因子所致。该病多发生于 18~40 岁，潜伏期 10~30 年。主要症状为进行性小脑功能紊乱，运动失调，周期感觉障碍，痴呆，肌阵挛甚至死亡。④格斯特曼 - 施特劳斯勒尔 - 沙因克尔综合征（Gerstmann-Straussler-Scheinker syndrome）：简称 GSS 综合征，是一种罕见的朊粒病，为常染色体显性遗传性疾病，发病年龄在 24~66 岁，平均病程为 5 年。临床表现为进行性小脑共济失调和痴呆。⑤致死性家族型失眠症（fatal familial insomnia）：是一种遗传性传染性朊粒病，为常染色体显性遗传病。临床表现为进行性加重的失眠，不自主的（多汗、心动过速）神经和运动失调（共济失调、肌阵挛）、精神异常等。

目前，朊粒病的诊断主要依据流行病学、临床表现及病理学变化。免疫组化技术是目前确诊朊粒病最可靠的诊断方法——取可疑患者的脑组织或非神经组织进行切片，用特异性单克隆抗体或多克隆抗体检测朊粒。蛋白质印迹法是诊断朊粒病最常用的检测方法。基因分析法常用于协助诊断家族性朊粒病。

目前尚无有效的疫苗和药物控制朊粒的感染,主要是针对可能传播途径采取预防措施,如严格处理患者的脑组织、血液和体液,彻底销毁含病原因子的动物尸体、组织块等。禁止在畜牧业生产过程中向饲料中添加牛、羊等骨肉粉,以防止致病因子进入食物链。对从有牛海绵状脑病的国家进口的活牛或牛制品(包括化妆品),必须进行严格的检疫,防止输入性感染。医护人员在诊疗过程中应注意自我保护。

学习小结

　　常见致病病毒习惯上按感染途径、病理特征、临床症状、传播媒介等进行分类,如呼吸道病毒、肝炎病毒、出血热病毒、虫媒病毒等。呼吸道病毒所致疾病具有潜伏期短、传染性强、易继发细菌感染等特征。胃肠道病毒感染不仅具有消化道症状,还常出现消化道外症状,如手足口病、呼吸道症状等。肝炎病毒是以肝细胞为宿主细胞并引起肝细胞损伤的一组病毒,甲型和戊型肝炎病毒经粪-口途径传播,乙型、丙型及丁型肝炎病毒通过血液或血制品传播、垂直传播、性传播及密切接触传播。乙型脑炎病毒和登革病毒经蚊虫叮咬传播,登革病毒感染引起登革热。出血热病毒是一组由啮齿类动物或节肢动物传播的病毒,所致疾病以出血、发热等为主要临床症状,病死率高,包括汉坦病毒、克里米亚-刚果出血热病毒、登革病毒和埃博拉病毒。疱疹病毒种类多,单纯疱疹病毒、水痘-带状疱疹病毒、巨细胞病毒和EB病毒等均可潜伏性感染。逆转录病毒是一组含逆转录酶的RNA病毒。HIV是AIDS的病原体。AIDS是危害最严重的性传播疾病。HPV主要引起人类皮肤黏膜的增生性病变,形成乳头瘤(疣)。高危型HPV(16型、18型)与宫颈癌、口腔癌等恶性肿瘤的发生密切相关。

(包丽丽　李　丹)

复习思考题

1. 流感病毒的变异与流行有何关系?
2. 甲型肝炎病毒、乙型肝炎病毒的生物学特征及致病特点有何不同?
3. 简述引起人类疾病的主要疱疹病毒及其所致疾病。
4. HIV损伤免疫细胞的机制有哪些?

扫一扫
测一测

第十四章

医学真菌

学习目标

通过本章的学习,掌握真菌的形态与结构、增殖与人工培养,熟悉真菌的感染与免疫,了解真菌的检查与防治原则,为从事临床医疗、药物生产与食品加工储存等工作奠定基础。

真菌(fungus)属于一个独立的生物类群——真菌界,种类繁多,在自然界分布广泛,目前已发现 1 万余属、10 万余种。近年来,随着基因组学研究的深入,真菌的分类系统逐渐明确,主体可归为 8 个门及一些待定组群。绝大多数种类的真菌对人类无害,少数可直接或间接引起人类疾病,常将此类真菌归为医学真菌。目前,已知与医学关系较密切的真菌超过 400 种,涉及 4 个门的种类(表 14-1),其中多为子囊菌;许多是人体正常微生物群的成员,为机会致病菌。

表 14-1 我国主要医学真菌

门(phylum)	纲(class)	常见致病种属举例	所致主要病症
接合菌门 Zygomycota	毛霉菌纲 Mucormycotina	毛霉菌 *Mucor**	毛霉菌病
		根霉菌 *Rhizopus**	毛霉菌病
	接合菌纲 Zygomycetes	蛙粪霉 *Basidiobolus ranarum*	蛙粪霉菌病(皮下)
子囊菌门 Ascomycota	酵母纲 Saccharomycetes	假丝酵母 *Candida**	假丝酵母菌病
	粪壳菌纲 Sordarimycetes	孢子丝菌 *Sporothrix*	孢子丝菌病(皮下)
	刺盾炱纲 Chaetothyriales	外瓶霉 *Exophiala*	着色霉菌病(皮下)
	散囊菌纲 Eurotiomycetes	组织胞浆菌 *Histoplasma*	组织胞浆菌病
		副球孢子菌 *Paracoccidioides*	球孢子菌病
		表皮癣菌 *Epidermophyton*	癣(浅表)
		小孢子癣菌 *Microsporum*	癣(浅表)
		毛癣菌 *Trichophyton*	癣(浅表)
		曲霉菌 *Aspergillus**	曲霉菌病
		青霉菌 *Penicillium*	青霉菌病
		瓶霉菌 *Phialophora*	着色霉菌病(皮下)
		着色霉 *Fonsecaea*	着色霉菌病(皮下)
	座囊菌纲 Dothideomycetes	枝孢霉 *Cladosporium*	着色霉菌病(皮下)
		毛结节菌 *Piedraia*	毛发黑结节病(浅表)

续表

门（phylum）	纲（class）	常见致病种属举例	所致主要病症
子囊菌门 Ascomycota	肺孢子囊菌纲 Pneumocystid-omycetes（未定）	肺孢子菌 Pneumocystis*	肺炎
		芽生菌 Blastomyces	芽生菌病（肉芽肿）
担子菌门 Basidiomycota	银耳纲 Tremellomycetes	隐球菌 Cryptococcus*	隐球菌病
	外担子菌纲 Exbasidiomycetes	马拉色菌 Malassezia	花斑癣（浅表）
微孢子门 Microsporidia	微孢子纲 Microsporea	肠微孢子虫 Enterocytozoon*	肠微孢子虫病

*机会或条件致病真菌。

第一节 真菌的形态与结构

真菌是通过吸收式获取营养的真核生物。营养体有 2 种形态，一种为单细胞酵母菌（yeast）；另一种为多细胞无根、茎、叶分化的菌丝体（mycelium）。人体寄生的医学真菌均需在显微镜下才可见到，习惯上也称真核微生物。

一、真菌的形态

真菌的形态依其种类及生长发育阶段的不同而各异，大小不一。医学真菌常见的营养体形态分为酵母菌和菌丝体；繁殖体（孢子）主要分为无性孢子和有性孢子。

（一）营养体

1. 酵母菌　酵母菌为单细胞真菌，菌体多呈球形，直径多为 3~5μm。有的种类在宿主体内或特殊培养基中体外可生成较厚的多糖荚膜（如新生隐球菌）。酵母菌为无性增殖，典型的增殖方式是出芽生殖，母细胞出芽，核分裂，缢断形成孢子。有时芽生孢子（blastospore）不脱离母体，又出新芽，反复增殖，形成"丝状"结构，称假菌丝（pseudohypha）。能产生假菌丝的单细胞真菌通常也叫类酵母菌。常见营养体为单细胞的医学真菌种类有新生隐球菌、白假丝酵母菌等。

2. 菌丝体　菌丝体是多细胞真菌的营养体，有关真菌也常称为霉菌。通常由成熟孢子长出芽管，芽管进一步延长呈丝状，称为菌丝（hypha）。菌丝继续生长并分枝，交织成团，逐渐形成菌丝体。多数真菌的菌丝在一定的间距形成隔膜（septum），称为有隔菌丝（septate hypha），隔膜把菌丝分成一连串若干个细胞；结合菌的菌丝多为合胞体的无隔膜菌丝，称为无隔菌丝（aseptate hypha），有鉴别意义（图 14-1）。

菌丝按其功能可分为：①营养菌丝，深入被寄生物体内或培养基中吸取和合成营养物质的菌丝；②气中（生）菌丝，向上生长暴露于培养基表面的菌丝；③生殖菌丝，可以产生孢子的部分气中菌丝。显微镜下菌丝可有多种形态，如螺旋状、球拍状、结节状、鹿角状、梳状等（图 14-2）。不同种类的真菌菌丝形态有差异，可用于真菌种类鉴别。

真菌容易发生变异，在人工培养基中多次传代或孵育过久，可出现形态、结构、菌落、色素以及各种生理性状（包括毒力）的改变。某些真菌在不同环境条件（如营养成分、温度）下可产生不同的形态学特征，如在人体内部寄生或在 37℃条件下呈酵母型，而在室温条件下则呈菌丝型，称为双态真菌（dimorphic fungi）。几乎所有在人体内为酵母菌的寄生性子囊菌均为此类，如孢子丝菌、组织胞浆菌、球孢子菌、青霉菌、芽生菌等。

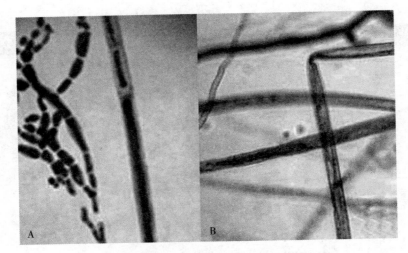

图 14-1　真菌的有隔菌丝（A）和无隔菌丝（B）

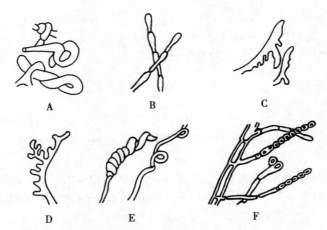

图 14-2　真菌各种菌丝的形态

A. 结节状菌丝　B. 球拍状菌丝　C. 梳状菌丝　D. 鹿角状菌丝
E. 螺旋状菌丝　F. 关节状菌丝

（二）繁殖体

孢子（spore）是真菌的生殖结构，分为无性孢子与有性孢子，也是真菌鉴定和分类的主要依据。

1. 无性孢子　指不经两性细胞的配合而产生的孢子。根据其来源及形态，可分为 3 种（图 14-3），即分生孢子、体生孢子和孢囊孢子。

（1）分生孢子（conidium）：是真菌常见的一种无性孢子。由生殖菌丝顶部或侧面分化出产孢结构（分生孢子梗），末端细胞发育/分裂形成的孢子。按其形态和结构又可分为 2 种：①大分生孢子（macroconidium）：体积较大，内分隔成多个细胞，呈梭状、棒状或梨状；②小分生孢子（microconidium）：体积较小，1 个孢子为 1 个细胞，壁薄，呈球形、卵圆形、梨形以及棍棒状等不同形状。

（2）体生孢子（thallospore）：又称无梗孢子，由菌丝任意细胞直接形成的生殖孢子。可分为 3 种类型：①芽生孢子（blastospore）：由菌丝体细胞出芽生成，芽生孢子成熟即与母细胞脱离，若不脱离可连成链状（假菌丝）；②厚垣孢子（chlamydospore）：又称厚壁孢子，由菌丝内

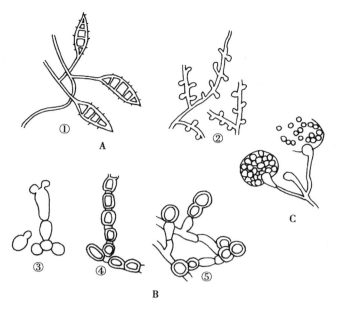

图 14-3 真菌的无性孢子
A. 分生孢子 ①大分生孢子；②小分生孢子
B. 体生孢子 ③芽生孢子；④节孢子；⑤厚垣孢子
C. 孢囊孢子

胞浆浓缩和胞壁增厚而形成，是真菌的一种休眠状态（彩图 11）；③节孢子（arthrospore）：在陈旧培养物中菌丝停止生长，由隔膜处断裂形成节段性近长方形的孢子，胞壁也稍增厚。

（3）孢囊孢子（sporangiospore）：由菌丝末端形成特殊产孢结构，顶端膨大形成囊状结构（称孢子囊），其内形成孢囊孢子，孢子成熟后则破囊散出。

2. 有性孢子 由同一菌体或不同菌体上的细胞间配合（质配和核配）后，经减数分裂形成的孢子，包括接合孢子、子囊孢子、担孢子等。医学真菌寄生阶段不涉及有性生殖阶段。

二、真菌的结构

真菌细胞外有一层坚硬的细胞壁，细胞内微细结构与动物细胞基本相同，有典型的核结构和较多的细胞器。

1. 细胞壁 位于细胞外层，真菌细胞壁的主要成分为多糖，占细胞干重的 80%~90%，此外还有蛋白质、脂质及无机盐等。多糖以 2 种形式存在，一种是组成细胞壁骨架的微细纤维，另一种是填入骨架缝隙的基质。真菌细胞壁参与营养物质及气体交换以及对抗细胞外高渗的作用，同时也是其不同于动物细胞形态特征的基础。

真菌细胞壁由骨架和基质构成。骨架是以几丁质和葡聚糖为主要成分构成的微细纤维骨架，是区别植物细胞壁的特征之一。丝状真菌骨架富含几丁质，其作用与菌丝生长和芽管形成有关，而酵母菌骨架则以葡聚糖含量较高，是维持真菌细胞坚固外形的分子基础。基质由多糖、蛋白、脂质和无机盐等多种成分组成。多糖主要有葡聚糖、葡糖胺、葡萄糖、几丁质和半乳糖等，其含量在真菌细胞壁发育过程中呈动态变化。蛋白可单独存在，也可与多糖组成蛋白多糖。蛋白多糖具有水解酶活性，可分解基质，便于生长及营养物质进入，同时蛋白多糖也是细胞壁抗原的分子基础。脂质以磷脂为主，无机盐以磷为主，另含有少量钙和镁元素等。

2. 细胞膜 同其他真核生物的细胞膜相似，为双层磷脂膜镶嵌的蛋白质结构。真菌有隔菌丝细胞间隔膜通常有孔,可允许胞质成分、细胞器等交换;无隔菌丝则实际为合胞体。真菌细胞膜还参与细胞间的识别过程,并参与细胞在固体表面的黏附作用。

3. 细胞质　是含蛋白质、糖类及盐类等的溶胶状物质,细胞器悬浮在其中,有核糖体、线粒体、内质网、高尔基体等结构。

4. 细胞核　有完整的核形态和典型的核膜、核仁结构。染色体由 DNA 和组蛋白牢固结合而成,呈线状,不同种属的真菌染色体数目不等。真菌细胞内常可见双核或多核,大多数真菌细胞核为单倍体。

第二节　真菌的增殖与人工培养

真菌具有很强的繁殖能力,对营养要求较低,故在一般环境下较易培养。

一、真菌的增殖

真菌的菌体细胞分化程度很低,每个细胞均有增殖潜能。典型真菌细胞均为单倍体,其不经交配而由有丝分裂形成新个体为无性繁殖,通过交配,形成合子,再经减数分裂形成有性孢子完成有性繁殖。

(一) 真菌的增殖方式

1. 无性繁殖　真菌的无性繁殖形式多样,其菌丝断裂形成的小片段,在适宜的环境条件下就可发育成新的菌丝。较典型的无性繁殖类型大致可分 3 类:①芽生:即由酵母菌或菌丝出芽形成芽生孢子;②裂殖:细胞以一分为二的方式产生子代,如裂殖酵母;③隔殖:为菌丝体真菌最常见的无性繁殖模式,可由某些菌丝中细胞壁增厚或成隔,细胞质浓缩直接形成生殖孢子(厚垣孢子、节孢子),或由菌丝生出特殊结构发育形成各种分生孢子或孢囊孢子。

2. 有性繁殖　为 2 个细胞(通常有性差)融合而产生新个体的繁殖过程,可分为 3 个阶段:①质配阶段:2 个细胞胞质结合;②核配阶段:2 个细胞核融合在一起;③子代阶段:二倍体的核通过减数分裂成单倍体。有性繁殖主要发生在真菌生长发育后期,可由同一菌体或不同菌体的性差细胞配合,最后生成单倍体有性孢子,包括接合孢子(接合菌)、子囊孢子(子囊菌)及担孢子(担子菌)等类型。如单相酵母型隐球菌,在交配时也生出交配菌丝,并最终形成担孢子,但常规培养难以见到。

(二) 真菌生长繁殖的条件

真菌的生长繁殖条件与细菌类似,但营养要求相对更低。

1. 营养　营养是真菌生长繁殖所需要的最基本条件,包括水、碳源、氮源、无机盐及必要的生长因子等。

2. 温度　不同真菌的最适生长温度范围有所差异,浅部真菌一般为 22~28℃,而深部真菌为 37℃。温度变化可改变某些真菌的形态,如双态真菌可从酵母型(37℃)转变成菌丝型(22℃)。

3. 酸碱度　相对于细菌,真菌对酸碱度的适应范围较窄,多数真菌生长的最适 pH 为 4.0~6.0 左右。

4. 气体　大多数真菌生长繁殖过程中依赖氧气,二氧化碳不利于多数真菌的生长繁殖。

二、真菌的人工培养

真菌在普通细菌培养基上即能生长,在常用的沙氏培养基(Sabouraud's medium,SDA)中生长良好。真菌在适宜条件下生长较慢,大多需培养1~4周才能出现典型菌落。医学真菌的菌落有3种类型:

1. 酵母型菌落(yeast type colony) 为大多数单细胞真菌的菌落形式。菌落柔软而致密,光滑湿润,显微镜下可观察到单细胞性的芽生孢子,无菌丝,如隐球菌的菌落。

2. 类酵母型菌落(yeast like colony) 菌落外观与酵母型菌落相似,但显微镜下可见假菌丝。假菌丝是某些单细胞真菌出芽繁殖后芽管延长,但不与母细胞脱离而形成的,由菌落向下生长伸入培养基中。如白假丝酵母菌的菌落。

3. 丝状型菌落(filamentous type colony) 为多细胞真菌的菌落形式。菌丝一部分向空中生长,形成孢子,使菌落呈絮状、绒毛状或粉末状,菌落正反两面可呈不同的颜色。丝状菌落的形态和颜色可作为鉴别真菌的依据。

真菌很容易发生变异。在人工培养基中多次传代或孵育过久,可出现形态、结构、菌落性状、颜色及生理性状(包括毒力)的改变。选用不同成分的培养基和不同温度培养的真菌,其性状也有所不同,故鉴定真菌时以沙氏培养基上形成的菌落形态为准。

第三节 真菌的感染与免疫

近年来,真菌感染率不断上升,主要与滥用抗生素、皮质激素和免疫抑制剂等药物和HIV感染等因素有关,特别是深部(主要是机会性)真菌感染的发病率与死亡率呈明显上升趋势。针对真菌感染,机体的固有免疫发挥重要作用,而适应性免疫与真菌病的恢复密切相关。

一、真菌的感染

由真菌引起感染并表现临床症状者称为真菌病(mycosis)。同一种疾病可由不同种类真菌引起;一种真菌也可引起不同疾病。

(一)真菌的致病性

真菌侵入机体并在寄生部位大量繁殖是其致病的前提。不同真菌的致病物质不尽相同,一般认为与真菌的黏附、生物膜的形成、产生的酶类、毒素样物质,以及导致超敏反应的菌体成分、抗宿主免疫杀伤能力等有关。例如,白假丝酵母菌具有黏附及形成生物膜的能力;新生隐球菌的荚膜有抗吞噬作用;白假丝酵母菌、烟曲霉菌、黄曲霉菌的细胞壁糖蛋白具有内毒素样活性,能引起组织化脓性反应和休克等。

真菌感染多表现为非特异性炎症病变,有时可表现急性渗出性炎症、坏死性炎症、慢性肉芽肿性炎症以及混合病变等。

(二)真菌感染的类型

根据感染部位的不同,可把真菌引起的感染分为3类:

1. 浅表真菌感染 指人体皮肤组织的真菌感染,主要侵犯皮肤、毛发和指(趾)甲。多为外源性感染。表浅真菌(如皮肤癣菌)是由于其嗜角质性,并能产生角蛋白酶水解角蛋白,在皮肤局部大量繁殖后通过机械刺激和代谢产物的作用,引起皮肤、皮下局部炎症和病变。

2. 皮下组织真菌感染 指人体皮下组织的真菌感染,一般由腐生真菌引起,通常为创伤所致。腐生真菌一般不会经血液播散至重要脏器;但有些感染可以由病灶向周围组织缓慢扩散,如足菌肿等;也有些则沿淋巴管扩散,如孢子丝菌病、着色芽生菌病。免疫受损患者的皮下真菌感染具有潜在的播散全身的危险。

3. 深部真菌感染 指人体组织、内脏、中枢神经系统等内脏器官的真菌感染,可以由内源性或外源性真菌所引起。由内源性真菌引起的感染也称为机会性真菌感染。这些真菌的致病性不强,只有在机体免疫力降低时发生,如假丝酵母菌、曲霉菌、毛霉菌,在肿瘤、糖尿病、免疫缺陷,以及长期应用广谱抗生素、皮质激素、放射治疗等导致的机体抵抗力低下时,或在应用导管、手术等过程中继发感染。

二、抗真菌免疫

机体对真菌感染具有较强的免疫防御功能。免疫功能正常者一般不易发生深部真菌感染。一般而言,固有免疫在阻止真菌病的发生上起作用,而适应性免疫中的细胞免疫对真菌病的恢复起一定作用。

(一)固有免疫

1. 屏障作用 体表的组织屏障、化学屏障和微生物屏障均有防御真菌侵袭的作用。例如,健康的皮肤黏膜能阻挡真菌对机体的侵袭,皮脂腺分泌的脂肪酸具有杀灭真菌的作用,机体的正常微生物群能拮抗寄生于人体内的白假丝酵母菌等真菌的大量繁殖。

2. 吞噬作用 巨噬细胞和中性粒细胞具有吞噬真菌的能力,被真菌激活后释放的 H_2O_2、次氯酸和防御素能杀灭假丝酵母菌、烟曲霉菌等。

3. 正常体液中的抗真菌物质 除补体等免疫分子外,在体液中还存在一些抗真菌物质。例如淋巴细胞合成的转铁蛋白可扩散至皮肤角质层,具有抑制真菌和细菌的作用。

(二)适应性免疫

1. T 细胞介导的细胞免疫 在抗真菌免疫中起主要作用。Th1 细胞介导的细胞免疫应答在抗深部真菌感染中发挥主要作用。Th1 细胞产生 IFN-γ、IL-2 等细胞因子激活巨噬细胞,增强其对真菌的杀伤效应。另外,活化的 $CD8^+$ 细胞毒 T 细胞对真菌有直接杀伤作用。Th17 细胞对某些部位如口腔的真菌感染具有一定保护作用。真菌感染时,Th17 细胞通过分泌 IL-17A、IL-17F 等细胞因子募集和活化中性粒细胞,促进其对白假丝酵母菌的吞噬。细胞免疫功能受损或低下,易发生严重的真菌感染。如 HIV 感染后,由于 $CD4^+T$ 细胞减少,导致机体免疫功能缺陷和失调,常发生致死性真菌感染;患恶性肿瘤或长期应用免疫抑制剂导致细胞免疫功能低下的人也易并发深部真菌病。

2. B 细胞介导的体液免疫 深部真菌感染机体能产生特异性抗体,但抗体配合补体并不能溶解真菌,故抗体在抗真菌感染中的效应不明显。检测特异性抗体对某些深部真菌病具有辅助诊断价值。浅部真菌感染机体产生的抗体水平较低,且易出现交叉反应,应用价值不大。

适应性免疫在真菌病的发病机制中有损伤作用,如癣菌的皮疹就是因某些癣菌感染导致的皮肤迟发型超敏反应所致,嗜酸性粒细胞肺炎最常见的原因则是曲霉菌等感染导致超敏反应。真菌感染后一般不能获得牢固持久的免疫力。

第四节 真菌感染的检查方法与防治原则

一、真菌感染的检查方法

临床真菌感染的诊断可依据体内真菌及其成分检测、抗真菌特异性抗体检测等的结果进行。

（一）标本的采集

浅部感染可选取病变部位的鳞屑或甲屑；深部感染选取病变部位的分泌物、排泄物、体液、痰液、血液等。

（二）病原学检查法

1. 直接镜检　黏稠或含角质的甲屑类标本，经 10%KOH 溶液微加热处理，不染色直接镜检，如见到孢子或菌丝，可初步诊断。取分泌物或体液标本离心沉淀物作涂片和革兰氏染色后镜检，若发现卵圆形、大小不均、着色不匀的革兰氏阳性菌体，还有芽生孢子或假菌丝，即可初步诊断。怀疑隐球菌感染，可取脑脊液等标本做墨汁负染色观察，发现有肥厚荚膜的酵母型菌体，即可确诊。

2. 分离培养　常用于直接镜检不能确定有无真菌感染，或需要确定感染真菌的种类，则应进行真菌培养。一般用含有抗生素和放线菌酮（抑制放线菌、细菌生长）的沙氏培养基，培养温度以 25℃（丝状真菌）或 37℃（酵母型真菌）为宜。对于丝状真菌可在培养后，用乳酸酚棉兰染色镜下观察菌丝、孢子的特征，结合菌落特征作出鉴定。

3. 血清学检查　血清学检查可作为诊断真菌性疾病的辅助方法，检测真菌抗原或机体感染后所产生的抗体。近年来，深部真菌病的血清学检查有一定进展，采用对流免疫电泳法检测内脏真菌病的沉淀素，采用 ELISA 检测血清中或脑脊液中的特异性抗体或抗原，采用荧光抗体染色法可以对标本中的抗原进行鉴定和定位。

4. 核酸检测　真菌的检查除了依据真菌形态结构等表型特征外，还可以应用分子生物学技术检测核酸，如测定核酸（G+C）百分比、18S 核糖体 RNA 基因测序等，能够对真菌快速作出鉴定。

5. 动物试验　某些真菌对实验动物有致病性，如皮炎芽生菌、球孢子菌可在小鼠、豚鼠体内生长；白假丝酵母菌接种家兔、小鼠，可发生肾脓肿而致死。

二、真菌感染的防治原则

临床对真菌病目前尚无特异性预防方法。皮肤癣的预防主要是注意皮肤清洁，避免直接或间接与患者接触。预防足癣须保持鞋袜干燥，防止真菌孳生。治疗主要是局部使用抗真菌类外用药，但易复发。

对于深部真菌感染的预防，主要在于去除各种诱因，提高机体的免疫力，掌握好免疫抑制剂、皮质激素以及广谱抗生素等药物的应用。目前已有多种治疗药物，如两性霉素 B、氟胞嘧啶、克霉唑、益康唑等，但副作用较大。在保证疗效的情况下，尽量选用毒副作用低的药物，如酮康唑、伊曲康唑等。

对于真菌性食物中毒的预防，应严禁销售和食用发霉的食品，注意饮食卫生，加强市场管理和卫生宣传。

学习小结

　　真菌种类繁多,绝大多数真菌对人类无害。直接或间接引起人类疾病的真菌归为医学真菌。真菌属于真核细胞型微生物,具有很强的繁殖能力且对营养要求较低,繁殖方式为无性繁殖和/或有性繁殖。真菌的致病机制复杂,不仅与真菌的黏附、生物膜形成、酶类、真菌毒素等因素相关,还与菌体成分诱导超敏反应、抵抗宿主免疫杀伤等有关。感染类型有浅表真菌感染、皮下组织真菌感染、深部真菌感染。抗真菌免疫分为固有免疫和适应性免疫。真菌感染采集标本后可以通过直接镜检、分离培养、血清学检查、核酸检测、动物实验等方法来检测。临床对真菌病尚无特异性的防治方法。

(李　丹)

扫一扫
测一测

复习思考题

1. 试比较真菌孢子与细菌芽孢的主要区别。
2. 体外人工培养真菌常用哪种培养基? 真菌生长的条件及其菌落特征有哪些?
3. 试述医学真菌的感染类型及抗真菌感染免疫机制。

第十五章

常见致病真菌

> ⌇ **学习目标**
>
> 　　通过本章的学习,熟悉常见致病真菌的致病性、检查和防治原则,了解常见致病真菌的生物学性状,为从事临床诊治真菌性疾病奠定基础。

　　临床上,按感染部位不同,医学真菌分为浅表感染真菌、皮下感染真菌和系统感染真菌。

第一节　浅表感染真菌

　　浅表感染真菌是指寄生或腐生于皮肤角蛋白组织的真菌,感染部位常见表皮角质层、毛发或指(趾)甲等,一般不侵入皮下组织和内脏,主要引起各种癣,包括皮肤癣菌和角层癣菌。

一、皮肤癣菌

　　皮肤癣菌(dermatophyte)是寄生于皮肤角蛋白组织的浅部真菌,可引起癣(tinea),以手足癣最多见。皮肤癣菌有 40 多个种,归属于 3 个属——表皮癣菌属(*Epidermophyton*)、毛癣菌属(*Trichophyton*)和小孢子癣菌属(*Microsporum*)。根据菌落形状和颜色、分生孢子和菌丝的形态进行初步鉴定(表 15-1)。

　　(一)生物学性状

　　1. 表皮癣菌属　本属只有絮状表皮癣菌(*E.floccosum*)对人致病,在沙氏培养基上生长的菌落初始呈蜡状,继而呈短绒毛状或粉末状,颜色由白色渐变为淡黄绿色,若长时间培养可出现不规则皱褶。镜下可见菌丝侧壁及顶端形成粗棒状的大分生孢子,壁薄,常 3~5 个成群呈香蕉束状排列(图 15-1);无小分生孢子。菌丝较细、有隔,偶见球拍状、结节状或螺旋状。

　　2. 毛癣菌属　本属有红色毛癣菌(*T.rubrum*)(彩图 12)、须毛癣菌(*T.mentagrophytes*)等十几种毛癣菌对人致病。不同菌种在沙氏培养基上形成不同形态的菌落,呈现绒毛状、粉末状、颗粒状、光滑蜡样及脑回状等不同性状;呈现白色、奶油色、黄色、橙黄色、淡红色、红色或紫色等不同颜色。镜下可见有隔菌丝,呈鹿角状、梳状或球拍状;大分生孢子多细长呈棒状,壁薄,数量较少(图 15-1);小分生孢子沿菌丝侧壁生长,呈圆形、梨形或棒状等,多数散在,也可聚集呈葡萄串状。

　　3. 小孢子癣菌属　本属多数对人致病,如犬小孢子菌(*M.canis*)、石膏样小孢子菌(*M.gypseum*)等。在沙氏培养基上的菌落呈绒毛状或粉末状,表面较粗糙。颜色为灰色、棕黄色、橘红色等。镜下大分生孢子呈梭形、壁厚(图 15-1);小分生孢子呈卵圆形,沿菌丝侧壁生长；菌丝有隔，呈结节状、梳状或球拍状。

表 15-1 皮肤癣菌的种类、感染部位及形态特征

种类	感染部位			菌落颜色	形态特征		
	皮肤	甲板	毛发		大分生孢子	小分生孢子	菌丝
表皮癣菌属（Epidermophyton）	+	+	−	黄绿色	棒状，壁较薄，3~5个成群呈香蕉束状排列，数量多	无	球拍状、结节状、螺旋状
毛癣菌属（Trichophyton）	+	+	+	白、黄、橙红、紫、奶油色	细长棒状，壁较薄，数量少	圆形、梨形，散在或聚集呈葡萄串状	鹿角状、梳状、球拍状
小孢子癣菌属（Microsporum）	+	−	+	灰、橘红、棕黄色	梭形，壁较厚	卵圆形	结节状、梳状、球拍状

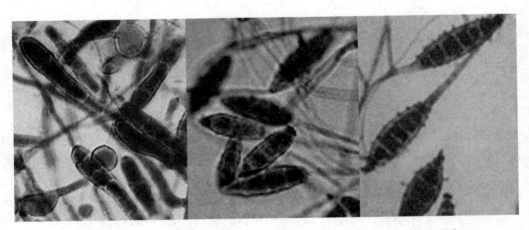

图 15-1 表皮癣菌、毛癣菌、小孢子癣菌的大分生孢子（×400，从左至右）

（二）致病性

皮肤癣菌主要经接触感染，真菌孢子黏附于人体表皮的角质细胞，出芽形成菌丝穿过角质层，分泌多种蛋白酶（可促进菌丝侵入角质层）、脂酶和核酸酶等代谢产物，导致感染部位的病理改变。

一种皮肤癣菌可侵犯不同部位，不同的皮肤癣菌可导致同一部位的癣病。3 个菌属的真菌均可感染皮肤，引起体癣、股癣和手足癣等；毛癣菌属和小孢子癣菌属的真菌还可侵犯毛发，引起头癣、须癣等；表皮癣菌属和毛癣菌属的真菌也可侵犯甲板，使其增厚变形，失去光泽而导致甲癣。

（三）病原学检查法

标本取病变部位的皮屑、甲屑或头发，用 10%KOH 溶液处理后镜检，如在标本中查到菌丝或孢子可初步诊断为皮肤癣菌感染。也可接种于沙氏培养基进行分离培养，根据菌落形态、菌丝和孢子特点等鉴定菌种。癣菌疹（指远离原发病灶出现的皮疹，因皮肤癣菌或其代谢产物进入血液循环，播散到其他部位的皮肤，引发超敏反应性皮疹）局部找不到真菌，毛癣菌素皮试阳性有诊断意义。

（四）防治原则

注意清洁卫生，避免与患者或患病动物（宠物）接触。对足癣的预防主要应保持鞋袜干

燥,防止皮肤癣菌的滋生。头癣患者可选用灰黄霉素、酮康唑、特比萘芬或伊曲康唑,一般用药 4~6 周;体癣和股癣患者宜选用伊曲康唑或特比萘芬等,并应在皮肤损伤消失后继续用药 1~2 周;甲癣的治疗比较困难,可口服灰黄霉素或伊曲康唑治疗数月,但仍容易复发。

二、角层癣菌

角层癣菌是指寄生于表皮角质层或毛干表面,但不引起组织炎症的真菌,主要导致角层型和毛发型病变。常见真菌包括糠秕马拉色菌、何德毛结节菌和白吉利毛孢子菌等。

糠秕马拉色菌(*Malassezia furfur*)可引起皮肤表面出现黄褐色薄糠状、鳞屑样的花斑癣,俗称"汗斑",好发于青壮年的颈、胸、腹、背、上臂等汗腺丰富处,并不影响健康。糠秕马拉色菌为双态真菌,在宿主体内或 37℃ 培养呈酵母型,25~28℃ 培养呈菌丝型,具有嗜脂性,在含橄榄油的培养基上长出酵母型菌落。镜检可见成簇的圆形、卵圆形菌体和孢子;粗短、香蕉状的有隔菌丝。

何德毛结节菌(*Piedraia hortai*)和白吉利毛孢子菌(*Trichosporon beigelii*)主要侵犯毛发,可形成结节黏附于毛干。何德毛结节菌(也称黑色毛结节菌)引起黑色毛结节菌病,形成黑色的坚硬砂粒状结节;镜检可见节孢子和深棕色分枝状有隔菌丝,有时可见子囊孢子。白吉利毛孢子菌(也称白色毛结节菌)引起白色毛结节菌病,形成白色较软的结节黏附于毛干;镜检可见透明淡绿色菌丝,围绕毛发如鞘,有芽生孢子、厚垣孢子及节孢子。

第二节　皮下感染真菌

皮下感染真菌主要包括孢子丝菌和着色真菌。

一、孢子丝菌

孢子丝菌为腐生性真菌,其中主要的病原菌是申克孢子丝菌(*Sporothrix schenckii*)。申克孢子丝菌为双态真菌。在患者的脓液、痰液、血液及病变组织内可见梭形或圆形孢子。在沙氏培养基上 25℃ 培养 3~5 天,可长出灰褐色皱膜状菌落,镜检可见有隔菌丝及梨形小分生孢子。在含胱氨酸的血平板培养基中 37℃ 培养,则以出芽方式生成酵母型菌落。

申克孢子丝菌经皮肤创口侵入机体,导致皮肤、皮下组织及相邻淋巴系统的慢性感染,称为孢子丝菌病(sporotrichosis)。局部形成亚急性或慢性肉芽肿,使淋巴管出现链状硬结,称为孢子丝菌性下疳。本菌也可经口、呼吸道或伤口侵入,沿血行播散至其他器官。部分患者的孢子丝菌病是自限性疾病。局部感染可口服饱和碘化钾溶液或伊曲康唑治疗,全身性感染可使用两性霉素 B 治疗。

二、着色真菌

着色真菌多为腐生菌,分类相近,引起的临床症状也相似。我国较常见的有卡氏枝孢霉(*Cladosporium carrionii*)、裴氏着色霉(*Fonsecaea pedrosoi*)、疣状瓶霉(*Phialophora verrucosa*)、甄氏外瓶霉(*Exophiala jeanselmei*)等。着色真菌在组织中生长为厚壁、圆形细胞;在培养基上生长缓慢,菌落呈暗棕色。镜检可见棕色有隔菌丝,菌丝侧面或顶端形成分生孢子梗,梗上可见圆形、椭圆形的棕色分生孢子。分生孢子梗和孢子形成多种形态,如树枝形、剑顶形、花瓶形等。着色真菌一般由外伤侵入机体,感染多发生于暴露部位,如颜面、下肢、臀部等,病损皮肤呈边界明显的暗红色或黑色区,故称着色真菌病(chromomycosis)。

着色真菌也可侵犯深部组织,呈慢性感染,病程可长达数年。在全身免疫功能低下时可侵犯中枢神经系统。治疗可口服氟胞嘧啶,局部热敷(40℃以上)可减缓症状。

第三节 系统感染真菌

系统感染真菌侵犯机体深部组织、器官,也称为深部感染真菌。根据分布和感染方式,系统感染真菌分为地方流行性真菌和机会致病性真菌。

地方流行性真菌主要存在于土壤中,通常为外源性感染,可经呼吸道、消化道或伤口进入机体导致全身性真菌病(systemic mycosis),主要引起相关组织慢性肉芽肿性炎症、坏死,大多数感染者症状不明显,有自愈倾向,少数可累及多器官。主要有荚膜组织胞浆菌(*Histoplasma capsulatum*)、粗球孢子菌(*Coccidioides immitis*)、皮炎芽生菌(*Blastomyces dermatitidis*)、巴西副球孢子菌(*Paracoccidioides brasiliensis*)和马尔尼菲青霉(*Penicillium marneffei*)等,均为双态真菌。在我国,地方流行性真菌感染率不高。

机会致病性真菌广泛存在于正常人群体内,临床多见于内源性感染。近年来,因抗生素、激素、抗肿瘤药及免疫抑制剂等药物的广泛应用,或因疾病导致免疫功能受损,使机会致病性真菌感染成为晚期疾病患者死亡的重要因素。机会致病性真菌涉及许多真菌门类,其中,隐球菌属(*Cryptococcus*)归属于担子菌门,假丝酵母菌属(*Candida*)、曲霉菌属(*Aspergillus*)及肺孢子菌属(*Pneumocystis*)归属于子囊菌门,毛霉菌属(*Mucor*)归属于接合菌门。

一、隐球菌属

隐球菌属包括17个种和8个变种。新生隐球菌(*Cryptococcus neoformans*)是最常见的致病真菌,分布广泛,可存在于人的体表、口腔及粪便中,在土壤、鸟(尤其是鸽)粪中大量存在,是临床常见的机会致病真菌。新生隐球菌感染引起隐球菌病(cryptococcosis),多数为外源性感染,少数为内源性感染。

(一)生物学性状

新生隐球菌为圆球形酵母型细胞,直径4~12μm,菌体外有一层肥厚的胶质样多糖荚膜,荚膜厚度为3~5μm。依据荚膜多糖的抗原性,新生隐球菌分为4个血清型,以芽生方式繁殖,不形成假菌丝。用墨汁负染色后,镜下可见在黑色背景中有圆形或卵圆形的透亮菌体(图15-2)。在血琼脂或沙氏培养基上25℃或37℃培养数天后,可形成酵母型菌落,表面光滑黏稠,由乳白色逐渐转变为橘黄色,最后变成棕褐色。

(二)致病性

新生隐球菌的致病物质主要是荚膜多糖,具有抗吞噬、降低机体抵抗力、诱发免疫耐受等作用。主要经呼吸道感染,初始引起肺部轻度炎症,当机体免疫力下降时,可从肺部播散至全身其他部位,如骨骼、心、皮肤等,最易侵犯中枢神经系统,引起慢性脑膜炎,如不及早诊治,常导致患者死亡。

(三)病原学检查法

以显微镜检查为主,取痰液、脓液或离心沉淀后的脑脊液等标本涂片,墨汁负染色后镜检,看到圆形或卵

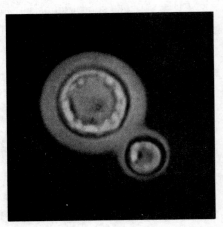

图15-2 新生隐球菌
(脑脊液标本墨汁染色 ×1000)

圆形有折光性的菌体,外周有一圈肥厚的荚膜即可确诊。必要时可培养标本,观察菌落的特点。血清学检查有利于判断预后,可用 ELISA 或乳胶凝集试验检测荚膜多糖抗原,若抗原滴度不断升高,提示新生隐球菌在体内持续繁殖,预后较差。

（四）防治原则

预防新生隐球菌感染主要是控制传染源,避免接触鸽粪或碱处理鸽粪等。治疗肺部或皮肤感染可用氟胞嘧啶、酮康唑、伊曲康唑等,但中枢神经系统感染则应用两性霉素 B 静脉滴注或口服伊曲康唑,必要时加鞘内注射。

二、假丝酵母菌属

假丝酵母菌属也称念珠菌属,有 80 余种,其中 10 余种具有致病性。白假丝酵母菌（Candida albicans）又称白念珠菌,是本属最常见的致病菌。可因机会性感染引起皮肤、黏膜及器官的炎症,导致念珠菌病（candidiasis）。

（一）生物学性状

白假丝酵母菌的菌体呈圆形或卵圆形,直径 3~6μm,革兰氏染色阳性,以出芽方式繁殖。在组织内易形成芽生孢子和假菌丝,培养后可在假菌丝中间或顶端生成圆形或梨形的厚垣孢子（彩图 11）。白假丝酵母菌在普通琼脂、血琼脂及沙氏培养基上均生长良好,37℃或室温培养 1~3 天,形成灰白色或奶油色、表面光滑,带有浓重酵母气味的类酵母型菌落。

（二）致病性

白假丝酵母菌通常存在于人的皮肤及黏膜（口腔、上呼吸道、消化道及生殖道等）表面,可因机体免疫力下降、菌群失调或异位寄生,造成机会性感染,引起白假丝酵母菌病。

常见感染有：①皮肤、黏膜感染：皮肤感染好发于潮湿、皱褶部位,形成有分泌物的糜烂病灶,还可引起甲沟炎及甲床炎;黏膜感染常见新生儿鹅口疮、口角糜烂、外阴与阴道炎等。②内脏感染：可引起支气管炎、肺炎、肠炎、膀胱炎及肾盂肾炎等,偶尔出现败血症。③中枢神经系统感染：可引起脑膜炎、脑膜脑炎及脑脓肿等,多由原发病灶转移而来。

（三）病原学检查法

脓液、痰液可直接涂片、革兰氏染色镜检,皮屑或甲屑用 10%KOH 溶液消化后镜检,可见成群的革兰氏染色阳性,圆形、卵圆形的菌体和芽生孢子,有假菌丝,镜检同时看到出芽的酵母菌和假菌丝可确诊为白假丝酵母菌。将标本接种于沙氏培养基中培养,可见类酵母型菌落,根据菌丝、芽管及厚垣孢子的形态进行鉴定。

（四）防治原则

目前尚无有效的预防措施,局部治疗可用抗真菌霜剂、膏剂;全身治疗可用氟康唑、两性霉素 B 等。

三、曲霉菌属

曲霉菌属种类繁多,广泛分布于自然界,种类可达 800 余种,仅少数致病菌属于机会致病菌,如烟曲霉（A.fumigatus）、黄曲霉（A.flavus）、构巢曲霉（A.nidulans）、黑曲霉（A.niger）及土曲霉（A.terreus）等。烟曲霉感染最常见。

（一）生物学性状

基本结构是菌丝和分生孢子,菌丝有隔,分枝状。接触到培养基的菌丝部分可分化出足细胞,并向上生长出直立的分生孢子梗;孢子梗顶端膨大,形成半球形或椭圆形的顶囊;顶囊上放射状生长单层或双层的杆状小梗,其顶端生成一串分生孢子。分生孢子呈球形或柱状,有黄、绿、棕、黑等不同颜色。孢子梗顶端形成的菊花状结构称为分生孢子头（图 15-3）。

在沙氏培养基上菌落多呈绒毛状、粉末状或絮状丝状菌落,由于产生的分生孢子不同,呈现不同的颜色。

（二）致病性

曲霉菌能侵犯机体许多部位,统称为曲霉病（aspergillosis）。可通过直接感染、超敏反应及曲霉毒素中毒等因素导致疾病。

1. 肺曲霉病　肺曲霉病有 3 种类型。①真菌球型肺曲霉病:又称局限性肺曲霉病,通常在器官发生空腔变化的基础上发生（如结核空洞、肺气肿性囊泡、鼻旁窦或扩张的支气管等）。曲霉菌在腔内大量繁殖,菌丝交织成团,形成菌球。②肺炎型曲霉病:曲霉菌在肺组织内播散,引起坏死性肺炎或咳血,并可播散到其他器官。本病常见于恶性肿瘤晚期、长期应用免疫抑制剂等免疫力低下的患者。③变应性支气管肺曲霉病:由曲霉菌引起的一种超敏反应性疾病。

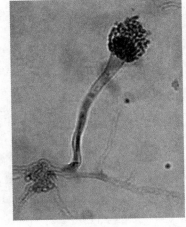

图 15-3　曲霉的分生孢子头（×400）

2. 皮肤、黏膜曲霉病　曲霉菌可寄生于皮肤、黏膜,引起炎症反应及增殖性肉芽肿。外耳道曲霉病与眼曲霉病也不罕见。

3. 全身性曲霉病　多见于某些重症疾病的晚期,机体抵抗力严重下降时造成的全身性感染。原发病灶多见于肺,多数由败血症引起,可随血行扩散至脑、肾、心、肝、脾等脏器。

4. 中毒与致癌　有些曲霉菌产生的毒素可引起人或动物急、慢性中毒,损伤肝、肾、神经等组织器官。特别是黄曲霉毒素与人类肝癌的发生有密切关系。

（三）病原学检查法

1. 直接镜检　痰液、支气管肺泡灌洗液或窦道穿刺标本直接涂片镜检,可见分枝的有隔菌丝,若寄生在与空气相通的器官中,标本直接镜检还可见分生孢子头。

2. 分离培养　将标本接种于沙氏培养基,25℃培养 3~5 天,观察生长速度、菌落形态、颜色、表面质地等特征进行鉴定。

3. 其他检查法　利用 ELISA 检测患者血清中菌体的半乳糖甘露聚糖（GM）抗原（即GM 试验）,利用 PCR 检测核酸等。

（四）防治原则

曲霉病可采用抗真菌药物治疗,主要有唑类药物如伊曲康唑、伏立康唑等,多烯类药物如两性霉素 B,棘白菌素类药物如卡泊芬净;唑类与棘白菌素类药物联用可降低死亡率。局部病灶（如曲菌球）可用外科手术切除,也可进行免疫调节辅助治疗。

四、肺孢子菌属

肺孢子菌属包括 5 个种,常见的有卡氏肺孢菌（*Pneumocystis carinii*）和耶氏肺孢菌（*Pneumocystis jirovecii*,也称杰氏肺孢菌）,对人致病的是耶氏肺孢菌。肺孢子菌具有原生动物的生活史及虫体形态,过去曾被称为肺孢子虫,现发现其超微结构、基因及编码蛋白均与真菌相似,故归于真菌。

（一）生物学性状

肺孢子菌的发育包括 2 个阶段——滋养体型和包囊型。单倍体滋养体型可经二分裂、内出芽等方式进行无性增殖。单倍体滋养体型也可通过接合生殖形成二倍体滋养体型、囊前期、包囊（内含 2~8 个囊内小体）,为有性生殖方式。包囊成熟后破裂释放出囊内小体,囊

肺孢子菌的发现、分类与命名

232

内小体可发育成单倍体滋养体型,空囊折叠呈不规则或月牙形。

（二）致病性

肺孢子菌分布于自然界、人和多种哺乳类动物肺内,经呼吸道感染,通常认为成熟包囊为感染阶段,附着在肺上皮细胞表面,多为隐性感染。对于免疫缺陷或免疫功能低下的患者,可引起机会性感染,导致肺孢子菌肺炎,或称耶氏肺孢子菌肺炎。AIDS 患者尤其易感染,当患者的 $CD4^+T$ 细胞数下降至 $200/mm^3$ 时,80% 以上患者可感染此菌。感染后发病为渐进性,早期引起间质性肺炎,病情发展迅速,重症患者可在 2~6 周内因窒息死亡,未经治疗的患者病死率几乎为 100%,也可引起中耳炎、肝炎、结肠炎等。

（三）病原学检查法

可取患者的痰液或支气管灌洗液,经革兰氏或亚甲蓝染色后镜检,发现滋养体或包囊可确诊。PCR、DNA 探针等分子生物学检测技术具有较高敏感性和特异性。检测血清抗体的方法（如 ELISA、免疫荧光技术等）可用于辅助诊断。

（四）防治原则

肺孢子菌对多种抗真菌药物均不敏感,治疗时首选复方新诺明、羟乙基磺酸烷脒及卡泊芬净等。

学习小结

常见致病真菌分为浅表感染真菌、皮下感染真菌和系统感染真菌三大类。浅表感染真菌有皮肤癣菌和角层癣菌 2 类,皮肤癣菌可引起手足癣、体癣、股癣、头癣、须癣和甲癣等;角层癣菌可引起颈、胸、背、腹等部位的皮肤出现黄褐色的花斑癣,还可侵犯毛发,引起头癣。皮下感染真菌包括孢子丝菌和着色真菌,孢子丝菌可引起局部皮肤的亚急性或慢性肉芽肿,淋巴管出现链状硬结,即孢子丝菌性下疳;着色真菌导致皮肤出现边界明显的暗红色或黑色皮损,还可侵犯深部组织。系统感染真菌包括地方流行性真菌和机会致病性真菌,地方流行性真菌多为外源性感染,机会致病性真菌多为内源性感染,包括隐球菌属、假丝酵母菌属、曲霉菌属和肺孢子菌属等。

（王　倩）

复习思考题

1. 皮肤癣菌的致病特点是什么?

2. 白假丝酵母菌的致病特点是什么? 临床主要引起哪些疾病?

扫一扫
测一测

◇◇◇ **第十六章** ◇◇◇

医 学 原 虫

📝 学习目标

通过本章的学习,掌握原虫的形态结构特征、生活史及生理特点和原虫的感染与实验检查方法,熟悉原虫与宿主之间的相互关系、诊断方法,为学习常见致病原虫奠定基础。

原虫为单细胞真核动物,虫体微小,直径只有 2~200μm,但却能独立完成生命的全部生理功能,如运动、摄食、呼吸、排泄、生殖及应激反应等。迄今已经发现的原虫约 65 000 种,广泛分布于海洋、土壤、水体或腐败物内,大多营自生或腐生生活,仅少数营寄生生活。医学原虫是指寄生于人体的致病和非致病性原虫,有 40 余种,其中一些种类对人体健康危害严重。由医学原虫引起的疾病称原虫病。

🔍 知识链接

原虫的系统分类

习惯上,把单细胞的原生动物(原虫)作为原生生物或动物分类的一个亚界处理,20 世纪 80 年代曾划分为 7 门,其中医学原虫的肉足虫和鞭毛虫种类被归在肉足鞭毛门(Sarcomastigophora),孢子虫因其孢子前部为类锥体、棒状体、极环等组成的亚显微细胞器而定为顶复器门(Apicomplexa),纤毛虫为纤毛门(Ciliphora)。随着技术的进步和研究的深入,真核生物的系统分类有了极大进展,原生生物或原虫应多界化处理已成共识。目前应用较多的是 2005 年的国际原生生物学家协会提出,并于 2012 年修订的真核生物(Eukaryotes)分类体系:除动物和真菌等被归为后鞭毛生物群(Opisthokonta),植物和相关藻类为泛植物群(Archaeplastida)外,原生生物主体被划为 3 个群:①陷摄虫群(Excavata):无典型线粒体,也有称古虫的,含不少医学原虫种类,如锥虫、利什曼原虫(属眼虫门 Euglenozoa)、贾第虫(后滴门 Metamonada)、阴道毛滴虫(副基体门 Parabasalia)、耐格里原虫(渗养门 Percolozoa)等;②变形虫群(Amoebozoa):与后鞭毛生物有较密切关系,主要为阿米巴和黏菌类,含医学种类,如内阿米巴(属始变形虫 Archamoebae);③SAR 群:为不等鞭藻类 Stramenopiles、囊泡虫 Alveolata 和有孔虫 Rhizaria 的合称,孢子虫和纤毛虫被归在囊泡虫中。

原虫的起源与进化极其复杂多样。目前,形态学结合分子生物学分类技术(染色体核型、核酸序列及构成、血清学谱型等)是原虫种类鉴定的常用方法。在习惯上,按运动细胞器及特点的差异,把原虫分为 4 类:①肉足虫:以伪足为运动细胞器,虫体外形多变,习惯上也称为变形虫或阿米巴,如溶组织内阿米巴、齿龈内阿米巴等;②鞭毛虫:以鞭毛为运动细胞器,如杜氏利什曼原虫、阴道毛滴虫、蓝氏贾第鞭毛虫等;③孢子虫:生活史较复杂,有一个孢子发育阶段,如疟原虫、弓形虫;④纤毛虫:以纤毛为运动细胞器,如结肠小袋纤毛虫。

第一节　原虫的形态与结构

原虫的形态因种而异,同种原虫的不同发育阶段其形态也不尽相同。原虫的基本结构与动物细胞相似,由细胞膜、细胞质和细胞核三部分构成。

一、细胞膜

原虫的细胞膜亦称表膜(pellicle)或质膜(plasmalemma),为嵌有蛋白质的脂质双层结构。包裹在虫体表面,保持虫体一定的形状。细胞膜是寄生性原虫与宿主细胞和外界环境直接接触的部位,并具有配体、受体、酶类和抗原等成分,参与原虫的摄食、排泄、运动、侵袭以及逃避宿主免疫效应等多种生物学功能,具有较强的抗原性。

二、细胞质

原虫的细胞质由基质、细胞器和内含物组成。

(一)基质

均匀透明,主要成分为蛋白质,含有微丝和微管,两者维持原虫形状并与原虫运动有关。阿米巴类原虫基质有外质和内质之分,外质较透明,呈凝胶状,与运动、摄食、排泄、呼吸及保护等生理功能有关;内质呈溶胶状,细胞器、细胞核和内含物等分布于其内,为原虫代谢和营养存贮的主要场所,也有些原虫的胞质并无内、外质之分。

(二)细胞器

原虫细胞器的类型多样,按功能主要分为 3 类。

1. 膜质细胞器　主要由细胞膜分化而成,可见线粒体、高尔基体、内质网、溶酶体以及动基体(kinetoplast)等,主要参与能量合成、新陈代谢。

2. 运动细胞器　为原虫传统分类的重要标志。按其性状分为伪足(pseudopodium)、鞭毛(flagellum)和纤毛(cilia)3 种。伪足是外质的暂时突出部分,呈舌状、叶状或指状,如阿米巴;鞭毛是较长的运动细胞器,数量较少,如鞭毛虫;纤毛短而细,数量多,覆盖整个虫体或集中在虫体的某一部分,如纤毛虫。

3. 营养细胞器　部分原虫具有胞口、胞咽、胞肛等构造,用于取食、排泄。另外,某些原虫还有特殊的细胞器,如一些鞭毛虫可有轴柱(columella),具有维持虫体特定形状的功能;寄生纤毛虫大多有能调节细胞质渗透压的伸缩泡。

(三)内含物

原虫细胞质中还有食物泡、糖原泡、拟染色体等营养储存小体以及代谢产物(如疟原虫的疟色素)或共生物(如病毒)等。特殊的内含物也可作为虫种的鉴别标志。

三、细胞核

原虫的细胞核由核膜、核质、核仁及染色质组成,是维持原虫生命和繁殖的重要结构。多数寄生性原虫具有泡状核(vesicular nucleus),染色质少,呈颗粒状,分布于核质中或核膜

笔记栏

内缘,含1个核仁。少数原虫为实质核(compact nucleus),核大而不规则,染色质丰富,常具有1个以上核仁,如纤毛虫的细胞核。

第二节 原虫的生活史及生理特性

一、生活史

原虫的生活史一般都经历形态结构、生物学功能不同的多个阶段。通常把具有运动、摄食和生殖能力的阶段称为滋养体(trophozoite),是多数寄生原虫的基本生活型和致病阶段。许多原虫的滋养体可在一定条件下分泌外壁,形成不活动的虫体,这个阶段称为包囊(cyst)。包囊可以抵抗不良环境,实现宿主转换或发育阶段转换。根据医学原虫的传播方式,可将其生活史分为以下3种类型:

(一)人际传播型

生活史中只需要一种宿主,通过直接接触或间接接触在人群中传播。有的原虫生活史中只有滋养体一个阶段,则以直接接触传播,如阴道毛滴虫;另有些原虫生活史有滋养体和包囊2个阶段,包囊为原虫的感染阶段,一般通过饮水或食物传播,如溶组织内阿米巴和蓝氏贾第鞭毛虫。

(二)循环传播型

完成生活史需一种以上脊椎动物,分别进行有性和无性生殖,形成世代交替现象,如刚地弓形虫可在猫科动物(终宿主)与人和多种动物(中间宿主)之间传播。

(三)虫媒传播型

完成生活史需要在吸血节肢动物体内进行无性或有性生殖,发育至感染阶段,再通过虫媒叮咬、吸血传播给人或其他动物,如利什曼原虫(无世代交替)和疟原虫(有世代交替)。

二、生理特性

医学原虫的生理功能包括运动、生殖、摄食、代谢等。

(一)运动

原虫的运动细胞器主要有伪足、鞭毛、纤毛等,虫体借助运动细胞器可进行伪足运动(也称阿米巴运动)、翻滚运动或螺旋式运动、纤毛运动。有些原虫虽无运动细胞器,但可借助体表的一些结构滑动,如孢子虫。原虫能运动的生活阶段称为滋养体,是多数寄生原虫的基本生活型和致病阶段。许多原虫遇到不适宜的环境时,则停止运动并分泌囊壁包裹虫体,这个生活阶段称为包囊。包囊是许多原虫的感染阶段,也是转换宿主的重要环节。

(二)营养与代谢

原虫通过吞噬、胞饮或胞膜渗透等方式摄取营养物质。寄生原虫根据其对寄生环境的适应性,有的营需氧代谢,有的营厌氧代谢,但大多数为两者兼有的代谢方式。寄生于血液或组织内的原虫以有氧代谢为主,而寄生于肠腔内的原虫则以厌氧代谢为主。

(三)生殖

寄生原虫以无性或有性或两者兼有的方式进行增殖。

1. 无性生殖　无性生殖涉及二分裂、多分裂和出芽生殖等方式。二分裂是细胞核先由1个分裂为2个,染色体均等地分布在2个子核中,随后细胞质也分别包围2个细胞核,形成2个大小、形状相等的子体。二分裂可以是纵裂,如鞭毛虫;也可以是横裂,如纤毛虫。多分裂又称复分裂,分裂时细胞核先分裂多次,形成许多核之后细胞质再分裂,一个母体最后形成许多单核子体,如疟原虫红细胞内期和红细胞外期的裂体增殖。出芽生殖是指母体先经过不均等的细胞分裂,在母体的某个部位生出芽体,芽体逐渐长大并与母体分离,形成独立生活的新个体的生殖方式。出芽生殖可分为内出芽和外出芽,疟原虫在蚊胃基底色膜下的卵囊中即通过外出芽方式繁殖后代,首先从成孢子细胞表面长出孢子芽,逐渐发育为子孢子,然后从母体上脱落,形成数以万计的子孢子;而弓形虫滋养体则通过内出芽的方式进行繁殖,首先在母细胞内形成 2 个子孢子(子细胞),母细胞破裂后释放出 2 个子孢子,逐渐发育长大为滋养体。

2. 有性生殖　　主要有接合生殖和配子生殖 2 种方式。纤毛虫通过接合生殖繁殖,即 2 个虫体在孢口处互相靠拢接合,结合部位细胞膜消失,形成接合子,2 个虫体各形成一大一小 2 个细胞核,小核分别移向对方的大核并与之融合,这种融合相当于受精,融合完成后两虫体分离,最后通过二分裂形成子代。配子生殖是指原虫产生雌、雄配子后,结合在一起形成合子的过程,如疟原虫在蚊胃内形成合子。

第三节　　原虫的感染与检查方法

一、原虫的感染

原虫感染后可对人体造成损害,机体出现相应的临床症状,但损害的程度、临床症状的轻重与多种因素有关,如虫种、株系、数量、寄生部位、寄生时间以及宿主的抵抗力,其中宿主抵抗力的影响尤其重要。

(一)虫种或株系

人体对不同虫种或株系的原虫所产生的反应及临床表现可有很大差异,如凶险型疟疾绝大多数由恶性疟原虫所致。其致病机制是被疟原虫感染的红细胞与脑血管内皮细胞发生粘连,造成微血管阻塞及局部缺氧,若不及时治疗,死亡率很高。贾第虫有多种基因型或分离株,如波兰株、比利时株、GS 株和 ISR 株等;有研究结果表明,GS 株具有较强的致病力,而 ISR 株致病力较弱。

(二)寄生部位

原虫侵入人体后,可寄生于多个部位,对相应部位造成损伤。如溶组织内阿米巴在结肠内摄取细菌为食,对机体不造成危害;但一旦侵入肠黏膜,吞噬红细胞,破坏肠壁组织,引起肠阿米巴病;如果随血液进入其他组织或器官,可导致肠外阿米巴病。

(三)寄生时间与虫体数量

侵入人体的原虫常常需要潜伏一段时间,使虫体的数量增殖至一定程度后,才能对机体造成明显的损害,表现出相应的临床症状。当机体荷载虫体数量大时,导致大量宿主细胞被破坏,如疟原虫导致红细胞破裂使患者出现贫血;溶组织内阿米巴在肠壁组织通过二分裂法增殖,使肠壁组织被溶解引起溃疡,严重时还可能出现肠穿孔等并发症。当原虫数量增殖达到一定数量时,原虫可能向其他部位转移造成损伤,如寄生于结肠的溶组织内阿米巴从结肠壁溃疡病灶侵入血管,经血液播散致肝、肺、脑等器官引起脓肿。

(四)宿主抵抗力

宿主的固有免疫和适应性免疫均有不同程度的抗原虫感染作用。固有免疫对原虫的入侵和生长具有重要作用,如溶组织内阿米巴寄生于结肠,肠黏膜在一定程度上起到防止其侵入肠壁组织的自然屏障作用;有些人群还可对特定原虫具有不感受性,如间日疟原虫入侵红细胞的受体是 Duffy 血型抗原,Duffy 血型阴性者红细胞膜上无此受体,间日疟原虫无法侵入其红细胞内寄生。适应性免疫包括 T 淋巴细胞介导的细胞免疫和 B 淋巴细胞介导的体液免疫,对侵入宿主体内的原虫有杀伤或吞噬的作用,如弓形虫是一种机会致病性原虫,对于免疫功能健全的宿主,T 细胞、巨噬细胞及其他细胞介导的免疫应答起主要保护性作用;实验证明,人体在感染疟原虫后诱导产生的抗体可通过多种方式阻止裂殖子侵入红细胞。

宿主虽有刺激机体产生适应性免疫应答的能力,以抑制原虫的生长、发育和增殖,但原虫亦有强大的适应能力来对抗宿主的免疫杀伤作用,当原虫战胜宿主的防御功能,增殖到相当数量时,即可对宿主造成明显损害。

二、原虫感染的检查方法

原虫感染的检查方法主要包括病原学检测和免疫学检测。

1. **病原学检测** 检查材料主要包括粪便和体液。溶组织内阿米巴、贾第虫可通过粪便直接涂片法检查滋养体和包囊;疟原虫采血后制作薄血膜和厚血膜进行诊断;阴道分泌物生理盐水涂片可在显微镜下发现活动的阴道毛滴虫;抽取骨髓液染色后可以检查杜氏利什曼原虫无鞭毛体。此外,还可以采用培养基培养法和动物接种培养法作为其他检查方法的补充,以提高检出率,防止漏检。

2. **免疫学检测** 由于一些原虫病原学检查比较困难且阳性率不高,所以免疫学检查是目前广泛应用的重要辅助诊断手段。常用方法包括染色试验、间接血凝试验、酶联免疫吸附试验等。

学习小结

医学原虫为单细胞动物,虫体微小。寄生人体的致病和非致病性原虫称为医学原虫。原虫的起源与进化极其复杂多样,习惯上按运动细胞器分为肉足虫、鞭毛虫、孢子虫和纤毛虫。原虫的基本结构由细胞膜、细胞质和细胞核三部分构成。原虫的生活史形态主要有滋养体和包囊。原虫感染受到虫种、株系、数量、寄生部位、寄生时间以及宿主的抵抗力等多种因素影响。原虫感染的检查方法主要包括病原学检测和免疫学检测。

(万红娇)

复习思考题

1. 医学原虫的生活史类型有哪些?试举例说明。
2. 医学原虫对人的致病主要影响因素有哪些?

笔记栏

PPT 课件

第十七章

常见致病原虫

学习目标

通过本章的学习,掌握常见致病原虫的生活史、致病与临床表现,熟悉常见致病原虫的形态结构特征与实验诊断方法,了解常见致病原虫的流行情况及防治措施。

寄生于人体的原虫有 40 多种,分别寄生于人体管腔、体液、组织或细胞内,传统上主要根据运动器官的差异分为肉足虫、鞭毛虫、孢子虫和纤毛虫 4 类。本章主要简介我国常见的一些种类。

第一节　肉　足　虫

肉足虫以伪足运动而得名,虫体外形多变,也称阿米巴(变形虫),医学种类隶属于肉足鞭毛虫门(Sarcomastigophora)叶足纲(Lobosea),主要寄生于人体消化道,无性繁殖。某些原虫不含线粒体,多数有滋养体和包囊 2 个时期,个别种类缺包囊期。溶组织内阿米巴对人体健康危害较严重,而其他虫种对人体危害较小,或与人体之间只形成互利共生关系,少数自生生活类型的阿米巴(如棘阿米巴)或阿米巴样原虫(如耐格里原虫)可偶然侵入人体组织而引起严重疾病。

一、溶组织内阿米巴

溶组织内阿米巴(*Entamoeba histolytica* Schaudinn,1903)又称痢疾阿米巴,主要寄生于人体结肠内,引起阿米巴病。

(一)形态及结构

1. 滋养体　滋养体是溶组织内阿米巴活动、摄食及增殖的阶段。虫体大小为15~60μm,细胞质分为外质和内质,外质薄而透明,常伸出伪足;内质混浊呈颗粒状,常见被吞噬的红细胞,有时也可见白细胞和细菌。细胞核为泡状核,圆形,常不易看清,但经铁苏木素染成蓝黑色后,核的结构清楚易见。条件适宜时,虫体运动活泼,伪足呈指状或舌状伸出,呈定向运动(阿米巴运动),故形状多呈不规则变化。

2. 包囊　包囊是溶组织内阿米巴不活动、不摄食的阶段。虫体圆球形,直径 10~20μm,囊壁厚,内含 1~4 个细胞核,核的构造同滋养体。碘液染色后,包囊呈淡黄色,可见到核及核仁,在未成熟包囊内可见染成棕色的糖原泡及无色棒状的拟染色体,拟染色体及糖原泡随包囊的成熟而消失。四核包囊为成熟包囊,是感染阶段。

239

(二) 生活史

溶组织内阿米巴生活史简单,只有滋养体和包囊 2 个阶段。四核包囊经口感染,进入小肠下段后,在消化液作用下,虫体脱囊而出,形成含四核的囊后滋养体,随即胞质分裂 3 次、核分裂 1 次,发展成 8 个较小的滋养体,生活并定居在回盲部黏膜皱褶或肠腺窝间,以宿主肠黏液、细菌及消化食物为营养,并以二分裂增殖。部分滋养体随肠内容物向下移动,随肠内环境变化,如营养、水分被吸收减少等,滋养体停止活动,虫体缩小成圆形,并分泌胶状物质形成包囊。初始,包囊内只有 1 个胞核,随后 2 次分裂形成 4 个核。包囊随粪便排出,粪便中可见单核、双核或四核包囊,单核、双核包囊在体外可继续发育为四核包囊。包囊对外界抵抗力强,通过污染饮水或食物而感染新的宿主。

在致病因素影响下,肠腔内的滋养体侵入肠壁组织,吞噬红细胞和组织细胞并大量繁殖。肠壁组织内的滋养体可随血流侵入肝、肺等器官,也可随坏死肠壁组织落入肠腔。由于肠道蠕动加快,滋养体随粪便排出体外并很快死亡(图 17-1)。

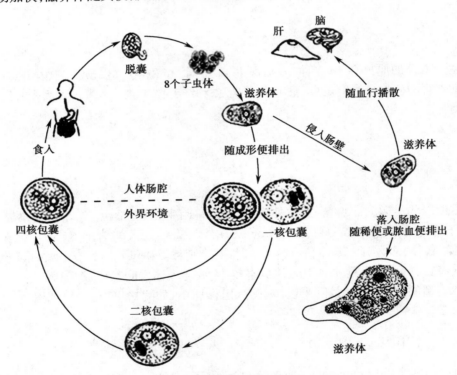

图 17-1 溶组织内阿米巴生活史

(三) 致病性

一般情况下,滋养体仅在肠腔内不断增殖形成包囊并随粪便排出,不侵入组织,故多数人成为无症状带虫者,仅有 5%~15% 的感染者成为患者。

1. 致病因素 溶组织内阿米巴的致病作用与 3 个因素有关。

(1)种株侵袭力:滋养体内含 260kd 半乳糖/乙酰氨基半乳糖凝集素、阿米巴穿孔素和巯基蛋白酶(又称半胱氨酸蛋白酶)3 种致病因子,对组织细胞具有吸附、侵袭、触杀能力,干扰细胞的正常功能,溶解靶细胞。这些致病因子受基因控制,所以不同种株的侵袭力强弱不同。

(2)肠道菌群的协同作用:肠道共生菌不仅是溶组织内阿米巴的食物,还可利用其代谢产物维持适度的酸碱条件(pH 6.6~7.3),削弱宿主的抵抗力,甚至直接损伤肠黏膜,为阿米巴侵入组织提供条件。

（3）宿主机体的状态：人体抵抗力降低，如营养不良、过度疲劳、肠道感染、肠功能紊乱等情况，均有利于阿米巴侵入组织。

2. 临床类型及病理变化

（1）肠阿米巴病：由滋养体侵入肠黏膜、黏膜下层引起。滋养体在疏松的黏膜下层大量繁殖，导致肠壁组织的液化和坏死，形成口小底大的烧瓶状溃疡，病变部位以回盲部及乙状结肠多见，临床表现为阿米巴痢疾，过程可分为急性和慢性。急性肠阿米巴病轻者仅表现出间歇性腹泻，重者则出现腹绞痛、里急后重、脓血便（果酱色、奇臭），每日排便可多达 10 次，部分患者可发展成肠穿孔。慢性阿米巴病常有腹痛、腹胀、间歇性腹泻、消瘦等症状，病程可持续 1 年或更长时间。

（2）肠外阿米巴病：包括阿米巴肝脓肿、肺脓肿、脑脓肿及皮肤脓肿或溃疡等，以肝脓肿最为多见。寄生于肠壁的滋养体可侵入静脉，随血入肝，破坏肝组织形成肝脓肿，多位于肝右叶上部偏后方，脓液呈果酱色、含大量滋养体。滋养体可由肝直接穿破膈肌或经血行至肺，引起肺脓肿。肺脓肿主要表现有胸痛、发热、咳嗽和咳"巧克力酱"样痰。此外，滋养体可随血流入脑，引起脑脓肿。

（四）病原学检测

1. 涂片检查法　从粪便中检出滋养体和包囊，或从痰液、肝穿刺液、肠壁溃疡中查出滋养体均可确诊：①滋养体检查：取患者的稀便（脓血便）或脓肿穿刺液新鲜标本，涂片镜检，可见活动的滋养体；②包囊检查：对慢性患者的软便或带虫者的成形便，则采用碘液染色法检查包囊。

2. 免疫学检测　阿米巴病的病原检查易漏检，可用 IFA、IHA 和 ELISA 等检测特异性抗体协助诊断。

（五）流行情况和防治原则

1. 流行情况　溶组织内阿米巴呈世界性分布，但热带和亚热带地区感染率较高，一些不发达国家感染率估计为 50%，我国人群感染率为 1% 左右。阿米巴的感染与人们的卫生状况、生活环境及生产生活习惯等社会因素有密切关系。

2. 防治原则　预防主要是注意饮食卫生、个人卫生和环境卫生，防止病从口入。加强粪便管理及水源保护，杀灭粪便中的包囊，防止粪便污染水源。查治患者和带虫者可选用甲硝唑、替硝唑和奥硝唑。中药白头翁、鸦胆子、大蒜等也有一定疗效。治疗阿米巴带虫者，可使用喹碘方、巴龙霉素等。

二、其他消化道阿米巴

寄生人体消化道的其他阿米巴均为腔道共栖原虫，一般不侵入组织，无致病作用。但在重度感染或宿主防御功能低下时，可能引起不同程度的消化道症状。常见消化道阿米巴的形态特点见表 17-1。

表 17-1　各种人体消化道阿米巴的形态特征

发育时期	主要观察方法	区别点	溶组织内阿米巴	结肠内阿米巴	哈门氏内阿米巴	微小内蜒阿米巴	布氏嗜碘阿米巴	齿龈内阿米巴
滋养体	生理盐水涂片	大小（μm）	15~60	20~50	3~12	6~12	6~20	10~30
		活动力	活泼	缓慢	缓慢	缓慢	缓慢	活泼
		细胞质	内、外质分明	内、外质不分明	内、外质分明	内、外质不分明	内、外质不分明	内、外质不分明

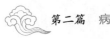

续表

发育时期	主要观察方法	区别点	溶组织内阿米巴	结肠内阿米巴	哈门氏内阿米巴	微小内蜒阿米巴	布氏嗜碘阿米巴	齿龈内阿米巴
滋养体	生理盐水涂片	细胞核	1个 不易见到	1个 易见到	1个 不易见到	1个 可见	1个 偶见	1个 易见到
		吞噬物	细菌 红细胞	细菌 碎屑物	细菌	细菌	细菌	细菌 白细胞
	铁苏木素染色	细胞核	居中	偏位	居中	居中	居中	居中
		核周染色质粒	细小,均匀	粗,不均匀	细小,不均匀	无	无	细小
包囊	铁苏木素染色	大小(μm)	5~20	10~30	4~10	5~9	8~10	无包囊
		形态	圆形	圆形	圆形	圆形	圆形或不规则	
		细胞核	1~4个	1~8个,偶见16个	1~4个	1~4个	1个	
		糖原泡(幼期)	可见	可见	可见	可见	可见	
		拟染色体(幼期)	棒状	似碎片状	细小	球杆状	无	

第二节　鞭毛虫

鞭毛虫隶属于肉足鞭毛虫门动鞭毛纲,是以鞭毛作为运动细胞器的一类原虫,有1根至数根鞭毛,以二分裂法繁殖。医学种类有10余种,主要寄生于人体消化道、泌尿生殖道、血液和组织,我国常见的有杜氏利什曼原虫、蓝氏贾第鞭毛虫和阴道毛滴虫等。

一、杜氏利什曼原虫

杜氏利什曼原虫［*Leishmania donovani*(Laveran & Mesnil,1903),Ross,1903］又称黑热病原虫,寄生于人和哺乳动物的肝、脾、骨髓、淋巴结等器官的巨噬细胞内,引起内脏型黑热病。由于患者皮肤上常有色素沉着,并有发热,故又称黑热病(kala-azar),曾是我国五大寄生虫病之一。其生活史分为前鞭毛体和无鞭毛体2个时期。

(一)形态及结构

1. 无鞭毛体　又称利杜体,寄生于人和其他哺乳动物的巨噬细胞内。卵圆形,大小为长2.9~5.7μm,宽1.8~4.0μm。经姬氏或瑞氏染液染色后,虫体的胞质呈蓝色,核1个,较大,团块状,红色,位于虫体的一侧。核旁有一细小杆状紫红色的动基体,动基体前方可见1个红色粒状的基体和丝状的根丝体。

2. 前鞭毛体　即鞭毛体,梭形,大小为长11.3~20μm,宽1.5~1.8μm。被姬氏或瑞氏染液染色后,胞质呈淡蓝色,核呈红色,居于虫体的中部。位于虫体前部的动基体呈紫蓝色,基体在动基体之前,并由此发出1根鞭毛伸出体外。活的前鞭毛体运动活泼,鞭毛不停摆动。在培养基内,鞭毛体常以虫体前端聚集成团,排列成菊花状。

（二）生活史

杜氏利什曼原虫的发育过程中需要人或哺乳动物和白蛉 2 个宿主(图 17-2)。

1. 在白蛉体内的发育　雌性白蛉叮咬黑热病患者或感染动物时,宿主血液或组织液中含无鞭毛体的巨噬细胞可随血流被吸入白蛉胃内,巨噬细胞被消化,无鞭毛体散出,发育成前鞭毛体。前鞭毛体以二分裂法大量繁殖,活动力增强,逐渐移向白蛉的前胃、食管和咽。约 7 天后,前鞭毛体发育成熟,大量聚集在白蛉口腔和喙部。

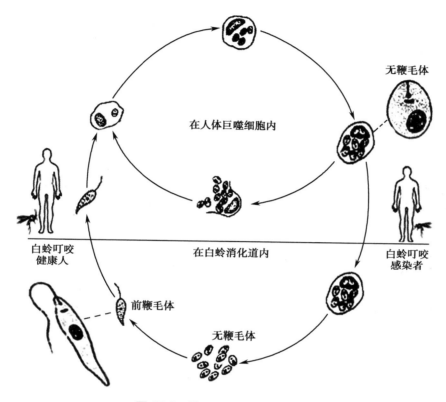

在人体巨噬细胞内

无鞭毛体

白蛉叮咬健康人

在白蛉消化道内

白蛉叮咬感染者

前鞭毛体

无鞭毛体

图 17-2　杜氏利什曼原虫生活史

2. 在人或哺乳动物体内的发育　当携带成熟前鞭毛体的雌性白蛉叮刺人或哺乳动物时,前鞭毛体随唾液注入宿主皮下。一部分前鞭毛体可被多核白细胞吞噬消灭,一部分被巨噬细胞吞噬。在巨噬细胞内,前鞭毛逐渐变圆,转变成无鞭毛体。无鞭毛体以二分裂法繁殖,导致巨噬细胞破裂,散出的无鞭毛体又可被其他巨噬细胞吞噬,继续繁殖。

（三）致病性与免疫性

1. 致病性　患者、病犬是重要传染源。杜氏利什曼原虫主要通过白蛉叮刺传播,偶可经口腔黏膜、破损皮肤、胎盘或输血传播,人群普遍易感,但易感性随年龄增长而下降。经过 3~5 个月或更长的潜伏期,患者可出现症状与体征。根据病变发生的部位不同,可把黑热病分为内脏型、皮肤型等。

（1）内脏型黑热病:又称内脏利什曼病,患者可出现:①不规则发热:患者常常出现上、下午各有 1 次高热的双峰热型。②脾、肝、淋巴结肿大:虫体的大量繁殖使巨噬细胞被破坏,其代谢产物刺激巨噬细胞、浆细胞大量增生,导致脾、肝、淋巴结肿大,以脾肿大最常见,病程发展至后期,脾常因结缔组织增生而硬化。③贫血:由于脾肿大,功能亢进,吞噬能力增强,导致患者血液中红细胞、白细胞和血小板显著减少。此外,由于红细胞表面附有虫体抗原,机体内的抗体在补体的参与下,直接作用于红细胞膜而致溶血,故贫血严重。④蛋白尿和血尿:免疫复合物沉积于肾,致蛋白尿和血尿。⑤血清白蛋白与球蛋白(A/G)比例倒置:由于肝、肾功能受损,白蛋白合成减少、排出增加,造成血浆中白蛋白降低,浆细胞大量增生使血中球蛋白升高,从而导致比例倒置。⑥出血:白细胞及血小板减少,患者常发生鼻出血和齿龈出血。⑦并发感染:由于患者抵抗力下降,易出现感染性疾病,如坏死性口腔炎(走马疳)、肺炎、肠炎、痢疾等。若患者病情不断恶化,可在1~2年内死亡。晚期患者面部两颊可出现色素沉着。

(2)黑热病后皮肤利什曼病:曾称皮肤黑热病,常与内脏型同时发生,常见的症状为皮肤上出现大小不等的肉芽肿结节,结节处皮肤薄而光滑,紫红色,压之有弹性,好发于面部、颈部、四肢或躯干等部位,酷似瘤型麻风病。

2. 免疫性 黑热病患者经特效药物治疗后,痊愈率较高,而且一般可获得终身免疫,不会再次感染。T细胞介导的细胞免疫发挥主导作用。

(四)病原学检测

病原检查可做骨髓穿刺,原虫检出率高达80%~90%。也可从皮肤病变明显处刮取或抽取少量组织液做检查。免疫学诊断常用酶联免疫吸附试验、间接血凝试验、对流免疫电泳等方法检测血清抗体。

(五)流行情况和防治原则

1. 流行情况 杜氏利什曼原虫分布广泛,亚洲、欧洲、非洲、拉丁美洲均有本病流行。在我国,黑热病曾广泛流行于长江以北地区,目前仅散见于甘肃、新疆、四川、山西、陕西、内蒙古等地。

2. 防治原则 捕杀病犬和彻底查治患者是防治黑热病的重要措施,辅之以溴氰菊酯等药物消灭疫区的病媒白蛉。加强个人防护,减少或避免被白蛉叮咬。葡萄糖酸锑钠是治疗内脏型黑热病的特效药。

二、蓝氏贾第鞭毛虫

蓝氏贾第鞭毛虫(*Giardia lamblia* Stile,1915)简称贾第虫,是一种全球性分布的肠道寄生原虫。主要寄生于人和某些哺乳动物的小肠,导致贾第虫病,表现为腹痛、腹泻和消化不良等症状,在旅游者中发病率较高,故又称"旅游者腹泻"。

(一)形态及结构

1. 滋养体 形似纵切、倒置的半个梨,大小为长9~21μm、宽5~15μm、厚2~4μm,两侧对称,前端钝圆,后端尖细,腹面扁平,背部隆起。腹面前半部向内凹陷为吸盘,1对胞核位于其内。鞭毛4对,分别称为前侧鞭毛、后侧鞭毛、腹侧鞭毛和尾鞭毛。

2. 包囊 呈椭圆形,大小为长8~14μm、宽7~10μm。囊壁较厚,与虫体间有明显间隙。包囊未成熟时含2个胞核,成熟后含4个胞核。在碘染标本内,囊壁不着色,虫体呈棕色或黄色。铁苏木素染色后囊壁透明,虫体呈蓝色(图17-3)。

(二)生活史

贾第虫的滋养体主要寄生在人的十二指肠内,有时也寄生于胆囊和胆道。四核包囊随食物和饮水进入人体,在十二指肠内脱囊形成2个滋养体,虫体借吸盘吸附于肠壁,并以纵二分裂法繁殖。如滋养体落入肠腔而随肠容物到达回肠下段或结肠,则可形成包囊,随粪便排出体外。包囊为传播阶段。一般在腹泻患者粪便中可见滋养体,在正常粪便中则查见包囊。猪、牛、羊、猫、狗等哺乳动物是保虫宿主。

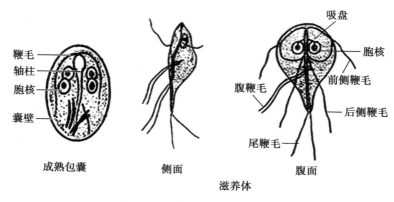

图 17-3 蓝氏贾第鞭毛虫形态

（三）致病性

传染源主要为从粪便排出包囊的人和动物。传播途径是摄入被包囊污染的食物或水而感染，蝇、蟑螂等昆虫可能成为机械性传播媒介。致病性与虫株毒力、机体免疫力和共生内环境等多种因素有关。虫群覆盖于小肠黏膜，阻隔肠黏膜吸收营养，吸盘机械性损伤肠黏膜，以及肠内细菌的协同作用等，在不同程度上可使肠功能紊乱。尤其是免疫功能低下者或艾滋病患者，易发生严重的感染。临床主要表现为以腹泻为主的吸收不良综合征，腹泻呈水样粪便，量大、恶臭、无脓血。当虫体寄生在胆道系统时，可能引起胆囊炎或胆管炎。也有相当部分感染者仅排出包囊而无症状，成为带虫者。

（四）病原学检测

取患者粪便和十二指肠液，碘液染色涂片检查粪便包囊，生理盐水涂片法检查滋养体。由于包囊形成有间歇的特点，故检查时以隔天粪检并连续 3 次以上为宜。亦可以用 ELISA 等进行免疫学诊断。

（五）流行情况和防治原则

贾第虫病呈全球性分布，WHO 估计全世界感染率为 1%~20%。我国儿童感染率高于成人，夏、秋季节发病率较高。彻底治愈患者、带虫者，注意饮食卫生，加强水源保护是预防本病的重要措施。治疗常用药物有甲硝唑、阿苯达唑、氯硝唑等；吡喹酮也有较好的治疗效果。

三、阴道毛滴虫

阴道毛滴虫（*Trichomonas vaginalis* Donne，1837）是寄生在人体阴道及泌尿道的鞭毛虫，主要引起滴虫性阴道炎，是以性传播为主的一种传染病。

（一）形态及结构

阴道毛滴虫的生活史仅有滋养体期。滋养体呈梨形或椭圆形，大小为长 10~30μm、宽 5~15μm，无色透明，具 4 根前鞭毛和 1 根后鞭毛，后鞭毛向后伸展并与波动膜外缘相连，胞核位于前端 1/3 处，为椭圆形泡状核（图 17-4）。

（二）生活史

阴道毛滴虫主要寄生于女性阴道，多见于阴道后穹窿，也可见于尿道；男性感染者一般寄生于尿道、前列腺，偶可见于睾丸、附睾或包皮下。虫体以纵二分裂法繁殖，以吞噬和吞饮摄取食物。虫体在外环境生活力较强，有一定抵御不良环境的能力。滋养体为感染期，通过直接或间接接触而传染。

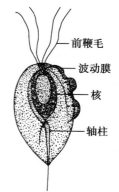

图 17-4 阴道毛滴虫形态

笔记栏

（三）致病性

阴道毛滴虫的传染源为患者或无症状带虫者（包括男性感染者）。主要通过性接触直接传播，其次为通过公共浴池、浴具、公用游泳衣裤、坐式厕所而感染。阴道毛滴虫的致病力取决于虫株以及宿主生理状况、免疫功能、内分泌以及阴道内细菌或真菌感染等多方面因素；妇女在妊娠期或泌尿生殖系统生理失调时更易出现炎症。健康妇女阴道因乳酸杆菌自净作用，可抑制毛滴虫的生长。但在妊娠、产后、月经后、卵巢功能减退、阴道损伤等情况下，阴道的自净作用降低，有利于毛滴虫繁殖。毛滴虫在阴道中消耗糖原，妨碍乳酸杆菌的酵解作用，影响乳酸浓度，促使阴道内环境改变，导致阴道炎症。滴虫性阴道炎主要表现为白带增多，阴部瘙痒并有灼烧感。分泌物可呈灰黄色、泡沫状，有臭味，严重时白带可混有血液。当伴有细菌感染时，白带可呈脓液状。如果滴虫侵入尿道，可有尿频、尿急和尿痛等症状。男性感染者一般不表现临床症状，仅少数人会出现前列腺炎和尿道炎。如果滴虫寄生于附睾，还可引起附睾炎。新生儿感染可出现肺炎、眼结膜炎等。

（四）病原学检测

采用生理盐水直接涂片法或涂片染色法（瑞氏或姬氏液染色），在阴道后穹窿分泌物、尿液沉淀物或前列腺液中查见滋养体，可作为确诊依据。培养法可提高检出率。免疫学诊断如酶联免疫吸附试验、直接荧光抗体试验也可用于临床诊断。

（五）流行情况和防治原则

阴道毛滴虫呈世界性分布，以 20~40 岁女性感染率最高。治疗常用的口服药为甲硝唑，局部常用药有洁尔阴、甲硝唑栓剂等，用 1% 乳酸或 0.5% 乙酸冲洗阴道可提高疗效。夫妇双方同时进行治疗方可根治。

第三节 孢子虫

孢子虫因在生活史中某一阶段产生孢子而得名，隶属顶复器门孢子虫纲（Sporozoa），营寄生生活，生活史复杂，涉及无性生殖和有性生殖。已知有 10 余种可寄生于人体，而对人体危害严重的致病孢子虫主要有疟原虫、弓形虫。

一、疟原虫

疟原虫属于真球虫目（Eucoccidiida）疟原虫科（Plasmodidae）疟原虫属（*Plasmodium*），是疟疾（malaria）的病原体。寄生于人类的疟原虫有 4 种，即间日疟原虫［*Plasmodium vivax*（Grassi&Feletti，1890）Labbe，1899］、恶性疟原虫［*Plasmodium falciparum*（Welch，1897）Schaudinn，1902］、三日疟原虫［*Plasmodium malariae*（Laveran，1881）Grassi and Felletti，1890］和卵形疟原虫（*Plasmodium ovale* Stephens，1922），分别引起间日疟、恶性疟、三日疟和卵形疟。间日疟原虫、恶性疟原虫、卵形疟原虫均专性寄生于人体，三日疟原虫可感染人及非洲猿类。在我国主要有间日疟原虫和恶性疟原虫，三日疟原虫少见，卵形疟原虫罕见。

💙 **思政元素**

疟原虫的发现及抗疟药物研究

疟疾是一种古老的疾病，曾长期在各地区流行，被认为是由一种恶浊的空气——"瘴气"引起的。如史书记载"瘴疠多作，兵未血刃而病死""多瘴疠之气，染着草木，北人食之,多致成疾"等。人类一直在寻找疟疾的真凶,直至 1880 年,法国军医 Charles Louis Alphonse Laveran 对患病士兵血液中的可疑"颗粒"进行认真仔细的观察,终于发现了疟原虫,至此人们对疟疾的病因才有了科学的认识。1897 年,在印度工作的英国军医 Ronald Ross 通过不懈努力地追寻疟原虫的足迹,证实疟疾由按蚊传播。Laveran 和 Ross 分别获得了 1907 年和 1902 年的诺贝尔生理学或医学奖。20 世纪中叶,科学家通过动物实验发现,疟原虫子孢子进入宿主红细胞之前,需先在肝细胞内发育增殖,进一步证实间日疟原虫在肝细胞内存在休眠子。人类从发现疟原虫至全面阐明疟原虫的生活史经历了近百年的时间。

人类在寻找抗疟药物方面也经历了漫长而艰难的历程,研制出奎宁、氯喹、磺胺、伯喹、青蒿素等抗疟药物。其中,我国科学家屠呦呦等发现的青蒿素是应用最广、最有效的抗疟药物。1969 年,屠呦呦带领研究小组,从大量中医典籍、四处走访老中医入手,终于在东晋名医葛洪的著作《肘后备急方》所载"青蒿一握,以水二升渍,绞取汁,尽服之"治疗寒热诸疟的启迪下,创新性采用低沸点溶剂提取法获得了青蒿乙醚提取物,对鼠疟原虫抑制率达 100%。为了保证药物安全,屠呦呦和同事不顾安危,以身试药。1972 年,中国科学家成功获得治疗疟疾的单体化合物,命名为青蒿素,为创制多个青蒿素类新型抗疟药奠定了基础。屠呦呦于 2011 年 9 月获得拉斯克奖,2015 年 10 月获得诺贝尔生理学或医学奖。

(一)形态及结构

寄生于人体红细胞内的疟原虫有各种不同的形态(彩图 13),分别称为滋养体、裂殖体和配子体。现以间日疟原虫在红细胞内各期形态经姬氏或瑞氏染色后的特征为例进行介绍。

1. 滋养体　滋养体为疟原虫侵入红细胞发育的最早时期。按发育先后,滋养体有早、晚期之分。早期滋养体,亦称小滋养体,有一个深红色的核,位于虫体的一侧,胞质淡蓝色,呈环状,故又称之为环状体(ring form)。此后虫体长大发育为晚期滋养体,也称大滋养。晚期滋养体内胞核增大,胞质增多,有时伸出伪足,外形不规则,胞质中开始出现黄褐色或深褐色疟色素(血红蛋白分解产物)。被寄生的红细胞可出现胀大、变形,颜色变浅,常有明显的红色小点(薛氏点)。

2. 裂殖体　随着晚期滋养体发育成熟,核开始分裂成为裂殖体(schizont)。经反复多次分裂后,核数量可达 12~24 个,最后胞质随之分裂,每一个核都被部分胞质包裹,成为裂殖子(merozoite)。裂殖子随红细胞破裂而释出。通常把核分裂、胞质未分裂的虫体称为早期裂殖体或未成熟裂殖体;胞质分裂、形成裂殖子的虫体称为晚期裂殖体或成熟裂殖体。晚期裂殖体中疟色素聚集成团,位于虫体一侧或中部。

3. 配子体　红细胞破裂后,部分裂殖子侵入红细胞发育为配子体(gametophyte)。配子体为圆形或卵圆形,占满胀大的红细胞。配子体有雌、雄之分。雌配子体胞质深蓝,核致密,呈红色,偏于虫体一侧;雄配子体虫体胞质浅蓝,核质疏松,淡红色,常位于虫体中央。

人体较重要的 3 种疟原虫在红细胞内发育各期的形态特征见表 17-2。

表 17-2　薄血膜中 3 种疟原虫在红细胞内发育各期的形态特征

	间日疟原虫	恶性疟原虫	三日疟原虫
环状体(早期滋养体)	环较大,约为红细胞直径的 1/3;核 1 个	环纤细,约为红细胞直径的 1/5;核 1~2 个,虫体常位于红细胞的边缘	与间日疟原虫相似

续表

	间日疟原虫	恶性疟原虫	三日疟原虫
大滋养体(晚期滋养体)	形状不规则,有伪足伸出,空泡明显,核1个;疟色素棕黄色,分散在胞质中	主要在内脏毛细血管内,外周血中不易见到。卵圆形,体小致密,胞质深蓝色;疟色素棕黄色,集中	带状或卵圆形,空泡小或无,疟色素棕黑色颗粒状,分布虫体边缘
未成熟裂殖体	核开始分裂,胞质渐呈圆形,空泡消失;疟色素开始集中	外周血中不易见到。虫体仍似大滋养体,核开始分裂	体小,圆形或宽带状,空泡消失;核开始分裂
成熟裂殖体	裂殖子12~24个,排列不规则;疟色素集中,虫体充满胀大的红细胞	外周血中不易见到。裂殖子8~36个,排列不规则;疟色素集中	裂殖子6~12个,排成一环;疟色素集中
配子体	圆形,占满胀大的红细胞。雌配子体核致密,较小,深红色,偏于一侧;雄配子体核疏松,较大,淡红色,位于中央;疟色素分散	雌配子体新月形,两端较尖;雄配子体腊肠形,两端钝圆;核1个,疟色素核周较多	圆形。雌配子体核1个,小而致密,深红色,位于一侧;胞质深蓝色;雄配子体核大而疏松,浅红色,位于中央,胞质浅蓝色。疟色素分散
红细胞形态变化	除环状体外,其余各项均胀大,色淡;大滋养体期开始出现鲜红色薛氏小点	不胀大,常有数颗粗大紫褐色的茂氏点	不胀大,偶见浅蓝色齐氏小点

(二) 生活史

4种疟原虫的生活史基本相同,需要人和按蚊2个宿主。在人体内进行裂体增殖,并形成配子体进入有性生殖的初期阶段;在按蚊体内除完成有性生殖外,继而完成孢子生殖。由于有性生殖阶段主要在按蚊体内进行,所以一般认为按蚊是疟原虫的终宿主,人是其中间宿主。现以间日疟原虫为例对疟原虫的生活史加以说明(图17-5)。

1. 在人体内的发育 疟原虫在人体内先后寄生于肝细胞和红细胞,分别称为红细胞外期(exoerythrocytic stage,简称红外期)和红细胞内期(erythrocytic phase,简称红内期)。

(1)红细胞外期:当唾液腺中含有成熟子孢子的雌性按蚊刺吸人血时,子孢子随唾液进入皮下血管,随血流侵入肝细胞,进入红外期裂体增殖阶段,产生大量红细胞外期裂殖子。此后,成熟的红细胞外期裂殖体胀破肝细胞,裂殖子被释出,一部分被巨噬细胞吞噬,其余部分侵入红细胞,开始红细胞内期的发育。亦有部分子孢子侵入肝细胞后,需要休眠一段时间后才进入红外期裂体增殖。近年来认为,子孢子在肝细胞内发育速度有差异是因为其在遗传上存在2种类型,无休眠期的称为速发型子孢子(tachysporozoites),有休眠期的称为迟发型子孢子(bradysporozoites)。处于休眠期的疟原虫子孢子称为休眠子(hypnozoite)。间日疟原虫和卵形疟原虫的子孢子有速发型和迟发型2种,恶性疟原虫和三日疟原虫仅有速发型。

(2)红细胞内期:裂殖子侵入红细胞后,先形成环状体,随后发育为大滋养体、裂殖体。裂殖体成熟后红细胞破裂,裂殖子随之释出,其中一部分被巨噬细胞消灭,其余部分再侵入其他正常红细胞,重复进行红细胞内期增殖。这种由环状体至裂殖体的裂体增殖过程,称为疟原虫红内期增殖周期。间日疟原虫完成一个红内期增殖周期约需48小时,恶性疟原虫约需36~48小时,三日疟原虫约需72小时,卵形疟原虫约需48小时。疟原虫经几代红细胞内期裂体增殖后,部分裂殖子侵入红细胞后不再进行裂体增殖,而是发育成雌、雄配子体。雌、雄配子体只有进入按蚊体内才能继续完成有性生殖,否则在人体内经30~60天即衰老变性而被清除。不同疟原虫寄生于红细胞的不同发育期,间日疟原虫和卵形疟原虫主要寄生于网织红细胞,三日疟原虫主要寄生于较衰老的红细胞,恶性疟原虫可寄生于各发育期的红细胞。

2. 在按蚊体内的发育 当雌性按蚊刺吸患者或带虫者血液时,红细胞内期原虫随血液进入蚊胃,雌、雄配子体发育为雌、雄配子,其余各期原虫均被消化破坏。此后,雌、雄配子结合形成合子。数小时后,合子逐渐变成动合子。动合子穿过胃壁上皮细胞或其间隙,到蚊胃弹性纤维膜下形成卵囊。卵囊继续发育长大,其内核和胞质反复分裂进行孢子增殖,形成数以万计的子孢子。成熟子孢子由囊壁钻出或随卵囊破裂释出,经血淋巴腔到达唾液腺。当蚊再吸血时,子孢子即可随唾液进入人体侵入肝细胞。

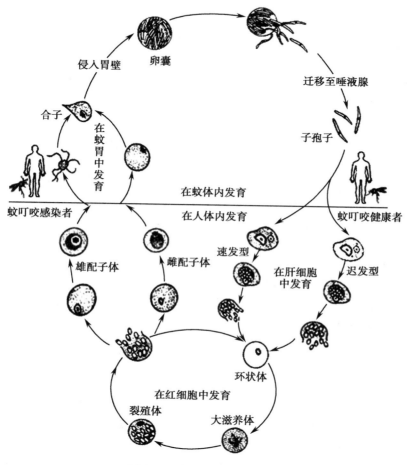

图 17-5 间日疟原虫生活史

（三）致病性与免疫性

红细胞内期的裂体增殖期是疟原虫的主要致病阶段。致病力强弱与疟原虫的虫种、数量和人体免疫状态有关。

1. 致病性

（1）潜伏期:从疟原虫侵入人体至出现临床症状的间隔时间称为潜伏期。潜伏期的长短与进入人体的原虫种株、子孢子数量和机体的免疫力有密切关系。恶性疟的潜伏期为7~27 天;三日疟的潜伏期为 18~35 天;卵形疟的潜伏期为 11~16 天;间日疟的短潜伏期株为 11~25 天,长潜伏期株为 6~12 个月或更长。由输血感染诱发的疟疾,潜伏期一般较短。

（2）疟疾发作:红内期疟原虫裂体增殖,引起机体出现寒战、高热和出汗退热 3 个连续阶段,称为疟疾发作(paroxysm)。疟疾发作与血中原虫密度达到发热阈值(threshold)有关。不同种类疟原虫的发热阈值不同,如间日疟原虫为 10~500 个 /μl 血,恶性疟原虫为 500~1 300 个 /μl 血,三日疟原虫约为 140 个 /μl 血。疟疾发作与红内期成熟裂殖体胀破红细胞密切相关。红细胞破裂后,大量的裂殖子、原虫代谢产物及红细胞碎片进入血流,刺激单核 - 巨噬细胞吞噬并产生内源性致热原(IL-6、TNF-α),引起发热。随着血内刺激物被吞噬和降解,机体通过大量出汗,体温逐渐恢复正常。由于红内期裂体增殖是发作的基础,故疟疾发作与红内期裂体增殖周期一致。典型的间日疟和卵形疟隔日发作 1 次;三日疟隔 2 天发作 1 次;恶性疟隔 36~48 小时发作 1 次。若原虫发育不同步或不同种疟原虫混合感染时,发作则不典型。

(3)疟疾的再燃和复发:疟疾未经彻底治疗或发作自行停止后,机体血液内仍可长期残存少量疟原虫而转入隐匿期。当虫体产生抗原变异或宿主免疫力下降时,原虫可重新大量繁殖再次引起疟疾发作,称为疟疾再燃(recrudescence)。间日疟初发患者,由于肝细胞内的迟发型子孢子结束休眠期,也可引起疟疾再次发作,称为疟疾复发(relapse)。恶性疟原虫和三日疟原虫无休眠子,因而只有再燃而无复发;间日疟原虫和卵形疟原虫则既有再燃也有复发。

(4)贫血:疟疾发作数次后,可出现贫血,发作次数越多,病程越长,贫血症状越严重,尤以恶性疟为甚。贫血的原因除了疟原虫直接破坏红细胞外,还与下列因素有关:①脾功能亢进,吞噬细胞增多,吞噬能力增强,使大量正常红细胞被吞噬。②免疫性溶血,受染红细胞抗原暴露,诱发自身抗体,导致红细胞被破坏;或疟原虫抗原抗体复合物附着在正常红细胞上,免疫复合物与补体结合,引起红细胞溶解或被巨噬细胞吞噬。③红细胞生成障碍,红细胞被破坏后,铁沉积于单核 - 巨噬细胞系统,难以重复利用。④骨髓造血功能受到抑制,其中以恶性疟原虫感染最为明显。

(5)脾肿大:主要原因是脾充血和单核 - 巨噬细胞增生。初发患者多在发作 3~4 天后,脾开始肿大,长期不愈或反复感染者,脾重量可达正常者数倍。早期积极治疗,脾可恢复正常。慢性患者,经抗疟根治,由于脾包膜增厚,组织高度纤维化,质地变硬,无法恢复到正常。

(6)凶险型疟疾:由血中疟原虫数量剧增引起,患者表现出持续高热、抽搐、昏迷、呕吐、肾衰竭等,来势凶猛,若未及时治疗,死亡率很高。凶险型疟疾常见的有脑型和超高热型,绝大多数由恶性疟原虫所致,间日疟原虫也可引起。此型疟疾多发生于流行区儿童、无免疫力的旅游者和流动人口中。多数学者认为,凶险型疟疾的致病机制是聚集在脑血管内被疟原虫寄生的红细胞和血管内皮细胞发生粘连,造成微血管阻塞及局部缺氧所致。

(7)先天性疟疾:胎儿从母体受到感染,称为先天性感染。有 2 种不同的方式:一是妊娠期间,疟原虫通过有病变的胎盘进入胎儿体内,常导致死胎或新生儿贫血、脾肿大、体重轻等;二是分娩过程中,胎盘受损引起母血与胎儿血混合,或母血污染胎儿偶然造成的伤口。新生儿一般出生 1 周内即表现出临床症状,若不能及时治疗,死亡率较高。

2. 免疫性 人体感染疟原虫后产生一定的免疫力,能抵抗同种疟原虫的再感染,形成带虫免疫。

(四) 病原学检测

1. 涂片检查法 取受检者外周血制作厚、薄血膜,经姬氏或瑞氏染液染色后,镜检查找疟原虫是确诊的主要依据。厚血膜原虫集中,易检获,但原虫形态有改变;薄血膜原虫形态完整便于鉴别虫种,但密度低时易漏检。因此,最好一张玻片上同时制作厚、薄 2 种血膜,相互验证。恶性疟采血时间宜在发作开始时,间日疟则在发作后数小时至 10 余小时。

2. 免疫学检测方法 多用于流行病学调查、防治效果评估及输血对象的筛选,常用间接荧光抗体试验、间接血凝试验和酶联免疫吸附试验等检测技术。

（五）流行情况和防治原则

1. 流行情况 疟疾仍然是世界上最严重的传染病之一。据 WHO《2019 年世界疟疾报告》估计，全世界 2018 年发生 2.28 亿例疟疾病例，死亡人数 40.5 万。大部分疟疾病例发生在非洲（2.13 亿例，约占 93%），其次是东南亚区域（约 3.4%）和东地中海区域（约 2.1%）。撒哈拉以南非洲 19 个国家和印度承担全球近 85% 的疟疾负担。2010—2018 年，全球疟疾发病率有所下降，从每千名高危人口 71 例降至 57 例，到 2019 年仍保持在类似水平。5 岁以下儿童是受疟疾影响的最脆弱群体，占全世界疟疾死亡人数的 67%。

在我国，随着疟疾防治工作的不断深入，发病人数呈逐年下降趋势。20 世纪 40 年代每年发病人数 3 000 万以上，70 年代初期下降至 2 400 多万；90 年代末减少至数万，流行区范围大幅度缩小，除云南、海南两省外，其他地区已消除了恶性疟。2000 年后，全国 24 个疟疾流行省（自治区、直辖市）中，95% 的县（市、区）疟疾发病率已降至万分之一以下，仅有 87 个县（市、区）疟疾发病率超过万分之一。从 2010 年开始，中国实施了为期 10 年的消除疟疾行动计划，2017 年至今已连续 4 年无本地原发感染疟疾病例报告。但是，随着世界经济的全球化发展和国际交往的增多，重点人群转变为境外旅游、务工返乡为主的人群。因此，输入性疟疾是我国目前疟疾防控的重点。

2. 防治原则 可采取预防为主、防治结合及加强监测、制止疫情等综合防治措施。药物仍然是治疗疟疾的最主要手段。按抗疟药对疟原虫不同虫期的作用，可分为 2 类：一类是杀灭红内期裂体增殖期的抗疟疾发作药物，如氯喹、阿莫地喹、咯萘啶、青蒿素及其衍生物类药物；另一类是杀灭红外期裂殖体及休眠子的抗复发药物，如伯氨喹啉和乙胺嘧啶等。降低蚊的密度和有效防蚊叮咬（如除虫菊酯喷洒、药浸蚊帐等），可切断疟疾传播途径。此外，还可以采用预防性服药保护进入疫区的易感者，常用的药物有阿莫地喹、磺胺多辛 - 乙胺嘧啶等。

二、刚地弓形虫

刚地弓形虫（*Toxoplasma gondii* Nicolle & Manceaux，1908）是顶复门原虫，从非洲刚地梳趾鼠体内发现，因虫体的滋养体呈弓形而命名为刚地弓形虫，简称弓形虫。该虫呈世界性分布，猫科动物为其终宿主，能感染人和许多动物。弓形虫可寄生于除成熟红细胞外的几乎所有有核细胞内，引起人畜共患的弓形虫病（toxoplasmosis），尤其在宿主免疫功能低下时，可造成严重后果，是重要的机会致病原虫（opportunistic protozoan）。

（一）形态及结构

弓形虫生活史各期呈现 5 种形态：滋养体、包囊、裂殖体、配子体和卵囊。前 2 种形态可见于人体，在此作重点介绍。

1. 滋养体 香蕉形，一端稍尖，一端钝圆，大小为长 4~7μm、宽 2~4μm，经姬氏或瑞氏染色后，胞质呈淡蓝色，胞核呈紫红色，核常位于虫体中央，分裂中的虫体可见 2 个胞核。滋养体可寄生于宿主的各种有核细胞内。在急性感染时，快速增殖的滋养体又称速殖子，常以二分裂或内二芽殖方式增殖，使受染细胞像一个含虫包囊，这种由宿主细胞膜包绕的虫体集合体称为假包囊。当速殖子达到一定数量时，假包囊破裂，速殖子散发于体液或再侵入其他细胞继续发育增殖。

2. 包囊 在慢性感染时，滋养体缓慢增殖或相对静止，称为慢殖子。由慢殖子分泌物构成囊壁，形成一个内含数十个至数百个虫体的集合体称为包囊。包囊呈圆形或椭圆形，大小 5~100μm。包囊破裂后慢殖子侵入新的细胞形成包囊，或形成假包囊进行快速增殖。

（二）生活史

弓形虫生活史复杂,包括无性生殖和有性生殖阶段,需要 2 个宿主。在猫科动物体内进行无性生殖及有性生殖,在哺乳动物、鸟类、鱼类及爬行类动物体内进行无性生殖。猫科动物既是弓形虫的终宿主,也是中间宿主;人及其他多种动物为中间宿主(图 17-6)。

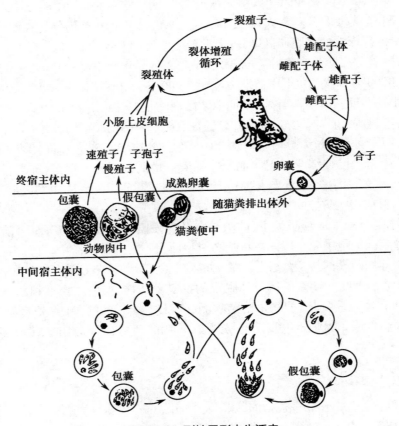

图 17-6　刚地弓形虫生活史

1. 在终宿主体内发育　弓形虫有性生殖阶段在猫科动物小肠上皮细胞内完成,又称肠内期。猫科动物捕食中间宿主食入包囊、假包囊,或食入被卵囊污染的食物后,虫体侵入小肠上皮细胞,经数代裂体增殖后,部分裂殖子发育为雌、雄配子体,随后进一步发育为雌、雄配子并结合,合子继续发育为卵囊。卵囊破坏上皮细胞,随粪便排出体外。弓形虫也可在猫科动物肠外组织中进行无性生殖形成包囊或假包囊。

2. 在中间宿主体内发育　弓形虫无性生殖阶段在中间宿主有核细胞中进行,又称肠外期。中间宿主食入猫粪中的卵囊或动物肉类中的包囊、假包囊后,虫体穿过肠壁,随血液或淋巴液扩散至脑、心、肝、肺、肌肉等全身各组织器官的有核细胞内发育增殖。当宿主免疫功能正常时,滋养体在细胞内增殖缓慢,形成包囊,包囊可存活数月或数年,甚至终生。当宿主免疫功能低下时,包囊破裂,慢殖子释出,侵入组织细胞内快速增殖,大量破坏组织细胞,引起临床症状甚至死亡。此外,弓形虫的感染方式还包括:滋养体经过破损的皮肤感染人体;受感染孕妇在妊娠早期通过胎盘感染胎儿;亦有经输血或器官移植传播弓形虫的报道。

（三）致病性

弓形虫的致病作用与虫株毒力、宿主抵抗力密切相关。弓形虫侵入人体后,一般仅引起免疫功能低下者患病,可分为先天性弓形虫病和获得性弓形虫病。速殖子是弓形虫急性感染期的主要致病阶段。虫体侵入宿主细胞后迅速增殖,以致细胞破裂,散出的速殖子再侵入新的细胞,如此反复破坏,导致局部组织的急性炎症和坏死,同时伴有单核细胞浸润。

1. 先天性弓形虫病　受染孕妇的胎儿可有高达 50% 的感染概率。在妊娠 3 个月内感染,可致流产、早产、畸胎或死胎。畸胎常表现为无脑儿、脑积水、小头畸形、脊柱裂等;如在怀孕中、晚期感染,受染胎儿多数表现为隐性感染,有的出生后数月甚至数年才出现症状,患儿常表现为脑积水、小脑畸形、小眼球、脉络膜视网膜炎、精神和智力障碍等。

2. 获得性弓形虫病　出生后获得感染的机会很多,但大多数感染者呈隐性感染状态,一般无临床症状或病理变化。当免疫功能受损时,感染者可表现出长期低热、淋巴结肿大、肝脾肿大、肌肉不适等,甚至引起视网膜炎、心肌炎、脑炎、癫痫、精神异常等。重症弓形虫病常继发于艾滋病、淋巴肉瘤、白血病及免疫抑制剂使用之后。

（四）病原学检测

1. 直接涂片法　取急性患者胸水、腹水、脑脊液、羊水等离心沉淀,将沉渣涂片,经染色后镜检,查找滋养体或假包囊。

2. 动物接种法或细胞培养法　取患者体液或组织研磨的悬液接种于小鼠腹腔,1~3 周后剖杀,取腹腔液镜检滋养体,阴性需盲传至少 3 次;也可将待检样本接种于体外培养的单层有核细胞。

3. 血清学检查　由于弓形虫查检困难且阳性率低,血清学检查是临床广泛应用的辅助诊断手段。常用的方法有染色试验（dye test）、间接血凝试验、间接荧光抗体试验等。目前,临床上对弓形虫病现症感染的诊断依据是:一般以至少 2 项血清学试验综合分析结果为准,并同时检测 IgM 或 IgG 抗体的动态变化。近年来,使用 PCR 及 DNA 探针等技术检测弓形虫核酸,灵敏度较高。

（五）流行情况和防治原则

1. 流行情况　弓形虫为世界性分布,绝大多数为隐性感染。我国人群感染率约 5.3%,家畜为 10%~50%。弓形虫后天感染更为多见,感染方式多样,如食入被卵囊污染的食物和生水,吃生或半生的肉、蛋、乳,输入不合格的血液或器官移植等。

弓形虫广泛流行,主要与下列因素有关:①生活史中的多个阶段均具感染性,虫体可在中间宿主之间或终宿主与中间宿主之间相互传播;②中间宿主广泛,家畜、家禽均易感,其体内的包囊可长期生存,如国内猪的感染率可在 20% 以上;③卵囊排放量大,且对外界环境抵抗力较强,对酸、碱、消毒剂均有很强的抵抗力,在室温下可存活 3~18 个月,但对干燥和热的抵抗力较差,80℃ 1 分钟即可被杀死,因此加热是防止卵囊传播最有效的方法。

2. 防治原则　开展卫生宣传,严格执行食品卫生检验制度,禁售弓形虫污染的食品。防止猫粪污染食物和水源。做到饭前洗手,不食用生或半生的肉、蛋、乳,孕妇不接触猫、狗等宠物,并定期进行检查,在怀孕 5 个月内发现弓形虫感染,一般应终止妊娠。治疗弓形虫病至今尚无特效药物。乙胺嘧啶、磺胺类药物对增殖期弓形虫有抑制作用,急性感染患者可以使用,如两类药物联合应用疗效更好。孕妇治疗应考虑药物对胎儿的影响,可选用螺旋霉素。

第四节　纤　毛　虫

纤毛虫隶属纤毛门,最显著的特征是大多数纤毛虫在生活史的所有阶段都有纤毛。多数纤毛虫营自生生活,与医学有关的仅有结肠小袋纤毛虫（*Balantidium coli* Malmsten,

1857)。结肠小袋纤毛虫的生活史中有滋养体和包囊 2 个时期。

1. 形态与结构　滋养体呈椭圆形，大小为长 30~200μm、宽 25~120μm，全身密布纤毛。前端有凹陷的胞口，与漏斗形的胞咽相连。虫体中、后部各有一伸缩泡，用以调节渗透压。苏木素染色后可见一个肾形的大核和一个圆形的小核，小核位于大核的凹陷处。包囊圆形，直径为 40~60μm，淡黄或淡绿色，囊壁厚而透明，染色后可见胞核。

2. 生活史　包囊随食物、饮水经口感染宿主。进入小肠后，包囊脱囊逸出滋养体。滋养体在结肠内以淀粉颗粒、细菌和细胞为食，主要以横二分裂法增殖。部分滋养体随肠道蠕动而下行，因环境改变，逐渐变圆，并分泌囊壁形成包囊，随粪便排出体外。

3. 致病性　滋养体可分泌透明质酸酶并借助机械运动侵犯结肠黏膜甚至黏膜下层，引起溃疡。重者可出现大面积结肠黏膜的破坏和脱落，病变颇似阿米巴痢疾。常见症状为腹痛、腹泻和黏液血便，并伴有脱水及营养不良等。慢性患者表现为长期的周期性腹泻、粪便带黏液而无脓血，亦可腹泻与便秘交替出现。偶可经淋巴管侵袭肠以外的组织，如肝、肺或泌尿生殖器官等。

4. 病原学检测　从患者粪便中查出滋养体或包囊即可确诊。必要时行乙状结肠镜检，切取活组织检查或进行体外培养。

5. 流行情况与防治原则　结肠小袋纤毛虫是猪体内的常见寄生虫。猪是本病的重要传染源。本病流行于热带和亚热带地区，我国云南、广西、广东、福建、四川、湖北、河南、山东、山西、吉林、辽宁、台湾等地都有病例报道。一般认为，人体的大肠环境对结肠小袋纤毛虫不太适合，因此人类感染较少见。防治本虫的原则与溶组织内阿米巴相同。

📖 **学习小结**

　　常见致病原虫有溶组织内阿米巴、阴道毛滴虫、蓝氏贾第鞭毛虫、疟原虫和刚地弓形虫等。溶组织内阿米巴的生活史有滋养体和包囊 2 个阶段，四核包囊为感染阶段，经口感染；滋养体为致病阶段，可致肠阿米巴病和肠外阿米巴病（包括阿米巴肝脓肿、肺脓肿、脑脓肿及皮肤脓肿或溃疡等）。阴道毛滴虫只有滋养体期，通过直接或间接接触传播，寄生于泌尿生殖系统，可致阴道炎、尿道炎和前列腺炎等。蓝氏贾第鞭毛虫感染方式与溶组织内阿米巴相似，寄生于人体小肠、胆囊，导致贾第虫病，表现为腹痛、腹泻和消化不良等症状。疟原虫是危害严重的孢子虫，主要通过按蚊叮咬传播，寄生于宿主的肝细胞和红细胞，导致疟疾发作、贫血、脾肿大、凶险型疟疾和先天性疟疾等，通过外周血厚、薄血膜诊断，抗疟药物包括氯喹、阿莫地喹、咯萘啶、青蒿素等。刚地弓形虫可寄生于几乎所有有核细胞，导致弓形虫病，感染方式多样，尤其对胎儿和免疫功能低下的宿主可造成严重后果，是重要的机会致病原虫和人兽共患病原体。

（梁裕芬）

复习思考题

1. 溶组织内阿米巴造成的烧瓶样溃疡的机制是什么？
2. 疟疾周期性发作的原因是什么？

第十八章

医学蠕虫

> 📝 **学习目标**
>
> 通过本章的学习,掌握医学蠕虫(吸虫、绦虫、线虫)的成虫和卵等的生物学特征、生活史及生理特点,熟悉医学蠕虫的致病作用与宿主的免疫作用,了解医学蠕虫的常见检查方法和所致疾病。

蠕虫(helminth)泛指借助肌肉收缩做蠕形运动的多细胞无脊椎动物。在自然界分布广泛,种类繁多,多数营自生生活,部分在动物体内、体表营寄生生活。寄生性蠕虫经历了漫长的寄生生活,逐渐适应于寄生部位,渐次分化形成了一些特殊的外形特征和内部结构,为分类学的重要依据。蠕虫不是动物分类上的概念。蠕虫包括扁形动物门(Platyhelminthes)、线形动物门(Nematoda)、环节动物门(Annelida)和棘头动物门(Acanthocephala)中的动物。

寄生在人体的蠕虫称医学蠕虫,由蠕虫引起的疾病称蠕虫病(helminthiasis)。医学蠕虫各个阶段均可在人体内寄生,有的是成虫期(如蛔虫);有的是幼虫期(如细粒棘球绦虫);也有的是成虫和幼虫同时寄生(如链状带绦虫)。某一个体内,可以是一种蠕虫寄生,也可以是多重寄生。

第一节 蠕虫的形态与结构

寄生于人体的蠕虫种类很多,仅我国的记录已逾 120 种。医学蠕虫可寄生于消化道、血管、肺、肝、脑、肌肉等组织器官,引起蠕虫病。重要的医学蠕虫包括吸虫、绦虫和线虫。

一、吸虫的形态与结构

吸虫属于扁形动物门的吸虫纲(Trematoda),包括单殖目(Monogenea)、盾殖目(Aspidogastrea)和复殖目(Order Digenea)。单殖目、盾殖目主要是鱼类、软体动物、龟、鳖等的动物寄生虫。寄生人体的吸虫均属于复殖目,称为复殖吸虫(digenetic trematode)。复殖吸虫种类繁多,生活史复杂,虫期形态各异。已知可寄生于人体的吸虫种类较多,在我国就超过 50 种,其中最重要的有华支睾吸虫、姜片虫、卫氏并殖吸虫和日本血吸虫等。

1. 成虫 复殖吸虫的成虫虫体大多背腹扁平,两侧对称,呈叶状或长舌状。少数呈圆柱状或锥体状。体壁由体被(体被细胞借胞质通道外延形成的体表合胞层)与肌肉层(外环肌和内纵肌)组成,表面可有皱褶、感觉器等,具保护、吸收营养和感觉功能。中间为实质组织和埋在实质组织中的消化、生殖、排泄、神经系统等,无体腔。消化系统包括口、前咽、咽、食管和肠。口周围由口吸盘围绕,咽和肠之间由食管连接,肠在腹吸盘前分成 2 个肠支,沿两侧向后延伸,末端为盲管,无肛门。生殖系统除裂体科(血吸虫)外均为雌雄同体,具雌雄两性生殖器官。雄性生殖器官包括睾丸、输精管、贮精囊、射精管或前列腺、阴茎,交配时阴茎与雌性生殖器官的远端结合。雌性生殖器官包括卵巢、输卵管、卵模、梅氏腺、卵黄腺及子宫等。精子产生后从雄性生殖系统转入雌性生殖系统到达受精囊,卵细胞在输卵管受精和接纳卵黄细胞后,进入卵模形成虫卵后进入子宫,经由雌、雄共有的生殖孔排出体外。排泄系统位于虫体后端,由焰细胞、毛细管、集合管、排泄囊、排泄孔等组成。神经系统不发达,由背索连接的神经节发出若干条神经干,与口、咽、腹吸盘等的感觉器相连接,传递神经信号。

2. 虫卵 吸虫卵形态复杂多样,一般呈椭圆形,除裂体科外,其他吸虫多具有卵盖,有的卵壳外尚有小棘、小疣或肩峰。虫卵由肠道排出时一般呈淡黄色或黄色,内含物可为 1 个卵细胞、多个卵黄细胞或已发育的毛蚴。

二、绦虫的形态与结构

绦虫(cestode)属于扁形动物门的绦虫纲(Cestoidea),又称带虫,全部营寄生生活。寄生在人体的绦虫有 30 余种(国内分布有 10 多种),分属于多节绦虫亚纲里的圆叶目(链状带绦虫、肥胖带绦虫、亚洲带绦虫、细粒棘球绦虫等)和假叶目(曼氏迭宫绦虫、阔节裂头绦虫等)。

1. 成虫 绝大多数寄生在脊椎动物的消化道中,背腹扁平,左右对称,长带状,分节,无口和消化道,无体腔,雌雄同体。生活史需 1~2 个中间宿主,在中间宿主体内发育的时期称为中绦期(metacestode)。各种绦虫的中绦期结构和名称不同。绦虫体分节,呈扁平带状,多分节,白色或乳白色,体长自数毫米至数米;由头节、颈部和链体组成。头节小,上有固着器官:圆叶目头节呈球形,固着器官通常为 4 个圆形的吸盘,位于四周,顶部有能伸缩的圆形突起,称为顶突,顶突周围有 1~2 圈棘状或矛状的小钩;假叶目头节呈梭形,固着器官是 2 条吸槽。头节之后,为细小而不分节的颈部,具有很强的生发能力,可不断生出新节片。颈部之后,是由数目不等的节片组成的链体,链体是虫体最明显的部分。每一节片均有雌、雄生殖器官。依据生殖器官的发育情况,可将节片分为 3 类:紧接颈部之后的节片较小,生殖器官尚未发育成熟,称为幼节;链体中部的节片较大,近方形,内部具有发育成熟的雌、雄生殖器官,称为成节;链体后部的节片最大,可见充满虫卵呈囊状或出现分支的子宫,其他器官均已退化,称为孕卵节片(又称孕节)。末端的孕卵节片可从链体上脱落,新的节片又不断从颈部长出,这样就使绦虫得以保持一定的长度。排泄系统由焰细胞、毛细管、集合管和排泄管组成,主要用于排出代谢物和体液调节。神经系统包括头节中的神经节和发出的神经干,贯穿整个链体,与皮层感觉末梢连接。

2. 虫卵 圆叶目绦虫卵多为圆球形,内有厚的胚膜及六钩蚴;假叶目绦虫卵与吸虫卵相似,一般为椭圆形,卵壳较薄,有卵盖。

三、线虫的形态与结构

线虫(nematode)属于线形动物门,因虫体呈圆柱形而得名。种类繁多,多数营自生生活,仅少数营寄生生活。在我国,寄生于人体并导致疾病的线虫有 30 多种,主要有蛔虫、鞭虫、蛲虫、丝虫、钩虫、旋毛虫和广州管圆线虫等。

1. 成虫 虫体呈圆柱形或线形,体不分节。前端较钝圆,后端逐渐变细。多数雌、雄异体。雄虫一般较雌虫小,尾端向腹面卷曲或膨大呈伞状,并具有某些特征性结构。雌虫粗大,尾部尖直。虫体体壁由角皮层、皮下层和肌层组成,体壁和消化道之间为原体腔(primary coelom),又称假体腔(pseudocoel)。消化系统由口孔、口腔、咽管、中肠、直肠和肛门构成。生殖系统呈管状结构。雄虫为单管型,由睾丸、输精管、储精囊及射精管组成。雌虫多为双管型,一般包括卵巢、输卵管、受精囊、子宫、排卵管、阴道和阴门等,阴门开口于虫体的腹面。排泄系统有腺型和管型,腺型在肠管前端有排泄细胞,管型基本结构是一对长的排泄管和横管连接成"U"型或"H"型。神经系统由咽部神经环向头部发出神经干支配口周围感觉器官,向尾部发出神经干控制运动和感觉。

2. 虫卵 线虫卵无卵盖,多为椭圆形。卵壳电镜下可见 3 层,外层来源于受精母细胞的卵膜,称卵黄膜或受精膜;中层较厚,称壳质层,有一定的硬度,能抵抗外界的压力;内层薄,称脂层或蛔苷层,具有抗渗透的功能。

第二节 蠕虫的生活史

蠕虫自虫卵经幼虫发育到成虫的整个过程,包括许多发育阶段,不同的发育阶段,需要不同的环境条件。医学蠕虫依是否需要中间宿主分为 2 类:①土源性蠕虫(直接型):生活史简单,在发育过程中不需要中间宿主,其虫卵在外界适宜的环境中发育成具有感染性的虫卵或幼虫,通过污染的食物或水经口,或通过与污染的土壤、水接触经皮肤感染宿主,在其体内发育为成虫。大多数线虫和铁线虫等属于此种类型。②生物源性蠕虫(间接型):生活史复杂,在发育过程中幼虫均需在中间宿主体内发育到感染阶段,人由于捕食或误食含有感染期幼虫的中间宿主或被病媒节肢动物叮咬而受到感染,幼虫在终宿主体内发育为成虫。吸虫、大部分绦虫及少数线虫(如丝虫、旋毛虫)及棘头虫等属于此种类型。

一、吸虫的生活史

复殖吸虫的生活史都要经历有性世代(sexual generation)与无性世代(asexual generation)的交替和宿主转换。无性世代一般寄生在软体动物如螺蛳等(中间宿主)体内。有性世代大多寄生在脊椎动物(终宿主)体内。

吸虫完成生活史必需水环境,有的吸虫无性世代还需转换宿主(有第一、第二中间宿主等)才能完成。大多数吸虫的基本发育阶段分为卵(egg)、毛蚴(miracidium)、胞蚴(sporocyst)、雷蚴(redia)、尾蚴(cercaria)、囊蚴(metacercaria)和成虫(adult)。卵必须进入水中或被软体动物摄入才能孵化出毛蚴,毛蚴在中间宿主体内发育成胞蚴,胞蚴通过体表摄取营养物质,胚细胞团经过分裂、发育形成多个雷蚴,雷蚴的胚细胞团再分化发育为多个子雷蚴或大量的尾蚴,尾蚴从螺体逸出后或侵入第二中间宿主体内或在某些物体表面形成囊蚴。大多数吸虫的感染期为囊蚴;血吸虫无雷蚴和囊蚴期,尾蚴为感染期直接侵入终宿主体内。

二、绦虫的生活史

绦虫的成虫寄生于脊椎动物的肠道,幼虫寄生于脊椎动物或无脊椎动物组织内。虫卵自子宫孔排出或随孕卵节片脱落而排出。圆叶目和假叶目的绦虫形态和生活史有明显的区分。

圆叶目绦虫的生活史需要一个中间宿主(个别种类可不需)。圆叶目绦虫无子宫孔,孕卵节片自链体脱落排出体外后,孕卵节片破裂后才能散出虫卵。虫卵被中间宿主吞食后,孵出六钩蚴,发育为不同类型的续绦期(或称中绦期)幼虫,如囊尾蚴、似囊尾蚴、棘球蚴、泡球蚴等,终宿主误食续绦期幼虫,在肠腔中头节翻出固着,发育为成虫。

假叶目绦虫生活史需要 2 个中间宿主。虫卵从子宫排出后,在水中孵出钩球蚴。第一中间宿主是淡水桡足类动物(如剑水蚤),钩球蚴在其体内发育成原尾蚴(为中绦期幼虫);被第二中间宿主鱼或蛙等吞食,原尾蚴发育为裂头蚴;裂头蚴(可经转续宿主)最终进入终宿主肠道后才能发育为成虫。

三、线虫的生活史

线虫的发育分为虫卵、幼虫、成虫等 3 个基本阶段。根据生活史是否需要中间宿主分为直接发育型和间接发育型。

直接发育型:有的虫种不需要中间宿主,虫卵可在适宜的外界环境条件下,发育成熟,幼虫借其活动及分泌孵化酶(酯酶、壳质酶、蛋白酶)等作用,使卵壳破裂,幼虫孵出,然后进一步发育为感染期幼虫,进而感染人体(如钩虫);有的虫种的虫卵则在外界只能发育成感染期卵,进入人体内后,在肠道特殊环境条件(温度、pH、二氧化碳等)刺激下,才能孵化(如蛔虫)。

间接发育型:线虫生活史复杂,可直接产幼虫,其幼虫需在中间宿主体内发育为感染期幼虫后,通过中间宿主再感染人体(如丝虫)。

另外,某些种线虫(如粪类圆线虫)的生活史可有自生世代和寄生世代现象。

线虫的幼虫发育过程中最显著的特征是蜕皮(molting)。幼虫发育为成虫一般需蜕皮 4 次,通常第二次蜕皮后,即发育为感染期幼虫。

第三节 蠕虫的感染与检查方法

一、蠕虫的感染

蠕虫感染取决于其与宿主相互作用,当侵入的虫数量少、机体免疫力强时,感染难以建立;如侵入的虫数较多,致病力强,机体免疫力较弱,则发生蠕虫感染。感染者出现明显的病理变化和临床症状,成为蠕虫病患者;如果不出现明显临床症状和体征,但可以传播病原体,则为带虫者(carrier)。

蠕虫与宿主的相互作用包括蠕虫对宿主的损害作用以及宿主对蠕虫的免疫防御作用。

(一) 蠕虫对宿主的致病作用

1. 夺取营养 最常见的危害之一。蠕虫在人体掠夺营养,感染严重时可以造成儿童生长发育迟缓和营养不良。一般来说,寄生的虫体越多,掠夺营养就越严重,宿主营养不良的症状可能也越明显。例如,钩虫在肠道吸食血液,造成慢性失血,最终引起贫血。

2. 机械性损伤 许多蠕虫产生了固着或采食器官,如吸盘、顶突、小钩、小棘、唇、齿、口囊等。在蠕虫侵入、移行、钻窜、定居、叮咬时,这些固着器官损伤组织,挤压组织器官,阻塞腔道等,都会产生机械性损伤作用,甚至引起出血和炎症。例如,钩虫借助于口囊内钩齿或板齿咬附在肠黏膜上,姜片虫通过吸盘吸附在肠壁上,链状带绦虫幼虫囊尾蚴压迫脑组织等。

3. 化学及免疫损伤

(1)化学损伤:有些寄生虫在与人体器官、组织、细胞接触时,可分泌一些致病因子(多为酶类)对人体致病。如钩虫分泌抗凝素,使宿主血凝缓慢,血液流出量增多。

(2)免疫损伤:蠕虫在人体经历生长、发育和新陈代谢,其排泄物、分泌物、繁殖、孵化、蜕皮、蜕皮液以及衰老死亡虫体分解产物等具有免疫原性,可刺激机体出现局部的或全身性的超敏反应。如血吸虫虫卵可溶性抗原引起虫卵肉芽肿导致肝、肠病变;细粒棘球绦虫的棘球蚴破裂,囊液外泄引起的过敏性休克。

（二）宿主对蠕虫感染的免疫作用

宿主通过免疫系统识别进入人体的蠕虫,并产生抗感染效应,包括固有免疫和适应性免疫。

1. 固有免疫 宿主对蠕虫的固有免疫表现在宿主可通过皮肤、黏膜、胎盘等屏障,来阻挡蠕虫的侵入;也可通过单核-巨噬细胞、嗜酸性粒细胞等细胞或细胞因子杀伤侵入宿主的蠕虫。

2. 适应性免疫 蠕虫感染适应性免疫的特点:①蠕虫抗原复杂,成分繁多,具有种、株、期的特异性;②感染形成的免疫力一般不完全也不持久;③机制复杂,参与的免疫效应产物有 IgG、IgM、IgA、IgE,其中 IgE 介导 I 型超敏反应;④ ADCC 的杀虫、驱虫机制在抗蠕虫感染中的作用尤为重要。

3. 蠕虫的免疫逃避 现代研究表明,蠕虫能有效地逃避宿主致死性攻击,从而在宿主体内存活,其机制可能与蠕虫的抗原变异、抗原伪装、抑制或直接破坏宿主的免疫应答、解剖位置的隔离等因素有关。例如,血吸虫可溶性抗原与宿主抗体结合形成免疫复合物,阻断宿主免疫应答,从而抑制免疫应答。

（三）宿主与蠕虫相互作用的结果

蠕虫感染诱发的适应性免疫应答通常并不能清除蠕虫,也没有完全抗再感染的作用,而呈现一种非消除性免疫现象。典型表现为血吸虫感染诱导的伴随免疫(concomitant immunity)。伴随免疫是对原先感染的成虫不产生影响,仅对再感染有抵抗作用。非消除性免疫与感染是并存的,若经过驱虫治疗,体内蠕虫被消灭后,免疫力下降,对再感染无保护作用。蠕虫感染后,临床常见慢性感染、隐性感染和带虫状态。此外,某些蠕虫感染诱导宿主产生超敏反应在其致病过程中可有重要作用。

有些蠕虫的幼虫可以在非正常宿主体内存活移行,造成局部或全身损害,引起幼虫移行症(larva migrans)。有的蠕虫可以寄生于常见蠕虫寄生部位以外的组织器官中,引起异位寄生(ectopic parasitism),并导致异位损害。

二、蠕虫感染的检查方法

蠕虫病的诊断除了根据流行病学情况、病史、症状和体征等进行分析外,主要根据实验室检测。按照检查内容不同,可把蠕虫病的实验诊断方法粗略分为病原学检测、免疫学检测和分子生物学检测。

（一）病原学检测

蠕虫生活史有多个发育阶段,有些阶段具有临床诊断价值。病原学诊断就是从患者排泄物、血液、组织液、分泌物及活体组织中检查出蠕虫某一发育阶段的虫体,是蠕虫病检查比较常用的方法,其检出结果也比较可靠。常见人体蠕虫的病原学检测见表 18-1。

表 18-1 常见人体寄生虫的病原学检测

送检标本	检测方法	检查形体或阶段
粪便	肉眼	虫体、节片
	镜下:直接涂片法、浓集法(沉淀法、离心法、漂浮法、透明法等)	虫卵
血液	厚血膜法	丝虫微丝蚴
	浓集法	丝虫微丝蚴

续表

送检标本	检测方法	检查形体或阶段
痰	直接涂片/浓集法	卫氏并殖吸虫虫卵等
尿液和鞘膜积液	直接涂片/浓集法	丝虫微丝蚴
十二指肠液和胆汁引流	直接涂片/浓集法	华支睾吸虫虫卵
组织活检	压片、切片病检	卫氏并殖吸虫、绦虫、旋毛虫等
特殊方法	肛门拭子法	蛲虫卵、绦虫卵
	直肠镜检	血吸虫
	毛蚴孵化法	血吸虫
	钩蚴培养法	钩虫

(二) 免疫学检测

检测血清中特异性抗体、循环抗原或免疫复合物的免疫学诊断,方法便捷,已经成为目前蠕虫病诊断、疫情监测、流行病学调查及防治效果考核的重要方法和手段。然而,蠕虫抗原复杂多样,免疫学检查结果在蠕虫病诊断过程中,一般多只具有参考价值。常用的免疫学方法有皮肤试验、免疫电泳、间接血凝试验(IHA)、荧光抗体试验、酶联免疫吸附试验(ELISA)、免疫酶染色试验、蛋白质印迹试验,以及用于血吸虫病诊断和流行病学调查的环卵或环虫沉淀试验。

(三) 分子生物学检测

分子生物学诊断是应用蠕虫基因的特异性,制定特异序列的 DNA 探针或设计特异性引物,通过核酸分子杂交或 PCR 扩增,达到特异性诊断蠕虫病目的的生物学技术。近年来,在蠕虫病的诊断及流行病学调查研究方面取得了突破性进展,如用于检测丝虫病和血吸虫病的基因诊断技术已经日渐成熟。

学习小结

医学蠕虫包括吸虫、绦虫和线虫。吸虫多数扁平、舌形、不分节,雌雄同体多见;卵呈椭圆形,多具卵盖。绦虫扁平、带状、分节,几乎均为雌雄同体;卵呈圆形,卵壳薄。线虫圆柱形、不分节,多为雌雄异体;卵呈圆形,无卵盖。医学蠕虫的生活史各具特点:吸虫完成生活史必需水环境,经历世代交替和宿主转换;绦虫虫卵自子宫孔排出或随孕卵节片脱落而排出;线虫的发育分为虫卵、幼虫、成虫等 3 个基本阶段,其幼虫发育过程中最显著的特征是蜕皮。蠕虫对宿主的致病作用有夺取营养、机械性损伤、化学及免疫损伤。蠕虫感染诱发的适应性免疫应答通常为非消除性免疫。免疫学检测和分子生物学检测是常见的蠕虫检测方法。

(羊忠山)

复习思考题

1. 各类医学蠕虫(吸虫、绦虫、线虫)的形态结构特征及生活史有何特点?
2. 医学蠕虫的致病种类有哪些?

扫一扫
测一测

第十九章

常见致病蠕虫

学习目标

通过本章的学习,掌握常见致病蠕虫的成虫和虫卵的形态与结构,特别是与致病、诊断相关的形态特征,以及病原学检测方法;熟悉常见致病蠕虫的生活史要点、致病与临床表现;了解常见致病蠕虫的流行情况和防治措施。

PPT 课件

第一节 吸 虫

在我国致人体感染的吸虫种类很多,大多寄生在人体的消化系统,如寄生于人体肝胆管的华支睾吸虫、肝片吸虫、猫后睾吸虫,寄生于人体肠道的布氏姜片吸虫、异形吸虫和棘口吸虫等,其中华支睾吸虫和布氏姜片吸虫流行较广泛。也有寄生于血管、肺等组织的吸虫,如日本血吸虫、卫氏并殖吸虫及斯氏狸殖吸虫。

一、华支睾吸虫

华支睾吸虫[*Clonorchis sinensis* (Cobbold,1875) Looss,1907]又称肝吸虫,寄生于人体及多种哺乳类动物的肝胆管内,引起肝、胆系统的疾病,称华支睾吸虫病(又称肝吸虫病)。1874 年,在印度加尔各答一华侨的胆管内首次发现华支睾吸虫。1975 年,在我国湖北江陵出土的西汉古尸体内发现华支睾吸虫虫卵,证明华支睾吸虫病在我国存在至少已有 2 100多年历史。

(一) 形态及结构

1. 成虫 虫体狭长,背腹扁平,半透明,前端稍尖,后端钝圆,形如葵花籽状,长10~25mm,宽约 3~5mm,活时淡红色,死后灰白色。有口、腹 2 个吸盘,口吸盘略大、位于虫体前端,腹吸盘位于虫体的前 1/5 处。消化系统包括口、前咽、咽、食管和末端为盲端的 2 根肠管,无肛门。雌雄同体,2 个睾丸分支状,前后排列于虫体后 1/3 处,输出管、输精管、贮精囊、射精管开口于腹吸盘前缘的生殖腔。1 个分支状卵巢,位于睾丸之前。受精囊椭圆形,在卵巢的斜后方。卵黄腺分布于虫体中段的两侧。盘曲而上的子宫位于卵巢与腹吸盘之间,开口于腹吸盘前缘的生殖腔(图 19-1)。

2. 虫卵 芝麻状,黄褐色,长约 29μm,宽约 17μm,是寄生人体蠕虫卵中最小的。卵顶端有 1 个卵盖,卵盖周缘卵壳突起为肩峰,底端有 1 个小疣,内含 1 个成熟的毛蚴(图 19-1,彩图 14)。

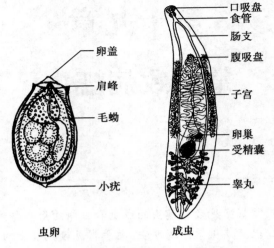

卵盖
肩峰
毛蚴
小疣

虫卵

口吸盘
食管
肠支
腹吸盘
子宫
卵巢
受精囊
睾丸

成虫

图 19-1　华支睾吸虫的成虫和虫卵形态

(二) 生活史

华支睾吸虫的成虫寄生于人或肉食哺乳类动物(如猫、狗等)的肝胆管、胆道及胆囊内。虫卵随胆汁入肠与粪便混合排出体外。虫卵入水被第一中间宿主淡水螺(如赤豆螺、纹沼螺、长角涵螺)吞食后,在螺消化道内孵出毛蚴,穿过肠壁在螺体内发育为胞蚴,经胚细胞分裂,1 个胞蚴可增殖为许多个雷蚴,每个雷蚴可产生很多尾蚴。成熟尾蚴自螺体逸出进入水中。自虫卵入螺开始至尾蚴成熟逸出螺体需要 100 天左右。尾蚴在水中可存活 1~2 天。遇到第二中间宿主(淡水鱼、虾),侵入鱼、虾体内发育为囊蚴。囊蚴为感染阶段,终宿主因食入含有活囊蚴的淡水鱼、虾而感染。囊蚴椭圆形,大小约 138μm × 115μm,囊壁 2 层,内含一幼虫,可见口、腹吸盘及含黑褐色颗粒的排泄囊。囊蚴在终宿主小肠内经消化液的作用,脱囊而出为童虫,经十二指肠乳头或穿过肠壁经腹腔进入肝胆管发育为成虫。囊蚴进入人体至发育为成虫约需 1 个月。成虫寿命可达 20~30 年(图 19-2)。

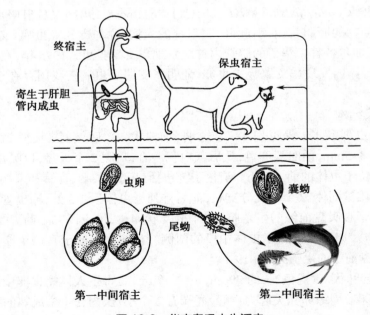

终宿主
保虫宿主
寄生于肝胆
管内成虫
虫卵
囊蚴
尾蚴
第一中间宿主
第二中间宿主

图 19-2　华支睾吸虫生活史

（三）致病性

致病阶段主要为成虫。虫体对肝胆管的机械性刺激，排泄物和分泌物的化学性损伤，引起胆管上皮细胞的局部病变，主要病理表现为肝内小叶间胆管管壁的上皮细胞脱落与增生。管壁因结缔组织增生而增厚，使管腔变窄，甚至堵塞，导致胆汁淤积，出现阻塞性黄疸。有时合并细菌感染，可引起胆管炎、胆囊炎。由于肝胆管周围大量的结缔组织增生，可致邻近肝细胞坏死、萎缩，引起纤维化，少数患者可导致胆汁性肝硬化。病变常以肝左叶为主。此外，华支睾吸虫感染还可诱发胆石症和急性胰腺炎，并有诱发肝癌或胆管上皮细胞癌的报道。临床上，轻度感染除肝肿大外，可无其他症状。中度感染可表现为消化不良、头晕、食欲不振、乏力及肝区隐痛，血液检查嗜酸性粒细胞明显增多等。重度感染常可出现营养不良、腹痛、黄疸、脾肿大及神经衰弱等。感染晚期可出现肝硬化及门脉高压症，表现为肝脾肿大、腹水、黄疸、消瘦、贫血、水肿等，甚至衰竭死亡。儿童感染可引起侏儒症，有时可见类白血病反应和顽固性荨麻疹。

（四）病原学检测

1. 病原学诊断　检出华支睾吸虫的虫卵是确诊的依据。粪便检查有直接涂片法、自然沉淀法、倒置沉淀法、氢氧化钠消化法及改良加藤厚涂片法；对临床表现典型、粪检阴性者，可采用十二指肠引流液检查，检出率高，有时还可见活成虫，但耐受性差。另外需要注意的是，华支睾吸虫的虫卵与一些植物花粉和灵芝孢子在大小、形态、颜色等方面均非常相像，要注意鉴别。

2. 免疫学诊断　用于普查及临床辅助诊断。常用 IHA、ELISA、IFA 和免疫金 - 银染色（IGSS）等诊断华支睾吸虫病，有较好的效果。

医学影像技术如 B 超和 CT 对华支睾吸虫病的诊断也有一定的参考价值。

（五）流行情况和防治原则

1. 流行情况　华支睾吸虫病为人兽共患寄生虫病，主要分布在亚洲，如中国、日本、朝鲜、越南和其他东南亚国家。据 2015 年全国人体重要寄生虫病现状调查报告，全国农村和城镇有 18 个省（直辖市、自治区）发现有华支睾吸虫感染，加权感染率最高的是广西（6.68%），其次是广东（1.91%）和黑龙江（1.62%）。造成流行的主要因素与传染源广泛、饮食习惯和普遍易感有关。患者、带虫者和保虫宿主均可作为传染源，尤以保虫宿主中猫、狗和猪最为重要，野生动物如鼠类、貂和狐狸等也可传播本病。第一、第二中间宿主分布广泛，它们生活在同一水域，为幼虫在水中发育提供了条件；在我国，有 8 种淡水螺可作为第一中间宿主，较常见的有纹沼螺、赤豆螺和长角涵螺；有 68 种淡水鱼可作为第二中间宿主，主要是鲤科鱼，如白鲩、麦穗鱼等；在流行区，一些小型野生鱼类（华支睾吸虫囊蚴感染率可高达100%）和虾与本病的传播和流行有密切关系，除肌肉外，鱼鳞、鱼鳃及虾壳上也可有少量囊蚴存在。饮食习惯和烹调方法也是造成感染流行的因素，如喜食生鱼、生虾等。华支睾吸虫的感染无性别、年龄和种族之分，人群普遍易感。

2. 防治原则

（1）加强卫生宣传：提高民众对华支睾吸虫病传播途径和危害的认识。改善不良烹调方法和饮食习惯，强调不能生食鱼、虾，也不要将未煮熟的鱼、虾喂猫、狗等动物，以免引起传播。加强粪便管理，实行粪便无害化处理，防止粪便污染鱼塘，定期进行灭螺。

（2）积极查治患者病畜：在华支睾吸虫病流行区应积极开展流行病学调查，了解人群和动物的感染情况，及时治疗患者和病畜，控制或消灭传染源对预防华支睾吸虫病流行有重要意义。治疗首选药物是吡喹酮，其次可选择呋喃丙胺、六氯对二甲苯和阿苯达唑。

知识链接

食源性寄生虫病

因生食或半生食含有感染期寄生虫的食物而感染的寄生虫病,称为食源性寄生虫病(food-borne parasitosis)。随着生活水平的不断提高和饮食习惯的改变,食源性寄生虫病已成为新的"富贵病",特别是在我国城镇居民和沿海经济发达地区,感染和发病人数逐年增加。食源性寄生虫的来源包括鱼源性(如华支睾吸虫)、肉源性(如绦虫)、淡水甲壳动物源性(如并殖吸虫)、螺源性(如广州管圆线虫)和植物源性(如姜片虫)等。

根据流行病学调查结果,华支睾吸虫是食源性寄生虫的典型代表性,估计感染人数达 1 249 万,感染率最高的是广东省(16.42%),其次是广西(9.76%)和黑龙江(4.73%),主要与生鱼片饮食相关。生食或半生食猪肉、鱼、蟹和螺等引起多重食源性寄生虫感染,如广州管圆线虫病、猪带绦虫病、旋毛虫病、棘颚口线虫病、舌形虫病、弓形虫病、肺吸虫病等。常见局部地区的暴发流行,典型案例是 2006 年北京市民因食用由福寿螺加工制作的"香香嘴螺肉"(凉拌螺肉),导致广州管圆线虫的暴发感染。广州管圆线虫的幼虫侵入人体脑部,导致嗜酸性粒细胞增多性脑膜炎(简称"酸脑")。

二、布氏姜片吸虫

布氏姜片吸虫[*Fasciolopsis buski*(Lakester,1857)Odhner,1902]简称姜片虫,是寄生于人体小肠中的一种大型吸虫,引起姜片虫病。中医典籍对姜片虫早有"赤虫""肉虫"的记载,如《诸病源候论》中载有"毒气侵食于脏腑,如病蛊注之家,痢血杂脓瘀黑,有片如鸡肝,与血杂下是也",还记载了槟榔治疗姜片虫病的方法。姜片虫的流行常与种植人、猪食用的水生植物和养猪业关系密切,主要流行于亚洲,又称亚洲大型肠吸虫(giant Asian intestinal fluke)。

(一) 形态及结构

1. **成虫** 虫体肌肉丰富而肥厚,背腹扁平,前端稍尖,尾端钝圆,活时肉红色,死后灰白色。虫体大小长约 20~75mm、宽约 8~20mm、厚约 0.5~3mm,体表具皮棘,有以横向为主的沟纹。有口、腹 2 个吸盘,口吸盘较小,位于虫体头端;腹吸盘紧靠口吸盘,呈"漏斗状",为口吸盘的 4~5 倍。消化系统有口、咽和食管,肠管沿虫体两侧呈波浪状向后延伸至体末。雌雄同体,2 个珊瑚状高度分支的睾丸前后排列在虫体后半部。长袋形阴茎袋,将储精囊、射精管、前列腺和阴茎包于其中。分支状卵巢位于睾丸之前;有劳氏管,无受精囊。子宫盘曲在卵巢与腹吸盘之间,内含虫卵;卵黄腺分布在虫体两侧。两性生殖系统均开口于腹吸盘前缘的生殖腔(图 19-3)。

2. **虫卵** 椭圆形,淡黄色,长 130~140μm,宽 80~85μm,壳薄,卵盖小而不明显,内含 1 个卵细胞和 20~40 个卵黄细胞,是寄生人体蠕虫卵中最大的(图 19-3,彩图 14)。

(二) 生活史

人是姜片虫的终宿主,猪为其保虫宿主,扁卷螺为其中间宿主,水生植物(荸荠、菱角、茭白、水浮莲、浮萍等)为其传播媒介。成虫寄生于人或猪的小肠内,虫卵随粪便排出体外,进入水中后,在 25~30℃条件下,经 3~7 周孵出毛蚴。毛蚴侵入扁卷螺体内发育和无性繁殖,经胞蚴、母雷蚴、子雷蚴阶段发育为尾蚴,尾蚴成熟后自螺体内逸出,进入水中,附着在水红菱、荸荠和茭白等水生植物或其他物体的表面,脱去尾部形成囊蚴。囊蚴为姜片虫感染阶

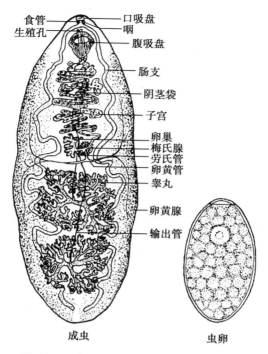

食管
生殖孔
口吸盘
咽
腹吸盘
肠支
阴茎袋
子宫
卵巢
梅氏腺
劳氏管
卵黄管
睾丸
卵黄腺
输出管

成虫　　虫卵

图 19-3　布氏姜片吸虫的成虫和虫卵形态

段。囊蚴椭圆形，大小约 216μm×187μm，有 2 层囊壁，内含后尾蚴，其排泄囊内有许多黑色折光颗粒。人和猪生食含有活囊蚴的水生植物而感染，在小肠内受消化液和胆汁的作用，后尾蚴脱囊而出，吸附在肠黏膜上，经 1~3 个月发育为成虫。成虫日产卵量为 1.5 万 ~2.5 万个。成虫在人体寿命多为 1 年，最长可达 4.5 年(图 19-4)。

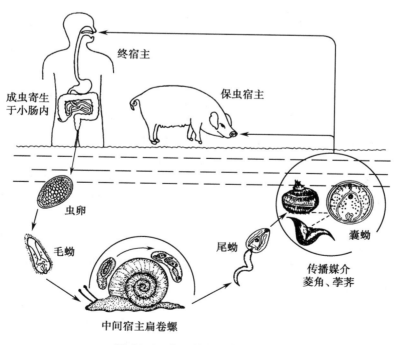

终宿主
保虫宿主
成虫寄生于小肠内
虫卵
毛蚴
尾蚴
囊蚴
传播媒介菱角、荸荠
中间宿主扁卷螺

图 19-4　布氏姜片吸虫生活史

（三）致病性

由于虫体较大，腹吸盘肌肉发达，吸附力强，可引起吸附部位肠黏膜局部机械性损伤，发生炎症反应、点状出血、水肿，有时还可导致吸附的肠黏膜坏死、脱落，形成溃疡或脓肿。虫体吸附在肠黏膜不仅摄取养料，还因大量虫体覆盖肠黏膜而影响消化和吸收功能。此外，虫体分泌物及代谢产物还可引起宿主的超敏反应和嗜酸性粒细胞增多。轻度感染可无明显症状或有轻度腹痛、腹泻等。中度感染可出现明显的消化功能紊乱、营养不良、水肿和维生素缺乏等，甚至发生肠梗阻。重度感染可出现消瘦、贫血、腹水、智力减退，甚至衰竭死亡。

（四）病原学检测

粪便中检出虫卵或虫体是确诊的依据。常用直接涂片法，因虫卵大，较易检出，浓集法或水洗沉淀法效果也较好。姜片虫卵与肝片吸虫卵和棘口类吸虫卵的形态颇相似，应注意鉴别。根据粪便或呕吐物中排出的成虫加以鉴定确诊。此外，成虫纯化抗原或排泄分泌抗原做皮内试验、ELISA、Dot-ELISA 等，有辅助诊断价值。

（五）流行情况和防治原则

1. 流行情况　姜片虫病是人、猪共患的寄生虫病。主要分布于亚洲东部及东南部的亚热带和温带国家和地区，每年有 1 000 多万感染者。在我国，广泛分布在除东北和西北地区以外的 18 个省、市、自治区。造成广泛流行的因素有：①传染源多：患者、带虫者和保虫宿主均为传染源，其中猪是重要的保虫宿主，有些地区，将猪圈盖在池塘边，猪的粪便作为池塘内青饲料的肥源，青饲料又用来喂猪，易引起本病的传播和流行；②中间宿主与媒介水生植物分布广泛：中间宿主扁卷螺分布广、数量大，处于同一水体的绝大多数水生植物可作为本病的传播媒介；③生食水生植物的习惯：我国广大地区的居民有生食菱角、荸荠、茭白和藕等水生植物的不良习惯；④人群普遍易感。

2. 防治原则　加强卫生宣传，注意饮食卫生，拒食生水和生食水生植物。加强粪便管理，防止水源污染。积极检查防治患者，在流行区开展普查普治工作。治疗药物主要有吡喹酮、六氯对二甲苯和呋喃丙胺。另外，中药槟榔、黑牵牛子各半，焙干后研末冲服，疗效显著，驱虫率可达 100%。亦可采用槟榔单剂煎服，效果也很好。

三、日本血吸虫

血吸虫（schistosome）又称裂体吸虫，隶属于吸虫纲、复殖目、裂体科、裂体属，成虫寄生于人或哺乳动物的静脉内。寄生于人体的血吸虫主要有 6 种：日本血吸虫（*Schistosoma japonicum* Katsurada，1904）、曼氏血吸虫（*S.mansoni* Sambon，1907）、埃及血吸虫（*S.haematobium* Bilharz，1852）、间插血吸虫（*S.intercalatum* Fisher，1943）、湄公血吸虫（*S.mekongi* Voge Bruckner and Bruce，1978）和马来血吸虫（*S.malayensis* Greer et al，1988）。在我国流行的是日本血吸虫，严重危害人类健康。20 世纪 70 年代，湖南长沙马王堆及湖北江陵出土的西汉古尸体内发现了典型的日本血吸虫卵，由此证实，远在 2100 年前，我国长江流域已有血吸虫病流行。

（一）形态及结构

1. 成虫　雌雄异体，但雌虫常处于雄虫的抱雌沟内，呈合抱状态。虫体有口、腹吸盘；消化系统有口、食管，食管周围有食管腺，肠管在腹吸盘前分为 2 支向后延伸，于虫体的后 1/3 处又汇成单一的盲管。

（1）雄虫：粗短，乳白色或灰白色，背腹扁平，长 10~22mm，宽 0.5~0.55mm，常向腹面弯曲而呈镰刀状。口、腹吸盘均较发达，自腹吸盘后，虫体两侧向腹面卷曲形成沟槽状的抱雌沟（gynecophoric canal），雌虫栖息于此沟并交配；由于抱雌沟的形成，致虫体外观似为圆柱形。生殖系统有睾丸 7 个，椭圆形串珠状，位于腹吸盘后方的背侧，从每个睾丸发出输出管，汇入腹侧的输精管,向前通入储精囊,开口在腹吸盘后缘的生殖孔。

(2)雌虫:细长,前细后粗,圆柱形,肠管内含有残存的半消化的黑褐色血液,使虫体后半部呈灰褐色或黑色。长12~28mm,宽0.1~0.3mm,口、腹吸盘较小。消化系统同雄虫。生殖系统有卵巢1个,长椭圆形,位于虫体中部,输卵管自卵巢后端发出,绕过卵巢向前延伸,与卵黄管汇合通入卵模。卵模为虫卵的成型器官,外包梅氏腺。子宫管状与卵模相接,内含虫卵,向前开口于腹吸盘下方的生殖孔(图19-5)。

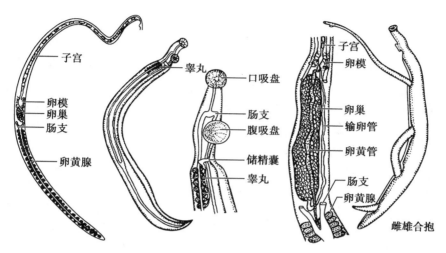

图 19-5 日本血吸虫的成虫形态

2. 虫卵 椭圆形,淡黄色,大小约(74~106)μm×(55~80)μm,壳薄,无卵盖,卵的一侧有1个小侧棘。壳外常附有坏死的组织残留物或粪渣,内含毛蚴(彩图14)。毛蚴与卵壳之间有一些大小不等圆形或长圆形的油滴状可溶性虫卵抗原分泌物。电镜下可见卵壳有微孔与外界相通。

3. 毛蚴 游动时呈长椭圆形,固定后呈梨形,灰白色,半透明,长99μm,宽35μm。周身披有纤毛,为其运动器官。虫体前端有1对头腺(亦称钻孔腺),体内前部中央及两侧稍后有顶腺和侧腺,分泌可溶性虫卵抗原(soluble egg antigen,SEA)。在毛蚴孵出前,SEA可经卵壳的微孔释出。

4. 尾蚴 尾蚴长280~360μm,宽60~95μm,分体部和尾部;尾部分叉,分为尾干和尾叉。体部有口、腹吸盘,前端为头器,有单细胞性头腺和钻腺(穿刺腺)开口(图19-6)。

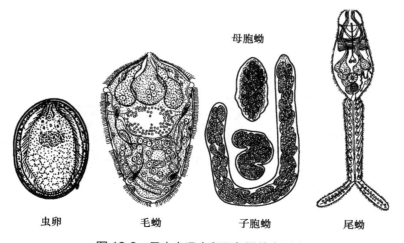

图 19-6 日本血吸虫卵及各期幼虫形态

(二) 生活史

日本血吸虫的生活史包括卵、毛蚴、母胞蚴、子胞蚴、尾蚴、童虫和成虫等阶段。终宿主为人,多种哺乳动物(牛、犬、猪等)为保虫宿主,中间宿主为钉螺(*Oncomelania hupensis*)。成虫寄生于人及多种哺乳动物的肠系膜下静脉,合抱的雌雄成虫发育成熟,交配后,雌虫逆血流移行至终宿主肠黏膜下层的小静脉末梢内产卵,每条雌虫每天产卵 300~3 000 个。虫卵可沉积在结肠壁组织内,部分随静脉血回流,多数沉积在肝。约需 11 天发育为内含毛蚴的成熟卵,毛蚴头腺分泌的 SEA 可透过卵壳,引起虫卵周围组织出现炎症反应,破坏血管壁,可致肠壁组织坏死,形成嗜酸性脓肿。含卵的脓肿坏死组织因肠蠕动、腹内压力和血管内压的增高以及虫卵的重力等作用,脓肿向肠腔溃破,虫卵落入肠腔随粪便排出宿主体外。未能排出的成熟卵,沉积在肝、肠等局部组织中存活 10~11 天后会逐渐死亡、钙化。

含虫卵粪便进入水中,在 20~30 ℃条件下,pH 7.5~7.8 和光照充足的适宜条件下,经 2~32 小时卵内孵出毛蚴。毛蚴依赖纤毛在水中做直线运动,具向光性和向上性,多分布于水体的表层,在水中一般能存活 1~3 天,遇到中间宿主钉螺时,主动侵入钉螺体内。在钉螺体内,毛蚴经母胞蚴、子胞蚴阶段,发育增殖形成大量尾蚴。一个毛蚴钻入钉螺体内,经无性繁殖产生成千上万个尾蚴。尾蚴成熟后自钉螺体内逸出,在靠近岸边的浅水水面下游动,寿命一般为 1~3 天。当尾蚴与人或哺乳类动物接触时,利用其吸盘黏附于皮肤表面,通过分泌透明质酸酶和胶原纤维酶的溶解作用及体部的伸缩和尾部摆动,迅速穿过宿主皮肤,脱去尾部,侵入宿主体内转变为童虫。童虫在局部短暂停留后即进入小血管或淋巴管,随血液循环经右心到达肺部,经肺静脉、左心进入体循环,到达肠系膜静脉。经 8~10 天的发育,雌雄合抱,逐渐发育为成虫。从尾蚴侵入人体到虫体发育成熟开始产卵约需 4 周。感染后第 5 周可在粪便中查到虫卵。成虫寿命一般为 4~5 年,少数可活 10 年以上(图 19-7)。

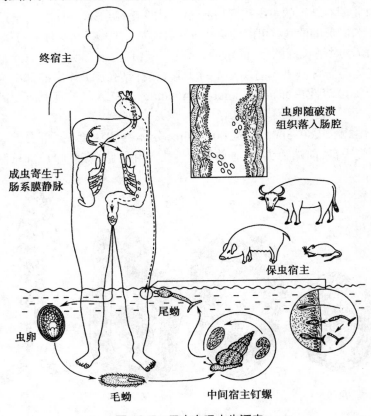

图 19-7 日本血吸虫生活史

（三）致病性与免疫性

1. 致病性 日本血吸虫尾蚴、童虫、成虫和虫卵均可对人体致病，其中以虫卵所致的损害最为严重。血吸虫不同虫期释放的抗原均能诱发宿主的免疫应答，通过免疫病理损伤致病，因此血吸虫病被认为是一种免疫性疾病。

（1）尾蚴：尾蚴侵入人体皮肤时，由于机械性损伤和毒性作用，导致局部炎症和免疫病理反应，引起尾蚴性皮炎。表现为局部皮肤出现奇痒、灼痛、丘疹、斑疹和水疱，甚至脓疱。发病机制有速发型和迟发型 2 种，前者是 IgE 介导的Ⅰ型超敏反应，后者为 T 细胞介导的Ⅳ型超敏反应，多见于重复感染者。

（2）童虫：童虫在人体内移行时，可导致所经脏器的损害，尤其是肺部，引起血管内膜炎症、毛细血管栓塞与破裂，出现点状出血。患者表现为发热、咳嗽、胸痛、咳血等症状。多次重复感染还可出现超敏反应，引起哮喘、荨麻疹和嗜酸性粒细胞增多。

（3）成虫：成虫寄生在血管内引起机械损伤，一般不引起局部症状或仅引起静脉内膜炎和静脉周围炎。其代谢物、分泌物和排泄物及脱落的表皮刺激机体产生抗体并与其结合形成免疫复合物，引起肾小球广泛性损害。

（4）虫卵：虫卵是血吸虫的主要致病阶段。虫卵沉积在宿主的肝及肠壁等组织，所引起的肉芽肿和纤维化是血吸虫病的主要病变。

肉芽肿的形成和发展与虫卵发育有关。卵内毛蚴分泌的 SEA 可从卵壳微孔渗出，经抗原提呈细胞提呈后使 CD4$^+$Th1 细胞致敏，而致敏的 CD4$^+$Th1 细胞再次受到相同抗原刺激后可产生多种细胞因子和趋化因子，吸引嗜酸性粒细胞及其他炎症细胞，形成以虫卵为中心的肉芽肿。肉芽肿的细胞成分中嗜酸性粒细胞数量多，在急性期常有中心坏死，称嗜酸性脓肿。在虫卵周围还可见浆细胞并伴有抗原抗体复合物反应，称何博礼现象（Hoeppli phenomenon）。虫卵肉芽肿的形成有利于隔离虫卵分泌的可溶性组织抗原对邻近肝细胞或肠壁组织的损害，避免或减轻局部或全身免疫性疾病的发生。然而，肉芽肿的形成可不断破坏肝、肠壁的正常组织结构，引起慢性血吸虫病。患者出现肝大、肝区疼痛、肠壁溃疡、腹痛、腹泻和脓血便等。随着卵内毛蚴的死亡，嗜酸性脓肿逐渐被机体吸收，由纤维组织增生形成纤维化，致干线型肝硬化。窦前静脉的广泛阻塞导致门静脉高压，患者出现腹水、肝脾肿大及食管和胃底静脉曲张，严重者可发生上消化道出血、肝脾肿大、肝昏迷而死亡等。

临床上将日本血吸虫病分为 4 期：①急性期：见于无免疫力的初次严重感染者，临床上表现为肝脾肿大、肝区疼痛及压痛，伴有发热等。②慢性期：急性期患者没有及时治疗或治疗不彻底或少量多次反复感染，可转为慢性血吸虫病，临床上表现为腹痛、腹泻、黏液脓血便、消瘦、乏力及劳动力减退等。③晚期：随着肝和肠壁组织的大量纤维化，临床上表现为肝硬化、门静脉高压、巨脾、腹水和上消化道出血，甚至结肠壁明显增厚发生癌变；儿童感染血吸虫，易患侏儒症。

重度感染时，童虫也可以在门静脉系统以外寄生并发育为成虫，为异位寄生。异位损害常发生在肺部，其次为皮肤、甲状腺、心包、脑、肾、肾上腺皮质、腰肌等组织或器官，引起相应病变。

2. 免疫性 人体感染血吸虫后对再感染可产生不同程度的抵抗力，即获得性免疫。这种抵抗力主要表现在对再次入侵的童虫具有一定的杀伤作用，但对体内已经感染的成虫没有杀伤作用，这种免疫现象称之为伴随免疫（concomitant immunity）。

（四）病原学检测

1. 病原学检查 在急性血吸虫病患者的脓血便中查到虫卵可确诊，但慢性期检出率很低，晚期患者粪便中一般查不到虫卵。常用的方法有直接涂片法、水洗沉淀法、尼龙袋集卵法、毛蚴孵化法、改良加藤厚涂片法（Kato-Katz 法）和直肠黏膜活组织检查（注：晚期血吸虫病患者，从粪便中查找虫卵相当困难，肠镜活组织检查有助于发现沉积于肠黏膜内的虫卵。根据虫卵的有无以及虫卵的死活情况而确定是否有活虫的存在。但该检查可引起肠出血，故应慎用）。

2. 免疫学检测　常用的方法有皮内试验（IDT）、环卵沉淀试验（COPT）、ELISA、免疫酶染色法（IEST）、胶乳凝集实验（LA）和快速试纸法（dipstick assay）等。由于患者治愈后血清抗体在体内仍可以存在较长时间，检测抗体的方法不能区分现症感染和既往感染。

（五）流行情况和防治原则

1. 流行情况　日本血吸虫分布于中国、日本、菲律宾等亚洲东部国家，曾在我国长江流域及南方的 12 个省、市、自治区的 370 个县市流行。据估计，在 20 世纪 50 年代，我国累计感染者达 1 160 万人。经过长期的努力防治，我国血吸虫病防治工作取得了巨大成就，截至 2017 年底，全国 12 个血吸虫病流行省（市、自治区）中，上海、浙江、福建、广东、广西等继续巩固血吸虫病消除成果，四川省达到传播阻断标准，云南、湖南、湖北、江西、安徽及江苏等达到传播控制标准；血吸虫病患者数量下降明显，全国血吸虫病疫情整体显著下降，已处于较低流行水平，以散发为主。

日本血吸虫病广泛流行的因素非常复杂，主要因素有：①传染源多，血吸虫病是人畜共患寄生虫病，终宿主包括人和多种哺乳类动物。②血吸虫病的传播途径复杂，一是含有血吸虫卵的粪便污染水源（用人畜粪便施肥，在河、塘内洗涤粪具等而污染水体，使虫卵有机会进入水中）；二是中间宿主钉螺分布广泛，钉螺是日本血吸虫唯一中间宿主，常孳生于水流缓慢、杂草丛生的小沟中，为两栖性淡水小螺，当水体被血吸虫卵污染时，孳生的钉螺即被感染；三是人畜接触含有血吸虫尾蚴的水而被感染，在春、夏、秋三季血吸虫的感染率高。③人群普遍易感，在流行区，人群感染率及感染度取决于生产和生活接触疫水的频度以及钉螺分布的密度，通常青壮年的感染率最高，这与接触疫水的机会多有关。④社会因素：血吸虫病的传播和流行，与经济、文化、医疗卫生条件及生产、生活方式等也密切相关。

思政元素

中国群防群治基本消灭血吸虫病

20 世纪上半叶，血吸虫病在中国长江以南的广大地区流行，受感染威胁的人口达 1 亿以上。20 世纪 50 年代，我国医务人员进驻重疫区，集中全国的人力、财力和物力，开展群众性的血防运动，经过艰苦卓绝的奋斗，最终创造了基本消灭血吸虫病的奇迹。1958 年，毛泽东主席听闻江西余江县消灭血吸虫病后，书写了著名的《七律二首·送瘟神》：

其一

绿水青山枉自多，华佗无奈小虫何！

千村薜荔人遗矢，万户萧疏鬼唱歌。

坐地日行八万里，巡天遥看一千河。

牛郎欲问瘟神事，一样悲欢逐逝波。

其二

春风杨柳万千条，六亿神州尽舜尧。

红雨随心翻作浪，青山着意化为桥。

天连五岭银锄落，地动三河铁臂摇。

借问瘟君欲何往，纸船明烛照天烧。

这两首诗对血吸虫病的致病特征、临床表现以及流行特点、防治措施均有描述。第一首诗通过对广大农村萧条凄凉情景的描写,反映了当时血吸虫病的猖狂肆虐和疫区广大劳动人民的悲惨遭遇;第二首诗写群防群治消灭血吸虫的情景,广大人民发挥冲天干劲,与血吸虫作战,兴修水利,填平沟壑,消灭血吸虫的唯一中间宿主——钉螺。截至 2020 年,我国血吸虫病已达到基本控制的国际标准,预计 2025 年基本消灭血吸虫病。

2. 防治原则　血吸虫病的防治是一个系统工程,以"综合治理,科学防治,因地制宜,分类指导"为指导思想,要求目标可及,措施可行,效果可评。具体措施包括:

(1)加强卫生宣传,注意个人防护:流行区除加强宣传教育外,首先应避免与疫水接触。若必须接触疫水时,须在皮肤裸露部位涂擦防护剂,如磷苯二甲酸丁二酯油膏或乳剂、氯硝柳胺酯剂、皮避敌及防蚴宁等,以防血吸虫尾蚴经肤感染。

(2)加强粪便管理:流行区要管好人畜粪便,不用新鲜粪便施肥,不随地大便,禁止在河塘内洗涤粪具等,提倡修沼气池等,以切断虫卵入水机会。

(3)灭螺:可采取兴修水利、改造农田、修整沟渠等综合治理措施,破坏或改变钉螺孳生环境以消灭钉螺。同时,还可用药物灭螺,目前世界卫生组织推荐使用的化学灭螺药物为氯硝柳胺,也常用五氯酚钠浸杀沟渠、河塘及芦滩中的钉螺。

(4)安全用水:在流行区,提倡使用井水和自来水,生产和生活用水做到分塘或分池使用。对非安全水急用时应进行消毒,如每 50kg 水加漂白粉 1g 或加 3% 碘酊 15ml,15 分钟后即可使用。

(5)消灭传染源:人畜同步化治疗是控制和消灭传染源的有效途径。吡喹酮是治疗血吸虫病的首选药物,安全有效,使用方便。

四、卫氏并殖吸虫

卫氏并殖吸虫[*Paragonimus westermani* (Kerbert,1878) Braun,1899],主要寄生于人体的肺部,引起肺吸虫病,故又称为肺吸虫,是人体并殖吸虫病的主要病原。1877 年在印度的一只老虎的肺部首次发现肺吸虫,随后在人体的肺部发现。1878 年由 Kerbert 正式命名为卫氏并殖吸虫。

(一) 形态及结构

1. 成虫　虫体肥厚,椭圆形,背凸腹平如半粒黄豆状,活时暗红色,半透明,体形因伸缩而多变。死后灰褐色,似半粒黑豆。虫体长 7.5~12mm,宽 4~6mm,厚 3.5~5mm,有口、腹 2 个吸盘,大小相近,口吸盘位于头端,腹吸盘位于虫体的中横线之前。消化系统包括口、咽、食管和肠管,肠管分为左右 2 支,沿虫体两侧呈波浪状向后延伸至末端。雌雄同体,生殖系统的特点是:2 个睾丸左右并列于虫体的后 1/3 处(并殖吸虫因此得名);卵巢分 6 叶,与盘曲成团的子宫左右并列于腹吸盘之后的两侧。卵黄腺密布于虫体两侧,生殖孔位于腹吸盘后缘(图 19-8)。

2. 虫卵　椭圆形或不规则形,金黄色,长 80~118μm,宽 48~60μm,卵壳厚薄不均,卵盖大而倾斜,近卵盖前部较宽,卵盖对侧的卵壳也常有增厚的现象。内含 1 个卵细胞和 10 余个卵黄细胞(图 19-8,彩图 14)。

(二) 生活史

成虫大多寄生于人体和多种哺乳类动物肺部,以组织液为食,发育成熟后产卵,随痰或粪便排出体外,虫卵必须进入水中才能继续发育。人是终宿主,多种哺乳类动物是保虫

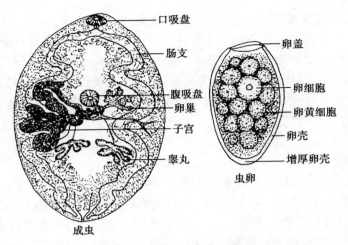

图 19-8 卫氏并殖吸虫的成虫和虫卵形态

宿主,第一中间宿主是川卷螺,第二中间宿主是淡水蟹、蝲蛄。虫卵在 25~30℃ 的水中,经 3 周发育孵出毛蚴,侵入川卷螺体内,经胞蚴、母雷蚴、子雷蚴等无性繁殖发育成为众多尾蚴,尾蚴成熟逸出螺体进入水中,侵入淡水蟹或蝲蛄体内发育为囊蚴。囊蚴圆球形,直径 300~400μm,有 2 层囊壁,内含后尾蚴,为卫氏并殖吸虫的感染期。人或保虫宿主生食或半生食含有囊蚴的淡水蟹或蝲蛄,在肠中消化液作用下,后尾蚴逸出,穿过肠壁进入腹腔成为童虫,徘徊于各器官之间及邻近组织,经 1~3 周窜扰后,部分虫体穿过横膈经胸腔进入肺部,发育为成虫。从囊蚴进入人体内到发育成熟并产卵,约需 2~3 个月。成虫寿命一般 5~6 年,少数可活 20 年。童虫在移行过程中也可侵入其他器官和组织,异位寄生在皮下、肝、脑、脊髓、心包及眼眶等处,但一般不能发育成熟(图 19-9)。

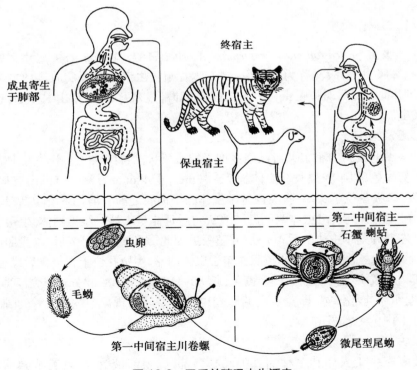

图 19-9 卫氏并殖吸虫生活史

（三）致病性

主要是童虫和成虫在器官组织内寄生、移行和窜扰造成的机械性损伤以及排泄物、分泌物等引起的免疫病理反应所致,病变特点为在组织器官内形成互相沟通的多房性小囊肿。病变过程一般分为急性期和慢性期。

1. 急性期病变 主要是童虫移行所致。临床症状多出现在食入囊蚴后数天至 1 个月,症状轻重不一,轻者仅表现为低热、乏力、无食欲及消瘦等;重者可有局部炎症和全身过敏反应,如畏寒、发热、腹痛、胸痛、气促、肝肿大和荨麻疹等。血象检查:白细胞增多,嗜酸性粒细胞明显升高,比例可达 20%~40%,高者可达 80% 以上。

2. 慢性期病变 主要由虫体进入肺部及其他组织器官形成囊肿引起。病变可分为:

（1）脓肿期:主要因虫体移行引起组织破坏和出血,以及中性和嗜酸性粒细胞浸润,肉眼可见病变部位呈隧道状,病灶周围出现肉芽组织形成薄膜状脓肿壁,X 线显示边缘模糊、界限不清的浸润性阴影。

（2）囊肿期:浸润的细胞及囊内虫体崩解、死亡和液化,脓肿内容物逐渐变成咖啡色黏稠性液体,镜下检查可见坏死组织内含虫卵、虫体、夏科 - 莱登结晶,囊壁因肉芽组织增生而变厚,X 线显示边缘锐利的结节状阴影。

（3）纤维瘢痕期:虫体死亡或转移他处,脓肿内容物逐渐排出或吸收,肉芽组织填充,最后纤维化形成瘢痕组织,X 线显示硬结节或条索状阴影。由于各虫体在组织内移行前后不一,以上 3 期可见于同一肺部。

3. 临床分型 根据童虫及成虫的游走和寄生部位,可分为多种类型:①胸肺型:虫体在肺部移行和寄生,主要临床表现为胸痛、咳嗽、咯血、咳铁锈色痰、气急、发热,甚至胸腔积液和心包积液等,痰中可查见虫卵,胸部 X 线显示肺部有明显改变,易被误诊为肺结核或肺炎;②皮下型:虫体在皮下组织游走和寄生,以出现皮下游走性包块或结节为主要临床表现,触之可动,多为单个散发,好发部位为腹壁、胸背、头颈等;③腹型:虫体在腹腔内脏器官间移行,以腹痛、腹泻、肝肿大和肝区疼痛等为主要临床表现,此型诊断困难;④眼型:虫体寄生在眼部,以眼痛、眼球凸出、视力障碍、失明等为主要临床表现。⑤脑型:虫体沿纵隔大血管向上游走,经颈内动脉周围软组织上行至颅底部,再经颈动脉管外口或破裂孔进入颅腔和大脑,可出现头痛、头晕、偏瘫、视力障碍及癫痫等严重临床表现。此外,还曾发现卫氏并殖吸虫寄生于人体的心包、肾及膀胱等处。上述分型并不是绝对的,有的患者可同时出现多种临床表现类型。

（四）病原学检测

痰液或粪便中检出虫卵或虫体是确诊的依据。粪检虫卵以水洗沉淀法较好,痰检虫卵的检出率明显高于粪检。痰液检查时,宜取清晨咳出的新鲜痰,以 5% 氢氧化钠溶液消化后做离心沉淀,取沉淀物涂片检查。疑为皮下型患者,在皮下包块或结节中检获虫体可确诊。经病原学检查未见虫卵或虫体者可用免疫学方法进行辅助诊断,如皮内试验常用于普查筛选,阳性符合率可达 95% 以上;ELISA 检测特异性抗体的敏感性高,阳性符合率可达 90%~100%,是最常用的检测方法;酶联免疫吸附抗原斑点试验（AST-ELISA）检测循环抗原的阳性率可达 98%,具有疗效考核价值;间接血凝试验（IHA）、斑点金免疫渗滤法（DIGFA）和蛋白质印迹等也用于本病的实验诊断。

（五）流行情况和防治原则

1. 流行情况 卫氏并殖吸虫广泛分布于亚洲、大洋洲、美洲、非洲等世界各地。我国 23 个省、市、自治区均有分布,是人兽共患的自然疫源性寄生虫病。广泛流行的因素:①传染源多：如患者和保虫宿主是本病的传染源，如犬、猫、虎、豹、狼等 20 余种哺乳类动物可作为保虫宿主；②中间宿主分布广泛：第一中间宿主为生活在山区淡水中的川卷螺类，第二中间宿主为淡水蟹，如溪蟹、华溪蟹、拟溪蟹、绒螯蟹等几十种，以及东北的蝲蛄等；③饮食习惯和烹调方法不良：疫区居民喜食溪蟹和蝲蛄，如腌蟹、醉蟹、蝲蛄酱、蝲蛄豆腐等，这些制作方法不能将囊蚴杀死，食后可能引起本病的感染，此外生吃或半生吃转续宿主的肉，也是感染的原因之一；④人群普遍易感。

2. 防治原则　忌生吃或半生吃溪蟹和蝲蛄和转续宿主的肉，忌饮生水，是预防本病最有效的措施。治疗首选药物为吡喹酮；六氯对二甲苯和呋喃丙胺也可用于治疗。其他措施还有加强粪管水管、消灭非国家保护的哺乳类动物保虫宿主、积极消灭川卷螺，阻断流行环节等。

五、斯氏狸殖吸虫

斯氏狸殖吸虫［*Pagumogonimus skrjabini*（Chen, 1959）Chen, 1963］系我国学者陈心陶 1959 年报告的新种，1963 年归入新建的狸殖属（*Pagumogonimus*）。成虫长 11~18.5mm，宽 3.5~6.0mm，有口、腹 2 个吸盘，卵巢分支细而多，睾丸长形分枝状，左右并列于虫体的后 1/3 处。虫卵与卫氏并殖吸虫的虫卵极为相似，卵壳厚薄不均匀，形状左右不对称，但均不如卫氏并殖吸虫的虫卵显著，其大小因地区、宿主的不同有较大差异，平均大小约 71μm × 48μm。

斯氏狸殖吸虫的生活史与卫氏并殖吸虫相似，成虫主要寄生于终宿主果子狸、猫、犬等动物肺部。第一中间宿主为泥泞拟钉螺和中华小豆螺，第二中间宿主为锯齿华溪蟹。人是非正常宿主，在人体内不能发育为成虫，虫体几乎全部停滞在童虫阶段，只能到处移行，引起幼虫移行症。除侵犯肺引起病变外，还可侵犯肝，损害严重，引起急性嗜酸性脓肿。临床表现为游走性皮下结节，常见于腹、胸、头颈、四肢及腹股沟等部位。皮下结节特点是紧靠皮下、边界不清、无明显的红肿、大小不一、数目不等。

在痰和粪中找不到虫卵。当皮下包块出现时，进行活组织检查是最可靠的诊断方法，可见嗜酸性肉芽肿，有时可见夏科 - 雷登结晶或童虫，免疫学诊断方法是最常用的辅助诊断方法。流行情况、防治原则与卫氏并殖吸虫完全相同。

第二节　绦　　虫

绦虫成虫大多寄生在脊椎动物的消化道中，人可作为一些绦虫的终宿主或中间宿主。国内人体感染的绦虫有 10 多种，圆叶目（Cyclophyllidea）有链状带绦虫、肥胖带绦虫、细粒棘球绦虫、多房棘球绦虫、微小膜壳绦虫、缩小膜壳绦虫、亚洲带绦虫等，其中链状带绦虫和肥胖带绦虫最常见；假叶目（Pseudophyllidea）有阔节裂头绦虫和曼氏迭宫绦虫等。

一、链状带绦虫

链状带绦虫（*Taenia solium* Linneaus, 1758）又称猪带绦虫、猪肉绦虫或有钩绦虫，成虫寄生于人体肠道，引起猪带绦虫病（taeniasis suis），幼虫寄生于人体皮下、肌肉或内脏，引起猪囊尾蚴病（cysticercosis）。因此，人是链状带绦虫的中间宿主和终末宿主。古代医籍中记载的"寸白虫"或"白虫"，就是患者排出的节片。

扫一扫
测一测

PPT 课件

（一）形态及结构

1. **成虫** 乳白色呈带状，长 2~4m，由 700~1 000 个较薄、略透明的节片组成。头节呈球形，直径约 0.6~1.0mm，有 4 个吸盘，顶端有能伸缩的顶突，上有 25~50 个内外排列的 2 圈小钩。颈部为虫体最细的部分，直径约为头节的一半，与头节紧密相连，具有很强的生发功能。颈部之后为链体，由幼节、成节及孕卵节片组成。靠近颈部的幼节细小，外形短而宽，生殖器官正在发育；中部的成节近正方形，较大，每节内均有成熟的雌、雄生殖器官。末端的孕卵节片最大，呈长大于宽的长方形，孕卵节片内子宫发达，其他器官均已萎缩退化，子宫由主干向两侧发出分支，呈不规则树枝状，每侧约为 7~13 支，对虫种的鉴别有重要意义。每个孕卵节片内含 3 万 ~5 万个虫卵。

2. **虫卵** 近圆球形，直径 31~43μm。卵壳薄，容易破裂，在脱离子宫时卵壳常脱落。胚膜较厚，棕黄色，光镜下呈放射状条纹。胚膜内有一呈球形的幼虫，具 3 对小钩，称为六钩蚴（图 19-10，彩图 14）。

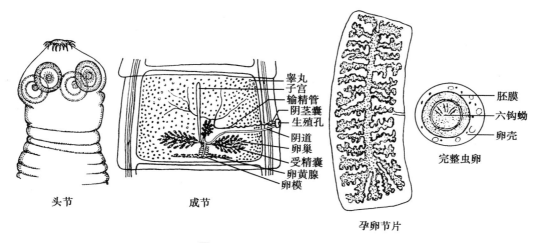

图 19-10 链状带绦虫形态

3. **幼虫** 猪囊尾蚴（cysticercus cellulosae）俗称猪囊虫，黄豆大小，长 8~10mm，宽 5mm，为白色半透明的椭圆形囊状物，其内充满透明的囊液，并有一向囊内翻卷收缩的头节，其结构与成虫头节相同。

（二）生活史

成虫寄生于人体的小肠，末端的孕卵节片常常脱落随粪便排出。当孕卵节片或散落的虫卵被猪或野猪等中间宿主吞食后，卵内的六钩蚴在小肠内孵出，借助小钩及分泌物的作用侵入肠壁，随血液循环到达猪的全身各组织器官，约经 10 周发育成熟为猪囊尾蚴。猪囊尾蚴主要寄生于猪体内运动发达的肌肉内，以股内侧肌最多见。被猪囊尾蚴寄生的猪肉俗称"米猪肉"或"豆猪肉"。当人食入未煮熟或生的"米猪肉"后，猪囊尾蚴在小肠内受胆汁刺激，翻出头节并附着在小肠壁上，从颈部不断生出新节片，经 2~3 个月可发育为成虫。人体小肠一般寄生 1 条成虫，但也有多条寄生的病例，国内报道感染最多者为 19 条，成虫寿命可长达 25 年以上。

人也可以作为链状带绦虫的中间宿主。当人误食链状带绦虫的虫卵后，可在皮下、肌肉、脑、眼等部位发育为囊尾蚴。囊尾蚴在人体内一般可存活多年，但不能继续发育为成虫（图 19-11）。人体误食虫卵的方式有 3 种：①自体内感染：体内有成虫寄生，孕卵节片被胃肠道逆蠕动带到胃中消化,虫卵散出,继而引起感染;②自体外感染:患者排出的虫卵污染手或环境,被自己食入而感染;③异体感染:患者误食他人排出的虫卵而感染。其中以自体内感染最为严重。

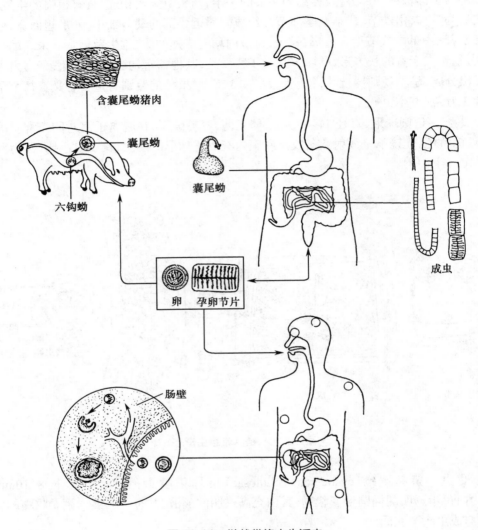

图 19-11　链状带绦虫生活史

（三）致病性

链状带绦虫的成虫寄生于人体的小肠引起猪带绦虫病,幼虫寄生于人体的多种组织器官引起猪囊尾蚴病,幼虫致病的危害比成虫大。猪带绦虫病和猪囊尾蚴病可单独发生,也可并存。

1. 猪带绦虫病　一般无明显症状或仅有轻微的消化道症状,粪便中发现节片是患者就诊的主要原因。少数患者可有腹部隐痛、消化不良、腹泻、体重减轻等症状。偶尔因头节固着于肠壁而引起肠穿孔或肠梗阻。

2. 猪囊尾蚴病　危害严重程度与囊尾蚴在体内的寄生部位、数量和机体反应有很大关系。根据猪囊尾蚴常见的寄生部位,分为以下 3 种临床类型:

（1）皮下及肌肉囊尾蚴病:本型最为常见,表现为皮下、黏膜或肌肉内结节,直径为0.5~1.5cm,主要分布于躯干和头部,结节硬度似软骨,无压痛,与皮下组织无粘连,可成批出现,亦可自行消失。重度感染者可出现局部肌肉酸痛无力、发胀、发麻或呈假性肌肥大等症状。

(2)脑囊尾蚴病:本型对人体危害最为严重,临床表现复杂多样,从无症状到猝死轻重不等。癫痫发作、颅内压增高、神经精神症状是脑囊尾蚴病的三大主要症状。

(3)眼囊尾蚴病:囊尾蚴可寄生在眼的任何部位,好发于眼球深部、玻璃体和视网膜下。虫体的机械性损伤加上分解产物的刺激,症状轻者表现为视力下降,重者可导致失明。

(四)病原学检测

1. 猪带绦虫病的诊断 询问病史,包括食肉习惯和排节片史对该病的诊断有意义。病原学检查包括:①孕卵节片检查:可根据子宫侧支的数目与肥胖带绦虫孕卵节片相鉴别;②虫卵检查:肛门拭子法可提高虫卵检出率,但其虫卵形态在光镜下与肥胖带绦虫的虫卵难以鉴别;亦可试验性驱虫,收集患者粪便中的节片确定虫种。

2. 猪囊尾蚴病的诊断 询问是否有排节片史可作为自体感染的参考;皮下、浅表部位的囊尾蚴结节可采用手术摘除活检;眼囊尾蚴则可用眼底镜检查;脑囊尾蚴可用 MRI 和 CT 等影像学手段检查,结合主要症状综合判断。免疫学试验(IHA、ELISA、Dot-ELISA 等)具有重要的辅助诊断价值。

(五)流行情况和防治原则

1. 流行情况 猪带绦虫病和猪囊尾蚴病在我国 30 个省、自治区、直辖市均有发生与流行,但各地感染率差异较大,东北、华北、云南等少数地区感染率高达 1%~15.2%,呈区域性分布,猪囊尾蚴病血清学阳性率 0.58%。患者以青壮年居多,男性多于女性,农村高于城市。该病流行广泛的主要因素有:

(1)生食或半生食猪肉的习惯:有的地区居民喜食烤肉、腌肉、熏肉,这些食用方法都不能杀死肉内的囊尾蚴。居民制作猪肉时,炊具(菜刀、砧板)被污染也可导致感染。

(2)养猪方式不当:如某些农村地区将猪圈与厕所建在一起,俗称"连茅圈",有些将猪放养、散养,这些不当的饲养习惯都使猪极易吃到人粪便中的孕卵节片和虫卵而被感染。在猪带绦虫病的高发地区,猪和人的囊尾蚴感染率亦高。

(3)卫生习惯不良:链状带绦虫的虫卵抵抗力强,在外界 4℃ 左右能活 1 年,-30℃ 存活 3~4 个月,37℃ 时能存活 1 周左右,70% 乙醇溶液、酱油和食醋均不易杀死它。有些地区用新鲜人粪施肥,加上个人不良的卫生习惯,饭前便后不洗手,容易误食虫卵。

2. 防治原则 采取"驱、管、检"的综合防治措施。"驱"为驱虫,常用吡喹酮、阿苯达唑、甲苯咪唑等;中药槟榔南瓜子合剂也有很好的疗效;治疗猪囊尾蚴病主要以手术摘除为主。"管"为卫生管理,禁止随地排便,提倡建圈养猪,不生食或食用未熟的猪肉,生熟刀和案板分开使用;注意个人卫生,饭前便后洗手,以免误食虫卵。"检"为加强肉类检验检疫,提倡肉畜统一宰杀,加强猪肉制品的卫生检验,严禁出售"米猪肉"。

二、肥胖带绦虫

肥胖带绦虫(*Taenia saginata* Goeze,1782)又称牛带绦虫或牛肉绦虫,因头节上无顶突和小钩,故又称无钩绦虫;寄生于人体小肠引起牛带绦虫病。

(一)形态及结构

肥胖带绦虫的成虫(图 19-12)与链状带绦虫形态结构相似,主要鉴别要点见表 19-1。虫卵与链状带绦虫的虫卵相似,从形态学上无法区别,通称带绦虫卵。

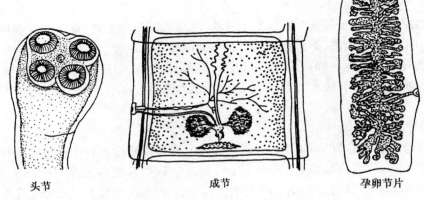

头节　　　　　　　　成节　　　　　　　孕卵节片

图 19-12　肥胖带绦虫形态

表 19-1　链状带绦虫与肥胖带绦虫的形态鉴别

区别点	链状带绦虫	肥胖带绦虫
体长	2~4m	4~8m
节片	700~1 000 节,较薄、略透明	1 000~2 000 节,较厚、不透明
头节	球形,直径约 0.6~1mm,具有顶突和 2 圈小钩	略呈方形,直径约 1.5~2.0mm,无顶突和小钩
成节	卵巢分 3 叶,睾丸 150~200 个	卵巢分 2 叶,睾丸 300~400 个
孕卵节片	子宫分支排列不规则,每侧约 7~13 支,内含 3 万 ~5 万个虫卵	子宫分支排列整齐,每侧约 15~30 支,内含 8 万 ~10 万个虫卵
囊尾蚴	头节具有顶突和小钩,可寄生人体	头节无顶突和小钩,一般不寄生人体

(二) 生活史

人是肥胖带绦虫唯一的终宿主。成虫寄生在人体的小肠,链体末段的孕卵节片脱落后,随粪便排出或自行蠕动从肛门逸出。孕卵节片或孕卵节片破裂后散落出的虫卵污染环境,被中间宿主牛食入,卵内六钩蚴在其小肠内孵出,侵入肠壁,随血液循环到达全身,尤其多见于运动较多的股、肩、心、舌等肌肉内,经 60~70 天发育为牛囊尾蚴。牛囊尾蚴寿命可达 3 年。人食入生的或未煮熟的含囊尾蚴的牛肉后,经消化液的作用,牛囊尾蚴的头节外翻并固着在小肠壁上,从颈部不断生出新节片,经过 2~3 个月可发育为成虫。一般寄生于人体内的成虫多为 1 条,但在流行区也有多条寄生的报道,成虫寿命可长达 20~30 年。

(三) 致病性

牛带绦虫病患者一般无明显症状,或仅有腹部不适、恶心、腹泻、消化不良等消化道症状,当寄生多条成虫时,可能会出现营养不良、体重减轻。因节片肥厚、蠕动力强,患者常有孕卵节片从肛门自行逸出伴有肛门瘙痒的症状。此外,也有因脱落的孕卵节片移动、阻塞引起阑尾炎或肠梗阻的报道。

人对牛囊尾蚴具有自然免疫力。调查中发现,患者指甲缝里虽有大量肥胖带绦虫虫卵,每天都有误食虫卵的机会,但人体几乎没有牛囊尾蚴的寄生。

(四) 病原学检测

因肥胖带绦虫孕卵节片活动力强,常自肛门主动逸出或在粪便中发现排出的孕卵节片,所以询问病史对牛带绦虫病患者的诊断有一定价值,这也往往是患者就诊时的主诉。病原学诊断包括粪便中检获孕卵节片和肛门试纸法查获虫卵。

（五）流行情况和防治原则

1. 流行情况　肥胖带绦虫呈世界性分布，以牧区或以牛肉为主要肉食的民族地区为多见，一般地区仅有散在感染。我国20多个省、市、自治区都有分布，其中以西藏感染率最高，局部地区可高达70%以上。

2. 防治措施　包括治疗患者和带虫者，方法同链状带绦虫感染的治疗；加强粪便管理，注意牧场清洁，避免牛受感染；注意饮食卫生，改变不良的饮食习惯，不吃生的或未煮熟的牛肉；加强肉类检疫，禁止出售含囊尾蚴的牛肉。

三、细粒棘球绦虫

细粒棘球绦虫（*Echinococcus granulosus* Batsch，1786）又称包生绦虫，幼虫称棘球蚴（echinococcus，又称包虫），寄生于人和多种食草动物的内脏组织中，引起棘球蚴病（hydatid disease）或称包虫病（echinococcosis），是一种严重危害人类健康和畜牧业生产的人畜共患病。

（一）形态及结构

1. 成虫　细粒棘球绦虫是最短小的绦虫之一，长2~7mm，由头节及链体组成；链体由幼节、成节和孕卵节片各1节组成，偶有2片孕卵节片。头节略呈梨形，具有顶突和4个吸盘；顶突上有放射状排列的2圈小钩。成节的结构与带绦虫相似，孕卵节片子宫内含虫卵200~800个。

2. 棘球蚴　呈球形囊状体（图19-13）。大小因寄生的时间、部位及宿主的种类不同而异。基本结构由囊壁和囊内容物组成，囊壁外尚有宿主的纤维结缔组织包裹。囊壁分2层，外层为角皮层，厚1~4mm，乳白色，半透明，似粉皮状，较脆易破裂。内层为生发层，亦称胚层，厚度22~25μm。内容物包括棘球蚴液（又称囊液）、原头蚴、生发囊、子囊及孙囊；棘球蚴液无色透明或微带黄色，含多种蛋白质、酶类、尿素、肌酐、糖和无机盐等，对宿主具有较强的抗原性。生发层向囊内长出许多原头蚴，亦称原头节，呈椭圆形或圆形，大小为170μm×122μm，其顶突和吸盘内陷。由生发层向囊内形成仅有1层生发层的小囊称为生发囊或育囊，其内壁可长出数量不等的原头蚴。生发囊向外长出角皮层形成子囊，在子囊内还有孙囊。从囊壁上脱落的原头蚴、生发囊、子囊等悬浮在囊液中，称为棘球蚴砂（hydatid sand）或囊砂（cyst sand）。一个棘球蚴中含有成千上万的原头蚴，有的棘球蚴无原头蚴和生发囊，称为不育囊或无头囊。

3. 虫卵　与链状带绦虫、肥胖带绦虫的虫卵相似，光镜下难以区别。

（二）生活史

细粒棘球绦虫的终末宿主是犬、豺、狼等犬科食肉动物，中间宿主是牛、羊、骆驼等食草动物和人。

成虫寄生在犬科动物的小肠，孕卵节片或虫卵随粪便排出，污染环境，若被羊、牛、骆驼等食草类动物及人食入后，在小肠内经消化液作用，孵出六钩蚴。六钩蚴侵入肠壁，经血液循环至肝、肺等器官，经3~5个月左右发育为棘球蚴。牛、羊体内含有棘球蚴的内脏若被犬科动物吞食，囊内的原头蚴在小肠内翻出头节，经2个月发育为成虫（图19-14）。成虫寿命一般为5~6个月。棘球蚴在人体内可存活40年，甚至更长时间，一旦破裂，其内的原头蚴或生发囊散出，在人体内形成多个新的棘球蚴，引起继发性棘球蚴感染。

（三）致病性

棘球蚴病又称包虫病，其致病严重程度取决于棘球蚴的数量、寄生时间、寄生部位和体积大小。棘球蚴几乎可寄生在人体各种组织器官，以肝最常见，其次为肺、腹腔。致病机制

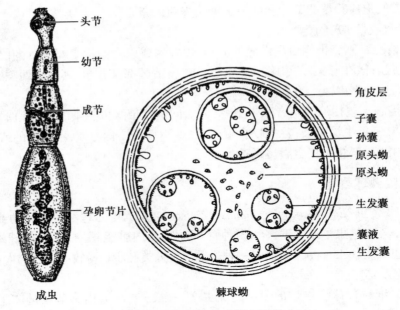

头节

幼节

成节

孕卵节片

成虫

角皮层

子囊

孙囊

原头蚴

原头蚴

生发囊

囊液

生发囊

棘球蚴

图 19-13 细粒棘球绦虫形态

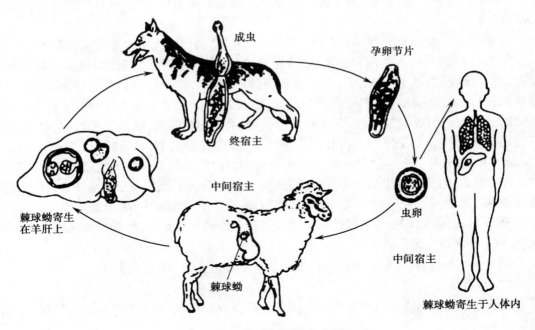

成虫

孕卵节片

终宿主

棘球蚴寄生在羊肝上

中间宿主

棘球蚴

虫卵

中间宿主

棘球蚴寄生于人体内

图 19-14 细粒棘球绦虫生活史

包括：棘球蚴不断生长,压迫组织器官,引起组织细胞萎缩坏死；棘球蚴液渗出可产生毒性作用和过敏反应；外力打击或手术不慎使棘球蚴破裂,可引起多种并发症,如继发性棘球蚴寄生、阻塞管腔、非细菌性炎症、过敏性休克甚至死亡。

(四) 病原学检测

询问患者是否来自流行区,与牛、羊、犬或动物皮毛的接触史,结合临床表现、免疫学试验(皮内实验、ELISA、IHA 等)及影像学检查(B 超、X 线、CT、MRI、同位素扫描等)可初步诊断。可疑患者的痰液、胸水、腹水、手术取出的棘球蚴中任何棘球蚴砂的成分均可作为诊断包虫病的病原学证据。由于棘球蚴易破裂,为避免并发症的发生,一般严禁穿刺性诊断。

（五）流行情况和防治原则

细粒棘球绦虫呈世界性分布,畜牧业发达国家和地区往往是棘球蚴病的流行区。在我国主要分布于西部和北部的农牧区,全国受棘球蚴病威胁的有近 7 000 万人。

在流行区普及棘球蚴病的卫生防治知识,养成良好的个人卫生习惯和饮食习惯;定期对家犬及牧犬检查驱虫,防止犬粪污染环境和水源;加强卫生检疫工作,严格处理病畜及其内脏,严禁随意丢弃,更不能用其喂犬。棘球蚴病的治疗仍以外科手术为首选。不适宜手术的患者,可用阿苯达唑、吡喹酮等药物治疗。

四、其他致病绦虫

其他致病绦虫见表 19-2。

表 19-2　其他致病绦虫

虫名	形态及结构	生活史特点	致病性	病原学检查	防治原则
曼氏迭宫绦虫	成虫体长 60~100cm,头节指状,链体由 1 000 个节片组成。虫卵椭圆形,有卵盖,卵内含 1 个卵细胞和若干个卵黄细胞。幼虫裂头蚴,长带状,头端膨大,与成虫头节相似,体不分节,伸缩能力强	第一中间宿主为剑水蚤,第二中间宿主主要为青蛙。转续宿主为蛇、鸟类和猪等,终末宿主猫、犬,人可充当第二中间宿主、转续宿主和终宿主	成虫引起曼氏迭宫绦虫病。幼虫引起裂头蚴病	粪便检查虫卵,裂头蚴病在病灶中活检裂头蚴确诊	不用蛙肉等贴敷皮肤、黏膜;拒饮生水;拒生食蛙、蛇肉类。裂头蚴需手术摘除
阔节裂头绦虫	成虫外形和结构与曼氏迭宫绦虫基本相似,但虫体可长达 25m。虫卵近卵圆形,一端有卵盖,另一端有小棘,卵内含 1 个卵细胞和若干个卵黄细胞	与曼氏迭宫绦虫相似,不同点在于其第二中间宿主是鱼类,人食入寄生于鱼体内的裂头蚴,在肠道发育为成虫,人是终宿主	感染后一般无明显症状。偶尔导致肠道、胆道阻塞,甚至穿孔	粪便检查虫卵或孕卵节片	拒生食或半生食鱼肉及其制品,加强人、畜粪便管理,避免污染水源等,驱虫同其他绦虫
微小膜壳绦虫	虫体可长达 5~80mm,由头节、颈部及链体组成。虫卵圆形,卵壳薄,胚膜两端各发出 4~8 根丝状物,内含六钩蚴	既可不经过中间宿主,在鼠或人体内直接感染和发育,即自体内重复感染,也可在中间宿主蚤类的体内发育为似囊尾蚴,再进入终宿主体内发育为成虫	感染数量少时,大多无明显临床症状;感染严重者,尤其是儿童,有消化道和神经症状	粪便检查虫卵或孕卵节片	加强粪便管理,注意环境卫生和饮食卫生。驱虫同其他绦虫
缩小膜壳绦虫	成虫与微小膜壳绦虫相似,但虫体可长达 200~600mm。虫卵稍大,卵壳较厚,胚膜两端无丝状物,内含六钩蚴	与微小膜壳绦虫相似,但发育必须经过中间宿主,人因偶尔食入含有似囊尾蚴的中间宿主而被感染,成虫寄生于小肠	无自体感染,故寄生虫数一般较少,大多无明显临床症状或仅有轻微的神经系统和消化系统症状	粪便检查虫卵或孕卵节片	同微小膜壳绦虫
多房棘球绦虫	与细粒棘球绦虫相似,但虫体较小。虫卵同带绦虫卵。幼虫泡球蚴,为多房性的囊状结构,内含透明囊液及原头蚴	终宿主狐、犬,中间宿主为啮齿类动物以及家畜和人等	有"虫癌"之称,肝为原发病灶,亦可播散到肺、脑等器官,晚期可出现肝昏迷甚至死亡	与棘球蚴病诊断相似	消灭中间宿主,其余防治同细粒棘球绦虫

扫一扫
测一测

第三节 线 虫

线虫在自然界分布广泛,见于水和土壤中,绝大多数营自生生活,少数营寄生生活。在我国发现寄生于人体并导致疾病的线虫有 35 种,主要包括蛔虫、鞭虫、蛲虫、丝虫、钩虫、旋毛虫和粪类圆线虫等。

一、似蚓蛔线虫

似蚓蛔线虫(*Ascaris lumbricoides* Linnaeus,1758)简称蛔虫,是人体最常见的寄生虫之一,引起蛔虫病(ascariasis)。

(一)形态及结构

1. 成虫 虫体呈长圆柱形,前端较钝,后端尖细,形似蚯蚓(图 19-15);活时呈淡红色或微黄色,死后灰白色,体表具有细横纹,两侧有明显的侧线。虫体前端有 3 个呈品字形排列的唇瓣,中间有口孔,唇瓣内缘具细齿,侧缘有感觉乳突。雌虫长 20~35cm,宽 3~6mm,尾端尖直,生殖器官为双管型,阴门位于虫体前、中 1/3 交界处的腹面。雄虫长 15~31cm,宽 2~4mm,尾部向腹面卷曲,生殖器官为单管型,有可伸缩镰刀状的交合刺 1 对。

2. 虫卵 有受精卵(fertilized egg)和未受精卵(unfertilized egg)之分(图 19-15,彩图 14)。受精卵呈宽椭圆形,长 45~75μm,宽 35~50μm,卵壳厚,无色透明,自外向内分为 3 层——受精膜、壳质层、蛔苷层。卵壳内含 1 个大而圆的卵细胞,其两端与卵壳间可见新月形空隙。卵壳外有一层由子宫分泌物形成的凹凸不平的蛋白质膜,被胆汁染成棕黄色。未受精卵呈长椭圆形,大小为长 88~94μm,宽 39~44μm,蛋白质膜及卵壳均较薄,无蛔苷层,卵内含许多大小不等的屈光颗粒。受精卵和未受精卵外附着的蛋白质膜有时可脱落,称脱蛋白质膜卵。

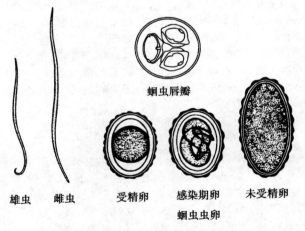

蛔虫唇瓣

雄虫 雌虫 受精卵 感染期卵 未受精卵

蛔虫虫卵

图 19-15 蛔虫的成虫和虫卵形态

(二)生活史

成虫寄生于人体小肠,以肠腔内半消化的食物为营养,雌、雄虫交配后,雌虫产出虫卵多为受精卵,每条雌虫平均产卵 24 万个 /d。虫卵随粪便排出体外,在荫蔽、温暖、潮湿、氧气充足、适宜温度(21~30℃)的环境中约 2 周时间,卵内细胞发育为幼虫,称含蚴卵,再经 1 周卵内幼虫蜕皮 1 次成为感染性虫卵。当感染性虫卵被人误食后,在小肠内,幼虫分泌的孵化液(含酯酶、壳质酶及蛋白酶)可消化卵壳,幼虫自壳内孵出,并侵入肠黏膜和黏膜下层的静脉或淋巴管,经门静脉或胸导管、右心到达肺部,穿破肺泡毛细血管,进入肺泡。幼虫在肺泡内经 2 次蜕皮,然后沿支气管、气管逆行至咽部,随宿主吞咽动作经食管、胃进入小肠,在小肠内经第 4 次蜕皮后,发育为成虫(图 19-16)。

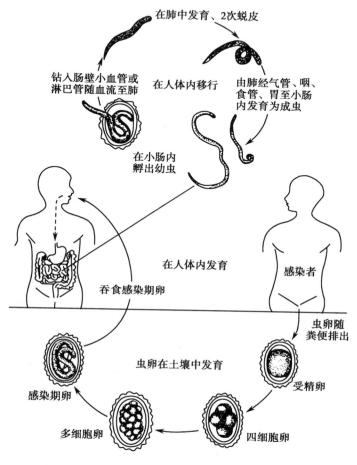

图 19-16　蛔虫生活史

（三）致病性

蛔虫的幼虫和成虫均可对宿主造成损害,主要表现为机械性损伤、超敏反应、营养不良以及导致宿主肠道功能障碍。

1. 幼虫致病　幼虫经门静脉移行到肺部,在穿过毛细血管和肺泡壁时引起损伤,可引起蛔虫性肺炎和血中嗜酸性粒细胞增多,而幼虫的代谢产物等可引起宿主局部或全身超敏反应。患者可有发热、咳嗽、喉痒、哮喘及荨麻疹等。

2. 成虫致病　成虫为主要致病阶段。蛔虫寄生于空肠,成虫以肠内半消化物为食,不但夺取宿主营养,而且可损伤肠黏膜,导致消化不良和营养吸收障碍,严重感染时可造成儿童发育障碍。患儿有间歇性脐周痛、消化不良、腹泻或便秘等症状,也可出现惊厥、失眠、磨牙等神经精神症状,偶可出现异嗜症。蛔虫有钻孔的习性,若在受到某些因素如发热、食入刺激性食物或某些药物及胃肠道疾病等刺激时,可钻入开口于肠壁的各种管道如胆管、胰腺管和阑尾,引起胆道蛔虫症、蛔虫性肠梗阻等各种并发症。胆道蛔虫病是临床上最为常见的并发症,而蛔虫性肠梗阻是儿童急性肠梗阻的主要病因之一,可进一步发展为绞窄性肠梗阻、肠扭转、肠套叠和肠坏死。蛔虫引起的肠穿孔和急性腹膜炎,病死率可达 15%。蛔虫并发症若不及时治疗常引起严重后果。

(四)病原学检测

病原学诊断主要依据从粪便中查见虫卵或虫体。采用直接涂片法,1 张涂片检出率达 80%,3 张涂片检出率可达 95%;若用沉淀法和饱和盐水漂浮法或加藤厚涂片法,检出率更高;吐虫、排虫或痰液中查出幼虫也可帮助诊断。

(五)流行情况和防治原则

1. 流行情况 蛔虫分布广泛,遍及全世界。2015—2016 年,全国寄生虫病抽样调查发现,蛔虫感染者 4 343 例,加权感染率 1.36%,推算全国蛔虫感染人数约为 882 万。与第 1 次调查结果(47.00%)和第 2 次调查结果(12.57%)相比,呈现大幅下降趋势,这与我国社会经济发展和科学防治密切相关。随着社会经济的发展,农村卫生厕所、耕作和生活环境条件等都得到了很大的改善,切断了传播途径,缩小了传播范围。

人群感染的特点依然呈农村高于城市,儿童高于成人,农村地区的学龄前和低龄学童的感染尤为明显。粪便中含有蛔虫受精卵的人是蛔虫感染的传染源。造成蛔虫感染率高的主要原因有:①生活史简单,不需要中间宿主。②雌虫产卵量大。③虫卵对外界环境抵抗力强,在适宜的土壤里一般可存活 1 年,在 10~36℃可存活几个月,粪坑内可存活 6~12 个月,污水中可存活 5~8 个月;高渗透压不能将卵内细胞或幼虫杀死;在 2mol/L 盐酸溶液中或 3% 甲酚溶液(来苏儿)中,卵内幼虫活动自如。蛔虫卵对热抵抗力较弱,在 65~70℃水中或在阳光直接照射下很快死亡。④用未经处理的人粪施肥和随地大便的习惯,使蛔虫卵广泛污染土壤。⑤人群的不良卫生行为和缺乏完善的卫生设施。

2. 防治原则 驱虫是治疗患者、减少传播的重要措施,常用驱虫药有阿苯达唑、伊维菌素、甲苯咪唑等。加强粪便无害化管理,加强卫生宣传教育,注意个人卫生及饮食卫生,防蝇灭蝇、消灭蟑螂,可减少传播机会。

二、十二指肠钩口线虫和美洲板口线虫

钩虫(hookworm)是钩口科线虫的统称,有 9 种可感染人。寄生于人体的钩虫主要有十二指肠钩口线虫(*Ancylostoma duodenale* Dubini,1943,简称十二指肠钩虫)和美洲板口线虫(*Necator americanus* Stiles,1902,简称美洲钩虫)。钩虫是危害性最大的肠道线虫,成虫寄生于人体小肠,引起钩虫病(ancylostomiasis,hookworm disease),俗称"懒黄病"或"黄胖病"。

(一)形态及结构

1. 成虫 虫体细长,长约 1cm,宽约 0.4mm,略弯曲,活时肉红色,半透明,死后灰白色。体前端微向背面仰屈,顶端有一发达的角质口囊,口囊内有牙齿,两侧有头腺,其分泌物含抗凝血物质,可阻止宿主伤口的血液凝固。咽管壁肌肉发达。雌虫尾端呈圆锥形,生殖系统为双管型。雄虫尾端角质层膨大形成交合伞,由肌性指状辐肋支撑,其背辐肋的形状和末端分支在虫体鉴别上有重要意义。2 根交合刺从泄殖腔孔伸出(图 19-17)。2 种钩虫成虫的形态鉴别见表 19-3。

2. 虫卵 椭圆形,大小长约 56~76μm,宽约 36~40μm,卵壳较薄,无色透明(彩图 14)。新鲜粪便中的虫卵内含 2~4 个细胞,卵壳与卵内细胞之间有明显的空隙。便秘者或粪便放置过久,卵内细胞可继续分裂成桑葚状。2 种钩虫卵的形态不易区别。

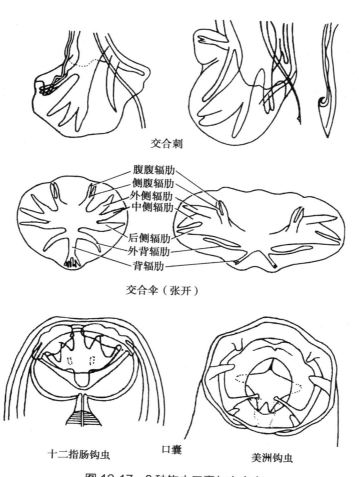

图 19-17 2 种钩虫口囊与交合伞

表 19-3 2 种钩虫成虫的形态鉴别

	十二指肠钩口线虫	美洲板口线虫
体形	头端与尾端均向背侧弯曲，呈"C"形	头端向背侧弯曲，尾端向腹面弯曲，呈"S"形
口囊	腹侧前缘有 2 对钩齿	腹侧前缘有 1 对半月形板齿
交合伞	略圆	略扁，似扇形
背辐肋	由远端分 2 支，每支又分 3 小支	由近端分 2 支，每支又分 2 小支
交合刺	两刺长鬓状，末端分开	一刺末端形成倒钩，与另一刺相并包于膜内
尾刺	雌虫有	雌虫无

3. 幼虫　钩虫幼虫分为杆状蚴和丝状蚴。刚孵出的幼虫称杆状蚴，自由生活，体壁透明，前端钝圆，后端尖细，口腔细长，有口孔。丝状蚴为钩虫的感染阶段，长 0.5~0.7mm，口腔封闭，咽管细长，连接处有 2 个角质状的矛状结构，称口矛或咽管矛，其形状有助于虫种的鉴定。

（二）生活史

2 种钩虫的生活史基本相似（图 19-18）。成虫寄生于小肠上段，借口囊内钩齿或板齿咬附在肠黏膜上，以宿主的血液、淋巴液等为食。雌雄交配后，雌虫产卵，十二指肠钩虫平均每条雌虫每日产卵 1 万 ~3 万个，美洲钩虫每条雌虫每日产卵 0.5 万 ~1 万个。卵随粪便排出体外，在温暖（25~30℃）、潮湿（相对湿度 60%~80%）、荫蔽、氧气充足的环境中，在 24 小时内虫卵孵化出一期杆状蚴,以土壤中的细菌、有机物为食;在48小时内进行第1次蜕皮发育为二期杆状蚴;经5~6天后再次蜕皮发育为具有感染性的丝状蚴。丝状蚴口孔封闭不再进食,依靠体内储存的营养物质生存;丝状蚴可借助植物、地表的水膜向上爬行;丝状蚴的存活时间与环境温度关系密切,其中十二指肠钩虫丝状蚴存活的适宜温度为22~26℃,美洲钩虫为31~34.5℃;在感染季节,适宜的条件下,丝状蚴可存活15周或更长。丝状蚴有向温性和向湿性,受到体温的刺激,虫体活动力显著增强,通过毛囊、汗腺或破损处皮肤钻入体内,先在皮下停留24小时,后经小血管或淋巴管随血流移行入右心,经肺动脉达肺部血管末梢,并穿破血管壁进入肺泡,借支气管壁上皮细胞纤毛运动向上移行到咽部,随宿主的吞咽动作,经食管、胃到达小肠,在小肠内进行第3次蜕皮形成口囊,3~4周后第4次蜕皮发育为成虫。自丝状蚴侵入到成虫交配产卵,一般需5~7周。成虫寿命一般为5~7年。十二指肠钩虫主要经皮肤感染,也可经口腔黏膜或其他途径感染。

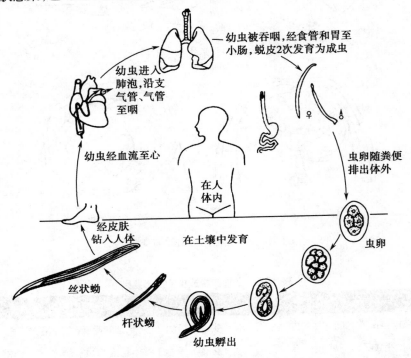

图19-18　钩虫生活史

（三）致病性

2种钩虫的致病机制相似,幼虫和成虫均可致病,危害最严重的是成虫。十二指肠钩虫较美洲钩虫对人体的危害更大。感染钩虫后是否出现临床症状与侵入的钩蚴和寄生的成虫数量,以及机体营养状况和免疫力有关。

1. 幼虫致病　主要是丝状蚴侵入皮肤和幼虫在体内移行对宿主造成的损害。

（1）钩蚴性皮炎:常见于春夏季节,以足部为多见,感染地点多为种植香蕉、蔬菜、甘蔗及红薯等地。丝状蚴侵入皮肤,数分钟至1小时后,在侵入处有奇痒和烧灼感;足趾或手指间皮肤较薄嫩处及其他暴露的皮肤处可出现充血斑点或丘疹,继而出现小出血点或小疱疹,搔破后常继发细菌感染,即钩蚴性皮炎,俗称"粪毒"。

（2）呼吸道症状:钩蚴随血移行至肺泡时,可引起局部组织出血及炎症细胞浸润,患者可出现阵发性咳嗽、血痰及哮喘,甚至咯血,伴发热、畏寒等,重者可剧烈干咳和哮喘,胸部X线检查示肺浸润性病变。随着钩蚴移行离开肺部,症状消失。

2. 成虫致病 成虫寄生于小肠，引起上腹不适、无食欲、恶心、呕吐、腹泻等消化道症状和贫血。成虫咬附于肠黏膜，造成肠黏膜损伤；其头腺及咽腺分泌物均有抗凝作用，不仅有利于吸血，还可使伤口渗血，其渗血量与虫体吸血量大致相当；同时，钩虫不断更换咬附部位，造成肠黏膜新的损伤，而原创面仍不断渗血，使患者长期慢性失血，体内铁和蛋白质不断耗损，不能得到有效补偿，呈低色素小细胞性贫血。轻度患者表现为头昏、乏力、气促、心悸等；中度患者皮肤黏膜苍白，下肢轻度水肿，明显气急、心悸、四肢乏力、耳鸣、眼花、头昏、心率增快等；重度患者上述症状加重，并可出现贫血性心脏病症状，劳动能力丧失等。应用放射性核素 ^{51}Cr 标记红细胞检测发现，美洲钩虫造成的失血量为每条每日 0.02~0.10ml，十二指肠钩虫较其高 5~6 倍。部分患者出现喜吃生米、生豆等物，称异嗜症，似与缺铁有关，而且服铁剂后症状消失。

（四）病原学检测

从粪便中检出钩虫卵或孵出钩蚴为诊断的依据。常用方法有：①直接涂片法：简便易行，但对于轻度感染者易漏诊；②饱和盐水浮聚法：操作简单，是诊断钩虫感染最常用的方法，检出率较直接涂片法提高 5~6 倍；③改良加藤法：采用定量板-甘油孔雀绿玻璃纸透明计数虫卵的方法，简单易行，能定量检测感染度，也可用于疗效考核及用于实验室诊断和流行病学调查；④钩蚴培养法：检出率与饱和盐水浮聚法相似，此法在光镜下可观察幼虫形态并鉴别虫种，但需时较长。

（五）流行情况和防治原则

1. 流行情况 钩虫病在世界上分布极为广泛，尤以热带、亚热带地区多见。全球钩虫感染人数约为 9 亿。我国以黄河以南广大农村地区为主要流行区，北方及西部地区较少。2014—2016 年第 3 次全国人体重点寄生虫病现状调查结果显示，钩虫感染者 5 426 例，加权感染率 2.62%，推算全国钩虫感染人数约为 1 697 万。南方地区人群的感染率高于北方，南方以美洲钩虫为主，北方以十二指肠钩虫为主，2 种钩虫混合感染较为普遍。长江流域是以十二指肠钩虫为主的混合感染区。

带虫者和患者是唯一传染源。钩虫病的流行与自然环境、种植作物种类、生产方式及生活条件等因素关系密切。随着社会经济的发展，21 世纪以来总的感染率显著下降，轻度感染者居多。

2. 防治原则 常用的驱虫药物有阿苯达唑、甲苯咪唑等；严重贫血患者可先用铁剂、蛋白质、维生素，待贫血纠正后再驱虫。治疗钩蚴性皮炎可用 53℃热水间歇浸泡患处 25 分钟或热敷患处 10 分钟，或用左旋咪唑涂剂或 15% 噻苯达唑软膏涂于患处 2 天。预防钩虫感染包括粪便管理和个人防护等措施。不用新鲜粪便施肥，提倡用沼气池等粪便无害化处理后再施肥。加强个人劳动防护，减少手足与泥土的接触，或涂敷 1.5% 左旋咪唑硼酸酒精或 15% 噻苯达唑软膏，预防感染。

三、蠕形住肠线虫

蠕形住肠线虫（*Enterobius vermicularis* Linnaeus, 1758）简称蛲虫（pinworm），主要寄生于人体小肠末端、盲肠和结肠，引起的蛲虫病（enterobiasis）是儿童常见的寄生虫病，易在家庭和幼儿园、小学等儿童集居的群体中传播。

（一）形态及结构

1. 成虫 细小似线头状，乳白色，虫体前端角皮层膨大形成头翼。口孔位于顶端，周围有 3 片唇瓣。咽管末端呈球形膨大，称咽管球。雌虫长 8~13mm，宽 0.3~0.5mm，虫体中部膨大，尾部长直而尖细，约为虫体长度的 1/3；生殖系统为双管型，阴门位于虫体前、中 1/3 交界处腹面。肛门位于虫体中、后 1/3 处腹面。雄虫长 2~5mm，宽 0.1~0.2mm，尾部向腹面卷曲,生殖系统为单管型,有交合刺1根。

2. 虫卵 无色透明,光镜下常见两侧不对称,一侧较平,一侧稍凸,长50~60μm,宽20~30μm,卵壳厚,刚产出的虫卵内含一蝌蚪期胚胎(彩图14)。

(二)生活史

成虫主要寄生于人体的盲肠、结肠及回肠下段,以肠内容物、组织液或血液为食。雌雄交配后,雄虫常死亡;成熟的雌虫子宫内充满虫卵,常脱离肠黏膜,向下移动到直肠。在肠内低氧压的条件下一般不产卵或排少量的卵。当宿主睡眠、肛门括约肌松弛时,雌虫从肛门爬出,受外界温度、湿度及空气刺激在肛周和会阴部皮肤皱褶处大量产卵。每条雌虫平均产卵1万余个。产卵后雌虫大多自然死亡,少数可返回肠腔,也可误入阴道、子宫、尿道等部位,引起异位损害。

黏附于肛周的虫卵在适宜温度(34~36℃)、湿度(90%~100%)和氧气充足的环境下约经6小时,卵内幼虫蜕皮1次发育为感染期卵。虫卵引起肛周皮肤发痒,当患儿用手搔痒时,感染期卵污染手指,经肛门→手→口方式形成自身感染;感染期虫卵也可经衣裤、被褥、玩具、食物等方式使他人感染。

食入的虫卵在十二指肠内孵化出的幼虫沿小肠下移,途中蜕皮2次,进入回盲部再蜕皮1次发育为成虫。从误食感染期卵到发育为成虫约需4周,雌虫寿命最长不超2个月,但由于反复感染,可使感染持续若干年(图19-19)。

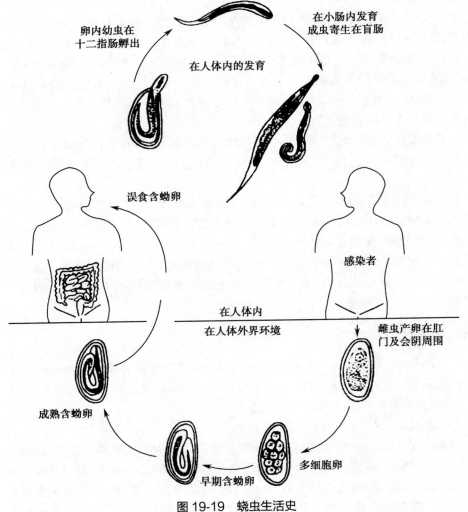

图19-19 蛲虫生活史

（三）致病性

成虫寄生于肠道可造成肠黏膜损伤。轻度感染无明显症状，重度感染可引起营养不良和代谢紊乱。雌虫在肛周移行、产卵，刺激局部皮肤，引起肛门及会阴部瘙痒，皮肤搔破可继发感染。患者常表现为烦躁不安、失眠、食欲减退、夜间磨牙、消瘦等，严重者还可引起脱肛。长期反复感染，会影响儿童身心健康。此外，蛲虫异位寄生还可引起阴道炎、子宫内膜炎、输卵管炎、尿道炎等。

（四）病原学检测

可采用棉签拭子法或透明胶纸法，在清晨未大便前肛周采样检查虫卵。阴性者可连续检查 2~3 天。雌虫常于夜间爬出肛门产卵，若在肛门周围发现白色的线头样小虫，鉴定后即可确诊。

（五）流行情况和防治原则

1. 流行情况　蛲虫呈世界性分布，感染率与国家或地区的社会经济发展无密切联系。我国感染率一般是城市高于农村，儿童高于成人，以 5~7 岁幼童感染率较高。2014—2016 第 3 次全国人体重点寄生虫病现状调查结果显示，3~6 岁儿童透明胶纸肛拭法检查 29 224 人，蛲虫感染者 742 例，加权感染率为 3.43%，推算全国感染人数约 155 万，加权感染率最高的为海南（17.69%），其次为江西（14.76%）和广东（13.95%）。患者和带虫者是唯一传染源。蛲虫成虫寿命短，对驱虫药物较敏感，但因其生活史简单，虫卵发育快，对外界抵抗力强，感染方式简单（肛门→手→口途径，或接触、吸入感染）以及个人卫生习惯不良等因素，易重复感染，故易治难防。

2. 防治措施　根据蛲虫病的流行特点，应采取综合性防治措施，以防止相互感染和自身重复感染。加强卫生宣教，注意个人卫生、饮食卫生及家庭和托儿所等集体环境卫生，教育儿童养成饭前便后洗手的习惯，不吸吮手指，勤剪指甲，儿童睡眠时穿闭裆裤，搞好环境卫生及衣被、玩具、食具的消毒。常用治疗药物有阿苯达唑和甲苯咪唑。局部外用药可用 3% 噻嘧啶软膏，涂于肛周和肛门内，连用 1 周。肛门周围瘙痒者，可于睡前清洗肛周、会阴皮肤后，涂搽蛲虫油膏，连用 10~20 天。

四、毛首鞭形线虫

毛首鞭形线虫（*Trichuris trichiura* Linnaeus, 1771）简称鞭虫（whipworm），成虫主要寄生于人体盲肠，引起鞭虫病（trichuriasis）。

（一）形态及结构

1. 成虫　外形似马鞭，前细后粗。虫体前 3/5 较细，后 2/5 较粗。口腔极小，咽管细长，外包一串较大的杆状细胞，排列形成杆状体。雌虫长 35~50mm，尾端钝圆；雄虫长 30~45mm，尾端向腹面呈环状卷曲，有交合刺 1 根（图 19-20）。两性成虫的生殖系统均为单管型。

2. 虫卵　呈纺锤形，黄褐色，大小长 50~54μm，宽约 22~23μm，卵壳较厚，虫卵两端各有 1 个透明栓（盖塞）。卵内含有未分裂的卵细胞（图 19-20，彩图 14）。

（二）生活史

成虫寄生于盲肠，重度感染时也可见于回肠下段或结肠、直肠。雌雄虫交配后，雌虫每天产卵 5 000~20 000 个，虫卵随粪便排出体外，在温暖、潮湿适宜的环境中，经 3 周发育为含幼虫的感染期卵，污染食物或饮水后经口感染。在小肠内，卵内幼虫从透明栓处逸出，从肠腺隐窝处侵入局部肠黏膜摄取营养，10 天左右回到肠腔移行到盲肠，以其细长的前端钻入肠壁黏膜及黏膜下层，以血液和组织液为食，发育为成虫。从食入感染期虫卵到发育为成虫产卵约需 60 天，成虫寿命为 3~5 年。

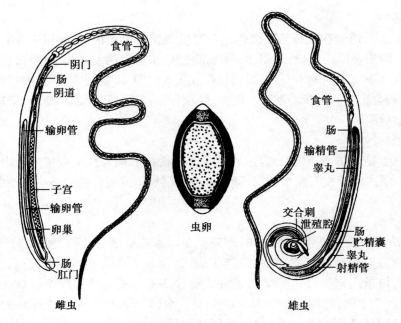

图 19-20　鞭虫的成虫和虫卵形态

（三）致病性

成虫细长的前端钻入肠黏膜及黏膜下层，以组织液和血液为食，受损的肠黏膜可出现轻度炎症或点状出血；虫体后端游离于肠腔，机械性损伤或分泌物的刺激可使肠壁组织出现充血、水肿等慢性炎症反应。轻度感染一般无明显症状，重度感染时，因累及横结肠、降结肠、甚至直肠和回肠远端，而表现出无食欲、恶心、呕吐、腹痛、腹泻、消瘦、贫血和头晕等症状。严重慢性感染可导致直肠脱垂等。

（四）病原学检测

诊断鞭虫病常用直接涂片法、饱和盐水浮聚法、改良加藤法等，粪便检查出虫卵即可确诊。如一次检查阴性，应反复检查，以提高检出率。

（五）流行情况和防治原则

鞭虫的分布与蛔虫相一致，多见于热带、亚热带地区的发展中国家，但感染率不及蛔虫高。2014—2016 年第 3 次全国人体重点寄生虫病现状调查结果显示，鞭虫感染者1 756 例，加权感染率 1.02%，推算鞭虫感染人数约为 660 万。鞭虫卵对外界的抵抗力较强，在温暖、潮湿、荫蔽和氧气充分的土壤中，虫卵可存活数年之久。鞭虫卵对干燥、低温的抵抗力不及蛔虫卵，因此，我国南方地区人群感染率明显高于北方地区。感染方式、流行因素和防治原则与蛔虫基本相同，一般驱虫药对鞭虫的疗效逊于对蛔虫的疗效。

五、旋毛形线虫

旋毛形线虫［*Trichinella spiralis*（Owen，1835）Railliet，1895］简称旋毛虫，人和多种哺乳动物均可感染本虫，成虫和幼虫分别寄生于同一宿主的小肠和肌肉内，引起旋毛虫病（trichinelliasis）。旋毛虫病是一种危害严重的人畜共患寄生虫病，重者可致死亡。

（一）形态及结构

1. 成虫　微小、细线状，雌虫长 3.0~4.0mm，宽约 0.06mm；雄虫长 1.4~1.6mm，宽约0.05mm。咽管长，其后段背面有杆状体，由一列串珠状杆细胞组成。雌虫阴门位于虫体前 1/5,子宫内卵发育为幼虫后自阴门产出(胎生)。雄虫尾端具 2 片叶状交配附器,无交合刺。

2. 幼虫囊包 在宿主的横纹肌内,幼虫卷曲于梭形囊包中;囊包长 0.2~0.5mm,宽 0.2~0.4mm,其长轴与肌纤维平行;囊包壁由内、外 2 层构成,内层厚而外层较薄,由宿主成肌细胞退变及结缔组织增生形成。1 个囊包内通常含 1~2 条卷曲的幼虫。

（二）生活史

旋毛虫可感染人和多种哺乳动物如猪、犬、鼠、猫、熊、野猪、狼、狐等,可在同一宿主体内完成生活史发育,但必须转换宿主才能继续下一代生活史。其成虫寄生于小肠上段,幼虫寄生于同一宿主的横纹肌内。当宿主食入了含幼虫囊包的肉类后,在小肠上段幼虫自囊包逸出并钻入肠黏膜内发育(可返回肠腔)。幼虫在 2 天内,经 4 次蜕皮发育为成虫。雄虫多在交配后死亡,受孕雌虫则深入肠黏膜,甚至腹腔、肠系膜淋巴结寄生,于感染后第 5~7 天开始产出幼虫。新生幼虫侵入局部静脉或淋巴管,随血和淋巴液而移行至宿主各组织、器官,但只有到达横纹肌的幼虫才能进一步发育并逐渐形成囊包。如囊包不能进入新宿主,多在半年后钙化,其内幼虫逐渐死亡。每条雌虫一生可产数千条幼虫,寿命一般为 1~2 个月,长者 3~4 个月。

（三）致病性

旋毛虫的幼虫是主要致病阶段,其危害程度与食入囊包的数量、幼虫侵犯的部位及机体的免疫状态等因素有关。轻者可无明显症状;重者临床表现复杂多样,如不及时诊治,可在发病后 3~7 周内死亡。致病过程可分为 3 个时期:

(1)侵入期(肠道期):指幼虫在小肠内脱囊并侵入肠黏膜发育为成虫的时期,病程约 1 周。虫体对肠壁组织的机械性损伤,导致肠黏膜炎症反应。受累部位可出现充血、水肿、出血,甚或浅表溃疡。患者有恶心、呕吐、腹痛、腹泻等胃肠道症状,伴厌食、乏力、畏寒、低热等全身症状。

(2)移行寄生期(肠外期):指新生幼虫随血、淋巴液循环移行至全身各器官及侵入横纹肌内发育的时期,病程 2~3 周。此期病变主要发生在肌肉,故又称肌型期。幼虫移行时机械性损害及分泌物的毒性作用,引起广泛性血管炎和肌炎;累及到肺时,可导致局灶性或广泛性肺出血、肺炎及胸膜炎等;累及中枢神经致颅内压升高、昏迷、抽搐等。患者典型表现为发热、眼睑及面部水肿、过敏性皮疹、肌肉疼痛及外周血嗜酸性粒细胞增多等;部分患者可出现咀嚼、吞咽或发声障碍,呼吸困难等;侵入心肌引起广泛性心肌炎、心包积液。患者可因心力衰竭、毒血症等死亡。

(3)成囊期(恢复期):为受损肌肉修复的过程,需 4~16 周。随着幼虫的长大、卷曲,寄生部位的肌细胞逐渐膨大形成梭形肌腔包围虫体,周围的炎细胞浸润、结缔组织增生形成囊壁。随着急性炎症消失,全身症状逐渐减轻,但肌痛仍可持续数月。

旋毛虫的成虫、新生幼虫及肌内幼虫抗原均有期特异性。抗原可分为虫体抗原、表面抗原、排泄 - 分泌抗原及杆细胞颗粒相关抗原,其中杆细胞颗粒相关抗原是旋毛虫主要的功能性抗原。宿主感染旋毛虫后能产生一定的 T 细胞和嗜酸性粒细胞介导的保护性免疫,对缓解病情与抗再感染有显著作用。

（四）病原学检测

旋毛虫病临床表现复杂,难以及时、正确诊断。诊断过程中注重询问患者食入生肉或未熟肉的病史和流行病学调查。从患者肌肉内检出幼虫囊包为确诊依据。由于取样范围和数量的局限性,阴性结果不能除外感染。对患者吃剩的肉类镜检或动物接种,也有助于诊断。对早期或轻度感染者,采用血清学方法检测患者血清中的抗体或循环抗原,可作为重要的辅助诊断,常用方法有 IHA、ELISA 及 Western blot 等。

（五）流行情况和防治原则

1. 流行情况 旋毛虫呈世界性分布。在我国,西藏、云南、贵州等 17 个省、市、自治区都有散发病例报告。据不完全统计,1964—2011 年,我国云南、四川、河南、广西、北京等 15 个省（直辖市、自治区）先后发生旋毛虫病暴发疫情 600 余起,累计发病人数 38 797 例、死亡 336 例,在其他省（直辖市、自治区）亦有散发病例报道。旋毛虫病是动物源性寄生虫病,150 多种哺乳动物可作为其保虫宿主,这些动物因相互残杀、捕食而传播。囊包内幼虫在猪肉中抵抗力较强,但不耐热,70℃多可被杀死。人的感染主要是由于生食或半生食含幼虫囊包的猪肉所致。

2. 防治原则 预防的关键是开展健康教育:不生吃或半生吃猪肉及野生动物肉类及肉制品,以杜绝感染;改善养猪的方式,提倡圈养;严格进行肉类检疫;扑杀鼠类、野犬等保虫宿主。治疗旋毛虫病可首选阿苯达唑,其次选甲苯咪唑。

六、丝虫

丝虫（filaria）是一类由节肢动物传播的生物源性线虫,因虫体细长如丝线而得名。寄生于人体的丝虫主要有 8 种。班氏吴策线虫［*Wuchereria bancrofti*（Cobbold,1877）Seurat,1921］和马来布鲁线虫［*Brugia malayi*（Brug,1927）Buckley,1958］引起淋巴丝虫病（lymphatic filariasis）,旋盘尾丝虫［*Onchocerca volvulus*（Leuckart,1893）Railliet and Henry,1910］引起盘尾丝虫病（onchocerciasis）［又称河盲症（river blindness）］,这 2 种丝虫病对人类的危害最大。我国仅有班氏吴策线虫（班氏丝虫）和马来布鲁线虫（马来丝虫）流行。丝虫病在我国早有记载,如隋唐时代（589—907）的医书中就提到了洽病（淋巴管炎）、莲病（象皮肿）及膏淋、热淋（乳糜尿）,并有"两足胫红肿""小便白如米汁""癩疝重坠,囊大如斗"等描述。

（一）形态及结构

1. 成虫 2 种丝虫成虫的形态结构相似。虫体细长线状,乳白色,表面光滑。雌雄异体,其中班氏丝虫雌虫长 58.5~106mm、宽 0.2~0.3mm,马来丝虫雌虫长 40~69.1mm、宽 0.12~0.22mm;尾部钝圆,生殖器官为双管型,阴门位于虫体前端的腹面,卵巢位于虫体后部,子宫粗大充满虫卵;成熟虫卵壳薄而透明,内含卷曲的幼虫,在向阴门移行中卵壳延长形成鞘膜包裹在幼虫体表,产出的幼虫称微丝蚴（microfilaria）。雄虫均约为对应雌虫 1/2 大小,尾部向腹面卷曲 2~3 圈,生殖器官为单管型,2 根交合刺从泄殖腔内伸出。

2. 微丝蚴 2 种丝虫微丝蚴的共同特点为虫体细长,头端钝圆,尾端尖细,外被鞘膜,体内有许多圆形或椭圆形体核,前端无体核处为头间隙。虫体前 1/5 处无体核处为神经环（图 19-21）。根据微丝蚴的体态、体核、头间隙长宽比例及尾核的有无等指标,可鉴别 2 种微丝蚴（表 19-4）。

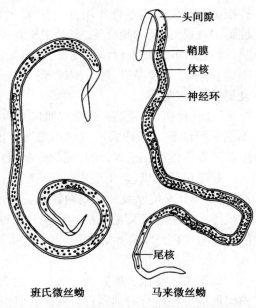

班氏微丝蚴　　马来微丝蚴

图 19-21　班氏微丝蚴与马来微丝蚴形态

右侧标注：头间隙、鞘膜、体核、神经环、尾核

表 19-4　班氏微丝蚴和马来微丝蚴形态鉴别

	班氏微丝蚴	马来微丝蚴
长、宽(μm)	长 244~296、宽 5.3~7.0	长 177~230、宽 5.0~6.0
体态	弯曲柔和	弯曲僵硬，大弯上有小弯
头间隙	长度：宽度 =1:1 或 1:2	长度：宽度 =2:1
体核	圆形，较小，大小均匀，排列疏松，相互分离，清晰可数	卵圆形，排列紧密，常相互重叠，不易分清
尾部	无尾核，后 1/3 较尖细	有 2 个前后排列的尾核，尾核处膨大

3. 丝状蚴　又称感染期幼虫，是丝虫的感染阶段，可见于适宜的蚊种胸肌或下唇，虫体细长，活跃，具有完整的消化道，尾端有 3 个乳突，其形态因虫种而异。班氏丝状蚴平均长1.6μm，马来丝状蚴平均长 1.3μm。

(二) 生活史

2 种丝虫的生活史基本相似，都要经过 2 个发育阶段，即幼虫在蚊体(中间宿主)和成虫在人体(终宿主)的发育阶段(图 19-22)。

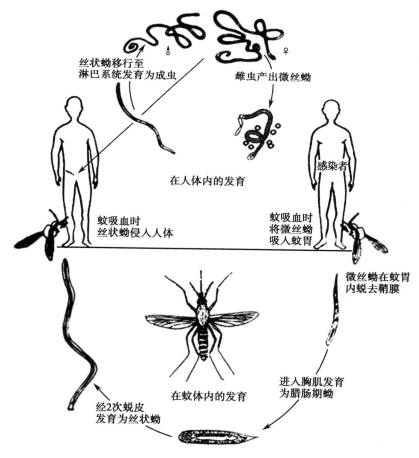

丝状蚴移行至淋巴系统发育为成虫

雌虫产出微丝蚴

在人体内的发育

感染者

蚊吸血时丝状蚴侵入人体

蚊吸血时将微丝蚴吸入蚊胃

微丝蚴在蚊胃内蜕去鞘膜

进入胸肌发育为腊肠期蚴

在蚊体内的发育

经 2 次蜕皮发育为丝状蚴

图 19-22　丝虫生活史

成虫寄生于人体淋巴系统，以淋巴液为食，雌雄交配后，雌虫产出的微丝蚴随淋巴液经胸导管进入血液循环。血中微丝蚴寿命一般为 2~3 个月。当蚊叮咬患者吸血时，将微丝蚴吸入蚊胃内,经 1~7 小时脱去鞘膜,穿过胃壁经血腔侵入胸肌,此时幼虫活动减弱,虫体伸直,2~4 天内虫体缩短变粗,形似腊肠,称腊肠期蚴。此后,虫体内部组织分化形成消化道和体腔,蜕皮 2 次,虫体变细长,发育为丝状蚴。丝状蚴离开胸肌,进入蚊血腔移行至下唇。当含有丝状蚴的蚊叮人吸血时,丝状蚴从蚊下唇逸出,经叮咬伤口或正常皮肤侵入人体。丝状蚴先侵入局部小淋巴管,再移行到大淋巴管或淋巴结,蜕皮 2 次发育为成虫。微丝蚴在蚊体内的寄生阶段,仅进行发育,并无增殖。

微丝蚴在蚊体内发育至丝状蚴的时间与外界的温度和湿度有关。微丝蚴在蚊体内发育的适宜温度为 25~30℃,相对湿度为 70%~90%。当气温高于 35℃或低于 10℃时,丝虫在蚊体内即不能发育。在 20~30℃、相对湿度为 75%~90% 的条件下,班氏微丝蚴在淡色库蚊或致倦库蚊体内发育到丝状蚴约需 10~14 天;马来微丝蚴在中华按蚊体内发育到丝状蚴约需 6~6.5 天。丝状蚴侵入人体后,至发育为成虫产出微丝蚴所需时间,班氏丝虫约需 6 个月以上,马来丝虫约需 3 个月。微丝蚴在人体内寿命一般约为 2~3 个月。成虫寿命约 4~10 年,个别可长达 40 年。

2 种丝虫在人体内的寄生部位有所不同,马来丝虫多寄生在上肢、下肢浅部淋巴系统;班氏丝虫除寄生于浅表淋巴系统外,主要寄生在下肢、阴囊、精索、腹股沟、腹腔、肾盂等处的深部淋巴系统。

丝虫病患者体内的微丝蚴,白天滞留于肺部毛细血管中,夜间出现于外周血液中。微丝蚴这种在人外周血中夜多昼少的现象称为微丝蚴的夜现周期性(nocturnal periodicity)。在我国,2 种丝虫均为周期型,2 种微丝蚴在外周血液中出现的高峰时间略有不同,班氏微丝蚴为 22 时至次晨 2 时,马来微丝蚴为 20 时至次晨 4 时。

(三)致病性

丝虫的成虫、丝状蚴、微丝蚴对人体均有致病作用,但以成虫致病为主。丝虫病的潜伏期多为 4~5 个月,也有 1 年甚至更长。病程可长达数年至数十年。轻度感染者可不出现症状,仅有微丝蚴血症,成为带虫者;感染较重者发病,其临床特征主要是急性期的淋巴管炎与淋巴结炎,以及慢性期的淋巴管阻塞及其产生的一系列症状。

1. 急性炎症和过敏反应 幼虫及成虫的代谢产物、排泄物以及死亡虫体的分解产物等可引起局部淋巴管、淋巴结炎、丹毒样皮炎及全身过敏反应。淋巴管炎表现特征为逆行性,皮肤表面出现一红线呈离心性向远端发展,俗称"流火",下肢多见。淋巴结炎多发生在较大的淋巴管,出现淋巴结肿大、压痛。当炎症波及浅表细微淋巴管时,局部皮肤可出现一片弥漫性红肿,伴有压痛、灼热感,形似丹毒,称丹毒样皮炎,多见于下肢小腿内侧及内踝上方。丝虫成虫若寄生于男性生殖器官淋巴组织内,可引起精索炎、附睾炎和睾丸炎。除局部症状外,患者同时出现畏寒、发热、关节酸痛等全身症状,称丝虫热。

2. 慢性阻塞病变 由于急性炎症反复发作,炎症部位的淋巴管内皮细胞增生,内膜肿胀,管腔变窄,淋巴液回流阻力增大,导致病变部位上游的淋巴管内压力增高,淋巴管曲张,使淋巴管内的瓣膜不能关闭,加重影响淋巴液的回流,出现淋巴液淤积、外渗,甚至淋巴管破裂而外漏。炎症持续或反复出现,最后可导致淋巴管的部分阻塞,以至于完全阻塞。淋巴液流入周围组织导致淋巴肿或淋巴积液等。由于阻塞部位不同,患者产生的症状和体征也因之而异。常见病变有象皮肿(elephantiasis)、睾丸鞘膜积液(testicular hydrocele)、乳糜尿(chyluria)等。

(1)象皮肿:晚期丝虫病最常见的体征,多发生于下肢和阴囊,上肢、乳房及阴唇等也可发生。上、下肢象皮肿可见于 2 种丝虫病,而生殖系统象皮肿仅见于班氏丝虫病。象皮肿是由于从淋巴管溢出的淋巴液(蛋白量较高)积聚于皮下组织,刺激纤维组织增生,使局部皮肤和皮下组织显著增厚,变粗变硬。初期表现为淋巴液肿,多表现为压凹性水肿,抬高患肢可消退;后期由于增生的组织纤维化则出现非压凹性水肿,抬高患肢不可消退,皮肤增厚,弹性消失,肢体变粗变硬似象皮。象皮肿的产生可使局部血液循环障碍,皮肤汗腺和毛囊功能消失,抵抗力降低,易并发细菌感染,出现急性炎症或慢性溃疡,这些病变反过来又促进淋巴管阻塞及纤维组织增生,继而加重象皮肿的发展。

(2)睾丸鞘膜积液:多由班氏丝虫所致,阻塞发生于精索、睾丸淋巴管时,受阻的淋巴液可流入鞘膜腔内形成积液、阴囊肿大,引起睾丸鞘膜积液。穿刺抽出的积液中有时可发现微丝蚴。

(3)乳糜尿:由班氏丝虫所致,由于主动脉前淋巴结或肠淋巴干受阻,造成腹部淋巴压力增高,使从小肠吸收来的乳糜液回流受阻,而经侧支流入肾淋巴管,致使在肾乳头黏膜薄弱处破溃,乳糜液即可流入肾盂,从尿中排出。乳糜尿液呈乳白色,似牛奶或米汤样。如果与肾淋巴管伴行的肾毛细血管同时破裂,则可出现血性乳糜尿。乳糜尿中含大量的蛋白质及脂肪,体外放置易凝结成胶冻状,沉淀物中有时可查到微丝蚴。

(四)病原学检测

对临床上出现反复发热、伴有淋巴管炎和淋巴结炎或泌尿系统炎症的患者,应考虑本病的可能;若同时有象皮肿或睾丸鞘膜积液或乳糜尿等表现,则可初步诊断。进一步的检查包括病原学或免疫学的方法。

1. 病原学检查 从患者的外周血、乳糜尿液、抽出液或活检组织中检出微丝蚴或成虫是本病的确诊依据。从血液中查找微丝蚴仍是诊断丝虫病的主要病原诊断方法。因微丝蚴具有夜现周期性的特点,故采血时间以21时至凌晨2时为宜。常用的方法有厚血膜法、新鲜血滴检查法、离心沉淀浓集法和薄膜过滤浓集法等。其中以厚血膜法最常用,离心沉淀浓集法适用于门诊。必要时可用枸橼酸乙胺嗪白天诱出法检查,即白天给患者服枸橼酸乙胺嗪2~6mg/(kg·d),30分钟后采血检查。

2. 免疫学检测 检查患者血清中抗丝虫抗体或循环抗原,对轻度感染者和具有阻塞性病症的患者有辅助诊断价值,并常用于流行病学调查及防治效果考核。较理想的方法有IHA和ELISA,敏感性在90%以上。

(五)流行情况和防治原则

1. 流行情况 丝虫病是全世界重点控制的十大热带病之一,也是我国五大重点防治的寄生虫病之一。在20世纪50年代,我国约有丝虫病患者3 000万,其中班氏丝虫病占总病例数的70%,有3.4亿人居住在丝虫病流行区内。经过半个多世纪对丝虫病的防治,2007年,经WHO审核认可,中国在全球83个丝虫病流行国家和地区中率先消除丝虫病,是全球消除丝虫病进程中的里程碑,也是我国继宣布消灭天花和实现无脊髓灰质炎目标以来,在公共卫生领域取得的又一项重大成就。

丝虫病流行传播的3个环节:①传染源:血中带有微丝蚴的患者和无症状带虫者。人是班氏丝虫的唯一终宿主,马来丝虫除寄生于人体外,还可在多种脊椎动物体内发育成熟。②传播媒介:蚊虫是丝虫病的传播媒介。传播班氏丝虫病的主要媒介为淡色库蚊和致倦库蚊;中华按蚊为次要媒介。传播马来丝虫病的主要为中华按蚊和嗜人按蚊。东南沿海地区的东乡伊蚊亦是2种丝虫病的传播媒介。③易感人群:在丝虫病流行区,男女老少均有受到感染的可能。

2. 防治原则 丝虫病防治的基本原则是普查普治和防蚊灭蚊。①普查普治:我国在流行区采取的具体措施是血检普查1岁以上的居民,血检阳性者做病原治疗,常用药为枸橼酸乙胺嗪(diethylcarbamazine citrate),其次是伊维菌素。目前,WHO推荐采用阿苯达唑加伊维菌素或乙胺嗪单剂/年来群体防治淋巴丝虫病。对急性期和晚期丝虫病患者,除给予枸橼酸乙胺嗪杀虫外,还应对症治疗,如结合中医中药加绑扎法或烘绑法治疗象皮肿;用鞘膜翻转手术治疗阴囊象皮肿及鞘膜积液患者；对乳糜尿患者，可用生桑叶片剂或1%硝酸银溶液做肾盂冲洗治疗，严重者可通过显微外科手术行淋巴管、血管吻合治疗。②防蚊灭蚊：针对主要传播媒介的生态习性，采取清除孳生地等防蚊灭蚊综合性措施。

七、其他致病线虫

其他致病线虫见表19-5。

表19-5 其他致病线虫

线虫	形态及结构		生活史特点	致病性	病原学检测	流行情况和防治
	成虫	虫卵或幼虫				
广州管圆线虫	线状，体表具微细环状横纹。头端钝圆，头顶中央有一小圆口，缺口囊。雄虫11~26mm，交合伞对称，呈肾形。雌虫17~45mm，尾端呈斜锥形，子宫双管形、白色、与充满血液的肠管缠绕成红白相间的螺旋纹，十分明显，阴门开口于肛孔之前	虫卵长椭圆形，长64.2~82.1μm，宽33.8~48.3μm，卵壳薄而透明，新产出的虫卵内含1个卵细胞	成虫寄生于鼠类肺部血管，幼虫偶尔寄生人体引起嗜酸性粒细胞增多性脑膜脑炎或脑膜炎。人因生食或半生食中间宿主和转续宿主或被第三期幼虫污染的蔬菜、瓜果或喝生水而感染	人是本虫的非正常宿主，引起幼虫移行症，造成多器官损伤。可致嗜酸性粒细胞增多性脑膜脑炎或脑膜炎。有神经系统受损症状和体征，最明显症状为急性剧烈头痛、颈项强直等脑膜脑炎表现	免疫学检测有重要意义，采用ELISA检测患者血清中特异性抗体是目前最常用的方法	分布于热带和亚热带地区。要增强人群自我保护意识。改善不良饮食习惯。阿苯达唑对本病有良好疗效
粪类圆线虫	寄生世代雌虫2.2mm。体表具细横纹，头端口周有4个不明显的唇瓣，咽管细长，约占虫体的1/3~2/5，肛门位于虫体末端。生殖系统为双管型，子宫含虫卵8~12个。寄生世代中雄虫是否存在尚有争议	虫卵呈椭圆形，壳薄而透明，似钩虫卵，长50~58μm，宽30~34μm，部分虫卵内含1条胚蚴	既可营自生生活又可营寄生世代。寄生世代中，成虫主要寄生在宿主（如人、犬、猫等）小肠内，幼虫可侵入肺、脑、肝、肾等器官，也可排出体外。感染阶段为丝状蚴，经宿主皮肤或黏膜侵入，移行至小肠	与其感染程度、侵袭部位及人体健康、机体免疫功能状态有密切关系。表现为皮肤出现移行性线状荨麻疹、过敏性肺炎或哮喘、溃疡性肠炎等	从粪便、痰、尿或脑脊液中检获杆状蚴或丝状蚴，或从肠胃黏膜组织病理切片中查见虫体，或在腹泻患者粪便中检出虫卵作为确诊依据	本病的流行因素和防治原则与钩虫相似。药物选用噻苯达唑或阿苯达唑
结膜吸吮线虫	细长，乳白色、半透明，体表具有明显环纹。雄虫长7.7~17.0mm，雌虫长7.9~20.0mm，近阴门端子宫内的虫卵逐渐变为幼虫	幼虫外被鞘膜，盘曲状，尾部连一大的鞘膜囊	成虫寄生犬、猫及人眼结膜囊内，雌虫直接产出幼虫。当中间宿主冈田绕眼果蝇舔食终宿主眼分泌物时，被吸入蝇体并发育为感染期幼虫，最后进入蝇头部口器。当蝇再舔食终宿主眼分泌物时，感染期幼虫自蝇喙逸出侵入眼部发育为成虫	成虫活动造成机械性刺激和损伤，加上虫体分泌物、排泄物的刺激，患者可有眼部异物感、瘙痒、畏光、流泪、分泌物增多、眼痛等症状，一般视力无障碍	眼分泌物中检获成虫或幼虫为确诊依据	主要见于亚洲，我国各地均有报道。加强猫犬管理、防蝇灭蝇；保持眼部清洁。用1%~2%可卡因溶液滴眼，刺激虫体爬出或用眼科镊取出

续表

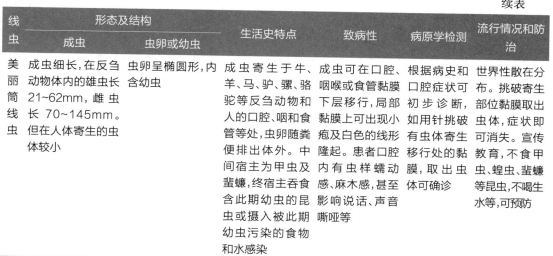

线虫	形态及结构		生活史特点	致病性	病原学检测	流行情况和防治
	成虫	虫卵或幼虫				
美丽简线虫	成虫细长,在反刍动物体内的雄虫长21~62mm,雌虫长70~145mm。但在人体寄生的虫体较小	虫卵呈椭圆形,内含幼虫	成虫寄生于牛、羊、马、驴、骡、骆驼等反刍动物和人的口腔、咽和食管等处,虫卵随粪便排出体外。中间宿主为甲虫及蜚蠊,终宿主吞食含此期幼虫的昆虫或摄入被此期幼虫污染的食物和水感染	成虫可在口腔、咽喉或食管黏膜下层移行,局部黏膜上可出现小疱及白色的线形隆起。患者口腔内有虫样蠕动感、麻木感,甚至影响说话、声音嘶哑等	根据病史和口腔症状可初步诊断,如用针挑破有虫体寄生移行处的黏膜,取出虫体可确诊	世界性散在分布。挑破寄生部位黏膜取出虫体,症状即可消失。宣传教育,不食甲虫、蝗虫、蜚蠊等昆虫,不喝生水等,可预防

第四节 棘 头 虫

棘头虫是一类具有特殊形态和生理功能的寄生性蠕虫,其宿主包括鱼类、两栖类、爬行类、鸟类和哺乳类,寄生于人体引起棘头虫病(acanthocephaliasis)。我国已知有 3 种棘头虫可感染人,其中以猪巨吻棘头虫(*Macracanthorhynchus hirudinaceus* Pallas,1781)较重要。已报告人体感染猪巨吻棘头虫约有数百例,男性为多。

猪巨吻棘头虫(又称蛭形棘头虫)的成虫主要寄生于终宿主猪的小肠内,因此猪是其主要传染源。鞘翅目甲虫如天牛、金龟子是其中间宿主。人偶然食入含有感染性棘头蚴的甲虫而感染,虫体亦寄生于小肠,引起肠道出血、坏死、炎症反应和溃疡,重者可有肠穿孔和局限性腹膜炎。由于人不是适宜宿主,棘头蚴一般不能发育成熟产卵,因而患者粪便中很难查到虫卵,应结合有无食入甲虫病史、临床症状和体征,或者见到排出的虫体进行诊断。治疗可用阿苯达唑。

学习小结

常见致病吸虫有华支睾吸虫、布氏姜片吸虫、日本血吸虫、卫氏并殖吸虫。华支睾吸虫的第一中间宿主为淡水螺(如豆螺),第二中间宿主为淡水鱼、虾,终宿主为人,囊蚴为感染阶段,经口感染,成虫寄生于肝胆管内引起肝损害,粪便或十二指肠引流液中检获虫卵是主要诊断依据。布氏姜片吸虫的中间宿主为扁卷螺,媒介为水生植物,终宿主为人,囊蚴是感染阶段,经口感染,成虫寄生于小肠,主要引起消化道的机械性损伤,粪便中检获虫卵是确诊的主要方法。日本血吸虫雌雄异体,呈圆柱状,唯一中间宿主为钉螺,终宿主为人,尾蚴是感染阶段,经皮感染,虫卵是主要致病阶段,病变部位以肝和结肠组织为主,粪便或直肠活检查获虫卵是确诊的主要依据,血清学检查是有效手段。卫氏并殖吸虫的第一中间宿主为川卷螺,第二中间宿主为淡水蟹(溪蟹)和蝲蛄,终宿主为人,囊蚴为感染阶段,经口感染,成虫主要寄生于人体肺部,异位损害亦较为常见(如脑型、皮肤型、腹型等),痰液或粪便中检获虫卵、皮下包块中查到虫体为确诊依据。

常见致病绦虫有链状带绦虫、肥胖带绦虫、细粒棘球绦虫。链状带绦虫的终宿主为人，中间宿主是猪或人，人食入猪肉中的囊尾蚴得猪带绦虫病，食入虫卵导致猪囊尾蚴病（曾称囊虫病）。猪囊尾蚴病按寄生部位分为皮下肌肉型、脑型、眼型，猪带绦虫病的诊断依靠粪便检查虫卵或孕卵节片。肥胖带绦虫的成虫寄生于人体小肠，牛囊尾蚴不寄生于人体，人为终宿主，牛为中间宿主。头节和孕卵节片可区分链状带绦虫和肥胖带绦虫。细粒棘球绦虫的幼虫阶段称棘球蚴，可寄生于人体全身各处引起棘球蚴病（包虫病），常见的寄生部位依次为肝、腹腔、肺、脑等；棘球蚴对人体的危害以机械性损害和囊液的过敏及毒性刺激为主。

常见致病线虫有似蚓蛔线虫（蛔虫）、十二指肠钩口线虫、美洲板口线虫、蠕形住肠线虫、旋毛形线虫、丝虫。蛔虫成虫寄生于人体小肠，感染期蛔虫卵经口进入消化道，幼虫孵出移行常导致一过性肺炎，再次进入肠道发育为成虫，可引起胆道蛔虫症等并发症。十二指肠钩口线虫和美洲板口线虫的主要鉴别点是体形、口囊、背辐肋和交合刺，生活史基本相同，丝状蚴为感染阶段，经皮感染，成虫寄生于小肠可引起严重贫血，首选病原学诊断方法为饱和盐水浮聚法。蛲虫寄生于回盲部，雌虫夜间在肛周产卵，引起肛周瘙痒，肛-手-口传播造成自身反复感染，透明胶纸法或棉签拭子法是首选检查方法。旋毛虫的成虫寄生于小肠，幼虫寄生于横纹肌细胞内，幼虫是主要致病阶段，肌肉活检是确诊本病的依据。班氏丝虫和马来丝虫的鉴别要点在于微丝蚴的体态、头间隙、体核和尾核特征，生活史基本相似，人为终宿主，蚊为中间宿主，丝状蚴为感染期，经皮感染，成虫寄生部位为淋巴系统，幼虫为淋巴管及血管，主要发病过程分为急性期过敏及炎症反应和慢性期阻塞性病变（象皮肿、睾丸鞘膜积液和乳糜尿），厚血膜法为首选病原学检查方法。

（秦元华　彭桂英）

扫一扫
测一测

复习思考题

1. 日本血吸虫的成虫寄生于人体的门静脉系统，为什么在粪便中可查到虫卵？
2. 试述肺吸虫病的临床分型及人体感染的原因，并简述防治措施。
3. 链状带绦虫与肥胖带绦虫哪个对人的危害大？为什么？
4. 试比较受精蛔虫卵、未受精蛔虫卵、脱蛋白质膜蛔虫卵及钩虫卵的形态区别。
5. 试述蛔虫在人群中感染率居高不下的原因。

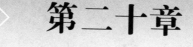

第二十章

医学节肢动物

PPT 课件

学习目标

通过本章的学习,掌握医学节肢动物的共同特征、危害和常见医学节肢动物的致病与危害,熟悉医学节肢动物的发育、防制和常见医学节肢动物的形态结构及生活史,了解医学节肢动物的类群和常见医学节肢动物的防制原则。

医学节肢动物(medical arthropod)是指以吸血、寄生、刺螫、骚扰及传播病原体等方式直接或间接危害人畜健康的节肢动物。节肢动物的共同特征是:①虫体两侧对称,身体及对称分布的附肢均分节;②体表骨骼化,由几丁质及醌单宁蛋白组成坚硬的外骨骼;③体腔称为血腔,有无色或不同颜色的血淋巴运行其中,循环系统为开放式;④发育过程中多有蜕皮和变态现象。研究医学节肢动物的分类、形态、生活史、生态、习性、地理分布、致病和防制方法的科学,称为医学节肢动物学。

第一节　医学节肢动物的主要类群与发育

一、医学节肢动物的主要类群

节肢动物门通常分为 13 个纲,其中与医学有关的是昆虫纲、蛛形纲、甲壳纲、唇足纲和倍足纲,最重要的是昆虫纲和蛛形纲。

1. **昆虫纲**　虫体分头、胸、腹 3 部。头部着生触角 1 对,具有感觉功能;胸部有足 3 对。与医学有关的常见种类有蚊、蝇、白蛉、蠓、蚋、虻、蚤、虱、臭虫、蜚蠊等。

2. **蛛形纲**　虫体分头胸和腹 2 部,或头胸腹愈合成躯体,成虫具足 4 对,无触角。与医学有关的常见种类有蜱、革螨、恙螨、蠕形螨、疥螨、尘螨、蜘蛛和蝎子等。

3. **甲壳纲**　虫体分头胸和腹 2 部;触角 2 对,着生在头胸部前方,步足 5 对,生于头胸部两侧,多数种类营水生生活。与医学有关的常见种类有淡水蟹、淡水虾、蝲蛄和剑水蚤等。

4. **唇足纲**　虫体窄长,腹背扁平,分头和躯干两部分。头部有触角 1 对,躯干体节除最后 2 节外,各有足 1 对,第 1 对足演变为毒爪,螫人时,毒腺排出有毒物质伤害人体。与医学有关的常见种类有蜈蚣等。

5. **倍足纲**　体呈长管形,由头及若干形态相似的体节组成。头部有触角 1 对,除第 1 体节外,每节有足 2 对,体节内腺体分泌的物质常引起皮肤过敏。与医学有关的常见种类有马陆等。

二、医学节肢动物的发育

节肢动物从卵发育到成虫，经历的一系列变化过程称变态，包括外部形态、内部结构、生活习性、生理功能及行为等变化。变态分为 2 类：全变态（complete metamorphosis）和半变态（hemimetamorphosis）。全变态生活史包括卵、幼虫、蛹和成虫 4 个发育时期，各期形态和生活习性完全不同，亦称完全变态，如蚊、蝇的发育等。半变态生活史包括卵、若虫和成虫 3 个发育时期（如虱、臭虫等），或卵、幼虫、若虫和成虫 4 个发育时期（如蜱、螨的发育等），其中若虫与成虫的形态、生活习性相似，仅个体较小、生殖器官未发育成熟，亦称不完全变态。节肢动物的生活史中，幼体破卵而出的过程称为孵化；幼虫发育为蛹称为化蛹；成虫自蛹内脱出称为羽化。

第二节　医学节肢动物对人体的危害

医学节肢动物对人体的危害大致可分为直接危害和间接危害 2 类。

一、直接危害

1. **骚扰和吸血**　蚊、白蛉、蚤、臭虫、虱、蜱、螨等昆虫都能侵袭宿主，通过螫刺、吸血，造成骚扰，影响人们的工作和睡眠。被叮咬处通常有痛痒感，有时可引起皮炎，严重可出现丘疹样荨麻疹。

2. **刺螫和毒害**　节肢动物的毒腺、毒毛或体液有毒，螫刺时将毒液注入人体使人受害，如毒蜘蛛、蜱、蜈蚣、毒隐翅虫、松毛虫等。

3. **超敏反应**　节肢动物的唾液、分泌物、排泄物和皮壳等都是异种蛋白，可引起人体超敏反应。如尘螨引起的过敏性哮喘、过敏性鼻炎等。

4. **寄生**　某些医学节肢动物在不同时期可直接寄生于人体内或体表，引发疾病，如蝇蛆病（myiasis）、疥疮（scabies）。

二、间接危害

医学节肢动物体内或体表携带病原微生物或寄生虫，既是某些疾病的传播媒介，又是病原体的长期贮存宿主，在自然疫源性疾病的长期存在中起着重要作用。它们所传播的疾病称为虫媒病，相应的节肢动物称为传播媒介。虫媒病的种类很多。我国常见的虫媒病及其传播媒介见表 20-1。

表 20-1　我国常见的虫媒病及其传播媒介

病名	病原体	媒介	病原体种类
流行性乙型脑炎	乙型脑炎病毒	蚊	病毒
登革热	登革热病毒	蚊	
森林脑炎	森林脑炎病毒	蜱	
克里米亚 - 刚果出血热	克里米亚 - 刚果出血热病毒	蜱	
流行性出血热	汉坦病毒	螨	
鼠疫	鼠疫杆菌	蚤	细菌

续表

病名	病原体	媒介	病原体种类
流行性斑疹伤寒	普氏立克次体	虱	立克次体
鼠型斑疹伤寒	莫氏立克次体	蚤	
恙虫病	东方立克次体	恙螨	
Q 热	Q 热立克次体	蜱	
虱媒回归热	回归热螺旋体	虱	螺旋体
蜱媒回归热	伊朗包柔螺旋体、拉氏包柔螺旋体	蜱	
莱姆病	伯氏包柔螺旋体	蜱	
疟疾	疟原虫	蚊	医学原虫
黑热病	杜氏利什曼原虫	白蛉	
丝虫病	马来布鲁线虫、班氏吴策线虫	蚊	医学蠕虫

根据病原体与节肢动物的关系,将节肢动物传播疾病的方式分为2类:机械性传播(mechanical transmission)和生物性传播(biological transmission)。

1. 机械性传播 医学节肢动物对病原体仅起着携带、输送的作用,病原体的形态和生物学特性不发生变化。如蝇、蟑螂可携带细菌、病毒、寄生虫虫卵等多种病原体。

2. 生物性传播 病原体在节肢动物体内经历了发育和/或繁殖的阶段,具备了感染力或增殖到一定数量后,才能传播至新的宿主。根据病原体在节肢动物体内发育与繁殖的情况,将病原体与节肢动物的关系分为4种形式:

(1)发育式:病原体在节肢动物体内只发育而不繁殖,如丝虫微丝蚴在蚊体内发育为丝状蚴的过程。

(2)繁殖式:病原体在节肢动物体内只有数量的增加,但无可见的形态变化,这些病原体须在其易感的节肢动物体内达到一定数量时,才具传播能力。如鼠疫杆菌在蚤胃内的无性繁殖。

(3)发育繁殖式:病原体在节肢动物体内经历发育和繁殖2个过程,不仅有形态上的变化,而且有数量的增加。如疟原虫在蚊体内的发育和繁殖。

(4)经卵传递式:某些病原体不仅在节肢动物体内繁殖,而且可经卵传递到下一代并使之具有感染性。如乙型脑炎病毒和登革热病毒在蚊媒中可经卵传递。

第三节 医学节肢动物的防制

综合防制(integrated management)是节肢动物防制的一种有效策略,它从媒介与生态环境和社会条件的整体观点出发,兼顾安全、有效、经济和简便的原则,因地因时制宜地对防制对象采取各种合理手段和有效方法,把目标节肢动物的种群数量降低到不足以传播疾病的程度。医学节肢动物的综合防制包括环境治理、物理防制、化学防制、生物防制、遗传防制和法规防制等。

1. 环境治理 改造、处理医学节肢动物的孳生地和栖息场所,改善人们的居住条件,使节肢动物失去有利的生存和繁殖条件,减少媒介孳生,预防和控制虫媒病。

2. 物理防制 利用机械、热、光、声、电等方法捕杀、隔离或驱走害虫,如安装纱门、纱窗、纱罩以防蚊、蝇,用蝇拍捕杀蚊蝇、高温灭虱等。

3. 化学防制　利用天然或合成的杀虫剂、驱避剂或引诱剂,杀死、驱避或诱杀对人类有害的医学节肢动物。常用的化学杀虫剂包括有机氯类、有机磷类、氨基甲酸酯类、拟除虫菊酯类、昆虫生长调节剂等。

4. 生物防制　利用生物或生物代谢产物来防制害虫。主要包括捕食性生物(如养鱼以捕食蚊幼虫等)和致病性生物(如寄生蜂、病毒、细菌、真菌、原虫、线虫)等。

5. 遗传防制　应用辐射、化学药物、杂交、染色体等方法处理节肢动物,使其遗传物质发生改变或移换,降低繁殖势能,实现种群自然递减,以达到控制或消灭种群的目的。目前尚处于实验阶段。

6. 法规防制　通过国家制定法律、法规或公布条例以防止医学节肢动物进入国内或携带至其他国家和地区,及时对节肢动物进行监管和采用强制性的防制措施,包括检验检疫、卫生监督和强制防制等。

第四节　常见医学节肢动物

一、昆虫纲

昆虫纲是世界上种类最多、种群数量最大的一类动物,与人类经济和健康的关系极其密切,也是医学节肢动物最重要的组成部分。与医学有关的昆虫纲虫种不少,有的仅有某些直接危害,如毒隐翅虫、松毛虫、臭虫等,有的则是一些严重传染病的媒介,具有重要卫生学意义。本节仅简要介绍蚊、蝇、蚤、蜚蠊等。

(一) 蚊

蚊(mosquito)属双翅目(Dipterans)蚊科(Culicidae),是最重要的一类医学节肢动物,种类繁多,目前已知全世界超过 3 500 种,我国已记录的近 400 种。与人类疾病密切相关的蚊类多集中在按蚊属(*Anopheles*)、库蚊属(*Culex*)和伊蚊属(*Aedes*),在中国传播疾病的蚊类有 10 余种/亚种。

1. 形态与结构

(1) 成虫:体型小,体长 1.6~12.6mm,体表覆有鳞片,呈灰褐色、棕褐色或黑色。分头、胸、腹三部分。头部似半球形,有复眼、触角及触须各 1 对;刺吸式口器(喙)1 个,由上唇、舌、下唇各 1 个和上、下颚各 1 对组成;胸部有翅 1 对,平衡棒 1 对,足 3 对;腹部末端有外生殖器(图 20-1)。

(2) 卵:长不足 1mm,多为灰黑色。按蚊卵为舟状,两侧有浮囊浮在水面;库蚊卵为圆锥状,无浮囊,产出后粘在一起形成卵筏浮在水面;伊蚊卵为橄榄状,无浮囊沉于水底。

(3) 幼虫:俗称孑孓,分为 4 龄,初龄幼虫长约 1.5mm,经 3 次蜕皮,成为 4 龄幼虫。幼虫身体分头、胸、腹三部分。

(4) 蛹:呈逗点状,胸背两侧有 1 对呼吸管,不进食,停息在水面。

2. 生活史　蚊属于全变态昆虫。发育过程包括卵、幼虫、蛹和成虫 4 个阶段,前 3 期生活在水中,成虫生活于陆地。雌蚊产卵于水中,夏天卵通常在 2~3 天后孵出幼虫,在气温 30℃和食物充足的条件下,发育 5~8 天,蜕皮 4 次变为蛹。蚊蛹不食能动,抵抗力强,多在黄昏与清晨羽化为成蚊。成蚊经 1~2 天发育,即行交配。雌蚊吸血后产卵。从卵发育到成蚊的时间与温度、食物及环境等因素有关,适宜条件下约需 9~15 天完成。蚊每年可繁殖 7~8 代。一般 7—9 月为蚊虫密度高峰,也是蚊媒病的高峰期。

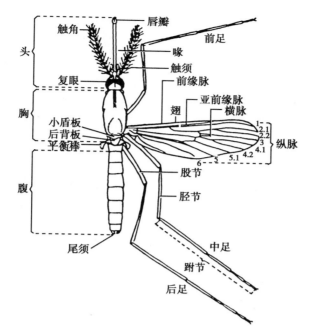

图 20-1　蚊的成虫模式图

3. 致病与危害

(1)直接危害:骚扰,雌蚊叮刺吸血,可致皮肤瘙痒红肿。

(2)间接危害:如按蚊传播疟疾,伊(斑)蚊传播登革热、黄热病,而丝虫病、流行性乙型脑炎的蚊媒主要为库蚊,并涉及其他蚊属。

4. 防制原则　采用综合防制措施,如填平洼坑、翻缸倒罐等措施防蚊媒孳生;安装纱门、纱窗避蚊;保护蚊虫天敌;使用杀虫剂拟除虫菊酯类、马拉硫磷等。

📖 **知识链接**

蚊吸血过程

雌蚊吸血一般分为 4 个阶段:①起飞:当环境内二氧化碳浓度增高时,通过触角短毛上的化学感受器刺激蚊脑飞行中枢而起飞,无目的性;②盘旋:人或动物体表周围有一层湿温对流气流层,蚊通过短毛上的湿度感受器发现这股气流后,经盘旋跟到该气流的发源地——人或动物的皮肤;③降落:选择薄嫩的、血管丰富的皮肤着落;④吸血:停稳后,口器刺入皮肤刺探,血管定位,吸入血液。雄蚊口器中具有刺割作用的上颚和下颚退化或几乎消失,不能刺入皮肤,故不适用于吸血,只吸取植物汁液及花蜜。

(二) 蝇

蝇(fly)属双翅目环裂(蝇)亚目(Cyclorrhapha),全世界已知超过 34 000 种,其中逾 10% 我国有记录。与人类疾病有关者多属蝇科(Muscidae)、丽蝇科(Calliphoridae)、麻蝇科(Sarcophagidae)及狂蝇科(Oestridae)等。

1. 形态与结构

(1)成虫:成蝇体长 4~14mm,呈暗灰、黑、黄褐、暗褐等色,许多种类带有金属光泽,全身被有鬃毛,分头、胸、腹3部。头部近半球形,两侧有复眼1对,头顶有3个排成三角形的单眼;颜面中央有1对触角,分3节;大部分蝇类的口器为舐吸式(由基喙、中喙和末端1对肥大唇瓣组成,基喙上有1对触须),吸血蝇类的口器为刺吸式。前胸和后胸退化,中胸特别发达,其背板和侧板上的鬃毛、斑纹等特征是分类的根据。翅1对,有6条纵脉,均不分支。后胸生有1对平衡棒。足3对,末端有爪和爪垫各1对,爪间有一爪间突,爪垫密布黏毛,能行于光滑面,可黏带多种病原体。腹部由10节组成,一般仅可见前5节,后5节演化为外生殖器。雌外生殖器通常藏于腹部,产卵时伸出。雄外生殖器是某些蝇种鉴定的重要依据。

(2)卵:乳白色,长约1mm,椭圆形或香蕉状。常数十至数百粒堆积成块。

(3)幼虫:俗称蛆,多呈乳白色,圆柱形,前尖后钝,无足无眼。幼虫分3龄,长1~13mm不等。

(4)蛹:圆筒形,长5~8mm,体外被有蛹壳,表面光滑,初为黄白色,后转呈棕褐色至黑色。

2. 生活史 蝇的发育为全变态,除少数蝇类直接产幼虫外,典型的蝇类生活史有卵、幼虫、蛹和成虫4个阶段(图20-2)。羽化2~3天后的成蝇即可交配,一般一生只交配1次。数天后雌蝇产卵,一生产卵3~8次,卵需1~2天孵出幼虫,经4~8天蜕皮2次发育为3龄成熟幼虫后停止摄食,钻入泥土中化蛹,再经3~17天羽化为成蝇,完成一代生活史约需8~30天。蝇类一般每年可完成7~8代,在我国南方可达10代以上。

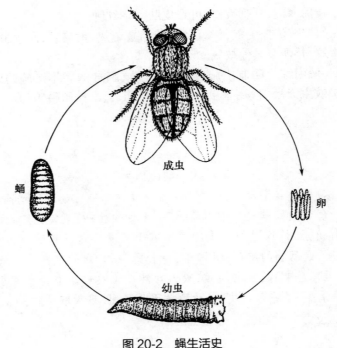

图 20-2 蝇生活史

3. 致病与危害

(1)传播疾病:①机械性传播:可传播细菌性痢疾、霍乱、伤寒、阿米巴病、肠道蠕虫病等;②生物性传播:某些病原体可在蝇体内发育、繁殖而传播,如舌蝇通过吸血可传播锥虫病。

(2)蝇蛆病:蝇类幼虫寄生人体或动物组织和器官而引起的疾病。根据幼虫寄生部位分为胃肠蝇蛆病,口腔、耳、鼻咽蝇蛆病,皮肤蝇蛆病等。

4. 防制原则 主要采用综合防制,搞好环境卫生以防止蝇类孳生;物理化学方法杀灭蝇成虫、幼虫及蛹,常用马拉硫磷、倍硫磷、溴氰菊酯等。

（三）蚤

蚤（flea）属于蚤目（Siphonaptera）,是哺乳动物和鸟类的体外寄生虫。全世界共记录蚤 2 500 多种（亚种）,我国已知有 650 余种（亚种）,与传播人畜共患病有关的种类多属于蚤科（Pulicidae）、多毛蚤科（Hystrichopsyllidae）、角叶蚤科（Ceratophyllidae）及细蚤科（Leptopsyllidae）。

1. 形态与结构

（1）成虫:常见成蚤体长 3mm 左右,侧扁,呈棕黄至深褐色,分头、胸、腹 3 部。头部略呈三角形,触角分 3 节,末节膨大,有的蚤在触角窝前长有单眼;刺吸式口器;蚤的头部有许多鬃,根据生长部位称眼鬃、颊鬃、后头鬃等,有的种类颊部边缘具有若干粗壮的棕褐色扁刺,排成梳状,称为颊栉（genal comb）。胸部分成 3 节,有的种类前胸背板后缘具有粗壮的梳状扁刺,称前胸栉（pronotal comb）;无翅,足 3 对、长且发达,善跳。腹部由 10 节组成,雄蚤 8、9 腹节,雌蚤 7~9 腹节特化为外生殖器,雄蚤第 9 背板和腹板分别形成上抱器和下抱器,雌蚤 7~8 腹板的位置上可见几丁质较厚的受精囊。

（2）卵:直径 0.4~2.0mm,椭圆形,暗黄色、有光泽。

（3）幼虫:似蛆形,有三龄期。体白色或淡黄色,共 14 节,头部有咀嚼式口器和 1 对触角,无眼、无足,每个体节上均有 1~2 对鬃。

（4）蛹:发育的蛹已具成虫雏形,头、胸、腹及足均已形成,并逐渐变为淡棕色。

2. 生活史 蚤的生活史为全变态,包括卵、幼虫、蛹和成虫 4 个时期,卵在适宜的温度、湿度条件下,经 3~7 天左右即可孵出幼虫。幼虫在适宜条件下经 2~3 周发育,蜕皮 2 次即变为成熟幼虫,体长可达 4~6mm。成熟幼虫吐丝作茧,在茧内第 3 次蜕皮,然后化蛹。蛹期一般为 1~2 周,有时可长达 1 年,其长短取决于温度与湿度是否适宜。茧内的蛹羽化时需要外界的刺激,如空气的震动、动物走近的扰动和接触压力以及温度的升高等,都可诱使成虫破茧而出。成虫出茧后不久就能吸血,通常在吸血后进行交配,并在 1~2 天后产卵。雌蚤一生可产卵数百粒。由卵发育为成虫需 3~8 周,北方地区多数蚤种每年繁殖 1 代,南方地区每年繁殖数代。蚤的寿命短者约 2~3 个月,长者可达 1~2 年。

3. 致病与危害

（1）骚扰吸血:雌蚤和雄蚤都吸血,雌蚤的生殖活动更与吸血密切相关。叮咬后常感奇痒,局部皮肤可出现红斑、丘疹或荨麻疹,严重者因抓伤可致感染。

（2）寄生:雌性潜蚤可寄生于动物和人体皮下,引起潜蚤病。该病见于中南美洲及热带非洲,在我国也曾有报道。

（3）传播疾病:生物性传播的疾病最重要的是鼠疫,其次是地方性斑疹伤寒,还能传播犬复孔绦虫病、缩小膜壳绦虫病和微小膜壳绦虫病。

4. 防制原则 清除鼠窝、堵塞鼠洞,清扫禽畜棚圈、保持室内地面和墙角光洁等,并用溴氰菊酯、残杀威、敌敌畏等杀虫剂杀灭残留的成蚤及其幼虫。

（四）蜚蠊

蜚蠊（cockroach）属于网翅目（Dictyoptera）蜚蠊亚目（Blattaria）,俗称蟑螂。全世界约有 5 000 种,我国记录有 250 余种。室内常见的有 10 余种。

1. 形态与结构

（1）成虫:长椭圆形,背腹扁平,体长一般为 10~30mm,体呈淡灰色、棕褐色或黑褐色,因种而异,体表油亮具有光泽。分头、胸、腹 3 部。头小,咀嚼式口器向下弯曲,折向前胸下;

触角细长呈鞭状,复眼甚大、肾形,有的种类退化或消失。前胸背板宽扁,覆盖头的大部,略呈扇形,有的种类表面具有斑纹;中、后胸较小,分别生有革质前翅与膜质后翅(具有飞行功能),少数种类无翅。3对足粗大多毛,适于疾走。腹部由10节组成,第10节背板上着生1对分节的尾须。雄虫的最末腹板着生1对腹刺,雌虫无腹刺;雌虫的第7腹板为分叶状构造,具有夹持卵鞘的作用。

(2)卵及卵荚:雌虫产卵前先排泄一种物质形成坚硬、暗褐色、长约1cm、形似钱袋状的卵荚,卵成对垂直排列储于其内。雌虫排出卵荚后常夹于腹部末端,分泌黏性物质使卵荚黏附于物体上,少数种类卵荚一直附在雌虫腹部末端直至孵化。每个卵荚含卵16~48粒。卵荚形态及其内含卵数为蜚蠊分类的重要依据。

(3)若虫:较小,色淡,无翅,生殖器官尚未成熟,生活习性与成虫相似。

2. 生活史 蜚蠊属半变态昆虫,生活史有卵、若虫和成虫3个发育阶段;卵荚内的卵通常1~3个月后孵化,刚孵出的若虫需经1次蜕皮,才能活动;若虫一般经7~13次蜕皮羽化为成虫,成虫羽化后数天即可交配,约交配后10天开始产卵。1只雌虫一生可产卵荚几个至几十个不等。整个生活史所需时间因虫种、温度、营养等不同而异,一般需数月或1年以上。雌虫寿命约半年至1年多,雄虫寿命较短。

3. 致病与危害

(1)传播疾病:蜚蠊能通过体表或体内携带多种病原体而机械性地传播疾病,包括肠道致病菌、肠道病毒、呼吸道致病菌、真菌、寄生虫虫卵及原虫包囊等;蜚蠊还可作为缩小膜壳绦虫、东方筒线虫、美丽筒线虫和念珠棘头虫等的中间宿主。

(2)超敏反应:蜚蠊的分泌物和粪便可作为变应原,引起超敏反应,如过敏性哮喘、过敏性皮炎等。

4. 防制原则 保持室内清洁卫生,及时清除垃圾、堵塞缝隙,妥善保藏食品是防制蜚蠊的根本措施。人工清除家具等缝隙内的卵荚,用诱捕器或拟除虫菊酯类杀虫剂等化学药物杀灭成虫。

(五)其他医学昆虫

其他医学昆虫的生物学特性及危害见表20-2。

表20-2 其他医学昆虫的生物学特性及危害

种类	形态与结构	生活史	直接危害	间接危害	
				传播疾病	病原体
白蛉	白蛉成虫体长1.5~4.0mm,呈浅灰、浅黄或棕黄色,全身密被细毛,分头、胸、腹三部分。头部球形,两侧有复眼。触角细长,口器为刺吸式,喙约与头等长。胸部背面隆起呈驼背状,翅1对	完全变态,发育过程包括卵、幼虫、蛹、成虫4期	雌蛉叮刺、吸血	利什曼病	杜氏利什曼原虫等
虱	成虫背腹扁平,无翅,灰黑或灰白色,长约1.5~4.2mm,头部菱形,有触角、复眼各1对,口器刺吸式。人虱较瘦长;耻阴虱体宽短似蟹状	不完全变态,发育过程包括卵、若虫、成虫3期	若虫、成虫均吸血,叮咬局部出现瘙痒、丘疹	流行性斑疹伤寒	普氏立克次体
				虱媒回归热	回归热疏螺旋体
臭虫	成虫背腹扁平,无翅,卵圆形,红棕色,全身被短毛,长约4.0~6.0mm,头部五角形,有触角、复眼各1对,口器刺吸式	同上	若虫、成虫均吸血骚扰		

二、蛛形纲

蛛形纲中重要的医学种类为蜱螨类,能传播人类疾病的种类均在其中。有重要医学意义的主要类群有硬蜱、软蜱、革螨、恙螨、疥螨、蠕形螨和尘螨等。

(一) 蜱

蜱(tick)属于寄螨目、蜱亚目、蜱总科,是许多脊椎动物体表的暂时性寄生虫,也是某些人畜共患病的传播媒介和储蓄宿主。可由成虫躯体背面有无背板区分为硬蜱和软蜱,传播疾病的虫种多为硬蜱类。

1. 形态与结构 虫体呈圆形或长圆形,未吸血时背腹扁平,背面稍隆起,成虫体长2~10mm,有些种类饱血后胀大可长达30mm。虫体分颚体和躯体两部分,颚体由颚基、螯肢、具有逆齿的口下板及须肢组成;躯体呈袋状,成虫、若虫腹面有4对足,幼虫3对足。硬蜱颚体位于躯体前端,从背面可见;躯体背面有盾板,雄蜱体小盾板大,几乎覆盖整个虫体的背面,雌蜱体大盾板小,仅能遮盖背部的前面一部分。软蜱颚体小、在躯体腹面的前部,从背面看不见;躯体背面无盾板,体表有许多小疣、皱纹或凹陷,雌雄不易区分。

2. 生活史 蜱的发育过程有卵、幼虫、若虫和成虫4个时期(图20-3)。卵在适宜条件下2~4周内孵出幼虫,幼虫饱食后经1~4周蜕皮为若虫;硬蜱若虫只有1期,软蜱若虫通常为3~4期,有的可达5~8期;若虫饱食后经1~4周蜕皮而为成虫,雌虫交配吸血后产卵。

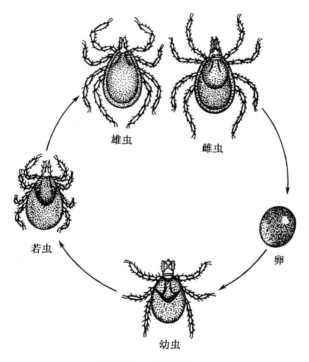

雄虫　　　　雌虫

若虫

卵

幼虫

图20-3 硬蜱生活史

3. 致病与危害

(1)直接危害:蜱叮咬吸血时间长(可达数天),宿主多无痛感,其发达的逆齿有助于刺破皮肤,不恰当的拔除常致其残留皮肤内,造成局部充血、水肿和继发性感染。某些硬蜱吸血时涎液分泌的神经毒素可致宿主运动性神经纤维的传导阻滞,引起上行性肌肉麻痹,导致呼吸衰竭而死亡,称蜱传麻痹症(tickborne paralysis),又称蜱瘫,多见于儿童。

(2)间接危害:蜱传播的疾病主要有森林脑炎、克里米亚 - 刚果出血热、北亚蜱传斑疹伤寒、Q 热、莱姆病、蜱媒回归热等;多为自然疫源性疾病,病原体可在蜱体内长期保存,可经卵传递到下一代。

4. 防制原则 主要采用综合防制,包括环境治理、生物防制、化学防制、个人防护等。如草原牧场轮换和牧场隔离,清理禽畜圈舍,堵洞嵌缝以防蜱类孳生;白僵菌、绿僵菌及烟曲霉菌等对蜱有致死作用;越冬场所喷洒倍硫磷、毒死蜱、顺式氯氰菊酯等;入蜱疫区需穿防护服,外露部位涂驱避剂,以防蜱侵袭。

(二)螨

螨(mite)体小,一般不超过 1mm,多呈椭圆形,体分颚体(口器)与躯体,体表为膜质,可有长毛,成虫、若虫足 4 对,幼虫足 3 对,具体结构依种类的不同而异。医学种类涉及 10 余科,常见医学螨虫见表 20-3。

表 20-3 常见医学螨虫

种类	形态	生活史	致病与危害	防制原则
革螨	特征与蜱较接近,成虫卵圆形,黄色或褐色,体长 0.2~0.5mm,吸血后可达 3.0mm。颚基背壁向前延伸称颚盖,有分类意义	发育过程中有卵、幼虫、第一若虫、第二若虫和成虫 5 期	直接危害:革螨皮炎 间接危害:传播汉坦病毒(肾综合征出血热);参与森林脑炎、Q 热、立克次体痘、土拉菌病等的传播,以及保存疫源地	消除革螨孳生地,捕杀鼠类;喷洒敌敌畏、倍硫磷等药物灭螨;注意个人防护
恙螨	幼虫多呈椭圆形,红、橙、淡黄或乳白色,初孵出体长约 0.2mm,饱食后体长达 0.5~1.0mm	发育过程分为卵、前幼虫、幼虫、若蛹、若虫、成蛹和成虫等 7 期	直接危害:恙螨仅幼虫吸血,可致皮炎 间接危害:传播恙虫病立克次体,引起恙虫病;传播汉坦病毒,引起肾综合征出血热	同上
疥螨	成虫近圆形或椭圆形,背面隆起,乳白色或浅黄色。雌螨体长 0.3~0.5mm,雄螨略小。鄂体短小,位于前端,有螯肢及须肢各 1 对	发育过程分为卵、幼虫、前若虫、后若虫和成虫 5 期	寄生于人体皮肤,多见于人体皮肤较柔软嫩薄处,引起疥疮	注意个人卫生,避免与患者及其衣物接触。治疗患者,患者的衣服应及时煮沸或蒸汽处理
蠕形螨	螨体细长呈蠕虫状,乳白色,半透明,体长 0.1~0.4mm,雌虫略大于雄虫。寄生于人体的有 2 种:毛囊蠕形螨较长,末端钝圆;皮脂蠕形螨较粗短,末端略尖	发育过程可分卵、幼虫、前若虫、若虫和成虫 5 期	寄生于人体皮肤毛囊及皮脂腺,条件致病。与毛囊炎、脂溢性皮炎、痤疮、酒渣鼻等有关	注意个人卫生,避免与感染者接触,避免接触不洁净的公共用具。感染严重时可用药物治疗
尘螨	成虫卵圆形,体长 0.17~0.50mm,乳黄色。鄂体有钳状螯肢、须肢各 1 对,肩部有长鬃 1 对,后端有长鬃 2 对	自由生活,发育过程分为卵、幼虫、两期若虫、成虫 5 期	尘螨的代谢物是强烈的变应原,过敏体质的人吸入可引起过敏性哮喘、鼻炎等疾病	注意清洁卫生,经常清除室内尘埃,勤洗衣物,勤晒被褥、床垫。治疗主要是脱敏疗法

学习小结

　　医学节肢动物种类繁多,主要有蚊、蝇、蚤、蜚蠊等昆虫纲和蜱、螨等蛛形纲的动物,通过吸血、寄生、刺螫、骚扰和机械性、生物性方式传播多种病原体,危害人类健康。蚊具有刺吸式口器,常吸人和家畜的血液,从而传播疟疾、丝虫病、乙脑、登革热等疾病。蝇多具有舐吸式口器,其形态特征和生活习性有利于机械性传播细菌性痢疾、霍乱、伤寒、阿米巴病、肠道蠕虫病等,某些蝇可生物性传播疾病,蝇类幼虫寄生于人体伤口或某些器官引起蝇蛆病。寄生于人体体表的蚤可传播鼠疫和地方性斑疹伤寒等,虱可传播流行性斑疹伤寒和虱媒回归热等疾病。蜱可通过直接叮咬导致局部炎症,甚至引起蜱瘫,也可通过吸血传播森林脑炎、克里米亚-刚果出血热和蜱媒回归热等疾病。常见医学螨有革螨、恙螨、疥螨、蠕形螨、尘螨等,这些螨类均可引起寄生部位的皮炎、过敏反应,革螨和恙螨还可传播多种疾病。

●（李士根）

复习思考题

1. 举例说明医学节肢动物对人体的间接危害。
2. 如何理解医学节肢动物的综合防制原则？具体的防制手段有哪些？
3. 常见昆虫纲和蛛形纲节肢动物主要包括哪些种类？请简述它们的危害。

笔记栏 扫一扫 测一测

附录 常用缩略语英汉对照表

2019-nCoV	2019 novel coronavirus	2019 新型冠状病毒
Ab	antibody	抗体
ACE2	angiotensin-converting enzyme 2	血管紧张素转换酶 2
ADCC	antibody dependent cell-mediated cytotoxicity	抗体依赖细胞介导的细胞毒作用
Ag	antigen	抗原
AICD	activation-induced cell death	活化诱导的细胞死亡
AID	autoimmune disease	自身免疫病
AIDS	acquired immunodeficiency syndrome	获得性免疫缺陷综合征
AM	adhesion molecule	黏附分子
BCG	Bacillus Calmette-Guérin	卡介苗
BCR	B cell receptor	B 细胞受体
Bm cell	memory B cell	记忆 B 细胞
BSL	biosafety level	生物安全等级
C1 INH	C1 inhibitor	C1 抑制物
CAR-T	chimeric antigen receptor T cell	嵌合抗原受体 T 细胞
CCHFV	Crimean-Congo hemorrhagic fever virus	克里米亚 - 刚果出血热病毒
CD	cluster of differentiation	分化群
CDC	complement dependent cytotoxicity	补体依赖的细胞毒性
CDR	complementarity determining region	互补决定区
CH50	50% complement haemolytic activity	50% 补体溶血法
CK	cytokine	细胞因子
CKR	cytokine receptor	细胞因子受体
CLIP	class Ⅱ-associated invariant chain peptide	Ⅱ类分子相关恒定链肽段
ConA	concanavalin A	伴刀豆球蛋白 A
COVID-19	corona virus disease 2019	新型冠状病毒肺炎
CPE	cytopathic effect	致细胞病变
CR	complement receptor	补体受体
CsA	cyclosporin A	环孢素 A
CSF	colony stimulating factor	集落刺激因子
CTL 或 Tc	cytotoxic T cell	细胞毒性 T 细胞

CTLA-4	CTL activation antigen-4	细胞毒性 T 细胞活化抗原 -4
DAF	decay accelerating factor	衰变加速因子
DAMP	damage associated molecular pattern	损伤相关分子模式
DAP	diaminopimelic acid	二氨基庚二酸
DC	dendritic cell	树突状细胞
DD	death domain	死亡结构域
DIC	disseminated inravascular coagulation	弥散性血管内凝血
DN	double negative cell	双阴性细胞
DOTS	directly observed treatment short-course	直接面视下短程督导化疗
DP	double positive cell	双阳性细胞
DPT	pertussis-diphtheria-tetanus triple vaccine	百白破三联疫苗
DTH	delayed type hypersensitivity	迟发型超敏反应
EAEC	enteroaggre-gative E.coli	肠集聚性大肠埃希菌
EBHF	Ebola hemorrhagic fever	埃博拉出血热
EBoV	Ebola virus	埃博拉病毒
EBV	Epstein-Barr virus	EB 病毒
ECF	eosinophil chemotactic factor	嗜酸性粒细胞趋化因子
EGF	epidermal growth factor	表皮生长因子
EHEC	enterohemor-rhagic E.coli	肠出血性大肠埃希菌
EIA	enzyme immunoassay	酶免疫测定
EIEC	enteroinvasive E.coli	肠侵袭性大肠埃希菌
ELISA	enzyme-linked immunosorbent assay	酶联免疫吸附试验
EPEC	enteropathogenic E.coli	肠致病性大肠埃希菌
EPO	erythropoietin	红细胞生成素
E-selectin	endothelium-selectin	内皮细胞选择素
ETEC	enterotoxigenic E.coli	肠产毒性大肠埃希菌
EV	enterovirus	肠道病毒
EXT	exfoliatin	表皮剥脱毒素
Fab	fragment of antigen binding, Fab fragment	抗原结合片段
Fc	fragment crystallizable, Fc fragment	可结晶片段
FCA	Freund's complete adjuvant	弗氏完全佐剂
FCM	flow cytometry	流式细胞术
FCN	ficolin	纤胶凝蛋白
FGF	fibroblast growth factor	成纤维细胞生长因子
FIA	Freund's incomplete adjuvant	弗氏不完全佐剂
FR	framework region	框架区
GALT	gut-associated lymphoid tissue	肠相关淋巴组织
GC	germinal center	生发中心
G-CSF	granulocyte colony-stimulating factor	粒细胞集落刺激因子

GF	growth factor	生长因子
GM-CSF	granulocyte-macrophage colony-stimulating factor	粒细胞 - 巨噬细胞集落刺激因子
HA	hemagglutinin	血凝素
HAV	hepatitis A virus	甲型肝炎病毒
HBcAg	hepatitis B core antigen	乙型肝炎核心抗原
HBsAg	hepatitis B surface antigen	乙型肝炎表面抗原
HBV	hepatitis B virus	乙型肝炎病毒
HCMV	human cytomegalovirus	人巨细胞病毒
HCV	hepatitis C virus	丙型肝炎病毒
HDV	hepatitis D virus	丁型肝炎病毒
HEV	high endothelial venule	高内皮细胞小静脉
HEV	hepatitis E virus	戊型肝炎病毒
HFRS	hemorrhagic fever with renal syndrome	肾综合征出血热
HGV	hepatitis G virus	庚型肝炎病毒
HHV	human herpes virus	人类疱疹病毒
HIV	human immunodeficiency virus	人类免疫缺陷病毒
HLA	human leucocyte antigen	人类白细胞抗原
HLDA	human leukocyte differentiation antigen	人白细胞分化抗原
HMGB1	high mobility group box 1 protein	高速泳动族蛋白 B1
Hp	*H.pylori*	幽门螺杆菌
HPS	hantavirus pulmonary syndrome	汉坦病毒肺综合征
HPV	human papilloma virus	人乳头瘤病毒
HSC	hematopoietic stem cell	骨髓造血干细胞
HSP	heat shock protein	热激蛋白
HSV	herpes simplex virus	单纯疱疹病毒
HTLV	human T-cell lymphotropic virus	人类嗜 T 细胞病毒
HVR	hypervariable region	高变区
IC	immune complex	免疫复合物
ICC	immune competent cell	免疫活性细胞
ICTV	International Committee on Taxonomy of Viruses	国际病毒分类委员会
ID$_{50}$	median infective dose	半数感染量
IDT	intradermal test	皮内试验
IEST	immunoenzymatic staining	免疫酶染色法
IF	immunofluorescence	免疫荧光法
IFN	interferon	干扰素
Ig	immunoglobulin	免疫球蛋白
IgSF	immunoglobulin superfamily	免疫球蛋白超家族
IHC	immunohistochemistry staining	免疫组织化学染色
IL	interleukin	白细胞介素

ILC	innate lymphoid cell	固有淋巴样细胞
IMB	immune magnetic bead	免疫磁珠
IM-PCR	immuno-PCR	免疫 PCR
IS	immunological synapse	免疫突触
IS	insertion sequence	插入序列
ITAM	immunoreceptor tyrosine-based activation motif	免疫受体酪氨酸激活模体
KAR	killer activation receptor	杀伤细胞激活性受体
KDO	2-keto-3-deoxyoctonic acid	2- 酮基 -3- 脱氧辛酸
KIR	killer inhibitory receptor	杀伤细胞抑制性受体
LD_{50}	median lethal dose	半数致死量
LGV	lymphogranuloma venereum	性病淋巴肉芽肿
LHR	lymphocyte homing receptor	淋巴细胞归巢受体
LOS	lipooligosaccharide	脂寡糖
LPS	lipopolysaccharide	脂多糖
L-selectin	leukocyte-selectin	白细胞选择素
LT	lymphtoxin	淋巴毒素
LT	leukotriene	白三烯
LT	heat labile enterotoxin	不耐热肠毒素
mAb	monoclonal antibody	单克隆抗体
MAC	membrane attack complex	攻膜复合物
MALT	mucosa-associated lymphoid tissue	黏膜相关淋巴组织
MASP	MBL-associated serine protease	甘露糖结合凝集素相关丝氨酸蛋白酶
MBL	mannose-binding lectin	甘露糖结合凝集素
mCKR	membrane binding CKR	膜型细胞因子受体
MCP	membrane cofactor protein	膜辅因子蛋白
MCP-1	monocyte chemotactic protein-1	单核细胞趋化蛋白 -1
M-CSF	macrophage colony-stimulating factor	巨噬细胞集落刺激因子
MDP	muramyl dipeptide	胞壁酰二肽
MERS	Middle East respiratory syndrome	中东呼吸综合征
MG	myasthenia gravis	重症肌无力
MHC	major histocompatibility complex	主要组织相容性复合体
mIg	surface membrane immunoglobulin	膜表面免疫球蛋白
MIS	mucosal immune system	黏膜免疫系统
MOMP	major outer membrane protein	主要外膜蛋白
MPO	myeloperoxidase	髓过氧化物酶
MΦ	macrophage	巨噬细胞
NA	neuraminidase	神经氨酸酶
nCoV	new coronavirus	新型冠状病毒
NCR	natural cytotoxicity receptor	天然细胞毒性受体

NGF	nerve growth factor	神经生长因子
NK cell	natural killer cell	自然杀伤细胞
NKR	natural killer cell receptor	自然杀伤细胞受体
NKT	natural killer T cell	自然杀伤 T 细胞
NLR	nucleotide-binding oligomerization domain-like receptor	NOD 样受体
nm	nanometer	纳米
ORF	open reading frame	开放读码框
OT	old tuberculin	旧结核菌素
pAb	polyclonal antibody	多克隆抗体
PALS	periarterial lymphatic sheath	动脉周围淋巴鞘
PAMP	pathogen associated molecular pattern	病原体相关分子模式
PBMC	peripheral blood mononuclear cell	外周血单个核细胞
PCP	Pneumocystis carinii pneumonia	肺孢子菌肺炎
PDC	plasmacytoid dendritic cell	浆细胞样树突状细胞
PDGF	platelet derived growth factor	血小板生长因子
PHA	phytohemagglutinin	植物凝集素
pMHC	peptide-MHC complex	抗原肽 -MHC 复合物
PPD	purified protein derivative	纯蛋白衍生物
PRR	pattern recognition receptor	模式识别受体
P-selectin	platelet-selectin	血小板选择素
PWM	pokeweed mitogen	美洲商陆丝裂原
RF	rheumatoid factor	类风湿因子
RIA	radioimmunoassay	放射免疫测定
RLR	retinoic acid-inducible gene Ⅰ-like receptor	视黄酸诱导基因 I 样受体
RNP	ribonucleoprotein	核糖核蛋白
RR	relative risk	相对风险率
RSV	respiratory syncytial virus	呼吸道合胞病毒
SAg	superantigen	超抗原
SARS	severe acute respiratory syndrome	严重急性呼吸综合征
SC	secretory component	分泌成分
SCF	stem cell factor	干细胞因子
sCKR	soluble cytokine receptor	可溶性细胞因子受体
SD	streptodornase	链球菌 DNA 酶
SDA	Sabouraud's medium	沙氏培养基
SE	Staphylococcus aureus enterotoxin	金黄色葡萄球菌肠毒素
SEA	Staphylococcus aureus enterotoxin A	金黄色葡萄球菌肠毒素 A
SEA	soluble egg antigen	可溶性虫卵抗原
SEE	Staphylococcus aureus enterotoxin E	金黄色葡萄球菌肠毒素 E
sIg	secretory immunoglobulin，secretory Ig	分泌型免疫球蛋白

SK	streptokinase	链激酶
SLE	systemic lupus erythematosus	系统性红斑狼疮
SLO	streptolysin O	链球菌溶血素 O
SLS	streptolysin S	链球菌溶血素 S
SP	secretory piece	分泌片
SP	single positive cell	单阳性细胞
SPA	staphylococcal protein A	金黄色葡萄球菌 A 蛋白
SPI	Salmonella pathogenicity island	沙门菌毒力岛
SSPE	subacute sclerosing panencephalitis	亚急性硬化性全脑炎
ST	heat stable enterotoxin	耐热肠毒素
STD	sexually transmitted disease	性传播疾病
Stx	Shiga toxin	志贺毒素
T3SS	type Ⅲ secretion system	Ⅲ型分泌系统
TAT	tetanus antitoxin	破伤风抗毒素
TCR	T cell receptor	T 细胞受体
TD-Ag	T-dependent antigen	T 细胞依赖性抗原
Teff	effector T cell	效应 T 细胞
TGF-β	transforming growth factor-β	转化生长因子 - β
Th cell	helper T cell	辅助性 T 细胞
TI-Ag	T-independent antigen	非 T 细胞依赖性抗原
TLR	Toll-like receptor	Toll 样受体
Tm cell	memory T cell	记忆性 T 细胞
Tn	transposon	转座子
TNF	tumor necrosis factor	肿瘤坏死因子
TPO	thrombopoietin	血小板生成素
TSC	thymus stromal cell	胸腺基质细胞
TSH	thyroid stimulating hormone	促甲状腺素
TSST-1	toxic shock syndrome toxin-l	毒性休克综合征毒素 -1
TTV	transfusion transmitted virus，Torque teno virus	输血传播病毒
VAP	viral attachment protein	病毒吸附蛋白
VEGF	vascular endothelial growth factor	血管内皮细胞生长因子
VZV	varicella-zoster virus	水痘 - 带状疱疹病毒

◇◇◇ 主要参考书目 ◇◇◇

1. 罗晶,郝钰.免疫学基础与病原生物学[M].2 版.北京:人民卫生出版社,2016.
2. 关洪全,罗晶.免疫学基础与病原生物学[M].北京:人民卫生出版社,2012.
3. 李凡,徐志凯.医学微生物学[M].9 版.北京:人民卫生出版社,2018.
4. 罗恩杰.病原生物学[M].5 版.北京:科学出版社,2016.
5. 郝钰,万红娇,邝枣园.医学免疫学与病原生物学[M].4 版.北京:科学出版社,2017.
6. 诸欣平,苏川.人体寄生虫学[M].9 版.北京:人民卫生出版社,2018.
7. 曹雪涛.医学免疫学[M].7 版.北京:人民卫生出版社,2018.

复习思考题
与答案要点

模拟试卷
及答案

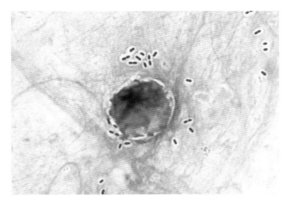

彩图 1　荚膜(肺炎链球菌,痰涂片)

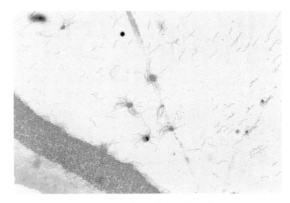

彩图 2　鞭毛(变形杆菌)

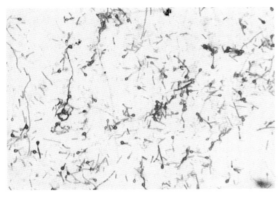

彩图 3　芽孢(破伤风梭菌)

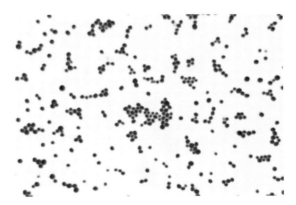

彩图 4　金黄色葡萄球菌(革兰氏染色)

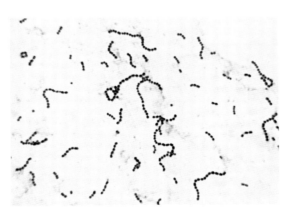

彩图 5　链球菌(革兰氏染色)

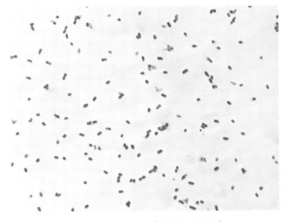

彩图 6　志贺菌(革兰氏染色)

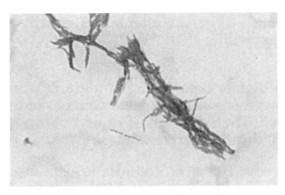

彩图 7 结核分枝杆菌(抗酸染色)

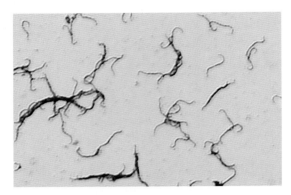

彩图 8 钩端螺旋体(镀银染色)

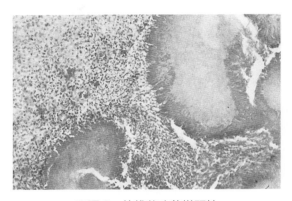

彩图 9 放线菌硫黄样颗粒

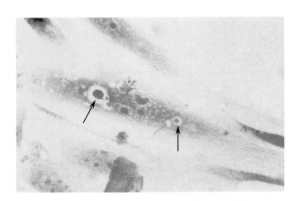

彩图 10 狂犬病毒包涵体(内氏小体)

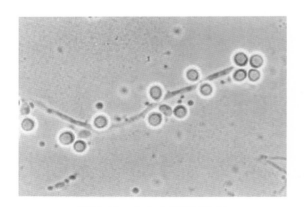

彩图 11 白念珠菌厚垣孢子

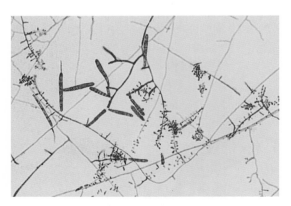

彩图 12 红色毛癣菌大分生孢子

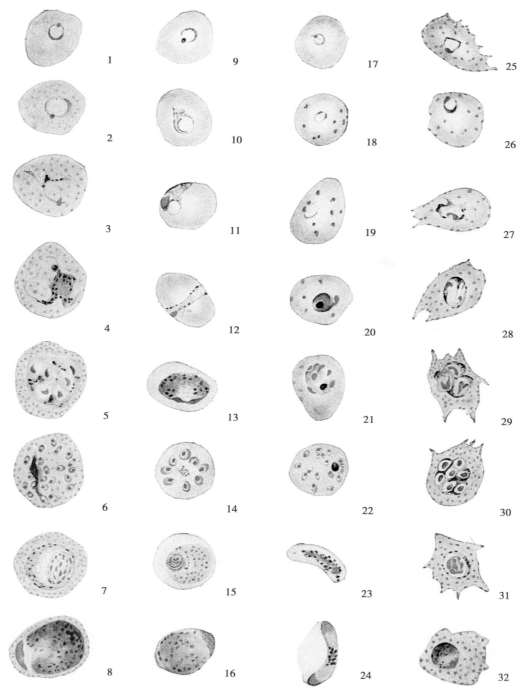

彩图 13　4 种疟原虫红细胞内各期形态(姬氏染色)

1~8. 间日疟原虫;9~16. 三日疟原虫;17~24. 恶性疟原虫;25~32. 卵形疟原虫;1、9、17、18、19、25. 示环状体;2、3、4、10、11、12、20、26、27. 示大滋养体;5、13、21、28、29. 裂殖体前期;6、14、22、30. 成熟裂殖体;7、15、23、31. 雄配子体;8、16、24、32. 雌配子体

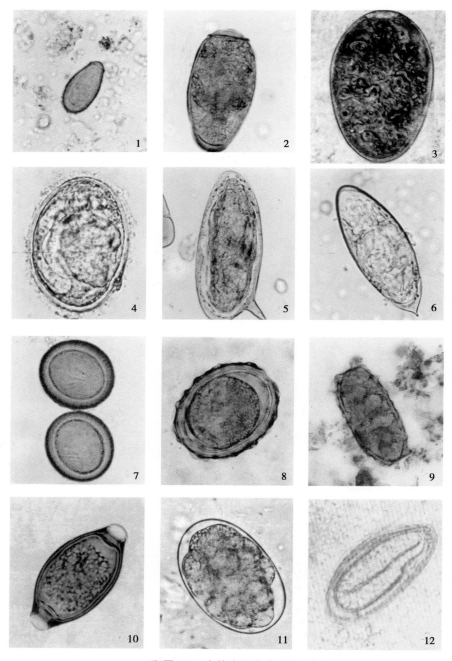

彩图 14　人体主要寄生虫卵

1. 华支睾吸虫卵;2. 卫氏并殖吸虫卵;3. 布氏姜片吸虫卵;4. 日本血吸虫卵;5. 曼氏血吸虫卵;6. 埃及血吸虫卵;7. 带绦虫卵;8. 受精蛔虫卵;9. 未受精蛔虫卵;10. 鞭虫卵;11. 钩虫卵;12. 蛲虫卵